徐振晔简介

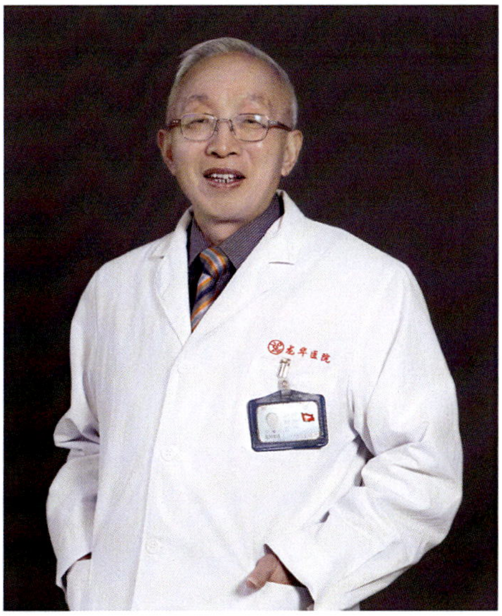

徐振晔 上海中医药大学附属龙华医院（简称龙华医院）肿瘤科主任医师，龙华医院终身教授，博士研究生导师；上海市第三批名中医；全国第六、第七批老中医药专家学术经验继承工作指导老师；全国名老中医药专家学术经验传承工作室指导老师。历任龙华医院肿瘤科主任、上海市中医药研究院中医肿瘤研究所首任所长、中国中西医结合肿瘤专业委员会副主任委员、世界中医药联合会肿瘤学会副会长、世界中医药学会联合会肿瘤姑息治疗与研究会副会长等。

从事中医、中西医结合肿瘤治疗与研究近50年。随师国医大师刘嘉湘教授，主编《肺癌中西医综合治疗》《中医治疗恶性肿瘤》《常见恶性肿瘤：中医药基础与临床的转化》《龙华医院名医学术思想与临床精粹》，主审《徐振晔治癌经验》等学术著作，发表学术论文350余篇。承担、指导、参加国家科技部创新中药重大专项、国家自然基金项目及上海市科委、上海市经委、上海市教委攻关、重大项目等近60个，荣获部市级、局级科技成果二、三等奖16项，专利8项，指导硕博士研究生58人、各类中青年人才30余人。

邓海滨简介

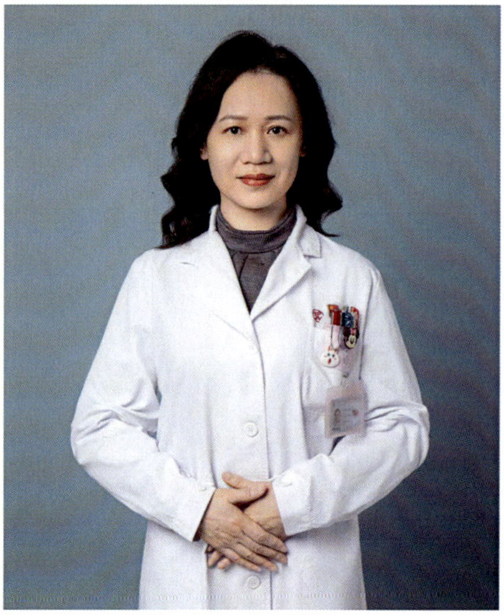

邓海滨 女，医学博士，主任医师，硕士研究生导师。上海市中医药领军人才。徐振晔全国名老中医专家传承工作室负责人。世界中医药学会联合会癌症姑息治疗研究专业委员会副会长，中国医师协会中西医结合肿瘤专家委员会委员，世界中医药学会联合会肿瘤经方治疗研究委员会理事，上海市传统医学工程协会肿瘤专业委员会常务委员，上海市女医师协会肺癌专业委员会委员。首期上海市中医药文化科普巡讲团巡讲专家。

从事中医、中西医结合防治肿瘤的临床治疗和研究工作近30年。跟师徐振晔教授20余年，近5年随师国医大师刘嘉湘教授。2007年赴新加坡国立癌症中心进修1年。擅长中医、中西医结合治疗肺癌、乳腺癌、胃癌、肠癌、甲状腺癌、肝癌、肾癌、妇科肿瘤、化疗后骨髓抑制及肿瘤疑难杂病。

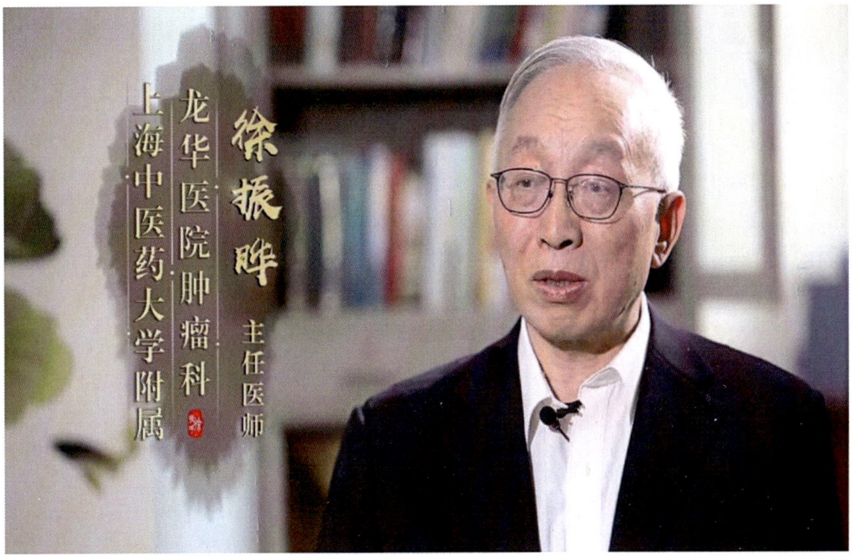

徐振晔教授接受中国中央电视台国际频道“爱来癌去”专题采访

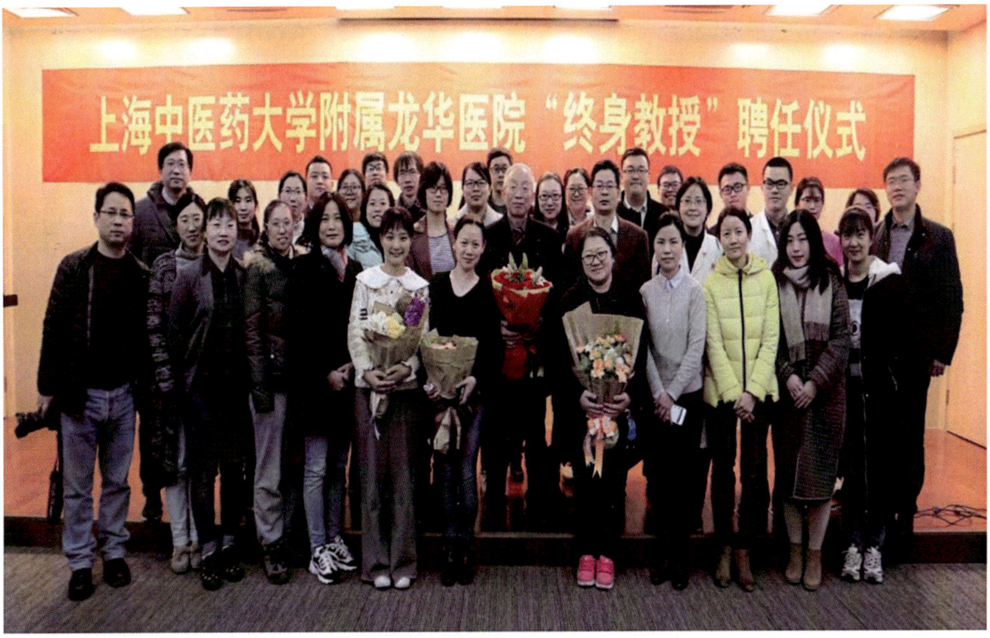

终身教授徐振晔聘任仪式

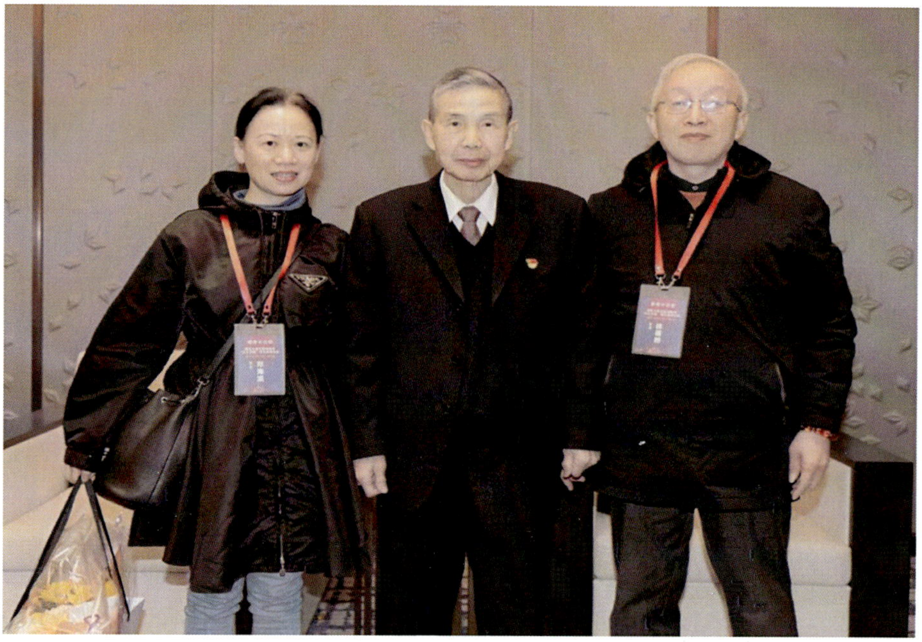

薪火传承——国医大师刘嘉湘教授与本书主编、主审合影

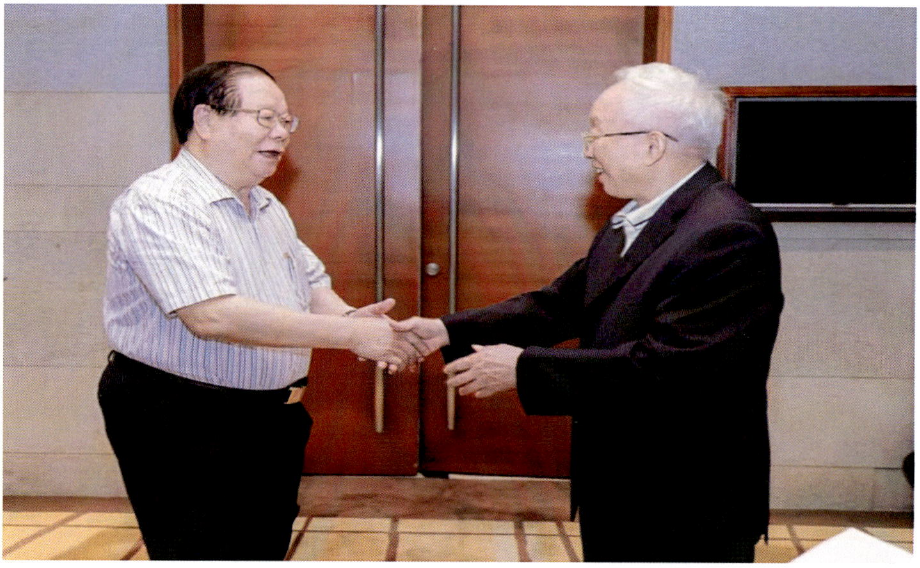

《中医肿瘤学杂志》主编、国医大师周岱翰教授与徐振晔教授合影

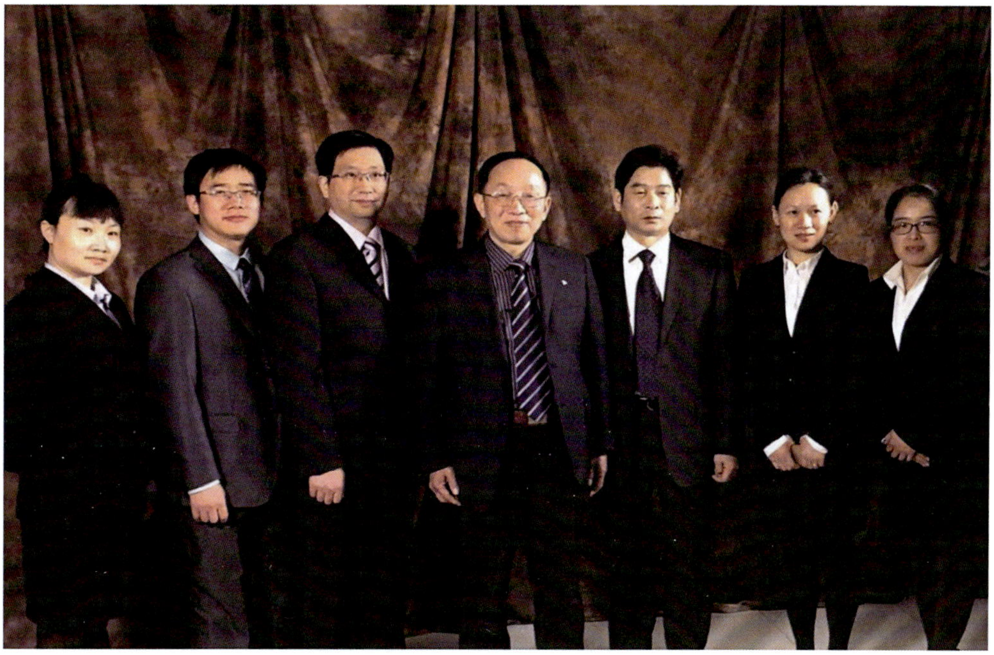

徐振晔名中医工作室部分成员

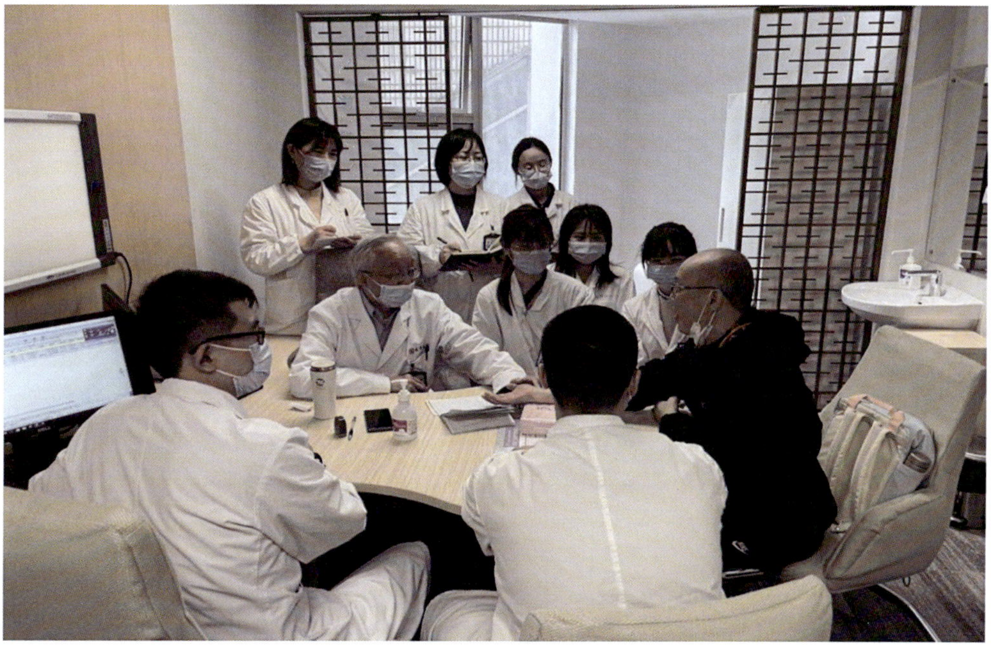

徐振晔教授门诊带教

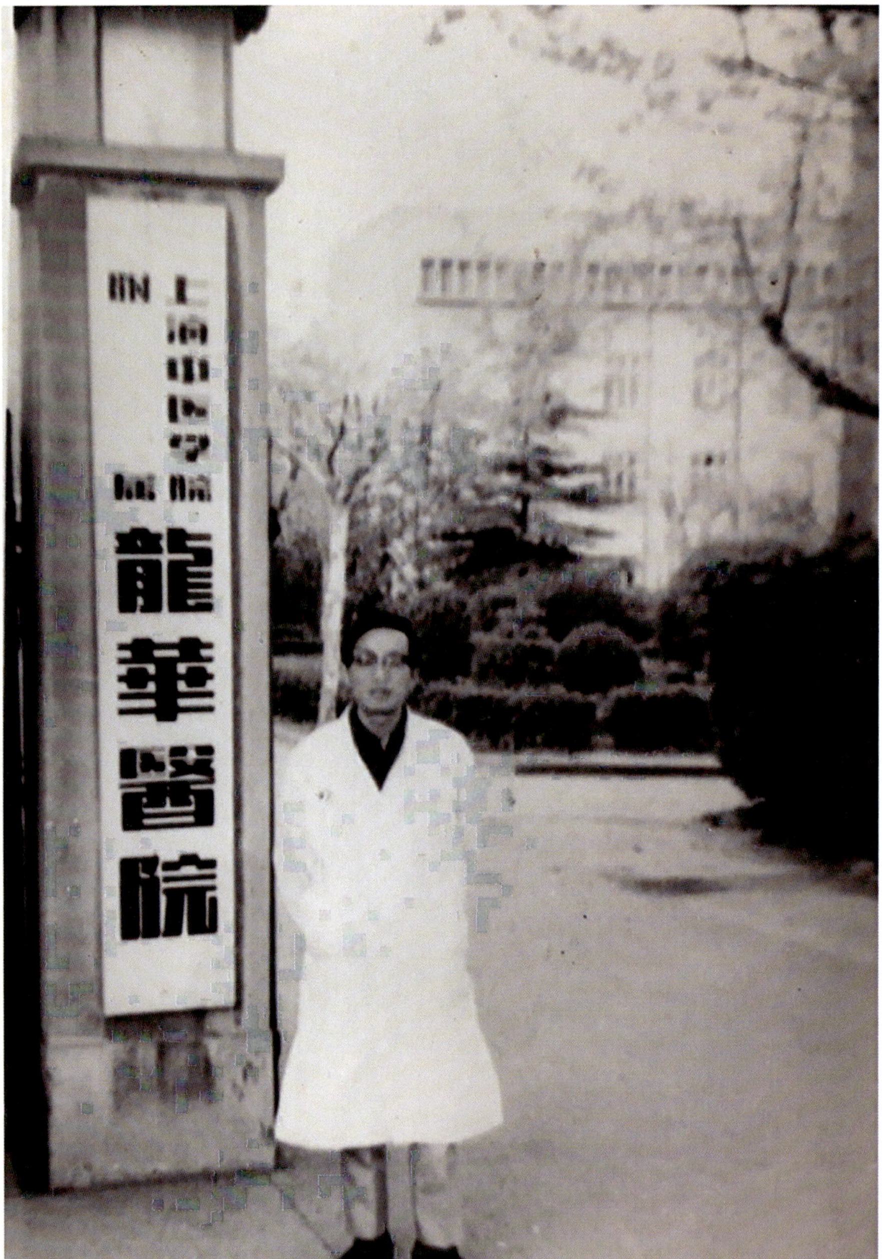

20 世纪 70 年代末徐振晔于龙华医院大门口留影

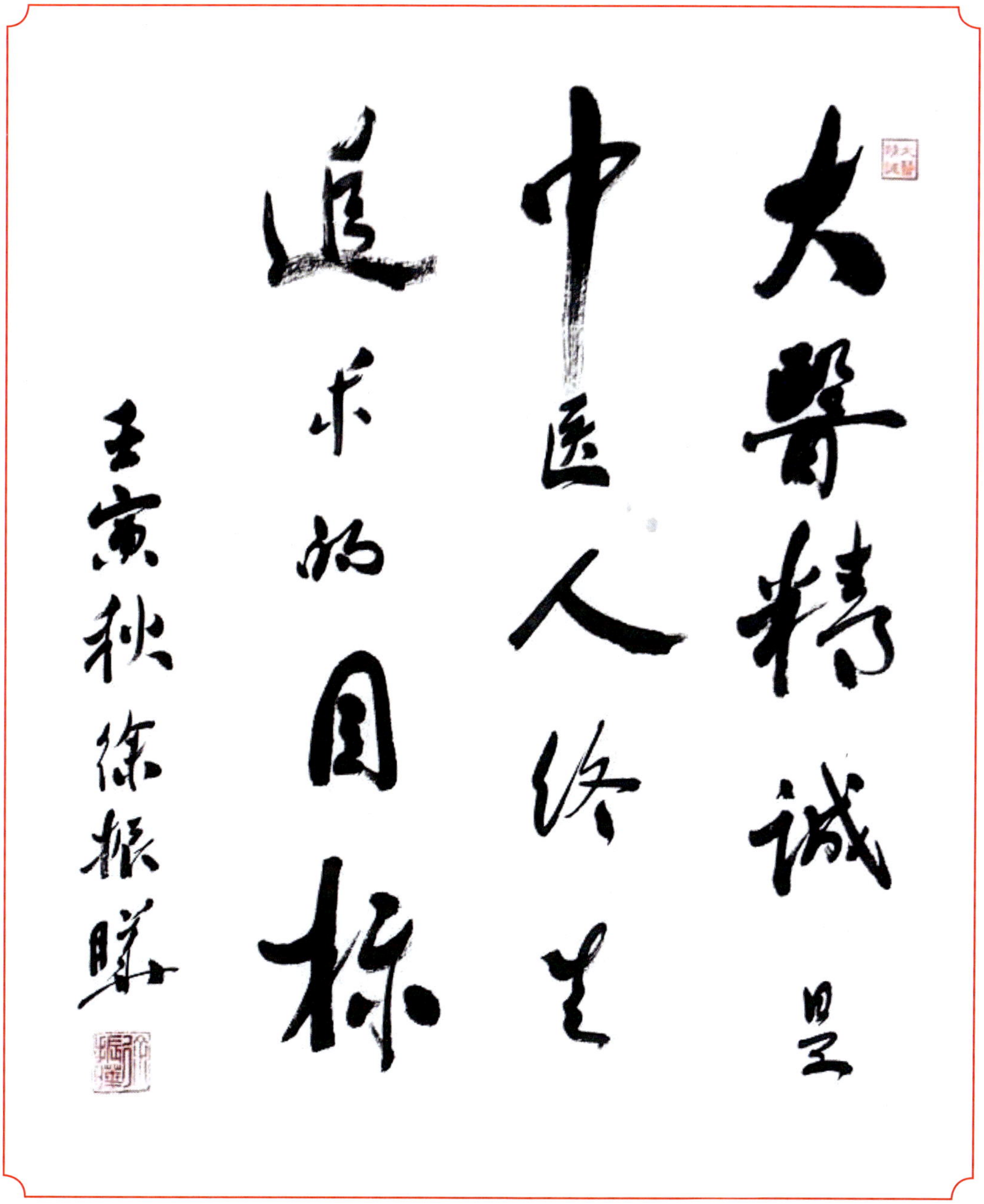

徐振晔教授寄语

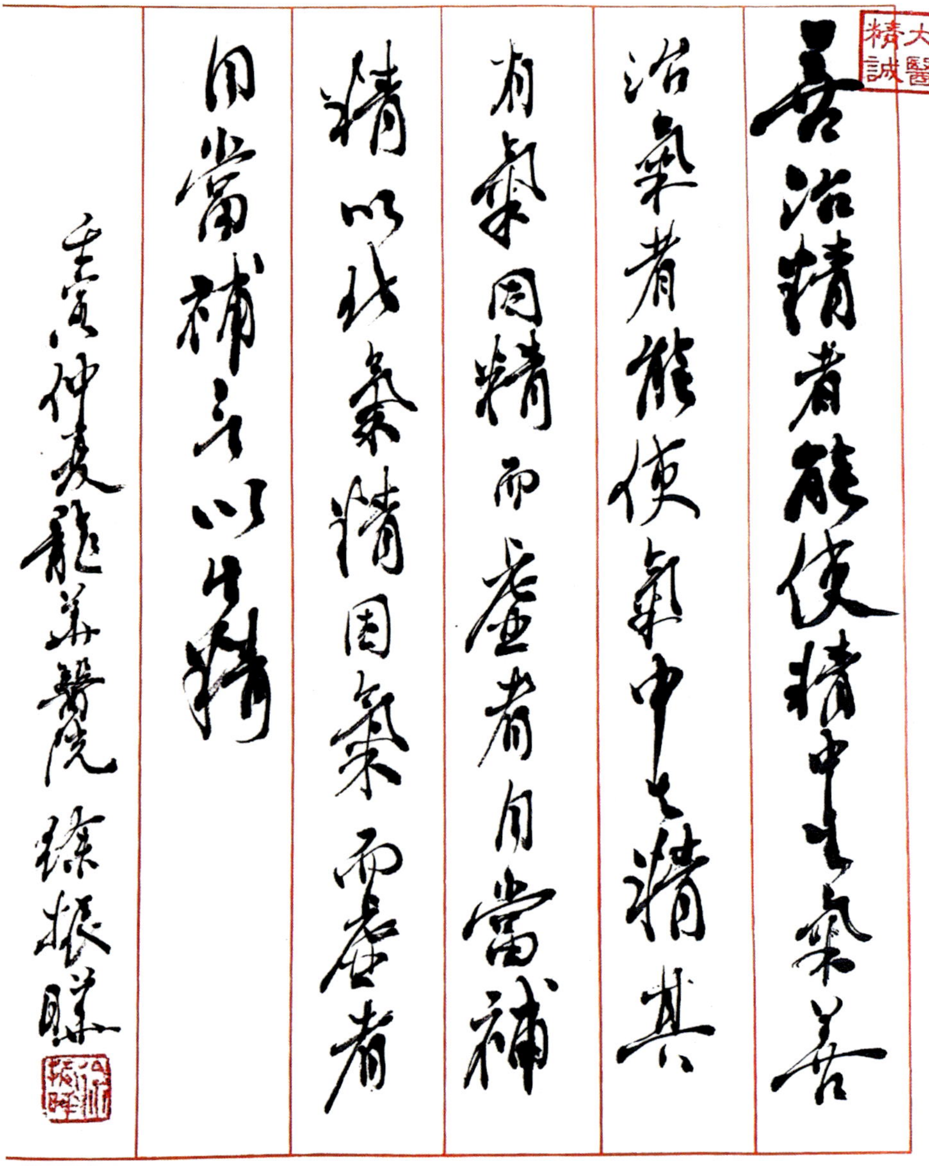
大醫精誠
善治精者能使精中生氣善
治氣者能使氣中生精其
有氣因精而虛者自當補
精以化氣精因氣而虛者
自當補之以生精
壬寅仲夏龍華醫院 徐振晔

徐振晔教授墨宝

徐振晔治癌临证与研究精华

主　审　徐振晔
主　编　邓海滨

科学出版社
北　京

内 容 简 介

本书主要总结上海市名中医徐振晔教授辨治恶性肿瘤的创新性理论及丰富的临床经验。“基于精亏脾虚理论中医药治疗恶性肿瘤”是徐教授治癌的核心理论和治疗方法；中医药分阶段治癌的独门技术在国内首倡；并详细记录创新中药“双黄升白颗粒”的研发历程，是本书的主要亮点。本书内容翔实，体例新颖，尤其是有效案例的总结，分析精辟，逻辑递进，层次清晰，对读者的医理思路有极大的启迪。

本书具有较强的临床实用性，是中医肿瘤临床医生、医学生以及中医爱好者研习的必备读物。

图书在版编目（CIP）数据

徐振晔治癌临证与研究精华 / 邓海滨主编. -- 北京 : 科学出版社,2025. 8. -- ISBN 978-7-03-082378-6

Ⅰ. R273

中国国家版本馆 CIP 数据核字第 2025FW2681 号

责任编辑：郭海燕　王立红 / 责任校对：刘　芳
责任印制：赵　博 / 封面设计：陈　敬

科学出版社 出版
北京东黄城根北街 16 号
邮政编码：100717
http：//www.sciencep.com
三河市春园印刷有限公司印刷
科学出版社发行　各地新华书店经销
*
2025 年 8 月第　一　版　开本：787×1092　1/16
2025 年10月第二次印刷　印张：25 1/2　插页：4
字数：605 000
定价：188.00 元
（如有印装质量问题，我社负责调换）

《徐振晔治癌临证与研究精华》
编 委 会

主　　审　徐振晔

主　　编　邓海滨

副 主 编　史海霞　苏　婉　王中奇　王立芳　龚亚斌　张　铭

编　　委　（按姓氏笔画排序）

于璟璐　王　爽　王　薇　王少墨　王凯文　王殷东
方　丹　刘　丹　许海柱　阮明玉（越南）　严桂英
杨　佳　杨　鹭　吴　继　吴时礼　吴新鸿　辛晓丽
张　俊　张云龙　张琦君　陈文连　陈佩晶（马来西亚）
陈雪梅　尚德师　罗琴琴　金贵玉　周　航　周卫东
郑　展　赵晓珍　胡紫洁　钦敬茹　祝利民　夏尽力
顾　贤　徐中菊　徐琪玥　高　嵩　高红芳　郭玲建
郭毅峻　陶智会　黄　薇（美国）　黄晓伟　曹　敏
崔　清　康小红　盖　云　梁　芳　董　昀　鲁叶云
蔡玥娇　蔡霄月

学术秘书　殷书敏　饶志璟　马　玥

序 一

徐振晔系上海市名中医，上海中医药大学附属龙华医院肿瘤科主任医师、龙华医院终身教授、博士生导师。徐教授从事中医、中西医结合恶性肿瘤治疗与研究工作近 50 年，早在 1978 年便拜师于门下随吾临诊，他潜心研修，探微索隐，积累了丰富的临床经验，并能勤学敏思、融会贯通，推陈出新。在传承中医扶正法治疗恶性肿瘤学术思想和方法基础上，提倡分阶段治疗肺癌，主张扶正与祛邪相结合、辨证与辨瘤相结合、整体与局部相结合，通过调节人体阴阳平衡治疗肿瘤。同时，他致力于肺岩宁方、双黄升白颗粒等经验方的临床转化及作用机制研究，取得了丰富的成果与重要进展，体现了他深厚的学术造诣。

《徐振晔治癌临证与研究精华》一书集徐教授近 50 年肿瘤诊治临床之经验及科研探索之精华，客观再现了其临证特色、有效案例、科研思路及学术成就。该书问世无疑将泽被后学，启迪新知，对中医肿瘤同道裨益良多，对中医肿瘤学术发展起到促进作用。

徐医生虽年逾古稀且忙于医、教、研工作，但笔耕不辍，著作等身。欣闻《徐振晔治癌临证与研究精华》已成书，即将付梓，谨以此为序，表达祝贺和感怀。中医肿瘤事业任重而道远，衷心祝愿徐振晔教授老骥伏枥，再创佳绩。

国医大师、上海中医药大学终身教授

刘嘉湘

2025 年 1 月

序　二

东马严徐
金声玉振
黄华炳晔
积微成著

徐振晔教授与我相识 40 年余。他在长期从事中医、中西医结合诊治恶性肿瘤的临床实践中，积累了非常丰富的临床经验，取得了深厚的学术造诣，在国内中医、中西医结合治疗恶性肿瘤业界内盛受赞誉。

他的特色在于牢记古代传统中医药学理论，充分掌握和运用《伤寒论》《金匮要略》《温病条辨》《景岳全书》《医宗金鉴》《蒲辅周医案》《丁甘仁医案》中的学术理论和实践经验，这是传承中医药学治疗恶性肿瘤的根基所在。他很好地传承了著名中医肿瘤学专家刘嘉湘国医大师的学术思想和临证经验。他坚持中西医结合，跟随西医肿瘤学权威专家徐昌文、廖美琳教授，以及在德国进修学习期间，刻苦学习现代肿瘤学的理论和临床诊疗知识。他深刻地认识到中医药在肿瘤治疗中的独到作用，在诊疗实践与临床研究中思路广阔，创造性的成果显著。研制出不少治疗恶性肿瘤的有效中药制剂和宝贵的经验方药，在国内外发表了很多学术论文，积极参与国内外学术交流，向世界证明中医药治疗恶性肿瘤的优势与特色，为中医药现代化与国际传播做出了积极的贡献。

全国名中医、世界中医药学会联合会肿瘤专业委员会会长

朴炳奎

甲辰盛夏于京师

序　三

国医大师刘嘉湘教授于20世纪70年代提出“中医扶正法治疗恶性肿瘤”的学术思想，经过几代人的继承与发扬，其临床实践和理论体系可谓枝繁叶茂，已经成为中医治癌的一个重要范式和“海派中医”当代发展的又一个里程碑。徐振晔教授是刘嘉湘教授学术体系的第一代传承人中的杰出代表，也是我在上海中医药大学附属龙华医院学习工作中常常求教的一位业师。更让我感念的是，每次在医院里遇到徐老师，他总要停下来跟我聊几句，其中大多是鼓励和夸奖的话，在长辈们面前还不时地夸奖我的点滴进步，尽管我远还没有做得这么好，但这对于一位青年人来讲，实在是一种如沐春风的温暖和幸运。我跟随恩师马贵同老师学习中医药防治胃癌前病变的过程中，马老师常常也会引用刘老师扶正抗癌的用药思路，而在具体的临床实践中，我多会通过在与徐振晔老师科室各位学兄的交流中，“偷偷”领悟徐老师很多遣方用药的“眼”，有时可能只是一两味药的取舍，但对一位青年中医来讲则是醍醐灌顶，同时在其中领悟到了什么是更好地传承，怎样在新的场景中学会融会贯通和再创造。《徐振晔治癌临证与研究精华》一书，不仅记录了徐老师的职业成长之路，也是“中医扶正法治疗恶性肿瘤”学术思想不断继承、继续发扬的生动写照。徐振晔教授几十年来用心用情践行了传承精华、守正创新的宗旨，可以讲真正达到了将感性领悟和理性认识有机结合的新高度。通读全书，我们大概会得到以下几点启发。

一是何谓“法无定法，圆机活法”。我记得严世芸国医大师讲过，辨证论治是中医治疗疾病的特色和精髓，但抓准疾病发生发展的核心病机及其变化规律更为重要，既要心中有“大法”，还要做到“法无定法，圆机活法”。徐教授把辨证的概念精细地延伸到了辨瘤（辨不同的瘤种），且作为辨证与辨病精密结合的一个把手。比如同样是虚证，同样是扶正治疗，肺癌以“精气两亏”和“脾虚精亏”为主。“精气两亏”药用黄芪、黄精、山萸肉、淫羊藿，“脾虚精亏”药用太子参、白术、黄芪、黄精、淫羊藿。大肠癌以“脾虚精亏”为主，药用太子参、黄芪、黄精。肝癌则以“脾虚精亏肝郁”为主，药用太子参、黄芪、灵芝、淫羊藿、七叶胆、八月札。这种更精、更细、更准的辨证，实则也是三焦辨证、脏腑辨证等在肿瘤治疗中的具体化体现。“法无定法，圆机活法”，这是医生需要不断探索、不断完善、不断追求的目标，它体现在医生的整个临证思维过程中，体现在每个患者的处方中。这让我想到了龙华医院的顾氏外科，同样一个病机，同样一个病理因素，他们的辨证重点也是不一样的。比如同样辨证为肝胆湿热，皮肤病要重养阴，内科杂病要重祛邪。这些都是龙华医院的宝贵财富。

二是抓住关键，体现用药如用兵精髓。清代名医徐大椿先生讲“病之为患，小则耗精，大则伤命，隐然一敌国”。他倡导的临证要仿“向导之师”，重辨经络而无泛用之药等观点，是中医思维的绝好提炼。如肿瘤为害更当如此。徐老师深谙此道，强调治疗肿瘤，要抓病机，也要重视患者的治疗反馈，尤其是一些看似与肿瘤实质关联不大的信息，往往是“克敌制胜”的关键，也是如何“审时度势”的体现。“正虚邪恋”“痰瘀互结”等，这些都是肿瘤的基本病机。但是在疾病发展的不同阶段、不同的患者身上及接受不同的治疗后，这些病机的表现形式也在不断变化。比如，饮食不佳、睡眠障碍是肿瘤患者常见的临床表现，但是这种表现形式，就像表观遗传学研究的方式，我们需要透过现象看本质，从而调治病根。所以徐教授的方药往往表面上看大同小异，但是其中针对重点病机的关键用药是需要细细体会的。“方妙不可言，味道自在其中”，这就是中医的魅力。扶正的概念不光是停留在健脾理气的药味应用上，更应该体现在五脏必先调达气血，为正气恢复创造生态的高度上，这是中医整体观具体体现的一个很好的例证。我又想起了上海的一位中医名家夏德馨先生，他就擅长从次症外围入手用药，从而引导切中疾病要害之法。正如徐大椿先生论述“是故传经之邪，而先夺其未至，则所以断敌之要道也；横暴之疾，而急保其未病，则所以守我之岩疆也。挟宿食而病者，先除其食，则敌之资粮已焚；合旧疾而发者，必防其并，则敌之内应既绝”“病方进，则不治其太甚，固守元气，所以老其师；病方衰，则必穷其所之，更益精锐，所以捣其穴”“然而选材必当，器械必良，克期不愆，布阵有方，此又不可更仆数也”。徐老师的用药经验延续了刘嘉湘国医大师的很多中医思想，体现了防治肿瘤是一个复杂的过程，治疗不能一成不变的理念。在临床治疗癌症时，从经方、名方中得到辨证精微，同时还要抓准要害，用药才能屡获奇效。

三是格物致知，善于求真求变。“医者易也”，中医之道也贵在“唯精唯一，允执厥中”。恶性肿瘤的西医治疗在近年来取得了快速的发展，新方法、新药物的出现使得肿瘤患者的五年生存率得到了有效提高。如何适应当今的形势，在变化当中牢牢抓住中医的魂、中医的根，让中医的优势随着时代的发展不但没有下降，反而不断提升？徐教授给我们做出了表率。徐教授致政之年，仍精勤不辍，深耕科研。研制肺岩宁颗粒、双黄升白颗粒（均为龙华医院院内制剂），防治肺癌生长、复发、转移，防治化疗骨髓抑制的同时抑制肿瘤的生长，疗效明显。与团队成员及研究生开展了相关中药有效组分的提取，对芪灵蟾片、芪精多糖、芪灵多糖进行了转化研究。同时，我在与徐教授的交流中发现，他一直在思考：现代医学解决了什么问题？我们中医中药能够解决什么问题？还有哪些医学问题没有解决？如何抗耐药？如何提高无驱动基因患者的疗效？如何在保证生活质量的前提下延长生存期？等等。不断求新、求变、求突破，不断发现问题，永不满足。这体现了一个优秀传承者应有的本色。

这里我还是想引用徐大椿先生的一句话：“医者非圣贤莫为。”我们努力地向前辈学，向时代学，首善仁心，一定会更多地激发起中医人的责任感和使命感，这也是赓续龙华医院精神文化所需要的。习近平总书记强调：“切实把中医药这一祖先留给我们的宝贵财富继承好、发展好、利用好。”唯有只争朝夕，才能为中国式现代化做出我们这一代人应有的贡献。

中华中医药学会副会长、上海市中医药学会会长

胡鸿毅

2024 年 3 月

序　四

癸卯年腊月，徐教授托助手送来书著的清样并邀我作序。徐教授从事中医、中西医结合治疗恶性肿瘤临床与研究工作近 50 年，不仅在专业上有所建树，在科研及中医药教育事业上也披肝沥胆、理验俱丰，业绩赫然大观，我十分敬慕他的明理尽术和才气横溢。有幸先于读者拜读大作，心中感动，庆贺之余，欣然命笔作序。

该书由徐教授众多入门弟子将其半个世纪的学术思想理论和临证经验心得整理编写而成，脉络清晰，结构严谨，是一部论、法、方、药、验兼备的专著，内容十分丰富，务在文义贯通，而不作穿凿，务在有助于实用，而不守空谈，对同仁、后学具有极强的学习借鉴和临床指导价值。在学术思想和理论上，首先，徐教授创前人之未创，重视肺肾金水相生、脾肾先天后天的关系，结合临证，认为肺癌的重要病机是“精气两亏”和“脾虚精亏”，由此形成了自己独特的“益气养精、抑癌解毒散结”和“益气养精、健脾解毒散结”的治癌法则，并创制了肺岩宁方、肺岩宁翼方。其次，徐教授发前人之未发，注意肺癌化疗多数患者出现精气亏虚、湿热中阻证候，提出中医药分阶段治疗的方法，并创制了抗瘤增效减毒方。在学术研究基础上，致力于成果转化及新药研发。在临证经验上，徐教授治癌衷中参西，注重舌诊，辨证精当，以肺癌、大肠癌、肝癌、乳腺癌、卵巢癌、脑胶质瘤、肿瘤化疗骨髓抑制、癌性胸腹水等最具特色，用心良多，体会尤深，遇疑难杂症，殚思极虑，常挽逆证于危急，起沉疴于困境。该书详列典型医案，通过医案，读者犹如跟师侍诊，可深刻感受徐教授制方用药精妙独到，通性味，善配伍，依据病证不同，化裁通变，方智圆神，疗效卓著。

该书编辑出版，事在功根于学问，志在传薪火，济人情，飨同道，指迷津，可谓临证之所宗，后学之良师，其意深道远！

上海中医药大学校长、教授

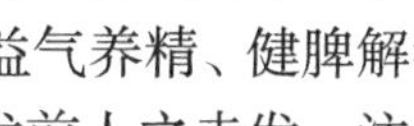

2025 年 1 月

前　言

忆吾往昔，致学之岁，求道岐黄，负笈修问，承授刘老，得立门墙。胸怀鸿鹄，志为良医，勤学苦问，手不释卷，躬身临证，研精毕智，寻寻觅觅，兢兢业业，深耕杏林，至今漫漫，白驹过隙，荏苒之间，岁历五秩，耄耋之年。岐黄道远，勤求古训，悬壶之心，聿修己德，济世救人，传道授业，临床科研，循证转化，皆有贯穿，中西结合，瘤证俱辨，整体合参，扶正祛邪，阴平阳秘，相得益彰。临证之间，察患之神，问病之疾，扶危救困，屡起沉疴。医林之中，拜师交友，集采众长，穰穰满家。治学严谨，苦心孤诣，静心穷理，留意钻研，孜孜不倦，精益求精。术日以专，怀日以虚，名日以高，行日以谨。

吾之浅悟，以勉后辈。医之临病，胜于迎敌。如临深渊，如履薄冰。遣方犹律，用药如兵，诣在精详，机毋轻发。医以济世，术贵乎精，学贵乎博，识贵乎卓，心贵乎虚，业贵乎专，治贵乎巧，效贵乎捷。知行合一，德高医粹。胆大心小，智圆行方。仁人君子，必笃于情，格致诚正，自矜己身。疾厄来求，不问出处，贵贱贫富，长幼妍媸，怨亲善友，华夷愚智，普同一等，皆如至亲，当存仁义，药施无二。性情雅致，志必谦恭，动必礼节，举止和柔。万物悉备，莫贵于人，医药为用，性命所系。临证游移，漫无定见，药证不合，难以奏效，差之毫厘，谬以千里。望闻问切，察色按脉，审其阴阳，辨其清浊，浮沉滑涩，权衡规矩，省病诊疾，至意深心，详察形候，纤毫勿失，处判方药，无得参差。对症细查，斟酌尽善，见微知著，用之不殆。诊病三思，以求无失。顺逆进退，存乎其时；神圣工巧，存乎其人；君臣佐使，存乎其用。贵察声色，深究萌芽。方不在多，心契则灵；症不在难，意会则明。终日而思，不如所学，尝跂而望，难及登高。登山而招，臂非加长，而见者远；顺风而呼，声非加疾，而闻者彰。读书辨证，理明识广。引申触类，融会贯通。读破万卷，临证有神。开卷泛泛，却无临证，难以为医；临症冗冗，而不知书，亦难为医。病无常形，药无常方，当悟书外，勿泥书中。学问无穷，不可轻量。仰之弥高，钻之弥坚。积土成山，风雨兴焉；积水成渊，蛟龙生焉；积善成德，神明自得。骐骥一跃，不能十步，驽马十驾，功于不弃，锲而不舍，金石可镂，善积跬步，乃至千里。腹有术理，胸有准绳，戒骄戒躁，方能成事。审问慎思，明辨笃行，博观约取，厚积薄发。

应邀出版，师徒诜诜，策合群力，精修前作，复者芟之，阙者缉之，讹者绳之，荟萃成册，稿烦数易，书考数家，终得付梓。医道深邃，其术洋洋，路漫修远，上下求索，探赜索隐，钩深致远。愚见浅薄，沧海拾贝，抛砖引玉，以俟高明，青蓝冰水，望溪开之，同卿共励。

徐振晔

甲辰年岁杪

目　录

名医小传

徐振晔，上海中医药大学附属龙华医院肿瘤科主任医师，龙华医院终身教授，博士生导师，上海市名中医，第六、第七批全国老中医药专家学术经验继承工作指导老师，全国名老中医药专家传承工作室指导老师。先后任龙华医院肿瘤科主任，上海中医药研究院中医肿瘤研究所首任所长、顾问，龙华医院副院长，龙华医院浦东分院院长。中国中西医结合肿瘤专业委员会副主任委员、顾问，世界中医药联合会肿瘤专业委员会副会长，世界中医药联合会癌症姑息治疗研究理事会副会长，中国老年肿瘤学会常委、指导委员，海峡两岸医药卫生交流协会肿瘤顾问，深圳市卫生健康委员会特聘专家。上海市抗癌理事会理事，上海市中医肿瘤临床医学中心副主任，浦东新区第三届政协教文卫体委员会特聘委员，崇明区首届“十佳”好乡贤。

从事中医、中西医结合治疗恶性肿瘤临床与研究工作近 50 年，具有丰富的临床经验和深厚的学术造诣。源于现代肺癌患者年龄发病特点，临床证候的改变，以及中医五行“金水相生”，张景岳补肾学术思想，李东垣脾胃学说，徐振晔老师提出了肺癌精亏脾虚理论。由此研制了益气养精、抑癌解毒的肺岩宁方，益气健脾、养精解毒的肺岩宁翼方，益气养精、清热化湿和中的抗瘤增效减毒方，益气养精、补肾生髓的双黄升白颗粒，以及补肾通络、化瘀止痛的骨痛灵方，并开展了相关转化研究。通过体内体外实验模型，针对肺癌免疫逃逸、肿瘤血管生成、上皮间质转化、肺癌干细胞、细胞自噬等方面，开展了作用机制的研究，取得了重要成果。发表学术论文 350 余篇，其中 SCI 收录论文 25 余篇，主编、主审专著 6 本。荣获教育部科学技术进步奖、华夏医学科技奖、中华中医药学会科学技术奖、上海市科学技术进步奖、上海市优秀发明选拔赛技术创新成果金奖等 16 项。先后主持、指导、参与国家自然科学基金、科技部新药重大专项，上海市科委攻关项目、创新项目，上海市教委重大创新课题，上海市启明星计划，国家“六五”“七五”“八五”攻关课题等近 60 项。获发明专利 8 项。指导硕博士研究生近 60 名，各类人才计划 30 余人次。

徐振晔老师 1947 年 9 月 22 日生于上海市崇明区，1975 年毕业于上海中医学院（现为上海中医药大学）。在内科工作时曾师从著名教授刘树农先生。1978 年 2 月开始师从著名中医肿瘤学家、国医大师刘嘉湘教授，从此开始了中医、中西医结合治疗恶性肿瘤的征途。1986 年 2 月至 1987 年 5 月在上海交通大学医学院附属胸科医院肺内科进修学习，有幸聆听国内著名的肺癌权威徐昌文、廖美琳教授的教诲，刻苦学习现代肿瘤学理论、影像学诊断及治疗，日积月累，恶性肿瘤诊治水平不断提高。1994 年 3 月赴德国明斯特大学医院进修学习一年。1997 年 3 月至 1998 年 10 月在上海中医药大学硕士研究生班学习。

（一）侍奉名医，师古创新，注重临证精准辨治

自 1978 年起侍诊著名中医肿瘤学家刘嘉湘教授左右，虚心学习，并在刘教授指导下反复认真研读《伤寒论》《金匮要略》《温病条辨》等经典著作，以及《医学衷中参西录》《医宗金鉴》《蒲辅周医案》《柳选四家医案》《丁甘仁医案》《张伯臾医案》《李斯炽医案》《张聿青医案》等古今名家医案。刘嘉湘教授中医功底深厚，精于辨证，处方严谨又灵活。他十分推崇《伤寒论》《金匮要略》《温病条辨》等经典著作的经方、名方，并结合治疗肿瘤的经验，巧治各种癌症，疗效显著，重症癌症患者屡起沉疴！刘嘉湘教授作为当代中医肿瘤大师，他的中医扶正法治癌的学术思想和学术理论在国内外影响力很大。多年来徐老师面聆刘嘉湘先生教诲，耳濡目染，心领神会。

20 世纪 80 年代末，徐振晔老师基于总结刘嘉湘教授多年丰富的治癌经验，认为中医中药治癌的优势和特色是带瘤生存、稳定瘤灶、提高生存质量、延长生存期，而不是着眼于“灭瘤”。扶正法不仅仅是调理补益，扶正可以祛邪，祛邪可以匡护正气，是辨证的统一观，内涵十分丰富。他在治疗过程中强调阴阳平衡，治疗的目的也是调节肿瘤患者阴阳平衡。他先后多次在杂志上发表了总结刘嘉湘教授学术经验的论文，如《刘嘉湘治疗恶性脑瘤的经验》《升提固涩、导下通腑治疗直肠癌》《中医阴阳平衡法治疗癌症——附 112 例生存 1 年以上中晚期和晚期癌症患者疗效分析》《刘嘉湘重舌苔论治肺癌》等。

在刘嘉湘教授中医扶正法治疗恶性肿瘤学术思想的指导下，徐老师开展了有益的理论和实践探讨，可谓是我们传承学习的榜样。徐老师天资聪颖，加上他刻苦勤奋，在长期临床实践中逐渐形成了“基于精亏脾虚理论中医药治疗恶性肿瘤临床与实验研究”的学术理论和学术观点，研制了颇有实用价值的系列方药。

（二）益气养精、解毒散结法为主中医药分阶段治疗肺癌

徐振晔老师对肿瘤内科疾病研究颇深，尤其是对肺癌的论治更是独具匠心。认为正虚癌毒内侵是肺癌的基本病因病机，对于正虚特别强调精气亏虚，并提出调整阴阳平衡治疗肺癌的重要论点，临证注重舌诊，衷中参西。他根据肺癌患者年龄发病特点，中医证候的演变，以及中医五行学说“金水相生”理论，张景岳大师的补肾理论，提出肺癌精气亏虚理论。“气归精……精能生气”正说明了“精气互根”的妙理；“阴阳互根”“精气互生”“善治精者，能使精中生气；善治气者，能使气中生精”。由此提出了“益气养精，抑癌解毒”的治则，研制了肺岩宁方。以生黄芪、黄精益气养精为君药，山萸肉、淫羊藿、灵芝、白术补肾健脾为臣药，山萸肉、淫羊藿阴阳互根的药对正是刘嘉湘教授的经验。山慈菇、干蟾皮、蜂房、七叶一枝花抑癌解毒为佐药。他还根据肺癌化疗时多数患者出现神疲乏力、腰膝酸软、食纳不馨、舌苔腻等精气亏虚，湿热中阻证候，提出了中医分阶段治疗的方法，在化疗时给予扶正减毒、益气养精、清热化湿和中的治法，研制了抗瘤增效减毒方。生黄芪、黄精、灵芝、七叶胆补益精气而扶正，制苍术、川连清热化湿和中而减毒。在化疗结束后以肺岩宁方加味抗肿瘤生长，防治肿瘤复发转移。先后对 346 例晚期非小细胞肺癌（non-small cell lung cancer，NSCLC）进行了随机对照研究，中位生存期、远期生

存率优于标准化疗方案。基础研究围绕抗肿瘤生长和转移，体内体外研究相结合，从组织、细胞、基因表达、肺癌干细胞、蛋白组学多层次对本方法的作用机制进行了系列深入的探讨，证明了益气养精解毒散结的肺岩宁方具有多靶点抗肿瘤生长转移的作用，为深入研究中医药抗肿瘤机制提供了新的思路。

在此学术理论及研究的发展过程中，共发表论文 80 余篇，其中 SCI 收录论文 10 篇，1 篇临床论文被 2010 年 ASCO 会议接收，并在其网站上登载。相关论文曾在国际和国内肿瘤学术会议上发言交流或壁报登出；他多次在全国性学术大会上作交流发言。本项目在上海交通大学医学院附属胸科医院、上海中医药大学附属岳阳中西医结合医院、同济大学附属上海市肺科医院、新乡医学院附属医院、上海中医药大学附属第七人民医院、上海市浦东新区中医医院、上海市华东医院、上海交通大学医学院附属第九人民医院分院、嘉定区中医医院、上海市第十人民医院崇明分院、宁波市镇海区中医医院等多家医院应用至今，取得了良好的推广效果。

近年来，肺癌的治疗发展较快，靶向药物不断问世，免疫治疗方兴未艾。但靶向免疫治疗相关耐药、毒副作用等目前未能得到很好的解决，针对这一类药物的特性及患者临床往往表现“精亏脾虚”证的系列症状，由此徐教授应用益气健脾、养精解毒治法研制了肺岩宁翼方（肺岩宁二号方），深度应用于临床，取得了满意的效果。

（三）益气养精、补肾生髓法治疗肿瘤化疗骨髓抑制

徐振晔老师在国内首先提出了补肾生髓法治疗肿瘤化疗骨髓抑制的学术理论和学术观点，研制了补肾生髓的双黄升白颗粒，先后 3 次对共 250 例骨髓抑制患者（多数为复治）进行了前瞻性随机对照研究，结果发现服用双黄升白方/颗粒的治疗组与茜草双酯相比，疗效显著；在与集落细胞刺激因子自身交叉对照研究中，发现双黄升白颗粒可以有效防治中重度骨髓抑制。随后又通过多家单位对双黄升白颗粒与利可君对照，开展了 332 例肿瘤患者化疗预防性的临床观察，结果表明双黄升白颗粒预防肿瘤化疗骨髓抑制疗效明显优于利可君。本项目国内首次报道了中药对肿瘤化疗严重骨髓抑制的治疗效果，突破了中药仅用于轻中度骨髓抑制的瓶颈。基础研究证明了双黄升白颗粒不仅具有促进骨髓造血细胞周期的作用，还具有抑制肿瘤细胞周期的作用；不仅能促进造血干/祖细胞增殖与分化，还能保护和促进造血微环境恢复，以及联合化疗抑制肺癌干细胞。陈文连教授团队通过深层次的反复研究，证实双黄升白颗粒具有良好的抗肺癌作用，其论文在国际权威期刊 *Phytomedicine* 杂志上发表。

在本项目研究过程中已获得专利 2 项，发表学术论文 30 余篇，SCI 论文共有 7 篇，多次在全国性学术会议上交流经验，并获得大会优秀论文奖励，研究成果荣获多项部市局级科技成果奖，且推广应用至多家医院。此外，本项目还荣获第二十五届上海市优秀发明选拔赛职工技术创新成果金奖，目前在开展新药临床研究。

（四）益气健脾、养精解毒散结法治疗消化道恶性肿瘤

徐教授根据李东垣脾胃论学说、张景岳精气亏虚学术思想，结合自己几十年丰富的临

床经验，提出脾虚精亏理论。并基于该理论，研制了益气健脾、养精散结法治疗肝癌的肝岩舒方，益气健脾、补精解毒法治疗大肠癌的抗岩精方，开展了临床观察及系列机制探讨，临床效果好，患者满意度较高。

（五）补肾通络、破瘀止痛、抑癌解毒法治疗骨转移疼痛

肿瘤骨转移发生率较高，肿瘤骨转移患者常遭受骨痛及病理性骨折、脊椎压迫等骨相关事件的折磨，严重影响了肿瘤患者的生活质量及生存时间。针对肿瘤骨转移疼痛顽疾，徐振晔老师研制了骨痛灵方，由骨碎补、淫羊藿、炙蜈蚣、制川乌等组成。该方以补肾坚骨为理论指导，以补肾养精、破瘀通络为原则，标本兼治，临床上联合唑来膦酸治疗肿瘤骨转移疼痛患者 200 余例，疼痛缓解较为明显。并指导研究生开展了肺癌骨转移疼痛相关信号通路等方面的机制研究。

（六）治疗重症疑难肿瘤患者，屡起沉疴

徐老师临证悟性能力强，思维活跃。临床治疗无论成功的典型病例或是失败的案例，他都要反复认真细微思考总结。他还喜欢阅读中医各类书籍，包括一些内、外、伤、妇等科名家的经验，用之于肿瘤临床。30 年来，徐振晔老师灵活应用辨证论治，在特需病房开展了针药相结合中医综合治疗危重、疑难肿瘤患者的实践。他在临床中善于应用中医古方、名方并结合自己的经验，屡起沉疴，肿瘤疑难重症患者常转危为安，使患者生存期得以延长，生存质量明显提高。如研制的悬饮宁方具有泻肺利水、行气利水、温阳利水、解毒利水功效，结合中药外敷，对癌性胸腹水具有良好的疗效。徐振晔老师认为通法是一些肿瘤晚期阶段重要的治疗法则，目的在于通畅五脏六腑，渐祛瘀滞癌毒，但在具体应用时不可拘泥于一法，应根据临床病情变化，灵活结合益气托毒、补血养津等扶正治疗。并认为“通”法应中病即止，以免太过伤正。

（七）扶正减毒、益气化瘀通络法为主分阶段中西医结合治疗脑胶质瘤临床实践

脑胶质瘤术后病理Ⅳ级的患者，术后复发率甚高，临床治疗难度较大。近年来，徐教授认为术后口服替莫唑胺的脑胶质瘤患者，临床往往表现为神疲乏力、恶心呕吐、食欲不振、大便干结等症状，提出扶正减毒、益气化瘀通络法为主分阶段中西医结合治疗脑胶质瘤。强调患者在口服化疗药物的同时，口服抗瘤增效减毒方一周，随后口服补阳还五汤、软坚化痰散结中药，或结合补肾生精，或结合健脾化湿，或结合滋阴泻火方药治疗三周，患者毒副作用明显减轻，生活质量明显提高，复发率显著降低，临床疗效颇佳。

（八）舌诊的应用和研究

舌诊作为中医肿瘤临床辨证的主要指标之一，可谓是独树一帜的奇葩，《临症验舌法》

曰：“凡内外杂症，亦无一不呈其形，著其色于舌……据舌以分虚实，而虚实不爽焉；据舌以分阴阳，而阴阳不谬焉；据舌以分脏腑，配主方，而脏腑不差，主方不误焉。”遵循“有诸内必形于外”的哲学思想，中医学认为脏腑气血阴阳可变见于舌；人体的五脏六腑均与胃气相通，并通过胃气上蒸于舌，附着于舌表面，表现为苔，故苔为胃气所生，而舌即为外候器官。舌象的变化可客观反映人体正气的盛衰、病位的深浅，判断病情的进展及疾病的预后。徐老师随刘嘉湘教授临证多年，深受其重舌苔论治肿瘤的经验之启迪，在临床实践中特别重视舌诊。有意思的是，如果外地或重病患者面诊不便，徐老师常嘱患者家属使用手机尽量清晰地拍摄患者舌苔照片，并代述病情，或者直接与患者视频察舌问诊，后即处方，效果不错。为此他还指导一个研究生对肺癌患者舌苔进行研究，发表了相关学术论文。

近年来，他还带领他的团队和研究生开展了中药有效组分抗肿瘤细胞生长和转移的研究。

徐教授堪称杏林大家，鸿儒硕学，德高望重，致政之年，仍精勤不辍，事必躬亲，言传身教，授业解惑，定期组织工作室学术讨论会，继承发扬经典，紧跟学术前沿，发蒙启蔽，鱼渔并授，师以众徒，获益匪浅。几十年来，徐振晔老师运用中医中药治疗癌症疗效明显，来自全国各地及德国、美国、加拿大、日本、韩国、新加坡、泰国等国家的患者慕名求诊。其治癌经验先后两次被中央四台、《光明日报》、《人民日报·华东版》、上海电视台、东方卫视、浙江电视台、《解放日报》、《文汇报》、《新民晚报》，以及德国的一家报纸，日本《朝日新闻》介绍和播出。相继成立了浦东新区名中医工作室、宁波市镇海区中医医院名中医工作室、崇明区名医工作室；全国名老中医药专家上海市胸科医院工作室、上海市第七人民医院名中医工作室等。

学术思想

一、肿瘤的发病观

中医肿瘤病因学说认为，肿瘤疾病之发生乃正邪关系变化，机体状态失衡所致。“正”，即正气，包括人体的功能活动和抗病能力；“邪”，即邪气，泛指各种内外致瘤因素。《素问·刺法论》曰：“正气存内，邪不可干。”《素问·评热病论》云：“邪之所凑，其气必虚。”均说明正邪两方面的斗争，贯穿肿瘤发生发展的整个过程。《灵枢》有言：“虚邪入客于骨而不发于外，至其立春……万民又皆中于虚风，此两邪相搏，经气结代者矣。”指出正气虚是伏邪藏于体内伺机而发的内因，正虚为邪气潜伏藏匿提供了可乘之机。历代中医学著作中，对肿瘤的病因病机进行了诸多探讨，古代医家根据各自不同的临床实践，从多方面对肿瘤的病因进行了观察和分析。《王氏医存》云：“伏匿诸病，六淫、诸郁、饮食、瘀血、结痰、积气、蓄水、诸虫皆有之。”归纳了邪气的种类，表明外感六淫、内生五邪皆可成为邪气潜伏。宋代陈无择提出的“三因学说”对分析肿瘤的发病原因至今仍具有指导意义。

徐振晔教授对古今医学文献进行总结分析，认为肿瘤之成乃全身性疾病的局部表现，致病因素复杂，是外因和内因共同作用的结果，主要归结为正气内虚、外邪侵袭、情志失调和饮食劳伤四个方面。

（一）正气内虚，脏腑失调

中医学认为体质状况决定了正气的强弱。不同的体质状况决定了疾病的易患性和倾向性。人类生存于自然界中，其生理病理一直受到自然界的影响，但也适应了自然界的变化，因此一般情况下可以保持健康平和的状态，机体正气在防治包括肿瘤在内的一切疾病的发生过程中起着主导作用。

从肿瘤的发病来看，其与人体体质状况有着密切关系。精气旺盛，阴阳平衡，脏腑协调时，很少发生癌瘤；若机体内虚，阴阳失衡，脏腑失调，则易诱发肿瘤。正如《黄帝内经》所言“壮人无积，虚人则有之”“人之善病肠中积聚者，皮肤薄而不泽，肉不坚而淖泽，如此则肠胃恶，恶则邪气留止积聚”，说明积聚之成与体质相关。

后世医家对此亦多有见解。张洁古曾言：“脾胃虚弱，气血两衰，四时有感，皆能成积。”陈藏器亦曰：“夫众病积聚，皆起于虚。”《景岳全书》言：“脾胃不足及虚弱失调之人，多有积聚之病。”《外证医案汇编》亦云：“正虚则为岩。”《诸病源候论》在论黑痣时强调：“黑痣者，风邪搏于血气，变化生也，夫人血气充盈，则皮肤润悦，不生庇瘕，若虚损，则黑痣变生。”吴鞠通则曰：“此症形体长大，五官俱露，木火通明之象，凡木火太旺者，其阴必素虚，古所谓瘦人多火，又所谓瘦人之病，虑虚其阴。”皆指出肿瘤的发生与素体虚弱有关。

此外，古代医家还注意到年龄不同、体质差异，对肿瘤发生发展的影响不同。如《外科启玄》曰："癌发四十岁以上，血亏气衰，厚味过多所生，十全一二。"《景岳全书·噎膈》认为："少年少见此证，而唯中衰耗伤者多有之。"赵养葵也认为噎膈"唯男子高年者有之"。吴鞠通曰："大凡噎症，由于半百之年，阴衰阳结。"可见年岁愈大，肾气愈衰，肾藏精功能减退，机体脏腑功能渐进失调，防御功能降低，免疫功能减弱，易导致正气内虚，邪毒内结，发生肿瘤。

因此，徐振晔教授认为肿瘤的发病过程中始终存在着"体质内虚"的基本因素。正气不足可导致多种肿瘤的产生和发展，而肿瘤作为一种发病隐匿，进展迅猛，病情险恶的疾病，亦能损伤人体的正气。吴谦在《医宗必读》中指出"积之成也，正气不足而后邪居之"。临证中常见正气不足和肿瘤进展互为因果，交替促进，加重病情。由于病邪日久，耗精伤血，损及元气，气血双亏，致面削形瘦，削骨而立；或肿瘤患者经手术、放疗、化疗之后，大伤气阴，正气不支，亦为大肉陷下，大骨枯槁。恶性肿瘤患者多遭刀圭，戕害人体阳气，气血经脉易损，如《证治准绳·疡医》云："打扑金创损伤，是不因气动而病生于外，外受有形之物所伤，乃血肉筋骨受病。"化疗为细胞毒性药物，属中医"药毒"范畴，其性峻烈、深伏，直中脏腑，伤阳耗气；又有误世之医多取寒凉之品清热解毒抗癌，克伐机体生生之气，导致正气渐亏、阳虚之象渐显。正衰则邪盛，机体抗癌能力低下，往往使癌瘤进一步播散扩展，邪盛则正更虚。

《素问·通评虚实论》指出"精气夺则虚"。正气不足的原因有先天不足或后天失调两种。肾藏精，主生长发育，为先天之本；脾主运化水谷，为气血生化之源、后天之本；肺主气，司呼吸，通调水道，主治节。正气不足，无论缘由，皆不离五脏，与肾、脾、肺等脏的关系尤甚。

1. 肾精亏损

肾乃先天之本，脉络膀胱，主骨生髓，藏精蓄命门，煦真阳而寓元阴，主生长发育。肾阳为全身阳气之根，促进机体的温煦、运动、兴奋和气化功能；肾阴为全身阴液之本，对五脏起滋润和濡养作用。同时，肾中阴阳参与各组织器官的修复新生和分泌调控功能，以保证各组织器官的协调代谢。肾中精气不足，阴阳虚损，可因禀赋不足，或久病失养，或房劳过度，耗损肾精所致。肾精不充则髓虚，髓虚无以充骨，故骨骼软弱无力；髓虚无以充脑，脑海空虚，则脑力活动减退，而致神衰；肾阴阳亏损，则生长衰退或中止，在小儿则发育不良，于成人则早衰体弱，以致机体功能、神经、分泌失调，免疫低下，易发肿瘤。肾为一身阴阳之根本，肿瘤疾病迁延胶结难解，"五脏之伤，穷必及肾"，元阳耗散枯竭，五脏六腑失于温煦，气血津液俱虚。

2. 脾阳不振

脾为后天之本，主宰全身运化。脾阳不振，素体脾运不健，或湿邪外袭留驻，或恣食生冷瓜果，或嗜食酒酪甘肥，均可使水湿内聚，湿邪困脾，伤及脾阳，碍及脾气，导致运化功能失调，脾气升散失职，血液统摄无权。若因禀赋虚弱或久病失养，或因肾虚，命门火衰，以致脾阳虚损，阳虚则寒自内生，故可见虚寒征象；阳虚则阴盛，脾阳虚则运化无权，水湿内聚，阴寒内盛；脾阳虚则运化转输功能减退，水谷精微不能正常化生气血，全身气血虚弱，容易感受毒邪而罹患肿瘤。

3. 肺气虚弱

《素问》有云“天气通于肺”“诸气者，皆属于肺”。肺为华盖，系一身之气，司呼吸，乃娇脏。肺气虚者，多因劳伤过度，耗伤肺气，或病后元气未复而致肺气虚弱，则呼吸功能减退，气体内外交换无力，水津不能正常气化，则聚积成痰，肺气不足，卫阳虚弱，可致腠理疏泄不固，卫外功能减退。肺朝百脉，肺气不足则元气大伤，免疫低下，容易遭受外邪侵袭，易感各种致癌因素而发生肿瘤。

（二）外邪侵袭，经络瘀阻

风、寒、暑、湿、燥、火，在正常的情况下称为六气，是自然界中六种不同的气候变化。人们在长期的生产和生活中，产生了较强的适应能力。故而正常的六气不易致病。然而当气候异常急骤的变化或人体的抵抗力下降时，六气就有可能成为外界的致病因素，入侵人体，产生各种包括肿瘤在内的疾病。“六淫”即风、寒、暑、湿、燥、火六种外感病邪的总称。

“六淫”作为外界的致病因素，亦代表了肿瘤的外感病因。具有发病与季节气候、居处环境有关，可从口鼻或肌肤多途径入侵机体，可单独或同时合并其他因素致病等特点。《灵枢·百病始生》亦曰：“积之所生，得寒乃生，厥乃成积也。”提出积之所成与感受寒邪有关。《灵枢·水胀》认为肠覃的病因是“寒气客于肠外，与卫气相搏”。《灵枢·五变》则指出外感致病与脏腑的密切关系是因为“邪气留滞，积聚乃伤脾之间，寒温不次，邪气稍至，蓄积留止，大聚乃起”。

中医学认为癌瘤的发生与邪气侵袭有关。《灵枢·九针论》曰：“四时八风之客于经络之中，为瘤病者。”指出外邪“八风”等停留于经络中，使气血凝滞，痰凝毒聚而成瘤。《灵枢·刺节真邪》曰：“虚邪之入于身也深，寒与热相搏，久留而内蓄……邪气居其间而不反，发为筋瘤……为肠瘤……为昔瘤。”说明虚、寒、热邪等可以引致肿瘤。

《诸病源候论》中对六淫所致肿瘤更有具体的描述，如其曰“脑湿，谓头上忽生肉如角，乃湿气蕴蒸冲击所生也”“黑痣者，风邪搏于血气，变化生也”“恶核者，肉里忽有核，累累如梅李，小如豆粒……此风邪挟毒而成”“有下于乳者，其经虚，为风寒气客下，则血涩结成痈肿，而寒多热少者，则无六热，但结核如石”“恶核者，是风热毒气，与血气相搏结成核，生颈边，又是风寒所折，遂不消不溃”。癌毒的形成过程隐匿，但肇始之机必起于毫末，六淫邪气在肿瘤发生的外界因素中占有重要地位。

六淫之邪侵袭人体客于经络，扰及气血，使阴阳失调，气血逆乱，津液代谢失调而致气滞血瘀、痰湿凝聚，日久成积，变生肿瘤。当然，除了古人所述“六淫”邪气之外，由于社会的发展，生活环境亦发生了重大变化，空气污染日趋严重，这已成为癌症发生的又一重要外因。据统计，吸烟及工业污染接触已成为大多数肿瘤发病的主要原因。

1. 风邪犯肺

风邪在六淫（风、寒、暑、湿、燥、火）外邪中居于首位，有“风为百病之长”之说。寒、湿、燥、热等邪，多依附于风而侵犯人体，故风邪为外因致病的先导。风为阳邪，其性开泄，善行数变，具有升发、向上、向外的特性。风邪首先侵袭人体上部，易伤肺经，传变周身。常风温化热，热极生风，互相转化，甚则可演变为毒热，侵袭机体、经络、脏腑发生各种病变。肿瘤由于外因引起发病者种类繁多，风邪可能包括空气污染在内的致癌因素。

2. 燥热伤津

燥为敛肃之气，其性干涩，侵袭人体最易耗伤津液，造成阴津亏虚的病变。燥易伤肺胃阴气，肺为娇脏，肺阴耗伤，亡其津液，则动其血脉；胃喜润而恶燥，宜降则和，胃津耗伤，纳降失常，飧泄䐜胀。另外，对肿瘤进行放射治疗，易产生放射性炎症，归属中医“热毒”之邪，具有燔灼烤炽、伤津耗气、暗耗阴血、动血扰神之特性，作用于局部可致皮肤红肿渗液破溃，严重者热毒腐蚀血肉，亦多属燥热伤津。

3. 火毒灼阴

火热邪毒，也可内生，如心火上炎、肝火亢盛、胆火横逆，均可损伤人体正气，即所谓“气有余便是火”。此外也有“五气化火”“五志化火”之说。火热之性，燔灼焚焰，升腾上炎，其伤于人，多见高热、烦渴、汗出、脉洪数等症状，甚至火扰神明，狂躁妄动，神昏谵语。素体阳热之人，初始即见热毒炽盛，多见于肿瘤早中期，如湿热毒邪蕴结中焦，胆失疏泄致肝癌、胆管癌患者发生急性黄疸，乳腺癌患者肿块红肿热痛、化腐流脓，肠癌患者里急后重、热瘀化痈。患者情志不遂，初起阳郁厥逆，但日久郁遏化火，则见肝火壅盛之口干口苦、舌红苔腻；木火刑金，痰热蕴肺之咳嗽黄痰；木郁克土，肝火犯胃之痞满嘈杂、胃脘灼痛等。肿瘤晚期阶段，肝肾阴亏，则可见相火不归其位而上行，出现烦躁口渴、潮热盗汗、筋骨痿软、畏寒等真寒假热的错杂表现。病至晚期，某些肿瘤患者会出现高热毒热等表现，或火热动血，迫血妄行，常见大出血，多依此清热降火，凉血止血。如白血病患者高热大汗，用人参白虎汤益气生津，清热凉血法，可见一定疗效。

4. 寒湿不化

寒邪侵袭，易伤肌表，也可直中脏腑。寒为阴邪，损伤阳气，积久不散，阴盛阳衰，机体失去温煦气化之功，则出现功能衰退之阴寒证。若寒凝脾胃，脾阳必伤，中焦斡旋失常，浊精留滞，痞满蕴毒，便有脘腹冷痛、呕吐腹泻；若寒伤脾肾，脾肾阳衰，温运无力，则见腰脊冷痛、腹水浮肿。寒性凝滞，收引主痛，故而经脉稽迟、泣而不行、滞涩不通、缩踡绌急等证，均为经脉气血寒凝闭阻所致。这种病理变化与癌痛机制有相似之处，临证常以散寒止痛治之即属此理。寒邪外淫侵袭肌表，毛窍收缩，卫阳闭塞，可致恶寒发热，晚期肿瘤患者高热难退，有时从寒治之，收到效果。《素问·举痛论》说：“寒则气收。”寒邪客于关节，经脉拘急，可使肢体屈伸不利，或冷厥不仁，脊髓肿瘤或晚期肿瘤侵犯神经而致类似上述症状时，治当散寒温阳，疗效甚佳。

5. 痰湿凝聚

痰湿属水湿为患，凡感受外邪、情志过极、饮食不节、劳倦过度等皆使脏腑功能失调，水液代谢障碍，以致水津停滞。痰既是水液代谢障碍所形成的病理产物，又可作为致病因素，导致脏腑功能失调而引起各种复杂的病理变化。《丹溪心法·痰》有曰："痰之为物，随气升降，无处不到。"痰随气机升降流行，内至五脏六腑，外至筋骨皮肉，形成多种病证，因此有"百病多由痰作祟"之说。湿有内湿、外湿之分，外湿为感受六淫邪气中之外湿，内湿主要为脾失健运所化生。痰湿为患，多因外感邪气，饮食劳倦，内伤七情，脏腑失调，脾不健运，难运水津，聚湿生痰，肺不敷布，停痰留饮，水湿不化，津液不布，升降失常，气塞不通，血壅不行，凝血蕴里，津液凝涩，渗着不去，凝结成痰，痰湿凝聚，附着于脏腑则形成阴毒，痰凝肌腠，结于体表则为痰核、瘰疬、瘿瘤。痰壅于肺，可见咳喘咯痰；痰迷心窍，可见胸闷心悸、神昏癫狂；痰停在胃，可见恶心呕吐、痞满不舒；痰饮上犯于头，可使眩晕昏冒；饮泛于肌肤，则成水肿；饮停胸胁，则见咳嗽胸胁引痛；饮在膈上，常见咳喘不能平卧；饮在肠间，每致肠鸣沥沥有声、腹满食少。总之，痰饮生成，停滞体内，可致多种疾病的产生。徐振晔教授在临床治疗中，针对痰盛、咳喘、肿块、积液及某些实体瘤和晚期昏迷患者，在进行病因治疗时常结合化痰、消痰、涤痰、豁痰等治法，常获桴鼓之效。

（三）七情内伤，气血失和

七情指喜、怒、忧、思、悲、恐、惊，属于人体正常的情志活动，与脏腑、气血关系密切。《灵枢》曰："内伤于忧怒……而积聚成矣。"七情太过或不及均可引起体内气血运行失常及脏腑功能失调，为诱发肿瘤奠定了内在基础。

后世医家多有发挥，认为肿瘤的发生发展与精神因素、情志不遂有关。如噎膈乃气、痰、瘀交结，壅遏食管之证。《素问·通评虚实论》认为噎膈乃"暴忧之病也"。《医学津梁》在论噎膈时指出："由忧郁不升，思虑太过，急怒不伸，惊恐变故，以致血气并结于上焦，而噎膈多起于忧郁，忧郁而气结，气结于胸，臆而生痰，久者痰结块胶于上焦，通络窄狭，不能宽畅，饮或可下，食则难入而病成矣。"《医宗必读·反胃噎膈》认为噎膈为"大抵气血亏损，复因悲思忧虑，则脾胃受伤，血液渐耗，郁气生痰，痰则塞而不通，气则上而不下，妨碍道路，饮食难进，噎塞所由成也"。《景岳全书》亦认为"噎膈证，必以忧愁、思虑、积劳、积郁而成"。上述医家均认为噎膈的发生，主要因情志异动所致。突然强烈或长期持久的情志刺激，可以直接影响机体的正常生理功能，使脏腑气血功能紊乱，经络失于畅达，郁结胸中，久则癌肿成矣。

临证之中，多种肿瘤与情志关系密切。如乳腺癌的发生，《妇人大全良方》曰其"属肝脾郁怒，气血亏损"。《医学正传》亦言："此症多生于忧郁积忿之中年妇女。"《丹溪心法》在论述乳腺癌时指出，其病因为"忧怒郁闷，昕夕积累，脾气消阻，肝气横逆"，更明确提到丧偶或失志于夫的女子更为常见，其曰："唯不得于夫者有之，妇以夫为天，失于所天，乃生乳岩。"这比国外提出"寡居者"的说法早几百年。《外科正宗》亦曰：

"忧郁伤肝，思虑伤脾，积想在心，所愿不得志者，致经络痞涩，聚结成核……其时五脏俱衰，四大不救。"明确指明了情志因素，特别是忧思是"乳岩"发病中的重要诱因。《外科枢要·论瘤赘》在论肉瘤时指出："郁结伤脾，肌肉消薄与外邪相搏，而成肉瘤。"《医宗金鉴》认为"失荣"由"忧思恚怒，气郁血逆，与火凝结而成"。陈实功在论述"失荣"病因时，亦指出"失荣者，先得后失，始富终贫，亦有虽居富贵，其心或因六欲不遂，损伤中气，郁火相凝"。《澹寮集验方》中论述"五积"时曾曰："盖五积者，因喜怒忧思七情之气，以伤五脏……故五积之聚，治同郁断。"综上所述，可见历代医家在分析肿瘤病因时，都十分重视情志因素，认为七情内伤尤其是恚忿忧郁在肿瘤的发病及发展上有着重要的作用。

徐振晔教授认为，七情内伤不仅可以直接引起气血脏腑功能失调而致气滞血瘀，津停痰阻，日久成瘤，而且由于七情内伤，又易致外邪（致癌因素）侵袭，通过"正虚"内外合邪，多因素综合作用而产生癌瘤。现代医学亦证明了肿瘤的发生与情志有关，忧郁、焦虑、失望和难以解脱的悲伤等不良情绪常是癌症发生的"前奏"，情绪变化时间为 1～2 年。社会心理的紧张刺激会降低或抑制机体的免疫能力，诱发内分泌的失调。抑郁消极的情绪可使催乳素分泌过盛而致乳腺癌；紧张的环境刺激、恐惧和焦虑可影响巨噬细胞、淋巴细胞及免疫抗体的产生，造成免疫能力缺损而引起癌症。大量实验和临床观察亦证明，肿瘤的发生发展速度与个体的生活方式突然改变等因素有关。

1. 怒气伤肝

肝为将军之官，攘外安内，情志之本，藏魂主怒。怒为肝脏精气活动之反应，过于愤怒可使肝失疏泄，引起人体气机横逆上冲，血随气逆，并走于上，蒙蔽清窍而引发昏厥，故《素问·举痛论》说："怒则气逆，甚则呕吐。"《素问·生气通天论》说："大怒则形气绝，而血菀于上，使人薄厥。"肝胆相连，肝胆之气上亢，影响气血循行，导致气血瘀滞不行可形成肿块；肺主一身之气，怒亦可使肺气上逆，所以，怒气伤肝，累及肺气，气机郁结，产生胸胁胀痛，脘闷窒塞，甚则暴厥，气血功能紊乱，若遇毒邪，便激发肿瘤。

2. 思虑伤脾

脾主思，思虑乃脾脏精气活动的反应，"过思伤脾，思则气结"。思虑过度，机体脏腑则气机郁结，阻滞不畅，导致脾胃运化无力，纳化呆滞。《素问·举痛论》说："思则心有所存，神有所归，正气留而不行，故气结矣。"《灵枢·本神》说"愁忧者，气闭塞而不行""脾愁忧不解则伤意"。故而积聚之成因常有情志因素，忧郁伤肝，思虑伤脾，积想在心，所愿不得，症见胸中苦闷，郁郁寡欢，心烦意乱，手足乏力，食纳不香，夜寐不安，健忘怔忡，甚则谵妄失常。气郁过久，化热成毒，经络痞涩，聚结成核。

3. 惊恐伤肾

肾在志为恐。惊恐为肾脏精气活动的反应。突然外来惊吓刺激，引起神志慌乱，产生惊惧，两者结合可引起脏腑功能活动的紊乱和气机下陷。《素问·举痛论》曰"恐则精却，却则上焦闭，闭则气还，还则下焦胀，故气下行矣""惊则心无所依，神无所归，虑无所定，故气乱矣”。《灵枢·本神》云：“恐惧而不解则伤精，精伤则骨酸痿软，精时自下。”大惊卒恐则伤心肾，功能紊乱，心气不足，肾气衰退，不能升腾而虚陷，或心气无所依附，而涣散不定。由于心主神明，又为十二脏之主，肾为先天之本，心肾受伤，全身免疫功能低下，易诱发肿瘤。

4. 气血凝结

气帅血行，气虚血少，气滞血瘀，可见气血相互依存。气的功能衰减，影响血液循行，凡血液运行阻滞不畅，滞于经脉之内，溢出脉外，蓄积于组织间隙，瘀积于脏腑之中，而不能消散者，皆可形成瘀血。瘀血既成之后，反之又能阻滞气机，影响气血正常运行，导致脏腑功能失调，抗病能力低下，当遇毒邪入侵，则凝结成肿块，日久不化。血寒者为阴寒毒疽，血热者为毒热肿疡，往往蓄积成难消之瘀块。前者可有疼痛肿硬，后者常见发热出血。肿瘤中常见的肝癌、乳腺癌及胸腹腔肿物皆属于此类病因。

（四）饮食劳伤，邪自内生

饮食、劳动和休息，是人类生存和保持健康的必要条件。《素问·上古天真论》云：“其知道者，法于阴阳，和于术数，食饮有节，起居有常，不妄作劳，故能形与神俱，而尽终其天年，度百岁乃去。”此乃岐黄之道蕴含的养生智慧。如若起居无节，不知持满，不时御神，务快其心，逆于生乐，将打破身体平衡，影响生理功能而产生疾病。饮食是人体生存、成长和维持健康所不可缺少的营养来源，正如《素问·平人气象论》曰：“人以水谷为本。”徐振晔教授认为，饮食要有规律和节制，饥饱要适宜，要讲究卫生，营养要全面，不宜偏嗜，如饮食失节或饮食不洁，均易导致疾病的发生，正如《素问》所言“饮食自倍，肠胃乃伤”“膏粱之变，足生大丁”。饮食所伤，往往影响脾胃运化功能，聚湿、生痰、化热或变生其他疾病。

中医学很早便认识到饮食与肿瘤的发生有一定的关系。《严氏济生续方》在论述积聚病因时曾言：“凡人脾胃虚弱，或饮食过度或生冷过度，不能克化，致成积聚结块。”《景岳全书》亦曰：“饮食无节，以渐留滞者，多成痞块。”《济生方》指出：“过餐五味，鱼腥乳酪，强食生冷果菜停蓄胃脘……久则积结为癥瘕。”上论说明，若饮食失节，饥饱失常使肠胃功能失调，不能克化饮食，积滞内停而成积聚癥瘕。

中医学认为不当的饮食习惯或饮食偏嗜，往往给予机体某些不良的刺激，在肿瘤特别是消化道肿瘤的病因中占有重要地位。如《医学统旨》在论述噎膈病因时指出：“酒面炙煿，黏滑难化之物，滞于中宫，损伤肠胃，渐成痞满吞酸，甚则噎膈反胃。”《医门法律》亦曰：“滚酒从喉而入，自将上脘烧灼，渐有热腐之象，而生气不存，狭窄有加，只能纳水，不能纳谷者有之，此所以多成膈症。”《外科正宗·茧唇》认为茧唇的成因：“因食煎炒，过餐炙煿，又兼思虑暴急，痰随火行，留注于唇。”从古人的论述可以看出，无论是饮食失节、饮食不洁、饥饱无度或饮食偏嗜，均能影响脾胃的功能，最终导致津伤气结痰凝而变生肿块。

据我国食管癌高发地区流行病学调查，食管癌患者中发现有喜好热饮、硬食、快食或饮酒的习惯，并经动物实验研究证明，饮酒和热食、快食等对食管黏膜有一定的灼伤和腐蚀作用，黏膜细胞出现增生性病变，进一步可发生癌变。西方人由于长期食用高脂肪膳食，乳腺癌、前列腺癌和结肠癌的发病率明显高于东方人。自然界中广泛存在的黄曲霉毒素、亚硝胺类物质及3, 4-苯并芘等污染，均可导致癌症的发生。

关于过劳、过逸致病，在中医历代文献中亦有很多记载。如《素问·宣明五气》曰："久视伤血，久卧伤气，久坐伤肉，久立伤骨，久行伤筋，是谓五劳所伤。"《素问·调经论》亦曰："帝曰：阴虚生内热奈何？岐伯曰：有所劳倦，形气衰少，谷气不盛，上焦不行，下脘不通，胃气热，热气熏胸中，故内热。"过劳、过逸均可对人体产生不利的影响，造成正气虚弱，脏腑经络气血功能障碍，亦是肿瘤形成的一个因素。所以，徐振晔教授认为调节饮食平衡、防止劳逸过度也是肿瘤防治的重要环节。

百病始生，癥瘕积聚，究其根源，多因元气戕害，邪毒作祟。世未有无源之流，无根之木，澄其源而流自清，灌其根而枝乃茂，无非求本之道，治病必求于本。正气内虚，脏腑失调，外邪侵袭，经络瘀阻，七情内伤，气血失和，饮食劳伤，邪自内生，气滞、痰湿、瘀血、毒邪伏积于内，蕴积不散，岩积成也。渴而穿井，斗而铸锥，实非上策。未病先防，已病防变，法天地之理，顺自然之道，真气从之，精神内守，虚邪贼风，避之有时，志闲少欲，气从以顺，起居有常，形劳不倦，阴平阳秘，营卫和调，脉络清畅，焉有癌瘤之患。

（饶志璟　王中奇）

二、精亏脾虚，癌毒内结理论

徐振晔教授辨证论治癌病四十七载，博通经籍，传承经典理论，善用经方古方，辨证施治见解独到，结合自身丰富的治疗癌病经验积累，提出“精亏脾虚，癌毒内结”“益气健脾，养精解毒散结”等学术理论和治疗法则，在抗癌抑瘤、延长生命周期、提高生存质量等方面发挥了重要作用。

从中医病因病机的角度看，恶性肿瘤形成、转移的根本可归结于正气亏虚、癌毒致病两方面。《医宗必读》有言“积之成也，正气不足，而后邪气踞之”。人体正气内虚，脾胃运化失宜，脏腑功能失调是肿瘤发生的前提条件。若反复感受外邪，加之饮食不节，情志不遂等多种内外病因的综合作用，诱生热毒、气滞、血瘀、痰湿等邪毒聚集于局部，单独致病，抑或互相兼夹，共同酿成癌毒；癌毒又可进一步“传舍”“流注”，侵犯人体的脏腑经络，耗伤人体的气血津液；在肿瘤发展的不同阶段呈现一系列因虚致实，因实致虚的肿瘤内环境变化。徐教授认为脾虚精亏是肺癌发生发展的重要病机，精气不足、脾肾两亏、痰毒瘀结而致生癌毒，因此在肿瘤治疗过程中也强调养精健脾的重要性，并在临床运用中创立了疗效确切的经验方。

（一）精气两亏，正虚邪凑

恶性肿瘤的形成、发展是一个正气逐渐亏损的过程。《黄帝内经》曰：“邪之所凑，其气必虚。”《诸病源候论》云：“积聚者，由阴阳不和，腑脏虚弱，受于风邪，搏于脏腑之气所为也。”《治法机要》中言：“壮人无积，虚人则有之，脾胃虚弱，气血两衰，四时有感，皆能成积。”《医宗必读》中指出：“大抵气血亏损，复因悲思忧恚，则脾胃皆伤，血液渐耗，郁气而生痰……噎塞所成也。”《外证医案汇编》有言：“正气虚则成岩。”可见正气亏虚、脏腑功能失调是肿瘤发生发展的内在因素。正虚则癌毒更易侵袭，癌毒盘踞于局部，阻隔气血，甚至劫掠机体正气以自养，使脏腑失养，导致功能进一步受损，形成整个机体内环境失衡的不良循环。

徐教授推崇张景岳的“精气”学说、“补肾”理论，对许多补肾古方经方也十分擅用。张景岳提出“命门者，为水火之府，为阴阳之宅，为精气之海，为死生之窦”，又称之为“精气之海”“元气之根”，“气聚则精盈，精盈则气盛，精气充而形自强矣”，可见精气在癌病的发生和发展中发挥着重要作用。徐教授认为医学古籍文献中的“虚”即指精亏气虚神弱。张景岳《类经》有云：“欲不可纵，纵则精竭。精不可竭，竭则真散。盖精能生气，气能生神，营卫一身，莫大乎此。故养生者，必宝其精，精盈则气盛，气盛则神全，神全则身健，身健则病少。神气坚强，老而益壮，皆本于精也。”概述了“精气”的生理功能，又明确指出“精气”是生命活动的物质基础。

那么，何谓“精气”？这里所指的“精”不是狭义的生殖之精，是通过哲理化抽象后具有更广泛意义的“精”，是生命存在的“精、气、神”三要素之一。《素问》曰“夫精者，身之本也”。精，分为先天之精和后天之精，与人体肾、脾密切相关，是主宰机体气血津液代谢、脏腑虚损、阴阳平衡的重要根基。人之生，最初来自父母的“两精相搏”，后天在饮食水谷精微的不断滋养下，逐渐形成一个“平人”的生命活动并发挥正常的生理功能。

对“气”的定义早在《黄帝内经》中就有具体的描述。《灵枢》中曰：“上焦开发，宣五谷味，熏肤、充身、泽毛，若雾露之溉，是谓气。”反映了气运行、推动、温煦、濡养的功能。张景岳的《类经》有云“气聚则形生，气散则形死也”“人之生由于气，气者所受于天，与谷气并而充身者也。故谷食入胃，化而为气，是为谷气，亦曰胃气。此气出自中焦，传化于脾，上归于肺，积于胸中气海之间，乃为宗气。宗气之行，以息往来，通达三焦，而五脏六腑皆以受气”。对“气”的含义作出了更明确的界定：气为万物生命的基础。其中，肺居于上焦，肺主气，为气之长；脾居于中焦，为气血生化之源。

“精”与“气”之间存在着密切的依存关系。气聚则成形，可化生精血津液，亦即所谓“气生精”。精凝为形，精化为气，精气互变。精气不同的变化和功能状态可概括生命机体新陈代谢的各种活动形式。精气是人体生命的基础，是人体生命活动的统帅和动力。人之五脏六腑、四肢百骸是“精气”的外在具象表现。阴阳互根，精气互生，“无阳则阴无以生，无阴则阳无以化”“精气分阴阳，阴阳不可离”，张景岳提出“气聚则精盈，精盈则气盛，精气充而形自强矣”，说明形之存在、强壮依赖于气之积聚和精之充盈；精盈气旺，则机体各种功能活动正常；反之，气散则亡，精虚则弱，精气亏虚则机体功能活动失常，导致疾病产生，即所谓“精气夺则虚”。

综上，张景岳用朴素的生命机体系统理论为后人揭示了治病防变的途径，即应以“益气养精”为先，突出强调了“益气养精”法在疾病治疗中的重要地位。他还指出“善治精者能使精中生气，善治气者能使气中生精”“其有气因精而虚者，自当补精以化气；精因气而虚者，自当补气以生精……善补阳者，必于阴中求阳，则阳得阴助而生化无穷；善补阴者，必于阳中求阴，则阴得阳升而源泉不竭”。张景岳将“源同一气、阴阳互济”的理论应用于阴阳精气水火不足证的立法组方中，为阴阳精气虚损的证治开辟了新思路，堪称治疗虚损疾病的典范。

徐教授认为，恶性肿瘤的发生和精亏气虚神弱关系密切。精亏气虚，气血阴阳失衡，脏腑功能紊乱，使机体抗病能力下降，邪气乘虚入内，留而不去，终成肿块。此乃因虚而得病的病理过程。精气两亏是恶性肿瘤发生发展的重要病理基础。同时，恶性肿瘤往往因实而益虚，故精气两亏与肿瘤的扩散、转移及结局也密切相关。徐教授提出，张景岳对“精”“气”“形”之间关系的立论及在“精气亏虚”证治方面的独到见解，对后世肿瘤扶正治疗具有十分重要的临床意义。

（二）脾虚精亏，癌毒内结

目前现代医学中治疗肿瘤的方法多样，不仅是单一方法或药物的运用，更多的是联合多途径、协同用药，肿瘤治疗方式转变为更多样化、更全方位、立体化的样式，其中不乏分阶段的恶性肿瘤化疗，化疗联合靶向、免疫、生物治疗等。但是综合用药带来更优疗效的同时，毒副作用、耐药性也不容小觑，使得肿瘤患者的临床症状、体征发生演变。因此，肿瘤患者的临床证型不仅仅表现为精气亏虚，往往会出现脾虚的证候，总体呈现尤以脾虚精亏为主，肿瘤患者精气衰减，脾运功能减退，气血生化不足，抵抗外邪能力下降，临床常见乏力气短、腹胀纳差、头晕耳鸣、腰膝酸软等表现。由此，徐振晔教授根据李东垣脾胃学说、张景岳精气亏虚学术思想，结合自己几十年丰富的临床经验，又独创性提出恶性肿瘤的脾虚精亏理论。基于该理论，创制了基于益气健脾、养精解毒散结机制的治疗恶性肿瘤的方法和方药。

脾胃是元气之根本、升降之枢纽，《景岳全书·积聚》提出“凡脾肾不足及虚弱失调之人，多有积聚之病”，《脾胃论·脾胃虚实传变论》亦有“脾胃之气既伤，元气不能充，而诸病之由生也”之说。可见脾虚精亏，运化失司，气机升降失职，气血津液输布障碍，痰饮、瘀血、热毒胶结于脏腑，酿生癌肿，发为癌病。脾虚则元气亏虚、精亏内结，无以运化，脏腑俱虚，正气不足，癌毒乘虚而入机遇大增，无力抗邪，邪易滞留，从而导致机体微环境阴阳失衡。《景岳全书·治形论》提出“脾为五脏之根本，肾为五脏之化源，不从精血，何以使之灌溉”，表达出脾虚精亏机制之根本。张景岳融汇先贤之论，提出先天真阴亏损、后天脾胃功能失调的虚损病机，以填补精气为机、阴阳互根为则。因此肿瘤的辨证要注重脾肾，在肿瘤的治疗中也要顾护脾胃，脾肾双补，注重调补、培补，调理脾胃、滋养先后二天。正如张景岳指出需“补其虚”，补其精气亏虚，“阴中求阳”“阳中求阴”，依据张景岳阴阳互济理论，补肾养精治法中活用补气健脾之品，以达脾肾双补、益气养精健脾之效。徐教授在临床肿瘤辨治中一方面注重顾护脾胃，形气互生，另一方面抓住精气亏虚内核，精气双补，沟通阴阳表里，开创脾虚精亏、脾肾双补新思路。

徐教授认为肿瘤的发生与先天禀赋不足、脾胃化生乏源等有关，饮食失宜、久病体虚、年老精衰、情志失调等都可能诱导肿瘤的发生。癌病是本虚标实、因虚致实、虚实夹杂病证，主要病机是精气不足，脾肾两亏，痰毒瘀结。中焦脾虚，脾土贫瘠，不能滋润机体，一方面五脏六腑缺乏赖以生存之根基，精微无以运化，则自身难以充盈，无以滋养，无以强盛，正气亏虚，缺乏免疫；另一方面脾土贫瘠，易受外邪侵害，化生容邪之所，滋助彪悍滑利糟粕，破坏机体微环境，癌毒积聚。肾藏五脏之精，内寓真阴真阳，为人体阴阳之根本，脾运水谷精微滋养全身，为后天之本。脾失运化，肾不藏精，阴阳失衡，温煦滋养化生无权，致使精气亏虚，卫外祛邪能力减退，外邪乘虚而入，阻滞气机，影响血液运行，致使脉络瘀阻，气滞血瘀。脾肾亏虚也易导致体内津液失于输布代谢，机体水道不通，出现津液凝聚，痰湿内生表现，气滞、瘀血、痰湿三者相互胶结，久郁化火，酿生癌毒形成癌肿。《景岳全书》也提出脾肾虚弱之人，中焦不运，下焦不化，致使正气不行，邪气得以聚集，故多有积聚之病。故肿瘤虽病位在各脏腑，呈现实体瘤的具体表现，而其发生发展根源在于脾虚精亏，并贯穿疾病发生发展的整个过程。

《脾胃论》说：“真气又名元气，乃先身生之精气，非胃气不能滋。”徐教授十分推崇李东垣“精气乃胃气所滋”的益气健脾理论，脾胃乃气血化生之源，辨治肿瘤善调中焦，顾护脾胃贯穿始终，遵循了“形不足者，温之以气；精不足者，补之以味”的治则。精气化生乏源，中焦运化失职，虚损乃至。在治疗过程中多采用益气健脾养精、培土生金、金水相生等法，补脾和胃祛邪毒、培健中焦平癌肿，常选用黄芪、党参、太子参、白术、茯苓等健脾益肺，淫羊藿、山茱萸、黄精、灵芝、女贞子等补益肾精。“内伤脾胃，百病由生”贯穿李东垣《脾胃论》核心，徐教授治疗肿瘤遣方用药顾护脾胃贯穿始终，“留得一分胃气，便有一分生机”。患者放化疗、靶向治疗、免疫治疗后常会出现脾胃功能失调，出现恶心呕吐、痞满、纳呆、大便不调等症状。晚期患者不仅邪气内结影响脾胃运化，而且长期使用攻伐之药易伤及胃气。脾胃为气血生化之源，脾胃虚弱，机体阴阳失衡，正虚不能抗邪，生活质量也明显下降，徐教授一向重视脾胃功能的调理，故在治疗中注意调理脾胃和顾护胃气，喜用四君子汤、二陈汤、香连丸等经方，酌加鸡内金、白扁豆、生山楂、炒谷麦芽等益气健脾、理气和胃。临证治之，遣方用药，均不离脾虚精亏之意蕴，运用益气健脾，养精解毒散结之法，遣方效佳。

徐教授抓住肿瘤患者脾虚精亏的本质，从脾肾论治，辨证遣方，通过益气养精、健脾补肾、解毒散结、通络止痛等方法，达到了提高患者机体免疫功能，消除实体邪毒，提高带瘤患者生存质量，控制甚或消灭癌灶的目的。传承创新“脾虚精亏”理论，体现了中医辨证论治，治病求本，标本兼顾，扶正祛邪并举的理论，祛邪不伤正、扶正不滞邪。充分挖掘释放中医药文化价值，开创中西医结合治疗肿瘤的新征程，为推动中医药高质量发展提供强有力支撑，开拓中医药治疗癌病新思路。

（三）癌毒盘踞，病变乖戾

《说文解字》曰：“毒，厚也。”厚即厚重之意。王冰注《素问·五常政大论》曰：“大毒者，皆五行标盛暴烈之气所为也。”尤在泾言：“毒，邪气蕴结不解之谓。”说明毒邪不是单独存在，而是六淫之邪蕴久而生。《黄帝内经》认为疾病的产生有内因、外因与不内外因之分，外因有风、寒、暑、湿、燥、火六淫之邪，六淫之邪蕴郁日久化而为毒。所以毒邪是病久而成，不是一开始就有。至于温病之毒也是外侵之温邪蕴久而生，所以不宜单独提毒邪。由此可见，毒的致病特点为酷烈顽恶，胶着难愈。癌毒是导致脏腑或组织反复或持续性损伤的病理过程。对毒邪的辨识与判断疾病（如肝病、肾病、肿瘤、哮喘、风湿免疫病等）的发生、演变、恶化及对疾病的辨证论治均密切相关。

在观察恶性肿瘤发病、转移的过程中，徐教授对“癌毒”的定义、致病特点、病因病机及根据癌毒特性论治肿瘤等方面进行了系统的论述。徐教授认为癌毒是恶性肿瘤发生、发展的整个过程中病机变化的核心，是在内外多种致病因素（外邪、饮食、情志等）作用下，人体脏腑功能失调的病理产物，是导致肿瘤发生的一种特异性病理因素。在治疗方面，解“毒”须分清癌毒的病理性质，具体来说，癌毒的性质可分为滞毒、热毒、痰毒、瘀毒、湿毒之类。

1. 滞毒

情志因素是肿瘤常见的病因之一。七情内伤，郁而气滞，长期气血失和运行不畅，引起脏腑失调，诱生癌毒而发为肿瘤。而肿瘤既生后，又进一步损害脏腑功能，影响气血的运行，使水津失布，脉络瘀阻，水湿凝聚，邪热内郁，从而产生新的瘀滞痰湿火邪。以乳腺癌为例，古代文献对乳岩情志致病，气滞致病有多处记载：《格致余论》有云“忧怒抑郁，朝夕积累，脾气消阻，肝气积滞，遂成隐核……又名乳岩”。朱丹溪认为乳腺癌是“忧怒郁闷，朝夕积累，脾气消阻，肝气横逆”所致。《医宗金鉴·外科心法要诀》中述“乳房结核坚硬，痰气互结，由肝脾二经气郁结滞而成。轻成乳莲，重成乳岩”。可见，乳岩（乳腺癌）的发病多因七情所伤，与肝脾不调，气滞、痰凝、血瘀的形成有关，而气机郁滞是肿瘤起病的关键。

徐教授认为肿瘤的发生多起于气机郁滞。滞毒为众毒之长，可诱生火毒、痰毒和瘀毒。气滞可凝津为痰，结血为瘀，气郁而化火。滞、痰、瘀、热搏结而形成肿瘤，即所谓“病始于无形之气，继成为有形之质”。又有“百病生于气”“一有怫郁，诸病生焉”之说。因此如能注意气机的调畅，令升降出入有序，则气滞、血瘀、痰湿等病理因素就能及时消除，消积于无形，从而预防肿瘤的复发转移。从上述可以看出主要是由于七情内伤气机郁滞，血行不畅，痰湿凝滞而形成有形之积。故徐教授主张在遣方用药时，从“治未病”的临证思路层面，在化痰消瘀，软坚散结的基础上宜配伍理气解郁、破气消积之类，以期达到“发于机先”“治其未发、治其未传”的目的。同时，徐教授也提出肿瘤患者多属本虚标实之证，补益精气时不宜纯补，而强调一个“通”字，应通补兼顾，使“补而不滞”，“以通为用”，方能达到“扶正祛邪”的疗效。

2. 热毒

热毒是肿瘤发病常见的邪毒之一。古今文献中有不少关于恶性肿瘤由热毒蕴结所致的记述。宋代《卫济宝书》指出：“癌疾初发，却无头绪，只是肉热痛。”清代何梦瑶在《医碥》中言：“酒客多噎膈，好热酒者尤多，以热伤津液，咽管干涩，食不得入也。”清代吴谦《医宗金鉴》称舌疳“由心脾毒火所致”，并指出失荣“由忧思、恚怒、气郁、血逆与火凝结而成”。又如《仁斋直指附遗方论》所云“癌者上高下深，岩穴之状，颗颗累垂，热毒深藏”。

一般而言，“内热”的产生，其病机主要包括阳气过盛化火、邪郁化火、五志过极化火、阴虚火旺等，其中造成肿瘤发展的主要是邪郁化火和五志过极化火。若有外感所侵、七情所伤，必有气机乖戾，气有余便是火，火郁于内不能外透，便形成郁热。郁火日久即为热毒，与气滞、痰凝、湿毒、血瘀等其他病理产物交互蓄积，众邪郁结亦可化火，可见热毒在肿瘤微环境形成中的重要性。

“火为热之极”，火性炎上，易动血生风，“易动易传”，与肿瘤细胞发生转移的行为学特性具有一致性。现代医学研究表明，肿瘤炎性微环境中释放的大量黏附分子和趋化因子等与肿瘤细胞的侵袭、黏附及肿瘤血管的生成密切相关，参与了肿瘤侵袭、转移的过程。徐教授将这种炎性微环境的中医病机内核表述为肿瘤局部阳郁化火的“热毒”范畴。主张以“火郁发之”的治疗原则干预肿瘤微环境。徐教授提出将清热解毒法贯穿于肿瘤治疗的全过程。肿瘤的炎性微环境中有大量炎症细胞“募集”并产生大量炎症因子，正如中医范畴中所提及的“癌毒”，如滞毒、痰毒、瘀毒等病理产物胶着互结，进一步郁而化热的情况。此时机体往往出现“阴虚内热”或“阳胜则热”的状态，故临床肿瘤患者常见发热、口苦、咽干、痰黄、尿赤、便秘、舌红苔黄、脉细等热毒内结的证候。徐教授提出若临证患者出现热毒壅盛的证候，应积极采用清热解毒法将热毒透发出去，令阳气得以疏通，则炎性微环境中促使肿瘤增殖、侵袭、血管生成的因素或可得以减少，从而达到抑制肿瘤转移的目的，即如《素问·生气通天论》所言“阳蓄积病死，而阳气当隔，隔者当泻”。另外，实验研究也表明，采用清热解毒药物及其有效成分对肿瘤炎性微环境的改善具有一定的作用，如半枝莲、白花蛇舌草、槐树碱、牛黄中提取的去氧胆酸可通过减轻炎症反应抑制肿瘤细胞的增殖。

3. 痰毒

所谓“百病皆由痰作祟”，纵观古籍，历代医家已认识到“痰毒”在肿瘤的形成和转移过程中的作用。早在《神农本草经》中就有“胸中痰结留饮痰澼”等类似肺部肿瘤的记载。明代李中梓认为噎膈（食管癌）的发病是“大抵气血亏损，复因悲思忧虑，则脾胃受伤，血液渐耗，郁气而生痰，痰则塞而不能，气由上而不下，妨碍道路，饮食难进，噎塞所由成也”。清代冯兆张认为乳岩（乳腺癌）的发生多由于“妇人忧怒抑郁，朝夕积累。脾气消阻，肝气横逆，气血亏损，筋失荣养，郁滞与痰结成隐核”。元代朱震亨最早明确提出肿瘤与痰湿密切相关，他的主要著作《丹溪心法》《格致余论》《金匮钩玄》《脉因证治》《局方发挥》等书籍中都列有痰门，并认为“凡人上、中、下有块者，多是痰。痰之为物，随气升降，无处不到”。沈金鳌在《杂病源流犀烛》中形象地描述了痰毒导致肿瘤广泛性转移的原因，“痰之为物，流动不测，故其为害，上至巅顶，下至涌泉，随气升降，周身内外皆到，五脏六腑俱有”，揭示了痰毒多发性、多变性、易流注走窜的致病特点。另外，痰湿为邪，其性阴柔，不易速去。若痰湿与他邪交织为病，则病势缠绵，这与恶性肿瘤病情难治的顽固性又极为相类。

痰湿既是肿瘤发生的致病因素，也是肿瘤发展及演变过程中的病理产物，如《诸病源候论·痰饮病诸候》中所言：“诸痰者，此为气脉闭塞，津液不通，水饮气停在胸腑，结而成痰。”内生湿邪是由于脾胃的运化功能及肺脾肾输布津液的功能障碍而产生的，湿性重浊黏滞，其性属阴，易耗伤脾肾元阳而加重病情，使病情迁延难愈；湿浊凝聚则为痰，痰与气滞、郁热、瘀结等久蕴而成癌肿；痰结伏于中焦，阻碍脏腑的生理功能，阻滞气血津液的输布，诱生痰浊，两者循环往复，互为因果；痰浊亦随经络流注，达全身上下，皮里膜外无处不到。徐教授指出痰湿毒邪的致病特点与肿瘤侵袭转移的生物学行为及迁延易变难治的特征相符。

以胃癌为例，患者多嗜食膏粱厚味，肥腻之品易壅塞气机，生痰助湿，与胃火交煽而互蒸，炼为浊痰，痰随气升降流注，可停染他脏。并且湿浊之性黏腻，窠囊之痰难以速去，迁延难愈。这与现代医学对胃癌的病因、病位、转移和预后的认识是高度契合的。现代医学认为胃癌的发生与一系列分子遗传学的改变、黏附分子异常、信号传导异常等有关。近年来已有学者提出了胃癌中医“从痰论治”的理论体系，从“痰毒致癌”理论入手，揭示了化痰散结中药对胃癌分子生物学水平的影响。顾群浩等观察消痰散结方联合化疗治疗晚期胃癌患者的临床疗效，研究结果显示消痰散结方联合化疗治疗晚期胃癌临床有效，其作用机制可能通过调节外周血中N糖的表达实现。徐晶钰等从胃癌微环境层面探讨消痰散结法的作用，通过清化“痰污染”，从而逆转上皮间质转化（EMT），以期最终抑制胃癌侵袭转移。叶敏等发现消痰散结方对微卫星不稳定MKN-45人胃癌裸鼠原位移植瘤有抑制作用。庞斌等观察消痰散结方对裸鼠MKN-45人胃癌组织中血管内皮生长因子C（VEGF-C）

及血管内皮生长因子受体 3（VEGFR-3）表达的影响，结果表明消痰散结方可以降低裸鼠移植瘤组织中微淋巴管密度（LMVD），下调肿瘤组织中 VEGF-C 及其受体 VEGFR-3 蛋白和 mRNA 表达。

4. 瘀毒

古代医家对血瘀可引发肿瘤的形成已有了较深的认识。如《黄帝内经》曰“百病皆生于气”“血滞则不通”“血凝则不流”“喜怒不适，寒温不时，积聚以留”。《古今医统》中言“凡食下有碍，觉屈曲而下，微作痛，此必有死血”，明确指出食管癌的病机是瘀血作祟。《景岳全书》云“瘀血留滞作癥”“血积有形而不移，或坚硬而拒按”。王清任提出“气无形不能结块，结块者必有形之血也。血受寒则凝结成块，血受热则煎熬成块”。《血证论》云：“瘀血在经络脏腑之间，结为癥瘕。”《疡科心得集》指出：“癌瘤者，非阴阳正气所结肿，乃五脏瘀血，浊气痰滞而成。”以上均明确阐明了“瘀毒”成瘤的观点。

现代医学观察发现，高凝血症是肿瘤形成、转移、复发的重要病理基础。其机制可能为：①高凝状态下血液流速相对较慢，肿瘤细胞容易形成癌栓；②高凝状态下肿瘤细胞分泌血小板凝聚因子，促进血小板聚集并遮挡于肿瘤细胞表面，使宿主免疫监控系统不能识别并杀灭肿瘤细胞；③高凝状态可以减轻由于微血管挤压造成的肿瘤细胞损伤，发挥保护、缓冲作用。这种高凝血状态的肿瘤微环境改变主要体现在微循环功能障碍、血液流变学的改变及抗凝血机制的减弱等方面，其临床实验室检查主要表现为血液黏滞性增高（具体表现为血细胞比容、全血比黏度、血浆比黏度、红细胞电泳时间、纤维蛋白含量、红细胞沉降率等 6 项血液流变学指标的异常）、血小板活化及聚集增强、继发性血小板增多症。这在晚期肿瘤患者中表现得尤为明显。这种肿瘤患者多高凝血症的现象与中医肿瘤“瘀毒”致病的特点是相一致的。目前有不少学者致力于从微观诠释血瘀证相关的肿瘤微环境的研究。血瘀证的状态可能与组织缺氧，缺氧诱导因子、血管内皮生长因子、细胞黏附分子等的异常表达有一定的联系。进一步深入的中药药理研究也表明活血化瘀类中药能改善血液流变性，消除微循环障碍，从而抑制癌细胞的聚集、着床和增殖，直接抑杀肿瘤细胞，阻断肿瘤血管生成，起到抑制肿瘤转移的作用。

以胃癌的相关研究为例，刘庆等对 167 例进展期胃癌病例进行辨证归类及分类统计，结果显示气滞血瘀证是进展期胃癌重要的中医证型之一。张健等从基因和血管生成促进因子方面研究发现 p53 及 VEGF 可能为胃癌血瘀证患者的物质基础之一，同时 p53 与 VEGF 在胃癌组织中的表达可以作为胃癌血瘀证患者的一种辅助诊断指标。刘皓等观察中药化痰消瘀方对胃癌前病变模型大鼠胃黏膜的影响，结果发现中药化痰消瘀方可显著改善大鼠胃黏膜组织病理学状况，逆转胃癌前病变，其逆转机制可能是通过上调 Caspase-3 表达，下调 CyclinD1、mTOR 表达，调节细胞周期。综上可见，对胃癌血瘀证的改善是中药治疗胃癌，提高患者生存质量的途径。

徐教授认为，清代叶天士提出“久病入络”“久病必有瘀”，点明了“瘀”是疾病迁延不愈的必然发展结果，肿瘤的疾病演进过程亦是如此。瘀毒是肿瘤发生、发展的基本病机之一。气血既是构成和维持人体生命活动的基本物质，又是脏腑经络进行生理活动所必需的能量和物质。气血失调，气机阻滞，血行不畅导致气滞血瘀；瘀毒蕴结日久进一步阻碍气机，长此以往，恶性循环，必成癥瘕积聚。由此可见，瘀毒致癌，可概括为在长期正气虚损的基础上，邪实渐生，阻滞气血运行，气滞血瘀，瘀血内停，凝结于局部，不通则痛，瘀久成积成毒，与气滞、痰凝、火毒等相互胶结，发为肿块而成癌瘤的一个漫长的演变过程。血瘀证作为肿瘤常见的证型之一，临床多见疼痛，唇舌紫暗，肌肤甲错，脉涩滞等瘀血阻滞的证候。故在临证处方时应注意时时顾护气血，通过活血化瘀、疏通经络，达到止痛、消肿的目的；同时祛瘀生新，以期恢复气血的正常运行。

5. 湿毒

湿性黏腻、缠绵，癌毒可与湿邪胶结，肿瘤患者多有湿毒或夹湿。湿毒具有独特的表现，在体内常常具有局限性，可表现为局部肿物；湿性趋下，病位往往见于下焦；临床常见身倦乏力、头身困重、中脘痞闷、纳呆食谷不馨、口淡甜腻、带下湿秽、便溏黏腻、恶心反胃、舌苔白腻等症状。湿毒致癌，一方面机体津液输布不循正道，积聚而停，湿毒难散，与癌毒胶结互着，形成癌肿。另一方面基于徐教授脾虚精亏理论，“诸湿肿满，皆属于脾”，脾虚湿毒亦可致癌，脾虚湿毒内蕴，湿盛损伤气机，湿性黏滞阻遏气机，停滞成积，或湿郁化热，湿热胶结成积。

肿瘤的病因病机与湿毒密切相关，湿毒日久不化，或成滞、成痰、成热、成瘀。各类癌肿均可从湿论治。湿毒易聚性，湿阻中焦、运化失常，结聚于胃成胃癌。肿瘤患者多湿，如食管癌，“酒客里湿素盛”，湿毒阻遏食管致癌，胰腺癌因肥甘厚味、湿阻中焦，胃肠癌由湿毒损伤脾胃、运化失常而致。

以徐教授“脾虚精亏”理论为基础，在治疗湿毒浸淫之肿瘤患者时，关注到湿毒固疴，阻滞气机，中焦失运，日久缠绵，致使肿瘤病情复杂，需要审证求因、辨证脏腑、联合治法。脾虚湿盛，澄源固本，健脾当先，注重健运中焦脾胃正气，善用党参运脾而不燥、甘温补中益气，白术益气健脾、补而不滞。再以利湿解毒散结之重，临证遇脾胃癌病则取用薏苡仁、藿香、阳春砂、豆蔻等化痰除湿；遇肝胆癌病则取用茵陈、蛇莓、白英、虎杖清热利湿、祛瘀解毒；遇肠道癌病则取用红藤、野葡萄藤、泽泻、苍术等泄浊化湿；遇妇科癌病则取用土茯苓、白英、龙葵等渗湿解毒消肿。

（马　玥　蔡霄月）

三、辨证与辨瘤相结合、扶正与祛邪相结合、整体与局部相结合、阴阳平衡法、调节情志法、中医药分阶段治疗恶性肿瘤

（一）辨证与辨瘤相结合治疗恶性肿瘤

中医诊治疾病的核心内容是辨证论治，但从中医本身的传统而言，辨证论治与辨病论治并不矛盾，常常相互结合。从《伤寒论》中就可以看出辨证与辨病相结合的思路。历代中医著作中很多庞杂的病名系统及因病而设的方法和方药，均反映了古代医家以“病”为纲，研究疾病实质，进而把握共性，探索规律。

现代医学认识下的恶性肿瘤，中医认为治疗时应强调辨证论治，同时融会新知，采取辨瘤与辨证相结合的模式。

在辨瘤方面，首先恶性肿瘤和其他疾病应有所区别。恶性肿瘤的发生、发展和预后与其他内科疾病大不相同，因此在辨瘤论治上要针对其生物学行为特性的不同来选择用药。此外，辨瘤也需要辨别恶性肿瘤的种类和类型，对于不同脏器、不同病理类型的肿瘤，中医临证方药也有所不同。

在辨证方面，更加灵活多变。相同的疾病和病理诊断，由于个体差异和疾病阶段不同，所表现出来的证型也不同，有的属气阴两虚证型、精气亏虚证型，有的则属痰湿内结证型，因此应分别给予不同治则和不同方法的治疗。

总之，恶性肿瘤的中医综合治疗应首先确定患者的病变部位、病理诊断、分类、分期及患者的精神、免疫和营养状态；再依据中医理论，将患者患癌各阶段的病情变化、症状表现、病机特点、精神状态等归纳综合，辨证分型施治，体现出辨瘤与辨证相结合的思路。徐振晔教授认为在恶性肿瘤的中医药治疗中，当以辨瘤为先，辨证为重。临诊时根据患者不同的病种、主病及兼病的主诉确立辨证分型，运用经验方或古方名方，随后施用不同的中药。

（二）扶正与祛邪相结合治疗恶性肿瘤

中医学从整体观出发认识肿瘤发病机制，认为恶性肿瘤是一个全身性的疾病。而特定部位的肿瘤只是全身性疾病中的一个局部表现，通常认为全身属虚，局部属实。总体而言，肿瘤疾病是因虚而得病，因虚而致实；虚是病之本，实为病之标；虚是全身性的，实为局部性的。中医理论认为扶正可以祛邪，祛邪可以匡扶正气。

从广义来讲，西医采取的治疗手段大多属于祛邪范畴，比如手术、化疗、放疗、靶向治疗等。中医的祛邪就是利用清热解毒、软坚化痰、理气散结、活血化瘀等方法直接抑制

肿瘤患者的邪毒。二者总体都是着眼于抑制癌性病灶和癌细胞，但对机体的正气和脏腑功能都有一定的负面影响，应用这类治疗手段和方药往往会给患者带来不良反应，因而在肿瘤治疗中可以选用扶正类中药以保护正气，调动机体的自身抗癌能力。

肿瘤患者运用扶正的方法可以调动人体的正气，用培植本元的中医方法和方药来调节人体阴阳、气血、脏腑、经络，以提高机体的免疫功能及抗癌能力，从而达到抑制邪毒之气的目的。扶正法在肿瘤特别是晚期肿瘤的治疗中具有独特的治疗效果，不仅可以减少放化疗的毒副作用，防治并发症和后遗症，而且还有一定的增敏增效的作用，增强患者机体的自身抗癌能力，提高生活质量和延长生存期。但补益也应综合患者整体情况考虑，不足无功，过亦为害。

具体应用扶正治疗时，对肿瘤患者而言即益气、健脾、养阴、补肾、益精、温阳等方法。益气健脾类中药有人参、生黄芪、党参、太子参、白术、茯苓等；养阴益精类中药有北沙参、南沙参、天冬、麦冬、百合、生地黄、玄参、黄精、山萸肉、女贞子、灵芝、七叶胆等；温阳类中药有淫羊藿、仙茅、补骨脂、肉苁蓉、葫芦巴、骨碎补、菟丝子等。

20 世纪 70 年代刘嘉湘教授首先提出了扶正法治疗恶性肿瘤。80 年代许多研究者探索扶正法治疗肿瘤，并对扶正法治疗肺癌等进行了大量临床与实验探讨。所谓扶正法治疗肺癌，即扶正与祛邪相结合这一治疗法则对肿瘤治疗的概括。在临床中采用扶正为主，还是祛邪为主，要根据患者正邪两气的孰盛孰衰，并结合阶段变化，补与攻灵活变通。但具体临床应用比较复杂，如攻邪太过，不仅不能抑制肺癌病灶的生长，而且很有可能促进病灶的发展，甚或加速其转移；反之，如补益不适度，不仅不能调节肿瘤患者的正气，相反会耗伤人体的正气，导致食欲降低、精神萎软、乏力加重等。就中晚期及晚期肿瘤治疗而言，中医中药的立足点是稳定控制癌灶的发展，有效地改善生存状态，延长生存期。

徐教授认为扶正与祛邪是相辅相成的两个方面，既是手段，又是目的，扶正与祛邪相结合是总体治疗法则。因此运用扶正祛邪的治则时，要仔细分析正邪力量的对比情况，分清主次，决定扶正与祛邪的应用比重。一般情况下，扶正用于虚证，祛邪用于实证，虚实错杂则扶正祛邪并用，以“扶正不致留邪，祛邪不致伤正”为度。徐振晔教授认为，临床上要根据肿瘤患者年龄、基础疾病、疾病分期、西医治疗强度及疗效、末次治疗时间，依据目前状态，慎思细酌，选择不同力度的扶正与祛邪方药。这对医生的临床经验要求比较高，如处理不当，中医药治疗也会促进肿瘤的生长转移。由此，徐振晔教授针对肿瘤的扶正培本治疗做了大量临床及实验研究，取得了重要进展，收获了许多优秀科技成果，对提高肿瘤治疗的临床疗效大有裨益。

（三）整体与局部相结合治疗恶性肿瘤

人是一个有机的整体，肿瘤的发生发展是全身性疾病的局部表现，它的发生、发展、转移等都与机体内环境失衡有关。

在治疗恶性肿瘤的时候，对局部肿瘤病灶的控制当然非常重要，因为它的不断生长可以侵犯全身，侵蚀周围的正常细胞，还随时可能发生转移扩散。所以早中期局部肿瘤病灶应该及早、尽可能彻底用手术、放疗等办法控制。即便是做了根治性治疗的早期肿瘤，肿瘤细胞仍然有可能经血液、淋巴结转移，或者局部浸润扩散。比如早期乳腺癌，已经及时做了根治术，仍然有扩散的病例；食管癌术后或者放疗后复发转移的也不少。因此，在治疗局部肿瘤的同时必须注意全身的调控。此时全身治疗过程中，不仅是化疗、靶向治疗等西医治疗手段可行，中药的治疗也有助于提高免疫功能，增加机体抗癌能力，控制复发转移达到治愈的目的。

徐教授认为实体恶性肿瘤属局部表现的全身性疾病，特别是对晚期或已无法接受局部治疗的癌症患者必须给予全身整体治疗，以纠正患者的内环境紊乱。如局部病变的发展得不到抑制，将严重威胁生命；而一味追求局部病灶的完全消失，滥用攻伐之法，也会严重损害机体的整体抗癌状态，从而导致癌瘤的增长和扩散。因此，必须做到局部与整体相结合，这是中医药治疗恶性肿瘤的一个颇具鲜明特色的方法。

（四）阴阳平衡法治疗恶性肿瘤

整体观念和辨证论治是中医治疗恶性肿瘤的两大基石，也是中医治癌精粹之所在。把握整体目的就是要维护机体内环境的平衡，辨证的总纲乃是分清阴阳的偏盛偏衰。

恶性肿瘤的发生是机体阴阳失衡，正气渐虚，外邪乘虚而入，气化不利，导致气结、痰凝、血瘀、热毒搏结，日久积滞而成。《诸病源候论·积聚候》曰：“积聚者，由阴阳不和，腑脏虚弱，受于风邪，搏于脏腑之气所为也。”将积聚的产生归于阴阳不和、脏腑虚弱、感受外邪、内外合邪。恶性肿瘤是一种全身性疾病，乃全身属虚、局部属实的病变，其特点在于因虚致实，又因实致虚，病因病理复杂，变化多端。在同一种病的变化过程中，患者所处的病理阶段不同，正邪力量对比和阴阳消长状况各异，治疗上应遵循《素问·至真要大论》“谨察阴阳所在而调之，以平为期”。

阴阳平衡法治疗肿瘤以损其有余、补其不足为基本治则。此外，由于阴阳是辨证的总纲，恶性肿瘤的各种病理变化均可用阴阳失调来概括，故凡升降失调、寒热进退，以及营卫不和、心肾不交、气血津液不调等，无不属于阴阳失衡的表现。因此，从中医理论来分析，诸如解表攻里、升清降浊、寒热温清，以及调和营卫、调理气血等治法，亦均属于调整阴阳的范畴。徐教授在治癌的生涯中很早就认识到正确地辨证、及时纠正阴阳的盛衰是治疗肿瘤的关键，可改善机体内环境，使原来失衡的阴阳气血重新达到动态平衡，实现“阴平阳秘，精神乃治”。他认为中医的这种学术观点与当今国际上以提高肿瘤患者生存率、改善生存质量为治疗目标的观念颇为相似。

机体内各种化学成分、离子、温度、酸碱度、渗透压等理化因素保持相对的稳定状态称为“内环境稳态”，它对应着人体的健康状态。内环境稳态不但是保证细胞组织器官功能正常运行的必要条件，也是维持各种生命活动的必要条件，稳态一旦被破坏，细胞及整个机体的功能将发生严重障碍，引起包括恶性肿瘤在内的一系列疾病。临床上中晚期恶性肿瘤患者常有体温波动、酸碱度失衡、电解质流失等一系列内环境紊乱的表现。可见人体健康需要内环境的稳定，内环境稳定又需要机体各组织脏器生理功能的正常运行。

中医认为，人体处于动态的内环境稳定之中，它是通过阴阳的对立、互根互用、消长转化来实现的。正如《医贯砭·阴阳论》所说：“阴阳又各互为其根，阳根于阴，阴根于阳，无阳则阴无以生，无阴则阳无以化。”此外，内环境稳定并不意味着静止，而是指机体内五脏藏其精气，六腑传化消导，气血循其经脉悠然运行的动态平衡。正常状态下，人体免疫系统对肿瘤细胞具有监视和杀伤作用，这可以看作是一种阴阳平衡的状态。而免疫逃逸则是破坏了这种平衡，当阴阳平衡被打破，体内的调节系统发生障碍，则肿瘤细胞得以生长复制；若阴阳失衡状态持续下去，则会导致“阴阳离决，精气乃绝”，这也是恶性肿瘤的最终阶段。所以若要维持机体的内环境稳定，防治各种恶性肿瘤疾病，则必须调和阴阳，使机体达到阴阳平衡。

目前肿瘤的各种疗法都有各自的适应证和局限性，如手术的创伤、放化疗的毒副反应，以及靶向、免疫治疗的不良反应及耐药性，均可影响患者的正气，造成阴阳失衡。徐教授认为在经过一段时间合理、有效的中医药治疗后，机体的气血、阴津、阳气可在一定程度上得以复原，具体表现为患者气短乏力、口干唇燥、畏寒怕冷、腰膝酸软等症状明显好转，舌质由红、红绛等转变为正常的淡红色，舌苔由厚腻、黄腻等恢复为正常的薄苔，此时患者处于另一个病理阶段，即已达到一个新的阴阳平衡状态。临床上这一阶段以影像设备进行复查，肿瘤病灶往往得到有效控制，甚至缩小，复发和转移的概率也会降低。阴阳平衡法实际上是对辨证与辨病结合、扶正与祛邪结合等治则的概括，是扶正法治疗恶性肿瘤理论的深化和延伸。早在 20 世纪 90 年代初，徐振晔教授就提出了阴阳平衡法治疗恶性肿瘤的理念，并专门著文加以论述。

现代医学对疾病的发生与疾病的治疗有“内环境稳定”的学说。中医阴阳平衡学说与西医“内环境稳定”的学说有其相同之处。通过一些研究，认为阴阳平衡从中医宏观上看肿瘤患者症状、脉象、舌象得以改善好转，从微观上看可能与机体免疫、癌基因和抑癌基因的调节，肿瘤细胞凋亡的变化等很多复杂的机制有关，这些问题还有待于进一步的深入研究。

（五）调节情志法治疗恶性肿瘤

古代多位医家都曾提到，肿瘤的发生、发展与精神因素、情志不遂有关，如《灵枢》曰“内伤于忧怒……而积聚成矣”；《素问・通评虚实论》认为噎膈是“暴忧之病也”；《丹溪心法》论述乳腺癌病因为“忧怒郁闷，昕夕积累，脾气消阻，肝气横逆”。可见历代医家在分析肿瘤病因时，都十分重视情志因素。认为七情内伤尤其是忧思不能自拔在肿瘤的发病及发展上有着重要的作用。

现代医学亦证明了肿瘤的发生与情志有关，忧郁、焦虑、失望和难以解脱的悲伤等不良情绪常是癌症发生的“前奏”，情绪变化时间为 1～2 年。社会心理的紧张刺激会降低或抑制机体的免疫能力，诱发内分泌失调。抑郁消极的情绪可使催乳素分泌过盛而致乳腺癌；紧张的环境刺激、恐惧和焦虑可影响巨噬细胞、淋巴细胞及免疫抗体的产生，造成免疫能力缺损而引起癌症。

徐振晔教授也认为，七情与脏腑、气血有着密切关系，突然强烈或长期持久的情志刺激，可以直接影响机体的正常生理功能，使脏腑气血功能紊乱，经络不能畅达，郁结胸中，久则癌肿成矣。绝大多数患者罹患肿瘤后会出现程度不同的抑郁、情绪低落、恐惧等情志失调的症状，从而进一步加重病情，降低免疫功能，影响治疗和康复。《澹寮集验方》曰：“盖五积者，因喜怒忧思七情之气，以伤五脏……故五积之聚，治同郁断。”七情内伤不仅可以直接引起气血脏腑功能失调而致气滞血瘀，津停痰阻，日久而成瘤，而且由于七情内伤，又易致外邪（致癌因素）侵袭，通过“正虚”内外合邪，多因素综合作用而产生癌瘤。《外科正宗》曰：“忧郁伤肝，思虑伤脾，积想在心，所愿不得志者，致经络痞涩，聚结成核。”

在长期临床治癌的征程中，徐教授对此深有体会，除了肿瘤的分期、恶性程度不同、治疗方法正确恰当与否，癌症患者的情志调畅与否常起着比较重要的作用。一些情绪稳定、心情舒畅的终末期肿瘤患者，尽管病情较重，甚至多发转移，仍能正确看待自己的疾病。通过配合医生治疗，可以很好地改善食欲、二便、睡眠质量等基本问题，往往生存时间长，生存质量好，达到长期带瘤生存的目的。这些晚期癌症患者中不乏生存 10 余年，甚至近 30 年的，被家人朋友们称为“钢铁战士”。

可见，情志因素干预可以对肿瘤的发生和发展起到一定的防治作用。针对肿瘤患者的情志治疗，一方面可通过心理疏导来减轻患者的精神负担；另一方面还可运用疏肝解郁之品，以期提高药物抗癌效果和生存质量。

（六）中医药分阶段治疗恶性肿瘤

上文提到了徐教授扶正与祛邪相结合治疗恶性肿瘤的观点，由此我们了解到对于肿瘤的治疗，首先应扶助机体正气，提高抗癌能力。再者，应全力祛邪，减少体内癌毒，并结合扶正，时时顾护正气。扶正与祛邪适当结合，以达到“养正积自消，邪去正方安”的目的。而在疾病的发展过程中，病证所处的阶段不同，其邪正关系亦有变化。对于正邪相争，阴阳变化，需要配合的治则治法也需要进行调整。因此徐教授提出了中医药分阶段治疗恶性肿瘤的方法。

第一阶段：手术后中医药扶正治疗。临床上经常有患者提出疑问，对于可以手术治疗的恶性肿瘤，中医药应当在什么时机介入为好。有些患者认为中药在化疗的时候是不能介入的，而手术后人很虚，更加不能服用中药。这些观点显然是失之偏颇的。癌毒深伏，易耗正气，同时手术也会耗伤大量气血，若不及时扶正，则会造成脏腑功能虚损，正虚邪盛，余毒失去抑制，易发生复发转移。因此，我们认为术后一周即可进行中医药扶正治疗。手术切除了肉眼可见的肿瘤，相当于中医所说的“有形之邪”，而一些尚未成气候，还在形成过程中的“无形之邪”是无法通过手术彻底清除的。从西医学的角度分析，微小的癌灶隐匿性强，手术时难免会有“漏网之鱼”，给日后的复发转移埋下隐患。同时，手术创伤损伤患者的正气，造成气血亏虚，津液损耗，直接削弱机体的免疫监视及免疫清除功能，降低了对癌细胞的抑制，给其复发转移提供了条件。基于此，徐教授提出术后一周便可进行中医扶正治疗，帮助提高患者术后的免疫力以遏制残存的癌细胞。通过四诊合参，辨明患者属气血津液何者亏虚，肺脾肾三脏哪脏不足，阴阳消长盛衰的具体情况，“谨察阴阳所在而调之”。在这一阶段，徐教授还指出，不宜使用由祛邪药味组成的中成药或中药注射液，否则会进一步损伤正气，毒邪内侵，致使抗肿瘤治疗的第一步有失败的可能。

第二阶段：西医抗瘤“祛邪”治疗配合中医药扶正减毒。经过第一阶段的扶正治疗，患者的免疫功能和骨髓功能已得到恢复，这时应予以进一步的西医抗肿瘤治疗。目前具体的抗瘤手段包括化疗、放疗、靶向治疗等，即“祛邪”之法，能对全身的余毒进行抑杀；然放化疗亦为以毒攻毒之法，同时也会伤正，故需扶正减毒来护卫机体的正气。徐教授认为，这些西医主流治疗手段能够有效杀伤癌细胞，但不良反应多，多表现为中医学中的“湿热”证或“痰湿”证。在西医“祛邪”阶段配合中医药治疗，可有效减轻治疗的毒副反应，并增强抗癌抑瘤能力。由此理论，徐教授根据临床经验制订出经验方——抗瘤增效减毒方。上海中医药大学附属龙华医院徐振晔教授团队前期进行了多项研究，根据肿瘤治疗“扶正”与“祛邪”相结合的原则，进行了“分阶段”治疗，对化疗的不同时期，辨证采用中药辅助治疗。研究结果表明，患者在接受化疗阶段服用抗瘤增效减毒方，能提高化疗疗效，明显减轻毒副反应。本方由生黄芪、黄精、灵芝、苍术、川连、绞股蓝六味中药组成。全方以益气养精扶正为主、清热化湿和胃为佐，补而能行，补而不滞，以促进机体恢复阴阳平衡。徐教授在临床治疗时尤其注重用药须以顾护胃气为首要，脾胃为生化之源，化源乏竭，病必不治。临床常用益气健脾、清热化湿和胃之法，如投以四君子汤、黄连温胆汤、香连丸等，减轻治疗带来的消化道的毒副反应。针对放、化疗等引起的严重骨髓抑制，徐教授研制出双黄升白颗粒，以益气养精、补肾填髓之法来降低放、化疗对骨髓的毒副反应，使得临床上更多患者得以如期完成放、化疗，取得满意的治疗效果。由此可见，本阶段是中西医结合抗恶性肿瘤复发转移的关键阶段。

第三阶段：中医药扶正祛邪并重。本阶段适用于两类患者，一类患者为之前第二阶段的延续。西医肿瘤专家通常认为手术及放化疗结束后，驱动基因阴性的患者目前尚无有效治疗手段，存在治疗空窗期。但实际上随着机体功能逐渐恢复，体内癌细胞也逐渐活跃，肿瘤可能复发甚或转移。因为即使化疗非常有效，癌细胞也是无法完全杀灭的。这个阶段的患者，只能说处于临床完全缓解阶段。经过治疗后仍残存的癌细胞，在免疫功能低下或耐药状态下，会获得“逃逸”，继续增殖，为日后的复发转移埋下隐患。实际上，虽经手术、放化疗、介入等“祛邪”治疗，但仍将是一个邪正相争长期存在的过程，一旦防治不当便会出现复发转移。另一类患者确诊时已属中晚期，或因各种原因无法手术切除，癌毒胶着日久，气血阴阳津液皆损，机体渐弱，呈正虚邪盛之态。针对此阶段，徐振晔教授提出扶正祛邪并用，采用益气养精、健脾解毒散结法，抑杀可能未尽的癌毒，防止其流注播散，充分发挥中药减毒增效、免疫调节的功能，不仅能降低手术化疗后的复发转移率，同时提高生活质量，延长生存时间。

徐振晔教授指出中医药适用于恶性肿瘤治疗的各个阶段。

（蔡玥娇　张　铭）

四、益气养精、解毒散结法治疗中晚期肺癌

（一）概述

肺癌，作为威胁中老年人健康的一种常见恶性疾病，其发病与肾之精气关系密切。中医理论认为，随着年龄的增长，人体中肾之精气开始逐步衰减，肺癌越易发生。肺癌病程久延难愈，癌毒蔓延，进而更伤肾中精气，内外结困，难以痊愈。在过去的几十年里，化疗在肺癌治疗中占据了重要地位。尤其在 20 世纪 80 年代和 90 年代，随着新药的不断涌现，化疗的应用变得越来越广泛。然而，化疗药物在消灭癌细胞的同时，也会对正常细胞造成伤害，引发一系列副作用，如腰酸腿软、神疲乏力等精气亏损之证。进入 21 世纪后，靶向药物逐渐走进大众的视野，但大多数患者在接受治疗后仍需面对耐药性和高昂治疗费用等问题。这些问题不仅增加了治疗的难度，也给患者带来了巨大的经济压力和心理负担。

有鉴于此，徐振晔教授通过多年的研究与实践，创立了肺岩宁方。该方剂旨在益气养精、解毒散结，将扶正与祛邪有机结合，既重视补益精气以调节身体功能，又强调痰毒结聚是肺癌形成的关键所在。徐教授认为，肾中精气对五脏功能的激发与协调具有重要作用，维持着身体功能的平衡。而肾中精气内寓真阴真阳，是一身阴阳之根本，阴阳交融是肾中精气的特点，也是五脏功能协调的保证。因此在运用益气养精法治疗肺癌的过程中，益肾固本、抗癌解毒便成为治疗中晚期肺癌的重要法则。重视机体正气，强调益气养精，虽然扶正则积自消，但过补亦助邪，毕竟癌毒积久，须解毒散积，以扶正不助邪，消积不伤正，攻补结合，调整体内环境，促使阴平阳秘，防治癌毒扩散。肺岩宁方的组方正是基于这一理念，在临床和实验中均取得了较为满意的治疗效果。

（二）理论来源

1. 古籍经典渊源

肿瘤的形成是一个复杂而漫长的过程。其发病则与机体内的邪正斗争相互消长的过程中，久病虚损、邪毒痰瘀积聚、凝结成癌等一系列病理变化密切相关。“虚者补之”（《素问・三部九候论》），“损者益之”（《素问・至真要大论》），是益气养精法的立论法则。精气是构成人体的基本物质，肾中精气充盈与否是机体生命活动的根本。肾的阴虚或阳虚，实质上都是肾中精气不足的外在表现形式。中晚期肺癌患者，往往由于禀赋薄弱，脏腑功能失调，长时间无法恢复元气，使得肾中精气不断损耗，阴阳平衡失调。然而，肾为“先天之本”，当肾中精气损耗到一定程度，正气不复，病情便容易恶化。因此，徐振晔教授强调补肾中精气，“阴中求阳”，“阳中求阴”，应成为中晚期肺癌的重要治则。

痰浊凝聚、邪毒内结是肿瘤重要病因病机之一。“痰为气所激而上，气为痰所隔而滞，痰与气搏不能流通”，痰瘤聚结成块，坚如木石。中医治疗原则为“坚者消之”“结者散之”。肿瘤的形成过程中，不论气滞血瘀、痰凝湿聚，或热毒内蕴，或正气亏虚，病久迁延均可致痰积邪毒；正邪相搏，基于不同的病理环境下，可出现不同证候。但是，不论病情变化如何复杂多变，邪毒结于体内都是肿瘤发生和发展的根本原因之一。《黄帝内经》云“治病则必求于本”，在肺癌诊疗过程中，“瘤毒”不仅影响疾病的发生与发展，还是决定治法方药及疗效的重要依据。故抑癌解毒散结被视为中晚期肺癌的另一项重要治则。

因此，徐振晔教授认为肺癌的病因病机主要是精气亏虚、邪毒聚积所致的阴阳失调。扶正祛邪，标本兼治是治疗肺癌的基本原则。

2. 现代研究总结

随着研究的不断深入，中医药联合化疗、放疗、分子靶向及免疫治疗的方法成为目前中晚期肺癌的主要治疗方法之一。这种联合疗法一方面改善了单纯现代医学治疗引起的不良反应，提高了患者的耐受性；另一方面在延缓和防治肿瘤的耐药性方面发挥了重要作用。然而，目前关于该方面的临床研究仍缺乏大规模、前瞻性的随机临床试验及强有力的循证医学证据支持。此外，中医药在抗肿瘤治疗中多以清热解毒、活血化瘀用药为主，这可能导致在大量运用抗肿瘤中药时忽略了调理患者脾胃的重要性。过于强调祛邪而使正气难复，违背了中医整体观念的根本原则。

3. 临床经验积累

基于长期的临床观察，中晚期肺癌多见于中老年人。在肺癌治疗中，化疗与靶向治疗等新技术的应用日益普及。然而，治疗后患者常出现神疲乏力、腰膝酸软、头晕耳鸣、记忆力下降等精气两亏证。徐教授认为此时的患者以正虚邪实为主，治宜扶正祛邪，采用益气养精、抑癌解毒散结治法，在临床上运用肺岩宁方加减，在注重补益精气以维持身体功能平衡的同时，攻补结合，以达补正不助邪，消积不伤正，阴平阳秘，防癌扩散的治疗目标。经过 40 余年的临床研究，肺岩宁方在稳定原发病灶、抗侵袭转移方面均展现出明确的疗效，能够有效改善患者的临床症状，显著提高肿瘤患者的生存质量。

（三）临床应用

徐振晔教授依据多年经验，以益气养精、抑癌解毒为法，创制肺岩宁方，主要由生黄芪、白术、黄精、淫羊藿、蜂房、干蟾皮、山慈菇等组成。

生黄芪为方中补气要药，其功效在中医古籍中早有记载。《名医别录》谓之“补丈夫虚损，五劳羸瘦”。张元素在《珍珠囊》中指出：“黄芪甘温纯阳，其用有五：补诸虚不足，一也；益元气，二也；壮脾胃，三也；去肌热，四也；排脓止痛，活血生血，内托阴疽，为疮家圣药，五也。”现代药理研究显示，黄芪可增强 T 淋巴细胞的功能，能够使 CD4、CD4/CD8 明显提高，从而起到调节癌症患者免疫功能的作用。此外，黄芪还具有抗炎、抗氧化、抗疲劳等作用。在炎症反应过程中，黄芪能够有效地抑制炎症介质的释放，从而降低炎症反应的程度；黄芪含有丰富的黄酮类化合物，这些化合物具有强效的抗氧化特性，能够有效清除自由基，保护细胞免受氧化损伤。在抗疲劳方面，黄芪能促进能量代谢，提高机体的能量水平，从而减轻疲劳感。

白术性温，味甘、苦，归脾、胃经，有健脾补气的功效。《景岳全书》云："白术补阳生血，暖胃消谷，益津液，长肌肉，助精神，实脾胃，止呕逆，补劳倦。"《本草崇原》中提到，白术性味甘温，质多脂液，乃调和脾土之药也。近年来，越来越多的研究开始聚焦于白术的调节免疫功能的作用。研究结果表明，白术可以显著增加化疗荷瘤鼠的 T 细胞转化能力，进而促进白细胞介素 2（IL-2）的分泌水平。提示白术在抗肿瘤治疗中，不仅可以帮助患者恢复免疫功能。白术中的白术挥发油还被证实具有抗肿瘤作用。

黄精，性平而味甘，归肺、脾、肾三经，能补肾益精，滋补肺脾肾之阴虚；《本草纲目》："补诸虚，止寒热，填精髓，下三尸虫。"《名医别录》："主补中益气，除风湿，安五脏，久服轻身延年。"

淫羊藿即仙灵脾，味辛、甘，性温，归肾、肝经，有补肾壮阳之功。《本草备要》："补命门，益精气，坚筋骨。"

山慈菇味甘、微辛，性寒，入肝、胃、肺经。《本经逢原》载其"攻坚解毒，治痈肿疮瘘，瘰疬结核"。《本草新编》谓："正消痰之药，治而怪病自除也。或疑山慈菇非消痰之药，乃散毒之药也。不知毒之未成者为痰，而痰之已结者为毒，是痰与毒，正未可二视也。"其含多糖物质能改变癌细胞的细胞膜生长特性，抑制肿瘤细胞生长周期，通过活化巨噬细胞直接杀伤肿瘤细胞，从而在抗肿瘤中发挥重要作用。

蜂房具有解毒散结，消肿止痛之功效，多项研究表明，蜂房提取物对于肿瘤细胞具有抑制作用。

干蟾皮味辛、甘，性温，有毒，具有解毒消痈之功效。现代研究证明其主要成分蟾毒内酯类化合物可以通过多种机制发挥抗肿瘤作用，包括抑制肿瘤细胞的增殖、诱导肿瘤细胞凋亡及增强免疫系统的抗肿瘤活性等。

本方中黄芪与白术合用为君，共补肺脾肾之虚，彰显扶正之本法；黄精、淫羊藿作臣药，寓"阴中求阳""阳中求阴"之义，阴阳并补；以蜂房、干蟾皮、山慈菇佐使，取其攻毒消肿，散结抗癌之功。诸药合用，共奏益气养精、解毒散结之效，补而不助邪，攻而不伤正，攻补相宜，俾使肿瘤稳定甚或缩小，并抗转移。

（四）经典病案

徐某，男，46 岁。初诊日期：2018 年 9 月 6 日。

2017 年 12 月患者因胸痛于上海市肺科医院经过系统检查和支气管镜活检确诊为右肺腺癌伴两肺、胸膜及纵隔淋巴结转移，基因检测均为阴性。2017 年 12 月 30 日至 2018 年 3 月 3 日患者于该院行 AO（培美曲塞＋奥沙利铂）方案化疗 3 次，因不能耐受，故未行第 4 次化疗。2018 年 5 月 3 日查 ECT 示右侧第 9 肋反应性骨代谢活跃，结合病史，首先考虑肿瘤骨转移。其后患者接受每月一次唑来膦酸骨保护治疗。至 2018 年 9 月 3 日复查胸部 CT 提示右上肺病灶较前进展。患者遂来我院寻求中医治疗。

刻诊：乏力，咳嗽少痰，胸背部疼痛，胃纳可，大便欠实，每日 2 次，小便调，夜寐欠安。舌淡，苔薄白，体胖，脉细无力。

诊断：中医：肺癌（精气两亏）。

西医：支气管肺癌原发性中央型右肺上叶腺癌 C-T4N2M1c（双肺、骨）ⅣB 期。

治则：益气养精，抑癌解毒散结。

方药：肺岩宁颗粒，每次 1 包，每日 2 次，口服。

二诊（2018 年 10 月 11 日）：服药 1 月余，患者精神较前好转，咳嗽咳痰亦较前减轻，二便正常。舌淡红，苔薄，脉细小滑。

效不更方，继予原方治疗。症情一度平稳至 2019 年 6 月，未见新发转移病灶。单纯肺岩宁颗粒治疗的无进展生存期（PFS）达到 9 个月。

按：根据 2021 年 2 月 4 日世界卫生组织国际癌症研究机构（IARC）发布的全球癌症统计 2020 年版（Global Cancer Statistics 2020）报告显示，2020 年中国肺癌新发病例 82 万，位居第一；肺癌死亡人数亦遥遥领先，高达 71 万，占癌症死亡总数的 23.8%。其中 NSCLC 约占 85%，手术治疗联合术前或术后放化疗，是早中期主要治疗手段。但术后复发和转移率比较高，严重影响了患者的生存期。还有大量的肺癌患者一经发现已经属于晚期，失去了手术的机会。这类患者主要治疗手段是放化疗、靶向药物及免疫治疗。虽然有了良好的进展，但存在耐药问题、毒副反应，无驱动基因的患者仍缺少有效的治疗方法和手段。

根据长期临床观察，基于现代肺癌患者年龄发病特点，临床证候的演变，以及中医五行“金水相生”、张景岳补肾学术思想，徐老师认为：精气亏虚是晚期肺癌的重要病机。《素问·金匮真言论》曰：“夫精者，生之本也。”即指肾中精气是机体生命活动之本。根据“金水相生”理论可知肺与肾在生理和病理上密切相关。张景岳提出“命门者，为水火之府，为阴阳之宅，为精气之海，为死生之窦”，又称为“精气之海”“元气之根”，“气聚则精盈，精盈则气盛，精气充而形自强矣”，可见精气在疾病的发生和发展中发挥着重要作用。初诊时患者已经过 3 个疗程的全身化疗，但是肺部病灶并未缩小，且已出现肋骨转移。此时患者肺脏薄弱，脏腑失调，虚久不复，“久病及肾”，肾中精气损耗，阴阳失调。化疗更加重了患者的肺脾两虚之证。故导师以“益气养精，补肺益肾，解毒散结”立法，予肺岩宁颗粒治疗。患者单纯中药治疗，在 2018 年 9 月至 2019 年 6 月获得了 9 个月的 PFS，实现了在提高生活质量的前提下延长生存期的愿望。

（周 航 邓海滨）

五、益气健脾、养精解毒法治疗中晚期肺癌

（一）概述

肺癌以手术、化疗、放疗和多学科综合治疗等为主，但放化疗、靶向治疗及免疫治疗等在杀伤肿瘤细胞的同时所带来的副作用和耐药性等问题也是不容忽视的，甚至严重影响肺癌治疗进度与预期疗效。其中，化疗药物对细胞的杀伤缺乏选择，即在消灭肿瘤细胞的同时也造成其他损伤，一般常见对胃肠道、造血功能等方面的不良影响。这些不良影响如乏力、头晕、恶心、呕吐等症状，容易使患者对化疗产生抵触情绪。而靶向治疗和免疫治疗则可能出现口腔溃疡、皮疹、腹泻、获得性耐药甚至是免疫风暴等不良反应。除此，药物耐药性的产生，使机体对西药药物的敏感性降低，进而影响整体疗效。另外，患者免疫功能长期处于低水平状态，可能会为肿瘤的生长、复发和转移埋下隐患。然而，若选择具有多靶点综合治疗作用的中医药，其可在治疗肺癌的全过程中发挥重要作用，能够有效减轻毒副反应、调节免疫、提高生活质量及延长生存期，已成为治疗肺癌的主要手段之一。

前文对肺癌精气亏虚理论已作阐述。但是，基于目前靶向、免疫治疗的广泛应用，肺癌患者除了表现为精气亏虚证外，还存在脾虚的表现。《景岳全书》提出：脾肾虚弱之人，中焦不运，下焦不化，致使正气不行，邪气得以聚集，故多有积聚之病。脾运水谷精微滋养全身，为后天之本。肺与脾肾互为母子关系，脾失运化，肾不藏精，阴阳失衡，温煦滋养化生无权，致使肺气亏虚，卫外祛邪能力减退，外邪乘虚而入，阻滞肺内气机，影响血液运行，致使肺络瘀阻，气滞血瘀。脾肾亏虚也易导致体内津液失于输布代谢，肺内水道不通，出现津液凝聚，痰湿内生表现，气滞、血瘀、痰湿三者相互胶结，久郁化火，酿生癌毒形成肺癌。故肺癌病位在肺，肺内癌毒是肺癌的具体表现，而其发生发展根源在于脾虚精亏，并贯穿疾病发生发展的整个过程。徐振晔教授由此立法，治拟益气养精，健脾解毒散结，创制肺岩宁翼方（肺岩宁二号方），重在补益肺脾，兼顾补益肾气。

（二）理论来源

1. 古籍经典渊源

中医认为肺癌归属于“息贲”“肺积”“咳嗽”“积聚”“肺疽”“肺岩”等病范畴。如《难经》早在两千年前就提出“肺之积，名曰息贲”，指出肺癌是一种积聚病证。《素问·玉机真脏论》描述了类似肺癌的症状，“大骨枯槁，大肉陷下，胸中气满，喘息不便，内痛引肩项，身热，脱肉破䐃；真脏见，十月之内死”。肺癌的发生与先天禀赋不足、情

志不调、饮食失宜、久病体虚、年老精衰等有关，是本虚标实、因虚致实、虚实夹杂病证。徐教授十分推崇李东垣精气乃胃气所滋的益气健脾理论和张景岳阴精阳气同源相生的治虚理论，遵循“形不足者，温之以气；精不足者，补之以味”（《难经·十四难》）的治则，此为益气健脾法治疗肺癌直接的理论依据。脾气为后天之本，是气血生化之源。肺癌发生发展的主要病机是精气亏虚，脾胃失调。手术、放化疗、靶向治疗、免疫治疗之后及晚期肺癌患者，脾胃功能受损，多有恶心、纳呆、大便时溏时干等表现，如不及时纠正，人体得不到水谷充养致正气不能抗邪，邪气弥漫，邪毒流窜经络，形成远处转移，同时患者后天乏源，气少精亏，体质下降，症状明显，加速病情恶化，即李东垣在《脾胃论·脾胃胜衰论》中所说“百病皆由脾胃衰而生也”。亦有《素问·六元正纪大论》“大积大聚，其可犯也，衰其大半而止”之训，因此，徐振晔教授特别重视脾胃功能的调理，慎用攻伐峻猛之药，从而达到“扶正而不留邪，祛邪而不伤正”的目的。

2. 现代研究总结

20 世纪 90 年代后，科技与医学迅速发展，化疗广泛用于中晚期肺癌的治疗，但研究表明运用化疗仅使患者中位生存时间延长 1～2 个月。进入 21 世纪以来，分子病理学的发展进一步带动了新一代药品的研发，使得分子靶向、免疫制剂及联合治疗等均成为主要治疗方法。然而，同化疗一样，由于其药物的毒副作用及耐药情况，不可能无止境地以其进行治疗，而中药则可全程参与治疗，于不同时期或联合治疗中提供治病治症的作用，并延缓联合用药的耐药性，提高承受度。此外，在生存质量愈发被重视的今天，如何解决晚期肺癌治疗完成后的维持治疗问题和提高患者生存质量，是目前肿瘤学者关心的问题之一。尤其部分患者在完成肺癌治疗后，因无其他治疗手段只能进行维持治疗，或于空窗期即发生复发、转移问题，都应予重视及加强防护。中医药于此时则可施行辨症、辨证治疗，在整体观的指导下，依据机体的具体情况，达到扶正抗癌、提高生活质量、预防复发转移的目的。无论预防、治疗或者联合不同的西医治疗，中医药都可达到增强疗效、减轻毒副作用和延长寿命等作用。

3. 临床经验积累

根据长期的临床观察，中晚期肺癌患者在进行了放化疗之后，常伴有腰膝酸软、神疲乏力、纳谷不馨、纳呆口苦、恶心呕吐、大便不调等症状。徐振晔教授通过总结临床经验，结合中医经典研究，研制了以益气健脾、养精解毒散结为原则的肺岩宁翼方。完成肺癌西医治疗的患者，可予此方进行调理，恢复机体功能，并达到抗肿瘤生长、复发或转移的作用；而接受维持治疗的晚期肺癌患者，亦可予此方治疗，以扶正抗癌、改善症状及延长生存期。除此，徐振晔教授提出在化疗期间可进行分阶段治疗，即化疗期拟护胃健脾、减轻毒副作用和增加治疗效果为主，并助患者按时完成化疗；而化疗前后则以肺岩宁翼方益气健脾、养精解毒散结，扶助患者正气的同时抑制肿瘤的发展。研究结果表明，患者在进行或完成西医治疗后长期服用该方，不仅能提高生活质量，而且可显著改善免疫功能，降低肿瘤抗原水平，延长生存期，为中西医结合治疗晚期肺癌提供了一种新的方法。

（三）临床应用

肺岩宁翼方由黄芪、太子参、白术、黄精、灵芝、重楼、蜂房等组成，具有益气健脾、养精解毒散结的功效。本方侧重于肺癌脾肾两虚为主的患者，在肺癌治疗各阶段见该证患者中均可使用，临床疗效确切。肺岩宁翼方中黄芪入肺、脾经，益气健脾补肺，利湿消肿，为补气要药。《本草纲目》中记载“黄芪，补药之长”。太子参、白术补肺健脾化痰，太子参助黄芪增强补肺之力，黄芪配白术加强健脾利湿固表之力。如此培土以生金，脾气健运、肺气充实，脾不虚则痰不生，肺充盈则痰不留。灵芝可补肺肾精气，兼能养心安神。三药相合，既补气滋肺，又益肾填精。肺肾同治，金水相生，达到益气润肺、纳气平喘等效果。以上针对肺、脾、肾三脏虚损用药充分反映了徐振晔教授治疗肺癌的扶正思想。此外徐振晔教授根据肺癌瘀毒证病机特点及自身的临床经验，选择重楼、蜂房等作为肺癌祛邪主药。其中重楼苦微寒，能清热解毒，消肿止痛。蜂房甘平，攻毒祛风止痛。两药抗瘤功效显著，在肺癌中尤为明显，能够起到抑制肿瘤生长，防止肺癌转移等作用。肺岩宁翼方全方治病求本，扶正于脾肾，益气健脾养精，改善患者症状，提高机体免疫力；抗癌于肺，以祛邪留人，标本兼顾，扶正祛邪相结合，共奏益气健脾，养精解毒散结之功，体现了徐振晔教授对肺癌治疗的又一个用药特色。

临证中徐教授还会根据患者的症状轻重及伴随情况加减用药，如咳嗽重者，加枇杷叶、芦根、鱼腥草、杏仁以止咳润肺化痰；大便溏薄者酌加白扁豆、焦六曲以健脾涩肠；胸闷胸痛者，加瓜蒌皮、川芎、紫石英以宽胸理气止痛。除此以外，徐教授还善用古方经方，对于胃脘嘈杂、口苦、苔腻者，徐教授考虑患者多为中焦痞满所致，临床喜用香连丸而非左金丸，以取其清热燥湿、行气化滞之功效较左金丸佳。

（四）肺岩宁翼方与化疗药物、靶向药物、免疫治疗的联合应用

在肺癌治疗过程中，无论患者身处何期、无论采用了何种治疗手段，只要患者临床证型相符，徐教授都会使用肺岩宁翼方进行治疗，以达到补脾填精、固本培元的目的。但是徐教授临床处方不是简单地进行药物堆砌，而要根据患者整体情况分阶段、多疗程、灵活变化，动态调整扶正祛邪药物，使机体阴阳平衡，精神乃治。

1. 肺岩宁翼方与化疗药物的联合应用

根据徐教授分阶段治疗肺癌的学术经验，认为肺癌化疗伤及脾、胃、肾等脏腑，化疗后患者往往会出现胃肠道反应、骨髓抑制及肝肾损伤等毒副作用，大多表现为脾肾亏虚证。徐教授以益气健脾、养精解毒法治疗，常使用肺岩宁翼方加减。若患者出现胃脘不适、恶心呕吐时，常加用木香、黄连、姜竹茹、姜半夏、大枣等和中温胃、清热和胃；胃纳差者，加用砂仁、鸡内金、炒谷芽、炒麦芽、山楂等药物健脾助运促消化，以此减轻患者不良反应，有助于完成化疗疗程；大便秘结或溏泻者，加用枳实、瓜蒌仁、大黄等理气通便或白扁豆、山药等健脾止泻，则脏腑通，脾胃运化正常。

2. 肺岩宁翼方与靶向药物、免疫治疗的联合应用

分子靶向治疗和免疫治疗已成为肺癌治疗的热点，相关基因敏感突变的患者使用这些治疗后能够获益，但同时也可能会出现口腔溃疡、皮疹、腹泻、获得性耐药甚至是免疫风暴等不良反应。徐教授认为脾肾精亏、余毒未尽是导致这些不良反应的基本病机。脾肾亏虚，正气不足，邪毒内蕴外溢于肌表可导致口腔溃疡、皮疹；脾肾精亏，清阳不升，失于温煦，则水谷精微难以上布，反走大肠而出现腹泻；正虚无力抗邪，邪毒至盛，戕害人体，可出现获得性耐药甚至是免疫风暴。治疗时徐教授仍以益气健脾、养精解毒散结法为治疗原则，以健脾补肾培补正元以提高免疫力，清热解毒以驱散余邪并减缓耐药，防止出现免疫风暴。若出现腹泻严重者，可加用煨诃子、山药、补骨脂等；口腔溃疡者加用知母、黄柏、生蒲黄、板蓝根等；皮疹瘙痒者加用赤芍、牡丹皮、野菊花、白鲜皮等。

3. 肺岩宁翼方在晚期肺癌维持治疗中的应用

晚期肺癌患者已出现肿瘤广泛转移，有些患者仍在进行化疗、靶向治疗或者免疫治疗，但也有很多患者因体质较弱难以接受其他西医治疗只能进行中医药维持治疗，这些患者总体预后较差，临床治疗主要以延长生命、提高生活质量为目的。徐教授认为晚期肺癌患者进行长时间西药攻伐，脾胃大伤、肾精衰微，已成正虚邪实，阴阳严重失衡之证，此时治疗更应扶助正气为主，注重益气健脾养精，慎用攻伐之药。待正气渐复，再根据患者脏腑盛衰情况，权衡使用祛邪药物。并且在治疗的同时，更需要顾护患者的胃气，常用鸡内金、炒谷芽、炒麦芽、焦六曲等药。正所谓“有胃气则生，无胃气则亡，胃气一败，百药难施”。同时，亦应与其转移部位针对处理，若见骨转移疼痛，加用制川乌、制草乌、威灵仙、透骨草等；若见脑转移，加用当归、天葵子、蛇六谷、制南星等，并重用黄芪。

（五）经典病案

1. 肺癌晚期化疗，分阶段治疗——肺岩宁翼方 + 抗瘤增效减毒方

林某，男，67 岁。初诊日期：2023 年 8 月 3 日。

患者于 2023 年 6 月被确诊为右肺鳞癌（C-T4N3M1aⅣA 期），伴对肺、LNM，即行 PC 方案化疗加舒格利单抗治疗。患者已行 3 个疗程化疗，身体不适，自觉不耐，故至徐教授门诊求治。

刻诊：咳嗽痰白，动辄气促，腹胀，胃纳一般，大便稍结，夜尿频数，手指麻木，足踝疼痛，夜寐欠安，舌淡红，苔黄薄腻，脉弦稍数。

辨证：肺脾两虚，精气亏虚，邪毒内结。

治则：益气健脾，养精解毒散结。

方药：肺岩宁翼方加减。

处方：太子参 12g，白术 9g，生黄芪 30g，灵芝 15g，杏仁 9g，芦根 30g，枇杷叶 12g，石见穿 30g，重楼 9g，蜂房 9g，黄精 15g，淫羊藿 12g，枳实 15g，枳壳 12g，陈皮 9g，

鸡内金 12g。

平时服用，化疗期停用。

化疗期见症：腹胀，便秘难排，恶心欲呕，头晕。

辨证：正气不足，邪毒内结，药毒内蕴。

治则：扶正抗癌，增效减毒。

方药：抗瘤增效减毒方加减。

处方：黄芪 30g，黄精 30g，瓜蒌仁 30g，枳实 15g，炒苍术 9g，木香 9g，川连 6g，灵芝 15g，绞股蓝 15g，鸡内金 12g，大枣 9g。

化疗当天同服，连服 7 日。

二诊：患者服药 1 月余，刻症见咳止痰少，纳差腹胀，口干，肢麻脚痛，恶热，舌淡红，苔黄薄腻，脉稍数。

处方：原方（肺岩宁翼方加减）去杏仁、芦根、枇杷叶；加薏苡仁 30g，川芎 15g，桂枝 9g，全蝎 2g。

拟平时服用，化疗期停用。

化疗期症见腹胀，大便难，头晕恶心缓解，药合度，方同前（抗瘤增效减毒方加减），拟化疗当天同服，连服 7 日。

三诊：患者坚持完成共 6 个疗程化疗，末次化疗后复诊症见晨起口干，肢末麻木，胃纳一般，大便欠畅，舌淡红，苔薄黄，脉细，继予肺岩宁翼方为基础加减用药。

按：化疗的毒副作用容易引起患者不适反应，甚者导致治疗不耐而终止化疗。相较于一般让患者在进行化疗的同时暂停中医药治疗，徐教授提出化疗分阶段治疗，即化疗时也服用中药联合治疗，加强抗癌效果，并减轻化疗毒副作用，缓解症状与不适，增强患者对化疗的耐受性。化疗不良反应常见对胃肠道的影响，故此期应重于护胃健脾，若便难者予通治之，亦为促排药毒之通路，徐教授常用瓜蒌仁、枳实等理气通便，亦归肺胃经，甚者可酌加大黄。除此，若患者于化疗出现骨髓抑制反应如血红蛋白、白细胞等下降，亦可加用徐教授所研制的双黄升白颗粒。化疗后至下一程化疗前则予一般益气健脾、养精解毒散结法治疗，以让患者在下一程化疗前恢复至最佳状态。若出现化疗副作用导致的肢体麻木，亦可加用川芎、桂枝、全蝎等活血通络。

2. 肺岩宁翼方联合靶向治疗

王某，女，65 岁。初诊日期：2020 年 11 月 23 日。

患者 2020 年 5 月因干咳胸痛于当地医院胸部 CT 检查发现右肺上叶占位，30mm×35mm，两肺多发结节，纵隔淋巴结增大。支气管镜活检明确诊断为肺腺癌，EGFR（+）。骨扫描提示左侧肋骨骨转移。2020 年 6～10 月外院行 AC 方案（培美曲塞＋卡铂）化疗 4 次，化疗后评估提示肿瘤病灶缩小。2020 年 11 月起口服埃克替尼靶向治疗，但患者服药后神疲乏力，皮疹明显，遂来就诊。

刻诊：神疲乏力，咳嗽胸闷气喘，四肢皮疹、瘙痒明显，肋骨疼痛，胃纳一般，夜寐不安，入睡难，易烦躁，大便稀，舌红，苔薄腻，脉细。

诊断：中医：肺癌（脾肾精亏，瘀毒阻络）。

西医：右肺腺癌伴骨转移 C-T3N2M1Ⅳ期。

方药：肺岩宁翼方加减。

处方：太子参 15g，炒白术 12g，生黄芪 30g，黄精 30g，灵芝 15g，石见穿 30g，重楼 15g，蜂房 9g，炙鸡内金 12 g，白扁豆 30g，制川乌 12g，制草乌 12g，蜈蚣 3g，野菊花 9g，牡丹皮 9g，赤芍 9g，酸枣仁 15g，炙甘草 9g，淮小麦 15g，大枣 5 枚。每日 1 剂，水煎服。

二诊（2021 年 9 月 18 日）：服药后患者乏力好转、肋骨疼痛较前好转，皮肤瘙痒好转，自觉怕冷，大便正常，无胸闷气喘，无咳嗽、无烘热汗出，胃纳尚可，舌淡红，苔薄白，脉细。2021 年 7 月 15 日复查评估为病情稳定。

处方：太子参 15g，炒白术 12g，生黄芪 30g，黄精 30g，灵芝 15g，淫羊藿 12g，石见穿 30g，重楼 15g，蜂房 9g，制川乌 12g，制草乌 12g，蜈蚣 3g，炙鸡内金 12g，野菊花 9g，牡丹皮 9g，赤芍 9g，酸枣仁 15g，炙甘草 9g，淮小麦 30g，大枣 5 枚。每日 1 剂，水煎服。

三诊（2022 年 6 月 23 日）：服药后患者乏力明显好转，无肋骨疼痛，夜寐安，稍有皮疹瘙痒，怕冷好转，大便偏稀，胃纳欠佳，时有胃胀反酸，舌淡红，苔薄白腻，脉细。2022 年 4 月 5 日复查胸部 CT 示右肺上叶病灶较前缩小，10mm×12mm，肺内见少许小结节，直径 3～5mm，未见淋巴结肿大。骨扫描提示骨转移灶消失。临床疗效评定为 PR。

处方：太子参 15g，炒白术 12g，生黄芪 30g，黄精 30g，灵芝 15g，石见穿 30g，重楼 15g，山慈菇 12g，蜂房 9g，木香 9g，瓦楞子 30g，黄连 3g，白扁豆 30g，炙鸡内金 12g，炒谷芽 15g，炒麦芽 15g。每日 1 剂，水煎服。

三诊后患者仍坚持中药治疗，随访至 2023 年 5 月，患者病情稳定，未见复发迹象，总体生活质量较好。

按：患者为老年女性，确诊时已出现肋骨转移，属于晚期状态，失去手术根治机会。本已天癸渐衰，肾精亏虚，难以抑制癌毒蚀骨侵髓，加之化疗及靶向治疗后余毒不尽，脾虚精亏，气血乏源，心神失养。徐教授认为患者证属脾肾精亏证，治病以求本，予以益气健脾养精，清热解毒止痛，养心安神助眠等治疗，以肺岩宁翼方加减，方中太子参、炒白术、生黄芪健脾补肺，黄精、灵芝益肾养精，石见穿、重楼、蜂房攻毒散结，制川乌、制草乌、蜈蚣活血化瘀，通络止痛，野菊花、牡丹皮、赤芍滋阴清热祛余毒，酸枣仁、炙甘草、淮小麦、大枣养心解郁、安神助眠，炙鸡内金、白扁豆健脾和胃化湿。二诊时患者症情明显好转，气血渐复，余毒骤减，但脾虚精亏未复，出现怕冷，大便溏薄质稀等，故守原方暂去白扁豆，加用淫羊藿温肾填精治疗。至三诊时患者疗效显著，继续予以肺岩宁翼方固本培元，加用黄连、木香、瓦楞子清胃降逆，白扁豆、炙鸡内金、炒谷芽、炒麦芽健脾和胃助运。该患者中药治疗两年多，辨证准确，用药精到，疗效确切。徐振晔教授治疗初期就抓住患者脾虚精亏的本质，运用肺岩宁翼方从脾肾论治，辨证加减，通过益气养精、健脾补肾、解毒散结、通络止痛等方法，达到了提高患者机体免疫功能，清除余毒，控制甚至是消除癌灶的目的。

3. 肺岩宁翼方联合免疫治疗

曹某，男，66岁。初诊日期：2021年5月12日。

患者2020年10月无明显诱因下出现咳嗽、胸痛、头晕等不适，后于当地医院就诊查PET/CT：①右肺上叶纵隔旁见团块样软组织密度影，大小25mm×45mm，右肺门、纵隔内、右侧锁骨上见肿大淋巴结，考虑右肺癌及其转移所致。②脑部见异常病灶，伴FDG代谢异常增高，考虑转移性病灶。支气管镜活检病理明确诊断为原发性肺腺癌。EGFR(－)，ALK（－），PDL1免疫组化检测报告：PD-L1肿瘤细胞（40%+）。2020年10月至2021年4月行化疗＋免疫治疗4次，方案：AC（培美曲塞＋卡铂）联合帕博利珠单抗，同步脑放疗30次。化疗后出现Ⅱ°骨髓抑制，经治疗后好转。化疗后评估提示肺内病灶和脑部病灶较前缩小。2021年5月继续化疗联合免疫治疗，现为寻求中西医结合治疗于徐教授门诊就诊。

刻诊：神疲乏力，时有头晕，咳嗽痰少、胸闷气喘、胃纳欠佳，时有腹胀，化疗时大便干结、平时大便正常，夜寐不安，入睡难，怕冷，耳鸣，舌淡红，苔薄腻，脉细弱。

诊断：中医：肺癌（脾虚精亏，瘀毒阻络）。

西医：右肺腺癌伴双肺、脑转移C-T4N3M1cⅣ期。

治则：益气健脾养精，解毒散结。

方药：抗瘤增效减毒方合肺岩宁翼方加减。

处方一：黄芪30g，黄精30g，炒苍术9g，川连5g，绞股蓝15g，灵芝15g，瓜蒌仁30g，枳实15g，鸡内金12g，大枣9g。7剂，每日1剂，水煎服。化疗期服用。

处方二：生黄芪30g，太子参15g，炒白术12g，黄精30g，灵芝15g，石见穿30g，重楼12g，淫羊藿15g，地龙12g，天葵子30g，炙鸡内金12g，川芎15g，瓜蒌皮15g，枇杷叶15g，苦杏仁9g，芦根30g，酸枣仁15g，炙甘草9g，淮小麦15g，大枣5枚。21剂，每日1剂，水煎服。

二诊（2021年8月15日）：患者近期复查肺内病灶及脑部病灶较前明显缩小。现西药予以帕博利珠单抗单药免疫治疗。就诊时患者疲乏较前好转，偶有头晕，稍有咳嗽，时有心悸胸闷，胃纳欠佳，大便溏薄，夜寐欠安，怕冷，舌红，苔薄白，脉细。辨证：脾虚精亏，瘀毒阻络。治则：益气健脾养精，解毒散结。方药：肺岩宁翼方加减。

处方：生黄芪30g，太子参15g，炒白术12g，黄精30g，灵芝15g，石见穿30g，重楼12g，淫羊藿15g，地龙12g，天葵子30g，甘松9g，枇杷叶15g，苦杏仁9g，芦根30g，酸枣仁15g，炙甘草9g，淮小麦15g，大枣5枚，木香9g，白扁豆15g，炙鸡内金12g。28剂，每日1剂，水煎服。

三诊（2022年9月18日）：患者胸部CT及头颅MRI示右肺上叶软组织病灶、脑内多发转移瘤，较前相仿。患者因免疫治疗出现甲状腺功能减退及心脏不适，予以停用帕博利珠单抗。目前以中医药治疗为主。就诊时患者疲劳乏力，无头晕，无咳嗽，时有心悸胸闷，胃纳尚可，大便调，夜寐尚安，怕冷好转，舌淡红，苔薄白，脉细。继续予以肺岩宁翼方加减。

处方：生黄芪30g，太子参15g，炒白术12g，黄精30g，灵芝15g，石见穿30g，重楼12g，山慈菇9g，淫羊藿15g，地龙12g，天葵子30g，瓜蒌皮15g，甘松9g，酸枣仁

15g，麦冬 9g，炙甘草 9g，淮小麦 15g，大枣 5 枚，炙鸡内金 12g。28 剂，每日 1 剂，水煎服。

三诊后患者每月门诊就诊一次，随访至 2023 年 10 月，患者病情仍稳定，未见复发迹象，总体生活质量较好。

按：患者老年男性，确诊时已属于肺癌晚期状态，生活质量较差。中医属于天癸渐衰阶段，肾精亏虚，加之化疗伤及脾胃，气血乏源，李东垣《脾胃论》中说："百病皆由脾胃衰而生也。"此患者证属脾虚精亏，治疗以益气健脾，养精解毒散结为主。但是徐教授认为化疗期患者不耐攻伐，应以减轻患者化疗反应，清除余毒为主，帮助其平稳度过化疗期。故徐教授创造性地提出分阶段治疗原则，在化疗期用自拟抗瘤增效减毒方治疗。此患者化疗期药毒伤津，肠道津亏而便秘、腹胀，故加用瓜蒌仁、枳实润肠下气通便。化疗后治病以求本，患者证属脾虚精亏证，当予以益气健脾，养精解毒等治疗，以肺岩宁翼方加减。二诊时患者症情明显好转，化疗结束，脾运渐复，肾精亏虚，仍有怕冷，大便溏薄质稀等，免疫治疗日久心阳受损，出现心悸胸闷加重之症，故守原方加用甘松振奋心阳、木香健脾涩肠、炙鸡内金健胃运食治疗。患者三诊时停用免疫治疗，以中医药治疗为主，症情较前好转，无头晕咳嗽等症，胃纳佳，仍予以肺岩宁翼方治疗，原方加用山慈菇、天葵子加强解毒散结抗脑转移之功。患者单纯中医药治疗一年后复诊，病情仍稳定，未出现复发，生活质量较好。徐振晔教授治疗初期就抓住患者脾虚精亏的本质，治病求本，扶正与祛邪相结合，辨病与辨证相结合，局部与整体相结合，通过益气养精、健脾补肾、解毒散结等方法，达到了提高患者生活质量，增强患者机体免疫力，控制癌灶的目的。

4. 肺癌晚期，中医治疗——肺岩宁翼方

马某，男，69 岁。初诊日期：2023 年 8 月 6 日。

患者于 2022 年 8 月被确诊为右肺上叶腺癌（R-T2aN2M1aⅣA 期），伴多发胸膜转移，术后持续胸腔积液，对症处理。2023 年 6 月复查胸部 CT 示胸膜增厚粘连伴胸腔积液积气，纵隔部分淋巴结增大，继予 AP 方案化疗加贝伐珠单抗治疗 1 个疗程，因腹泻严重、肾功能不全，后予 A 单药化疗 1 个疗程，因身体不耐已停化疗，遂求治于徐教授。患者近期（8 月 5 日）查血示血红蛋白 97.0g/L，谷丙转氨酶 67U/L，谷草转氨酶 95U/L。

刻诊：右侧胸痛、偶见咳嗽咳痰、气短、乏力、纳差、口淡乏味、大便溏（日行 4～5 次）、排便不畅、寐安，舌质偏红，少苔，脉细弦。

诊断：中医：肺癌（肺脾两虚、精气亏虚、邪毒内结）。

　　　西医：右肺上叶腺癌术后 R-T2aN2M1aⅣA 期。

治则：益气健脾，养精解毒散结。

方药：肺岩宁翼方加减。

处方：太子参 12g，白术 9g，生黄芪 30g，灵芝 15g，前胡 12g，鱼腥草 30g，枇杷叶 9g，北沙参 15g，麦冬 9g，石见穿 30g，重楼 9g，露蜂房 9g，黄精 30g，淫羊藿 12g，女贞子 15g，香附 9g，枳实 12g，白扁豆 15g，鸡内金 12g，垂盆草 30g，大枣 9g。

二诊：患者以上方加减服药 1 月余，其间于 8 月 14 日始用卡瑞利珠单抗免疫治疗，8 月 19 日复查示血红蛋白 115.0g/L，肝功能正常。症见皮疹，色红瘙痒，咳嗽痰减，胸痛稍

减，便溏难排仍见，舌质偏红，少苔，脉细。

处方：太子参12g，白术9g，生黄芪30g，灵芝15g，杏仁9g，芦根15g，北沙参15g，麦冬9g，石见穿30g，重楼9g，露蜂房9g，黄精30g，淫羊藿12g，枳实12g，白扁豆15g，鸡内金12g，赤芍9g，牡丹皮9g，野菊花9g，白鲜皮15g。

三诊：服上药35剂，症见精神较前佳，皮疹淡红，稍痒，大便较前畅，仍欠实，胃纳明显改善，咳嗽缓解，舌淡红，少苔，脉细。

方药合度，上方去杏仁、芦根；改白扁豆24g，白鲜皮30g。

按：李杲《脾胃论》述“元气之充足，皆由脾胃之气无所伤，而后能滋养元气；若胃气之本弱，饮食自倍，则脾胃之气既伤，而元气亦不能充，而诸病之所由生也”。该患者为晚期肺癌，化疗不耐，气血精源受损，徐教授强调治疗需顾护患者精元正气，尤其当脾胃受累，应予健脾护胃，方能支撑机体抵抗癌毒，延长寿命，故拟肺岩宁翼方加减治疗。其中北沙参、麦冬用以滋阴润肺，虽患者未述口干燥热，但徐教授观其舌质偏红少苔，呈有津亏阴虚象，应重视舌诊客观观察，而非单纯以问诊为依据。方中枳实理气通便，而白扁豆化湿止泻，一通一止，既可助力排便，亦予健脾止泻。卡瑞丽珠单抗常见副作用为反应性毛细血管增生症，容易造成皮下出血，尤其该患者已出现对药物过敏反应的皮疹、瘙痒，更应及早对症处理，避免进一步恶化，故方中加用赤芍、牡丹皮、野菊花、白鲜皮，以凉血活血、解毒止痒。

（许海柱　陈佩晶）

六、益气健脾、养精解毒散结法治疗中晚期大肠癌

（一）概述

大肠癌包括结肠癌和直肠癌，是消化系统最常见的恶性肿瘤之一。目前是全球发病率第三位和致死率第二位的癌症，分别为10.2%和9.2%。随着生活节奏的加快和生活方式的改变，大肠癌呈现逐渐递增趋势和日益年轻化，我国年均新发病例约为55.5万。发病率高，起病隐匿，早期诊断率低，诊治状况不容乐观，严重威胁人类身体健康，给患者带来巨大的身体伤害和沉重的心理负担，也成为社会公共卫生系统急需面对的巨大挑战。采取有效的防治措施积极控制大肠癌的发生和发展，延长生存期已成为当今研究的热点和防治的重点。大肠癌大多起病隐匿，症状缺乏专一性，肠镜也大多没有被列为常规的体检范畴，往往一直到中晚期才被重视而方能确诊。大肠癌的西医治疗多以手术、放疗、化疗、分子靶向治疗及免疫治疗为主。而在上述治疗间期及结束治疗期间多以定期随访为主，此空白期多无治疗手段。中医药的参与对抑制结直肠癌的复发转移，提高患者生活质量发挥了重要作用。

中医认为，大肠癌病因大都源自正气亏虚、情志失调、六淫外袭和水土失宜等。早期多为脾虚症状，到中晚期时多见高龄患者，年龄越大正气亏虚越严重，绝大多数患者表现为脾虚精亏证型。徐振晔教授以益气健脾、养精解毒散结法创立抗岩精方。

徐振晔教授认为大肠癌的病因是多源性的，风寒暑湿燥火六淫外袭，正气亏虚，情志不畅，饮食失宜等，导致脏腑功能失调，气血阴阳紊乱。病理因素多涉及湿、瘀、毒、热、痰和郁，病位在肠，但与脾肾和肝密切相关。“积聚者，脏腑之病也”，正虚为本，邪气为标。癌毒形成以后，进一步损伤脏腑功能。当脾胃功能失调，水谷精微物质转化、运输濡养全身脏腑功能严重受损，影响气血津液正常运行。尤其是老年患者素体脏腑本就较为虚弱，癌瘤邪毒持久伤害，肠癌外科手术创伤及术后的化疗、放疗等毒邪伤脾，加剧耗伤气血。脾虚运化失司，肾气亏虚，精气充养不足，抗邪无力，所以大肠癌多见脾虚。脾之健运，化生精微，须借助肾阳的推动，肾中精气有赖于水谷精微的培育和补充，是脏腑气血阴阳之根本。大肠癌是慢性消耗性疾病，脾虚贯穿肠癌的全过程，久病必伤肾。肾为先天之本，肾气虚则肾不藏精，精血亏虚；脾为后天之本，主运水谷精微，肾之精气又需要后天脾的精微充养而源源不断，脾虚则气血生化无源。两者互根互用，终致脾肾两虚，毒邪蕴结而凝结成块，导致脏腑功能失常。“气足脾运……则余脏受荫，而色泽身强矣”。结直肠癌患者久病多见生活质量下降引起的心神失调，肾藏精，心为五脏六腑之大主，心神不调，心肾不交，脏腑之精无所藏无所用则病情进展。水谷精微的培育和补充，是脏腑气血阴阳的根本。后天脾的精微充养而源源不断，脾虚则气血生化无源。两者互根互用，

终致脾肾两虚，毒邪蕴结而凝结成块，导致脏腑功能失调，有瘤体必虚，有虚首健脾，有效纠正脾虚精亏是肠癌医治的核心。精是构成和维持人体生命活动的基本物质，精为肾中所藏之精，来源于先天之精，得后天之精及五脏六腑之精的补充，肾中精气是机体生、长、壮、老、已的根本，肠癌患者多年事已高且经过大量放化疗及靶向治疗，耗气伤精，肾中精气衰竭，邪之所凑，则易生变。肾藏精功能还体现在通过肾阳促进全身之阳，肾阴加强全身之阴以调节机体的代谢和正常的生理活动，肾中精气充足则全身阴阳平衡，而肠癌无论在发生或发展阶段多已久病，久病入肾，肾中精气受损。故脾虚精亏是大肠癌的核心病机，重视恢复正气，强调养精健脾，祛邪不伤正，虚实兼顾，培元固本，达到阴阳平衡。

（二）理论来源

1. 古籍经典渊源

大肠癌在古籍经典中虽无明确病名，但中医对其的认识可谓历久弥新。根据其不同的临床特征，将其归属于“癥瘕”“肠覃”“积聚”“肠癖”“锁肛痔”“脏毒”“下血”等范畴，形成浩瀚的学术资源。隋代巢元方所著《诸病源候论》云“癥者，寒温失节，致脏腑气血虚弱而饮食不消，聚结在内，逐渐生长块段而成”。《灵枢·水胀》言：“肠覃者，寒气客于肠外，与卫气相搏，气不得荣，因有所系，癖而内着，恶气乃起，息肉乃生，其始生也，大如鸡卵。”由于大肠癌病因的多源性，风寒暑湿燥火六淫外袭，正气亏虚，情志不畅，饮食失节等，所以本是正虚，标为邪气。《景岳全书》云“凡脾肾不足及虚弱失调之人多有积聚之病”“盖脾虚则中焦不运，肾虚则下焦不化，正气不行，则邪滞得以居之”。脾虚贯穿大肠癌整个发生、发展全过程。《难经·八难》说：“气者，人之根本也，根绝则茎叶枯矣。”清代王三尊《医权初编》曰：“人之生死，全赖乎气，气聚则生，气壮则康，气衰则弱。”大肠癌患者到中晚期，邪毒害旷日长久，精气亏损严重，多为脾虚精亏的表现。所以益气健脾，养精解毒散结是中晚期大肠癌的重要治则。

徐振晔教授谨守病机，正虚为本，病位在肠，但与脾肾肝的生理和病理密切相关，肾为先天之本，肾虚不藏精而精气亏虚；脾为后天之本，脾虚而致气血生化无源。创新性提出“脾虚精亏”理论，祛邪必须注重扶正，辨瘤必须结合辨证，局部治疗不能忽视整体，必须做到标本兼顾，阴阳平衡。大肠癌是一种慢性消耗性疾病，正气耗损严重必然与邪毒抗争不力，正气亏虚也是肠癌复发和转移的关键因素。正气恢复，邪去则正安，扶正必须注意适量而要防止过度，特别不主张使用人参等峻补药物，它反而会使患者不受而易生他变。针对大肠癌辨治特点，徐教授提出：①扶正抗癌，“气机为先”；②正气不足，“健脾养精”为要；③抑癌解毒，贯穿全程；④辨病辨证，扶正祛邪；⑤整体局部，有机结合；⑥调和阴阳，发于机先。综上，是大肠癌患者各阶段、各种并发症的治愈和康复，预防复发，延长生存期等方面的治疗基本准则。

2. 现代研究总结

采用回顾性研究，借助临床数据挖掘，用现代的语言阐释徐教授脾虚精亏理论的科学依据。确定徐教授益气健脾、养精解毒散结，佐以行气疏肝、理气化瘀等综合运用的治则，拓展了辨证论治大肠癌的新思路；又通过网络药理学方法和实验研究相结合，从“抗岩精方”基础方治疗大肠癌的靶点，筛选出多个活性成分，进一步证实“抗岩精方”治疗大肠癌的关键，体现了多成分多靶点治疗大肠癌的临床特点和作用机制。目前，中医药配合化疗、放疗和分子靶向治疗已经广泛应用于临床，对治疗大肠癌术后各种并发症，提高患者生活质量，防止肠癌的复发和转移，延长生存期，尤其是带瘤生存的生存期都发挥了非常重要的作用和显著的疗效。今后临床研究尚需要更多的大样本、随机性的临床对照试验，前瞻性的研究数据和循证的客观指标依据，为有效辨证论治手段的推广和患者临床受益提供新思想、新方法。

3. 临床经验积累

徐教授数十年的临床经验积累，观察到大肠癌门诊就诊患者，大多数已是肠癌外科根治手术后，病理报告分类属于中晚期，年龄偏大，手术后都曾接受过化疗和靶向治疗等，不同程度耗伤人体正气，先天之本和后天之本均可能受到损伤。脾虚精亏是主要证型，患者大多表现脾虚精亏的诸多症状。主症有乏力倦怠、气短气急、腰膝酸软、头晕目糊、纳谷欠馨、大便欠实或溏、舌质淡红或淡胖、少苔、脉细数。次症有畏寒肢冷、口干少饮或不欲饮、自汗或盗汗、矢气多或腹胀、夜尿频、记忆力减退。具备以上主症三项、次症一项或主症两项、次症两项即可确诊为脾虚精亏证。虚生百病，脾肾亏虚，抗岩精方的治则是益气健脾，养精解毒散结。此外，外科虽然切除了癌瘤，但邪毒肆虐难以除尽。癌毒内蕴又进一步损伤脾肾，抗岩精方另一个治则是清热解毒，抑癌散结，祛除湿热瘀毒、热毒和寒湿等。临床实践证实，抗岩精方祛邪而不伤正，扶正可达邪，达到标本兼治，阴阳平衡，在防止复发和肿瘤转移，延长生存期，提高生活质量等方面效果显著。

（三）临床应用

徐振晔教授积累多年临床经验创制的抗岩精方，主要由太子参、黄芪、白术、黄精、石见穿、菝葜等多味药联合组成。

太子参性平属清补之品，健脾益气，养阴生津，是补虚药，可升举陷下之阳。《本草再新》谓之“治气虚肺燥，补脾土”。现代药理研究表明太子参蛋白质水解产物通过促进脾淋巴细胞肿瘤坏死因子 α（TNF-α）、干扰素 γ（IFN-γ）和 IL-10 的分泌，提高调控细胞内 Ca^{2+}浓度、增强钙离子调节神经磷酸酶（aN）活性及促进活化 T 细胞（NFAT）c1 mRNA 的表达，证实了太子参具有增强免疫的作用。

黄芪能补诸虚之不足，益元气，壮脾胃。太子参和黄芪配合益气之力更为突出。现代药理学实验证明可明显增强T淋巴细胞的功能，对结直肠癌的肿瘤细胞有明显的抑制作用。

白术也是益气健脾之佳品。《本草通玄》言其“补脾胃之药，更无出其右者”，《医学衷中参西录》曰“为其具土德之全，为后天资生之要药，故能于金、木、水、火四脏，皆能有所补益也”。现代药理学实验证明白术可使低下的 IL-2 水平显著增高，并能增加 T 淋巴细胞表面 IL-2R 的表达，增强免疫力，也有抗肿瘤的功效。

黄精甘平，补脾益气，能补诸虚，填精髓。《本草便读》言“此药味甘如饴，性平质润，为补养脾阴之正品”。《本经逢原》谓之“宽中益气，使五脏调和，肌肉充盛，骨髓强坚”。相关研究发现黄精通过抑制体内氧自由基，调节并增强免疫功能等发挥抗氧化作用，亦可通过免疫系统的激活、诱导癌细胞凋亡和自噬两种机制抑制癌细胞的增殖和肿瘤的生长，从而发挥扶正气、抗肿瘤的功效。

石见穿味苦辛，性平，入肝，能清热解毒、活血化瘀、散结消肿。《本草纲目》言其“主骨痛，大风，痈肿”。多项研究表明，石见穿对于肿瘤细胞具有抑制作用。

菝葜性平，味甘酸，入肝、胃经，有清热利湿解毒的作用。相关实验证明菝葜皂苷元可能通过调控 Caspase-3、Caspase-9、Beclin-1 及 LC3B 蛋白的表达水平发挥抑制结直肠癌细胞增殖，诱导细胞凋亡和自噬的作用。

本组方太子参、黄芪、白术、黄精等益气药合用，养精健脾，培元固本，提升正气。而石见穿、菝葜等清热解毒，抗癌散结，诸药有机组合，联合使用，攻补兼治，祛邪不伤正，虚实兼顾，使阴阳平衡，癌瘤细胞生长受到抑制甚至凋亡，延长生存期，防止复发转移。

（四）经典病案

陈某，女，68 岁。初诊日期：2023 年 6 月 6 日。

患者 2022 年 11 月因下腹部疼痛伴大便习惯改变数月而行肠镜检查，并取病理活检。肠镜报告显示：距肛门 20cm 处结肠隆起，呈菜花样病变，大小约 4.2cm×4.0cm，质脆，管腔狭窄，内镜难以正常通过。于 2022 年 12 月行腹腔镜下乙状结肠肿瘤根治术。术后病理：中分化腺癌，浸润溃疡型，癌组织浸润肠壁浆膜下层，部分区脉管见癌栓及神经侵犯。（肠系膜根部淋巴结）淋巴结转移性腺癌（7/12），分期：T3N2bM0 ⅢC 期。术后行 XELOX 方案 6 次（奥沙利铂 200mg d1＋卡培他滨片 2g bid po d1-14），末次化疗时间：2023 年 6 月。患者自诉周身乏力，精神状态极为疲惫，记忆力明显减退，腰膝酸软，双下肢尤甚，形寒肢冷，纳少，口干口苦，大便不成形、呈糊状，每日 2～3 次，体力差。遂至徐教授门诊就诊。

刻诊：神疲倦怠，周身乏力，腰膝酸软，纳谷欠馨，大便呈糊状，畏寒而肢冷，口干口苦，夜寐欠安，记忆力欠佳，舌淡苔薄，脉细。

诊断：中医：大肠癌（脾虚精亏证）。

　　　西医：乙状结肠癌术后 pT3N2bM0 ⅢC 期。

治则：健脾养精，清热解毒。

方药：抗岩精方加减。

处方：太子参 15g，炒白术 9g，生黄芪 30g，黄精 30g，白花蛇舌草 30g，石见穿 30g，菝葜 30g，陈皮 9g，炒谷芽 15g，炒麦芽 15g，酸枣仁 9g，补骨脂 9g，肉豆蔻 9g。

二诊（2023 年 6 月 20 日）：患者服药 14 剂后，诉胃纳差明显改善，体力渐复，夜寐尚安，仍自觉腰膝酸软，口干欲饮。

处方：原方加淫羊藿 9g，五味子 9g，天花粉 9g，葛根 15g。

三诊（2023 年 7 月 4 日）：自诉周身乏力症状好转明显，纳眠症状均较前明显改善，血、尿、粪常规均为正常，肿瘤标志物指标也均在正常范围内，免疫指标检查也属正常。继续以养精健脾、清热解毒为治则。患者每半个月随访一次，诸症均有逐渐恢复正常趋势，至今无肿瘤复发征象。

按： 清代王三尊《医权初编》曰“人之生死，全赖乎气”“气聚则生，气壮则康，气衰则弱”。肠癌属于消耗性疾病，患者为老年女性，在手术治疗之前已经存在正气不足的现象，手术本身是一种严重的创伤，耗伤正气。肠癌术后又经过化疗，患者的正气亏损更为严重。肾为生气之根，脾胃是生气之源，邪之所凑，其气必虚，纳运失司，肠癌术后脾虚精亏，气虚乏力症状明显。综合患者以上症情，运用“脾虚精亏”理论辨证施治，予抗岩精方加减，扶正祛邪、健脾养精、清热解毒，使脾气健运，气血生化始有源，肾精有藏以达到体内外阴阳动态平衡，正气得以康复，养正积自除，培元固本，脾虚精亏得以及时纠正，故而获得较好的疗效。该医案显示使用抗岩精方能够最大程度地改善患者脾虚精亏诸症，提高患者生活质量，预防癌瘤复发转移，体现了中医药治疗的明显优势。

（祝利民　顾　贤　徐琪玥）

七、益气健脾、养精解毒法治疗中晚期肝癌

（一）概述

原发性肝癌是临床常见的恶性肿瘤之一，因其隐匿性强，早期症状不典型而进展快速，使得多数患者确诊时已处于晚期，预后较差。近年来肝癌治疗的方法日渐增多，靶向药物、化疗药物、免疫治疗等，有一定的疗效，但其副作用是损伤脾胃运化功能，且日久更会损伤肾中精气。20 世纪 60 年代，国内著名中西医肝癌专家于尔辛教授最早提出了健脾理气法治疗肝癌的学术论点。徐振晔教授在此理论基础上，结合临证几十年的肝癌诊疗经验，指出肝癌的发病与脾虚精亏密切相关，是全身属虚、肝脏局部属实的本虚标实之证。临床治疗除常规清热疏肝、活血化瘀之法外，应着重益气健脾、养精解毒。有鉴于此，创制辨证结合、标本同调的肝癌中药复方“肝岩舒方”，至今已运用于临床实践近 30 年，在临床与实验上取得较为满意的治疗效果。

（二）理论来源

1. 古籍经典渊源

古代中医学中对肝癌并无统一病名，肝癌多以症状名词记载，如“臌胀”“积聚”“胁痛”“肝积”“积气”“肥气”“黄疸”等称谓。如《素问·邪气脏腑病形》曰：“肝脉微急为肥气，在胁下。若覆杯，微缓为水瘕痹。”《圣济总录》云：“积气在腹中，久不差，牢固推之不移者，瘦也，饮食不节，致脏腑气虚弱，饮食不消，按之其状如杯盘牢结，久不已，令人身瘦而腹大，至死不消。”文献中描述的疾病部位、症状如上腹肿块、肿块坚硬、腹水等特征符合肝癌各阶段的临床表现。

中医对其病因病机的认识首见于《灵枢》，从虚实立论“壮人无积，虚人有之”。正虚是肝癌发生的内因，正虚包括“气虚”与“精亏”两方面。古人定义气为无形状态之精微物质，精泛指有形状态之精微物质。气者有元气来自先天之精，营气、卫气、宗气来自后天水谷精微，精者有先天肾中生殖之精与后天脾的水谷之精。《黄帝内经》云“真气者，所受于天，与谷气并而充身者也”“生之来谓之精”“两神相搏，合而成形，常先身生，是谓精”“阴平阳秘，精神乃治；阴阳离决，精气乃绝”。气虚精亏，致气血阴阳失衡，脏腑功能紊乱，邪气乘虚入而留之，发为肿块，故《医宗必读·积聚》云：“积之成也，正气不足，而后邪气踞之。”

徐振晔教授指出，肝癌的病位虽然在肝，但发病与脾虚精亏密切相关。正如《金匮要略》云：“见肝之病，知肝传脾，当先实脾。”张景岳《质疑录》：“肾者，肝之母；肝

者，肾之子。肾肝同病，乙癸同源之意也。”《景岳全书·积聚》云：“脾肾不足及虚弱失调之人，多有积聚之病。”徐振晔教授在古代医家理论基础上提出，肝、脾两脏密不可分，木旺则乘土，肝脏实证易加重脾脏的虚损，若肝失疏泄，气机郁滞，痰湿凝结成积，阻滞于脾。而脾虚运化乏力，也会进一步生成气滞、痰湿等病理产物，使肝木过旺而脾土愈亏。脾主运化，为后天之本、气血生化之源，脾虚则导致运化功能减弱，水湿不运，肢体失养，故见乏力、纳差；脾虚不运酿湿生痰，阻碍气机，故见恶心、腹胀。肝癌的发病与肾虚也有密切关系。如肾阴亏虚，阴血不足，导致肝阴亦亏；如肝火过盛，灼伤肾阴，均能引起肾精不足，肝失所养，则肝癌邪毒乘虚而入。另肾为先天之本，肝癌病至中晚期，癌毒胶着日久，气血阴阳津液皆损，久病及肾，可见肾虚病机与肝癌的发病互为因果。因肾失于温养，故见畏寒、苔白厚；肾精耗损，脏腑失养而见乏力；肾阴亏虚不能养心，水火不济，致心火亢盛、心神不宁，症见不寐。

2. 现代研究总结

肝岩舒方可通过作用于多个靶点协同发挥药效，所含活性成分槲皮素可通过增加 E-cadherin 蛋白表达，降低 N-cadherin、Vimentin 蛋白表达，使 TGF-β1 诱导的肝癌细胞 EMT 得到明显抑制，并通过靶向 HuR 降低 LINC01123 的稳定性从而抑制肝癌细胞的增殖与转移；β-谷甾醇可通过激活线粒体介导的内源性凋亡途径和死亡受体介导的外源性凋亡途径，诱导肝癌细胞发生凋亡和阻滞细胞周期处于 S 期；木犀草素是一种天然黄酮类化合物，可通过影响 AMOTL2 / YAP 信号转导抑制肝癌细胞的迁移和增殖，并通过抑制 PKM2 表达诱导肝癌细胞发生自噬并促进凋亡；山柰酚能调节肝癌细胞凋亡相关蛋白 BAX、CDK1、JUN 的表达水平从而抑制增殖及促进凋亡。体外研究结果显示，肝岩舒方能使肝癌细胞 HepG2 的生长受到抑制，显著降低肝癌细胞的迁移水平。肝岩舒方能显著抑制细胞转移水平，与索拉非尼联合用药能下调肝癌细胞的 MMP-2 表达。临床实践表明，肝岩舒方在提高生活质量、延长生存期方面具有确切的疗效。对照研究表明，对于肝癌术后患者，相较于未服用中药的空白对照组，肝岩舒方可显著延长无病生存期。

现代中医医家有通过清热解毒法、活血化瘀法、健脾补肾法等治疗肝癌的报道，并通过基础及临床研究得到验证。相关研究证明，一些补肾健脾类药物可下调肝癌细胞 VEGF 表达，抑制肝癌细胞的生长并促进凋亡。活血化瘀类中药可能是通过调控 $CD4^{+}T$ 细胞、$CD8^{+}T$ 细胞、PD-1、CD31、IL-8、TNF-α 等多靶标来抑制小鼠 Hepa1-6 肝癌的转移和生长。从清热解毒法立方治疗中晚期原发性肝癌的研究显示，与单纯西药组对照显示，清热解毒方组患者的生存期显著延长，生活质量显著提高。采用活血化瘀法治疗肝癌患者，总有效率高达 91%，患者的生活质量满意度也较前显著提高。相关研究也证实，健脾益气、补肾固本中药对肝癌的发生、发展和转归、预后有良好的影响，强调治疗肝癌当立足脾肾，从脾肾入手。

3. 临床经验积累

肝癌患者就诊时第一类处于术后状态，先前的外科手术治疗耗伤大量气血。而脾为后天之本、气血生化之源，必首当受损。第二类患者为放化疗及靶向、免疫、介入治疗后状态，此类治疗即“祛邪”之法，能对全身的余毒进行抑杀。然全身治疗亦为以毒攻毒，其副作用是脾胃运化功能减退，日久也会伤肾精气，导致正气虚损。第三类为无法手术的肝癌患者，或西医治疗耐药、不能耐受的晚期患者，病程缠绵难愈，免疫功能受损，对癌细胞的抑制能力降低。因久病入肾，伤精耗气，多见脾虚精亏之证。第四类为老年患者，高龄者天癸已竭，肾精亏虚故致诸疾。总结以上四类患者病机特点，徐振晔教授认为：脾虚是贯穿肝癌发生、发展全程的，早期患者以“脾虚”为主，中晚期肝癌多为“脾虚精亏”之证。治宜扶正祛邪，采用益气健脾、养精解毒治法，在临床上常用肝岩舒方加减。在重视补益精气以调节身体功能的同时，攻补结合，以补正不助邪，消积不伤正，达到阴平阳秘，防治癌毒扩散的目的。

（三）遣方用药特色

徐振晔教授依据多年经验，以益气健脾、养精解毒为法，创制肝岩舒方，该方主要由太子参、白术、八月札、半枝莲、岩柏、白花蛇舌草、七叶胆、灵芝、生黄芪、淫羊藿等组成。

太子参味甘、微苦，性平，归脾、肺经，有健脾养胃、益气生津之功，尤以清补、平补而见长。《本草再新》谓之“治气虚肺燥，补脾土，消水肿，化痰止渴”。药理研究证明太子参能抑制 V79 细胞的突变，并激活 ER 应激促进肿瘤细胞凋亡和细胞周期阻滞从而抑制肿瘤生长，其内生真菌具有一定的抗肿瘤及抗氧化活性。

白术味甘、苦，性温，归脾、胃经，有健脾补气的功效。《名医别录》记载其可“消痰水，逐皮间风水结肿”，《日华子本草》言其治“痃癖气块”“癥瘕”等。现代医学表明白术抗肿瘤作用的发挥与抑制细胞增殖和转移、诱导细胞凋亡、免疫调节及抑制肿瘤新生血管生成等密切相关，并通过苍术酮、白术多糖及白术内酯Ⅰ、白术内酯Ⅱ、白术内酯Ⅲ等主要成分发挥作用。如白术内酯Ⅰ可通过抑制 Drp1 介导的线粒体过度分裂降低 Nlrp3 炎症小体的组装蛋白的表达活化，从而发挥改善肿瘤免疫微环境的作用。

生黄芪味甘，性温，为补气要药，《名医别录》言其“补丈夫虚损，五劳羸瘦”。蜜涂炙用，可治诸虚不足，肢体劳倦，且有健脾之功。黄芪可增强 T 淋巴细胞的功能，使 CD4、CD4/CD8 明显提高，从而起到调节癌症患者免疫功能的作用。其有效成分黄芪甲苷可通过 Nrf2/HO-1 信号通路抑制肝癌细胞增殖、迁移和侵袭的活性。

淫羊藿即仙灵脾，味辛、甘，性温，归肝、肾经，功效补肾阳、强筋骨、祛风湿。“补命门，益精气，坚筋骨”（《本草备要》），补肾壮阳。淫羊藿中的淫羊藿素可通过阻断 Notch 信号通路抑制肝癌增殖，也可通过线粒体通路增强索拉非尼的诱导凋亡作用。淫羊藿苷可通过 Akt/GSK3β/CDK 通路抑制 CLC5 肝癌细胞增殖。淫羊藿提取物阿可拉定可显著延长晚期 HCC 患者生存期，并成为 CSCO 指南一线治疗策略药物。

灵芝味甘，性平，归心、肺、肝、肾经，《神农本草经》云，灵芝有“保神，益精气，坚筋骨”作用，可疗虚劳，治失眠、消化不良。灵芝中的灵芝三萜可改善自由基增多引起的脂质过氧化，并通过下调 Bcl-2、上调 Bax 提高肝癌荷瘤小鼠的抑瘤率。

白花蛇舌草味微苦、甘，性寒，归胃、大肠、小肠经，功效清热解毒、利湿通淋。白花蛇舌草可增强机体巨噬细胞吞噬作用，提高免疫力，并遏制肝癌的转移及进展。其提取物可抑制 JNK/p38MARK 通路活化进而发挥抗肿瘤作用。其中，乙酸乙酯组分可通过 JNK/NUr77 通路诱导人肝癌细胞 Hep3B 凋亡。

半枝莲味辛、苦，性寒，功效清热解毒、化瘀利尿，始载于明代《外科正宗》，可治水肿、黄疸，有抗肿瘤及肝炎作用。研究表明，半枝莲提取物可通过激活自噬抑制肝癌 HuH-7 细胞生长，其机制可能与对 PI3K/Akt/mTOR 信号通路的抑制相关，半枝莲多糖 SBP-2A 可调控 Bax、Bcl-2 蛋白表达水平，促进细胞凋亡，从而抑制小鼠肝癌细胞增殖。

七叶胆味甘、苦，性寒，归脾、肺经，功效益气健脾、化痰止咳、清热解毒。首见于《救荒本草》，被誉为“南方人参”。七叶胆含药血浆对肝癌 Huh-7 细胞的增殖、侵袭迁移均具有明显的抑制作用，其机制可能与下调 TGF-β1 表达有关。

八月札味苦，性平，归肝、胃、膀胱经，功效疏肝和胃，活血止痛，软坚散结，利小便。八月札，与太子参、白术等健脾药物及灵芝、淫羊藿等益肾药物相须配伍，使得疏肝、健脾、养精三者得以兼顾，且理气而不伤阴。研究表明八月札提取物含药血清可通过抑制糖酵解调控 BEL-7404 细胞增殖与凋亡，通过 PI3K/Akt 通路抑制 H22 细胞增殖并诱导其凋亡。

岩柏味甘、辛，性平，归肝、心经，功效清热止血，用于黄疸、吐血、便血等证。《草木便方》提到可“止血，通经脉，镇心除烦，安五脏”。临床上广泛运用于肝细胞癌、急性黄疸性传染性肝炎等病的治疗。

上述诸药中，黄芪益气健脾养血，灵芝补气益肾，岩柏清热解毒消积，三者共为君药。太子参、白术健脾益气，淫羊藿补肾壮阳，七叶胆清热补虚共为臣药。佐以半枝莲、白花蛇舌草清热解毒抗瘤。八月札入肝经，软坚散结、疏肝和胃，为使药。全方共奏益气健脾、养精解毒之功效。中晚期肝癌患者的临床症状较为复杂，观察徐振晔教授医案中对其他伴随症状的用药加减情况，伴纳差食少症状时，常用鸡内金、山楂、麦芽、谷芽等；伴腹胀矢气症状时，常用大腹皮、枳实、枳壳等；伴脘腹、肝区疼痛时，常用木香、金铃子、延胡索、白芍、莪术等；伴有胃胀反酸、胃脘嘈杂症状时，多用木香、川连、鸡内金、香附等；伴有口苦烧心、嗳腐吞酸症状时，多用木香、黄连、煅白螺蛳壳、制瓦楞子等；伴有夜寐欠安症状时，常加酸枣仁、珍珠母、灯心草、远志、生铁落等；伴有思虑过度时，多用柴胡、麦冬、炙甘草、淮小麦、大枣等；伴有夜尿频数症状时，多用菟丝子、金樱子、益智仁、芡实等；伴有手足麻木症状时，多用川芎、桂枝等；伴有皮疹瘙痒症状时，多用赤芍、牡丹皮、野菊花等。

（四）经典病案

黄某，男，64 岁。初诊日期：2018 年 12 月 13 日。

主诉：肝细胞癌术后 6 月余。

现病史：患者 2018 年 5 月体检示肝结节，2018 年 5 月 10 日于上海市第一人民医院行特殊肝癌切除术+胆囊切除术。术后病理：（右肝）恶性肿瘤，肝细胞癌，低分化。诊断为肝恶性肿瘤；胆囊腺肌病；左肾囊肿。术后行两次介入治疗（2018 年 6 月，2018 年 9 月）。2018 年 10 月 12 日上腹部增强 CT：肝右叶术后改变。

刻诊：无肝区疼痛，头晕时作，乏力倦怠，矢气频作。舌质淡胖，苔薄白，脉弦细。

诊断：中医：肝癌（脾虚精亏证）。

西医：肝恶性肿瘤术后，肝细胞肝癌。

治则：益气健脾，养精解毒，疏肝散结。

处方：太子参15g，白术12g，茯苓15g，八月札12g，枳壳9g，生薏苡仁30g，半枝莲30g，白花蛇舌草30g，蒲公英30g，黄连3g，川楝子9g，黄精30g，灵芝15g，七叶胆15g，黄芪30g，鸡内金12g。14剂。

医嘱：忌食羊肉、狗肉、胎盘、蜂王浆、蜂胶、燕窝、蛤蟆油。

二诊（2019年1月10日）：患者头晕时作，纳可，便调，舌淡红，苔少白，脉弦细。辅助检查：2018年12月28日我院MRI上腹部增强示肝右叶前上段包膜下异常增生，考虑术后沉积改变。治则同前。

处方：上方改黄连6g，七叶胆30g；加女贞子15g，知母9g。

上药合机，原方加减继续治疗，症情稳定改善，随访无复发转移。

按：患者为老年男性，精气已亏，再加之手术、介入治疗，导致脾胃受损，徐老师认为脾虚精亏是肝癌发生发展之病机，故临证方用四君子汤之白术、茯苓益气健脾，易党参为太子参补气兼顾养阴；正气耗损，乏力肢倦，加黄芪、黄精、灵芝益气养精；肝主疏泄，喜舒畅而恶抑郁，为防壅气之弊，取八月札以疏肝理气，行气开郁；配合半枝莲、白花蛇舌草清热解毒抗瘤。临床辨治肝癌，首先是明确肝癌与其他疾病有所区别，肝癌具有病变乖戾、传变迅速、预后较差的特点。因此要抓住其生物学行为特征来选择用药，针对性地选择目前研究有一定抗癌特异性的中药，如白花蛇舌草、半枝莲等。但是徐老师指出肝为体阴用阳之脏，藏精血，不宜大攻，特别是具有搜风通络作用的虫类药物，如蜈蚣、土鳖虫等应慎用，防止肝破裂出血。

（王殷东　龚亚斌　曹　敏）

八、滋阴泻火、疏肝理气、解毒散结法治疗乳腺癌

（一）概述

乳腺癌是一种常见的恶性肿瘤，主要发生在女性乳腺组织中。根据统计数据，乳腺癌是全球女性最常见的癌症之一，也是导致女性癌症患者死亡的主要原因之一。乳腺癌的发生与多种因素相关，包括遗传、环境、生活方式等。一些高风险因素，如家族史、早期月经、晚育、哺乳时间短等，可能会增加患乳腺癌的风险。同时，乳腺癌的发病年龄呈现年轻化趋势，尤其是在发展中国家。

乳腺癌的治疗方法主要包括手术、放化疗、内分泌治疗、分子靶向治疗等。对于激素受体阳性的乳腺癌患者，内分泌治疗为其重要手段，可延长患者无病生存期及总生存期，降低复发转移风险。但是内分泌治疗带来的副作用如类更年期综合征、骨质疏松、血脂异常、关节痛等严重影响患者生活质量，甚至导致患者放弃内分泌治疗，影响乳腺癌的整体治疗效果，增加乳腺癌复发、转移率，降低患者的生存质量，缩短患者的生存时间。

徐振晔教授以滋阴泻火、疏肝理气、解毒散结为治则创立乳岩宁方，重视乳腺癌激素受体阳性患者内分泌治疗过程中出现的潮热汗出、烦躁易怒、月经失调、头晕耳鸣、心悸失眠等类似更年期综合征的毒副反应。正如《素问·上古天真论》说：“女子……七七任脉虚，太冲脉衰少，天癸竭，地道不通，故形坏而无子也。”徐教授认为肾虚为本病基本病机，而肝肾同源，肾储藏精，肝储藏血，肾为肝之母，二者关系密切，肾精衰竭影响肝藏血功能，肝肾阴虚，则心阳失济，阳失潜藏，则潮热出汗，五心烦热，烦躁抑郁，心悸失眠；阴虚精亏，则腰膝酸软，头晕耳鸣；治疗应注意滋阴泻火，疏肝理气，标本兼治。乳岩宁方多年来在临床上取得了甚为满意的效果。

（二）理论来源

1. 古籍经典渊源

乳腺癌属中医“乳岩”范畴，《外科正宗》曰：“初如豆大，渐若棋子……渐长渐大，始生疼痛，痛则无解……其时五脏俱衰，遂成四大不救，名曰乳岩。”《丹溪心法》曰其为“忧怒郁闷，昕夕积累，脾气消阻，肝气横逆”所致。外有六淫侵袭，内因肝脾气郁、冲任失调，脏腑紊乱，气机不畅则气滞，血运不畅则血瘀，津行不畅则痰凝，结于乳络，化生癌毒，发为乳岩。宋代《圣济总录》中指出：“妇女以冲任为本，若失于将理，冲任不和，阳明经热，或风邪所克，则气壅不散，结聚乳间，或硬或肿，疼痛有核。”说明冲任不调与乳腺癌的发生发展密切相关，而冲任隶属于肝肾，故乳腺癌的病机总

与肝肾亏虚有关。

因此，徐振晔教授提出乳腺癌的治疗应顺应其病机，以滋阴泻火、疏肝理气为主，兼以解毒散结，方可彰显疗效。

2. 现代研究总结

目前乳腺癌的西医治疗仍以手术为主，配合放疗、化疗等。但是，放化疗会带来很多毒副作用及不良反应，包括恶心、呕吐、脱发、疲劳、皮肤反应、骨髓抑制等，这些副作用可能会影响患者的生活质量和治疗的依从性。其中化疗是一种全身性治疗，它不仅攻击肿瘤细胞，也可能影响正常的细胞，导致全身性的副作用。随着化疗的进行，部分患者可能会出现耐药现象，导致化疗效果降低。耐药性的出现使得需要不断寻找新的治疗方法和药物。

随着对乳腺癌分子生物学特征的了解加深，个体化治疗将成为未来的发展趋势，根据患者的基因型、肿瘤特征和整体状况选择靶向治疗、免疫治疗、基因治疗及中医药治疗等，根据个体制订最合适的治疗方案。而在众多个体化治疗方案中，中医药治疗具有独特的疗效和优势。

3. 临床经验积累

徐振晔教授认为乳腺癌属于本虚标实之证，此病位虽在乳，但与肾、肝密切相关，肝主疏泄，疏泄失司，气血不和，放化疗等会导致气血进一步受损，脏腑功能失调，肝肾同源，进行内分泌治疗阶段出现类更年期综合征的患者由于肝木失调、肝失疏泄、阴虚火旺蕴结成毒，进一步导致肾阴受损，患者表现为烦躁抑郁、潮热盗汗等症状。临床上针对此类患者辨证为阴虚内热，治以滋阴泻火、疏肝理气、解毒散结，在提高患者生活质量、防止复发转移方面取得显著的疗效。

（三）临床应用

徐振晔教授根据多年临床经验，以滋阴泻火、疏肝理气、解毒散结为法创制乳岩宁方，此方由生地黄、山萸肉、知母、黄柏、八月札、石见穿、蛇六谷、生黄芪等9味药物组成。

生地黄滋阴凉血，清热泻火，《易简方》有“女子多血热，宜用生地黄”的记载。药理学研究证明生地黄可以促进免疫细胞的增殖，增强其活性，从而调节免疫反应。

山萸肉补益肝肾、滋阴清热，富含多糖类成分，研究证明该成分对小鼠免疫系统有明显的调节作用，并且多糖对于抗细胞氧化同样具有非常显著的效果。

知母清泄实热，“伐相火之邪”（《本草正义》）；黄柏清热泻火，“水未枯而火盛者，用以抽薪则可”（《本草正》），两者相须为用共同发挥清热泻火、滋阴润燥的作用。在现代药理学研究中，知母和黄柏配伍也被发现具有一定的科学基础。它们可以通过不同的机制发挥抗炎、抗肿瘤、免疫调节等多方面的作用。

八月札又名预知子，具有疏肝理气、软坚散结的功效。《本草拾遗》中提到“利大小便，宣通，去烦热，食之令人心宽，止渴，下气”；现代药理学研究证明八月札中含有常春藤皂苷元，具有抑制胃癌、结肠癌、宫颈癌等细胞增殖的作用。

生黄芪味甘，性微温，归脾、肺经。被誉为“补气之长”，具有补气升阳、益气固表的作用。

石见穿、蛇六谷清热解毒、化痰软坚。

全方为知柏地黄汤化裁，生地黄入肾经而降虚火，养阴津而泻伏热；山萸肉补肾气，兴阳道，填精髓；知柏为伍，泻无根肾火，滋化源之阴；生黄芪为补气要药，八月札散肝气之郁结，平肝气之横逆；石见穿、蛇六谷功专化痰消积，理气消癥。诸药合用，滋阴泻火、疏肝理气、解毒散结，药对病机，收到显著的临床疗效。

（四）经典病案

吴某，女，59岁。初诊日期：2013年12月31日。

患者2004年12月行右侧乳腺癌根治术，病理：浸润性导管癌，ER+，PR+，Her2（2+），术后行TA辅助化疗8个疗程，并行双卵巢去势切除术，他莫昔芬内分泌治疗5年，2010年5月因肩、髋疼痛，MR提示骨盆、左股骨转移，上腹部CT提示肝左叶转移，肝穿刺病理：乳腺癌转移，ER3+，PR–，Her2（–）。2010年5月21日起行TP化疗6个疗程，末次时间：2010年9月22日。2010年10月起氟维司群内分泌治疗至今。

刻诊：神疲乏力，潮热汗出，腰膝酸软，纳一般，大便调，舌红苔少，脉细数。

诊断：中医：乳岩（阴虚内热证）。

西医：右侧乳腺癌术后，骨、肝转移。

治则：滋阴泻火，疏肝理气，解毒散结。

处方：乳岩宁方加女贞子15g，骨碎补15g，北沙参30g，绞股蓝15g，鸡内金12g。

二诊：患者潮热减，牙龈出血，余无特殊，续守前法。

处方：上方加炙鳖甲9g，白茅根15g。

之后患者一直服用乳岩宁方加减，症情稳定，未见其他复发转移征象。

2023年3月9日复诊，症见腰膝酸软，潮热，口干，舌淡红，苔薄白，脉细。续守前法以滋阴泻火，疏肝理气，解毒散结。

处方：乳岩宁方生地黄改24g，加桑寄生30g，骨碎补15g。

按：该患者为晚期激素受体阳性乳腺癌，长期内分泌治疗。徐振晔教授多年的临床经验发现，乳腺癌患者内分泌治疗期间多表现围绝经期症状，常可见潮热烘热，五心烦热，口干咽燥，腰膝酸软，舌质红，脉细数等阴虚之象。此患者乳腺癌术后，口干，潮热，大便调，纳一般，腰膝酸软，舌红，脉细数，一派阴虚之象，《黄帝内经》云：“女子六七，三阳脉衰于上，面皆焦，发始白。”天癸始竭，肾精亏虚，阴虚血燥，不能充盈濡养机体，加之邪留久羁，体内阴阳失衡，气滞血瘀邪毒痼结，故用乳岩宁方加减以滋阴泻火，疏肝理气，解毒散结为主。患者自2013年随访至今已有10年余，病情平稳，生活质量佳。

（苏 婉）

九、补肾通络、破瘀止痛、抑癌解毒法治疗骨转移疼痛

（一）概述

骨转移疼痛是目前恶性肿瘤骨转移患者临床最为常见的并发症。骨转移疼痛不仅让患者身体上遭受疼痛的折磨，也给患者心理上带来焦虑、恐惧甚至绝望等负面情绪，严重干扰了患者的正常生活，甚至可缩短生存期。因此，缓解骨转移疼痛，是提高骨转移疼痛患者生存质量的关键。

尽管目前临床常用的三阶梯止痛疗法及放疗、放射核素治疗、全身化疗、内分泌治疗、分子靶向治疗、双膦酸盐类药物等手段能使大部分骨转移疼痛患者的疼痛得到较好的缓解和控制，但其各自所引起的毒副作用也让不少患者望而却步。如何获得最好的止痛效果又避免因治疗所带来的不良反应，是癌痛领域亟待解决的难题。作为祖国传统医学，中医药无成瘾性、无耐药性，在治疗骨转移疼痛方面有其独特优势：从整体观念及辨证论治出发，中药不仅可以有效缓解疼痛，改善患者的健康状态，与口服止痛药及放疗等方法联合应用还可以减轻其毒副作用，其临床运用得到越来越多的关注。

（二）理论来源

1. 古籍经典渊源

骨转移为现代医学名词，根据临床表现可归属于中医学“骨疽”“骨瘤”“骨蚀”“骨痹”等范畴。如《灵枢·刺节真邪论》云：“骨疼而肉枯，内伤骨为骨蚀，为昔瘤，以手按之坚，有所结，深中骨，气因于骨，骨与气并，日以益大，则为骨疽。”清代《外科证治全书》记载：“贴骨瘤，贴骨而生，极疼痛。”

疼痛根据病因病机主要归属为“不通则痛”和“不荣则痛”。“不通则痛”主要包括因寒邪、湿邪、毒邪等阻滞脉络，气血不畅而出现疼痛。如《外科精义》中所述“盖缓疽、石疽，皆寒气所作。深伏于骨髓之间，有肿与皮肉相似，若疼而坚硬如石，故谓之石疽”。《灵枢·阴阳二十五人》中言：“感于寒湿则善痹。骨痛爪枯也。”《仙传外科集验方》云：“所为骨疽，皆起于肾毒，亦以其根于此也。”“不荣则痛”，古籍记录常见的主要是肾虚而致骨髓不充、骨失濡养而出现疼痛。如《外科枢要》曰：“若劳伤肾水，不能荣骨而为肿瘤……名为骨瘤。”且《外科正宗·瘿瘤论》云：“肾主骨，恣欲伤肾，肾火郁遏，骨无荣养而为肿曰骨瘤。”

徐教授指出，骨转移患者多为老年人，正气多有不足，因而更多见的是不荣则痛，即肾精亏虚而致络脉不通，而肾为“先天之本”，有赖后天的滋养，《灵枢·绝气》亦曰：

“谷入气满，淖泽注于骨，骨属屈伸。”因此后天之脾胃不足，在骨转移疼痛的发生中起着一定的作用。总而言之，骨转移疼痛的发生是机体本虚标实的综合结果：一是气滞、血瘀、痰浊、水湿、热毒等标实久稽于骨骼脉络，阻碍气血运行，导致脉络瘀阻，不通则痛。二是癌病日久，久病及肾，耗伤人体正气，气血虚弱，筋骨失其濡养则“不荣则痛”。

2. 现代研究总结

骨转移疼痛的形成可能与骨转移瘤局部的炎症反应、肿瘤生长导致的骨骼拉伸或压迫、肿瘤浸润神经、骨破坏（病理性骨折或微骨折）、脆弱骨的机械不稳定和骨内高压力（＞50mmHg）等有关。骨转移疼痛目前暂无确切的分类标准，可以按照骨破坏类型分为成骨型、溶骨型和混合型三种类型，此种分型有利于预判骨不良事件发生风险，以及指导临床医师给予相应的诊治措施。

治疗骨转移疼痛的目标包括缓解疼痛和预防骨相关事件（skeletal related events，SRE）的发生。破骨性骨转移时，肿瘤细胞释放的肿瘤相关因子如前列腺素、IL-2、肿瘤坏死因子等疼痛介质及肿瘤侵犯骨膜、周围神经、周围软组织会产生剧烈的疼痛。骨髓腔是个实性结构，弹性小，随着骨转移瘤的增大，骨髓腔压力增大，形成向外的膨胀性压力，使骨膜紧张并受到牵拉，骨膜上的神经轴突或包膜受损而产生疼痛，从而产生骨痛。

就治疗而言，目前临床中骨转移疼痛的治疗仍然遵循世界卫生组织（World Health Organization，WHO）倡导的三阶梯止痛法，该方案中的核心——阿片类药物是治疗中重度疼痛及暴发痛的第二、三阶梯的主要药物，包括曲马多、美沙酮、氢吗啡酮、吗啡、羟考酮、芬太尼等。尽管阿片类镇痛效果确切，但其中弱阿片类药物如奇曼丁（曲马多缓释片）、布桂嗪等，具有“天花板效应”，即使与非甾体类药物制成复合剂该效应仍存在。尽管强阿片类药物没有“天花板效应”，但长期或过量使用可能会出现嗜睡、便秘、耐受及成瘾等副作用，若短期内大剂量使用可能会出现昏迷、呼吸抑制等危险情况。可见，患者对于阿片类药物的敏感性存在较大的个体差异，因此医师（或联合药师）需要对患者的总体病情给予充分和准确评估后才能确定用药方案及剂量。作为骨保护药物的双膦酸盐，目前广泛应用于各种恶性肿瘤骨转移的常规治疗中，包括帕米膦酸钠、伊班膦酸钠和唑来膦酸，后者作为第三代双膦酸药理作用最强，副作用最小。近日，安加维（地舒单抗）作为新一代用于实体瘤骨转移患者的治疗药物也已纳入医保。但研究显示此类药物仅能减缓但并不能完全阻止骨破坏的发生发展，因此骨转移疼痛、骨折、高钙血症和脊髓压迫等骨相关事件仍可能发生。且临床研究也表明，除了发热、疲劳、恶心呕吐、腹泻、便秘等副作用外，还有发生肾功能损害、颌骨坏死等严重不良反应的风险。因此，临床中还需要寻找治疗骨转移疼痛高疗效又低副作用的药物或者方法。

中医药治疗骨转移疼痛主要以补肾健骨、活血通络、化痰散结、抗癌解毒为治法。常用的药材有淫羊藿、骨碎补、桑寄生、牛膝、熟地黄、杜仲、续断、制川草乌、炙蜈蚣、地龙、延胡索、没药、川芎、透骨草、三七、桃仁、山慈菇、神曲、皂角刺、白芥子、大贝、生牡蛎等。药理学研究显示，具有清热解毒、活血化瘀功效的中草药中均发现了镇痛活性成分，如生物碱、黄酮类化合物和甾醇等。这些活性成分主要通过抑制机体致痛性化学物质分泌，降低痛觉感受器的敏感性和活化阈值，抑制痛觉信号的传导等机制发挥镇痛作用。

因此，徐振晔教授强调“肾精亏虚，骨失所养”“瘀毒阻滞，骨络不通”是产生骨转移疼痛的重要病机，治疗宜“补肾健骨，化瘀通络”。

（三）临床应用

1. 明辨邪正虚实

徐教授认为骨转移瘤的形成不仅是表象的邪实，更多是内在的正虚。从脏腑论，以肾虚为主。肾藏精，主骨生髓，肾虚则骨骼空虚，病邪乘虚而入。癌症患者多为老年人（＞65岁），随着年龄的增长，肾气逐渐衰竭，即年高肾衰。癌症患者多长期经受病痛和治疗的折磨，机体五脏六腑皆受损耗，久则累及肾阴肾阳，即久病及肾。因此，正虚（肾虚）是发生癌症骨转移的重要病机之一。

邪实包括气滞、血瘀、痰浊、热毒等，其中以血瘀为主。癌症患者病期绵长，经久不愈，“久病在络，气血皆窒”，久病耗伤脏腑精气，因虚致实，即精气亏虚而致络脉气血瘀闭之实。由此，对于骨转移中常见的疼痛症状给出了合理的解释：正虚（肾虚）“不荣则痛”，邪实即瘀毒阻滞而“不通则痛”。

2. 辨证施治，总结验方

根据恶性肿瘤骨转移的基本病机，徐振晔教授指出以扶正祛邪立法，即补肾壮骨扶正固本，与化瘀通络、解毒抗癌等祛邪抑瘤并举，标本兼顾。在辨证基础上，针对临床中各种恶性肿瘤骨转移的常见症状——骨痛，总结出了疗效确切的经验方——骨痛灵方（组成：淫羊藿15g、骨碎补15g、炙蜈蚣3g等五味药），具有补肾通络、破瘀止痛之效。临床随机对照研究表明该方配合唑来膦酸较单用唑来膦酸具有更好的临床疗效。骨碎补功同其名，具有补肝肾、强筋骨、续折伤、止痹痛的作用。考虑久病入络，沉疴难起，酌情加用虫类搜剔药——炙蜈蚣，引药深入以除伏邪。纵观全方，淫羊藿和炙蜈蚣补肾通络、破瘀止痛，攻补兼用，且攻而不过；淫羊藿和骨碎补强筋壮骨，直达病之本。全方五味，用药精简，共奏补肾通络、破瘀止痛之功。

3. 辨证和辨病相结合

徐振晔教授在临床诊疗过程中除辨证论治外，十分注重辨病而治。对于各种恶性肿瘤骨转移患者，通过辨证和辨病相结合，在该经验方的基础上，灵活用药。徐教授认为肺癌骨转移患者多见肺脾肾亏虚之象，临床以精亏脾虚等证型常见。据培土生金和金水相生之理，徐教授辨证予以益气健脾、养精解毒散结治疗。故骨转移癌痛患者的组方中，多在经验方的基础上加用太子参、白术、茯苓、山茱萸、淫羊藿、黄芪、黄精、灵芝等，配合解毒抗癌药干蟾皮、山慈菇、石见穿、七叶一枝花等治疗肺癌骨转移病，即辨病论治。对于乳腺癌骨转移的患者，徐教授认为，“女子以肝为先天”，除了肝藏血，充盈冲任外，女性患者易因情志失调而肝气郁结。肝郁而气失疏泄则脾胃运化失常，气血生化无源，久则肝肾亏虚，因此乳腺癌骨转移患者临床常见脾虚精亏肝郁及肝肾阴虚内热等证型，辨证予以益气健脾养精的黄芪、黄精、灵芝、太子参、白术等，疏肝理气、补益肝肾的八月札、女贞子、枸杞子、生地黄、山茱萸等，配伍白花蛇舌草、石见穿、蛇六谷等解毒散结、抗癌消癥。徐教授认为前列腺癌骨转移患者多见肾气亏虚，因此在治疗上予以补肾益精的山茱萸、熟地黄、益智仁等，同时配合白花蛇舌草、白英、红豆杉、土茯苓等软坚散结、解毒抗癌。

总之，徐教授治疗恶性肿瘤骨转移以辨病和辨证相结合而论治，用药考究，扶正的同时不忘祛除癌邪，不仅能较快地发挥化瘀通络止痛的疗效，对于长期服药的患者也能获益于正气的增强，癌肿增长得以抑制。此外，徐教授考虑到抗癌止痛药物涩苦难服，易伤脾胃，在组方配伍中常加用鸡内金、焦山楂曲、木香等，顾护胃气的同时理气行滞，以助药物吸收，故收效较佳。

（四）经典病案

杨某，女，55岁。初诊日期：2022年9月12日。

主诉：确诊肺腺癌1年余，发现骨转移8个月。

现病史：患者因咳嗽1年于2021年11月在上海长征医院查胸部CT见右肺占位，复旦大学附属肿瘤医院支气管镜病理为腺癌，未经放化疗。2022年3月因左腿痛查骨ECT提示全身多发骨转移，2022年7月在上海市第六人民医院行左腿放疗共10次，因血小板低，未继续进行放疗及骨保护治疗。

刻诊：咳嗽，咳白黏痰，口干多饮，腰酸，左腿痛，纳差，大便干结，夜寐欠安。苔少舌质暗，脉细。

诊断：中医：肺癌（肺肾阴虚，络脉瘀阻证）。

西医：肺癌骨转移C-T3N2M1bⅣ期。

治则：补肾养阴，清肺止咳，化瘀通络止痛。

处方：北沙参30g，天麦冬各15g，山茱萸15g，生地黄15g，杏仁9g，芦根30g，枇杷叶12g，桃仁9g，石见穿30g，蛇六谷30g，重楼15g，骨碎补15g，炙蜈蚣2条，自然铜15g，淫羊藿15g，制川草乌各9g，牛角鳃30g，生黄芪50g，白术15g，炙鸡内金12g。

水煎服，每日1剂。

二诊（2022年10月12日）：患者左腿疼痛好转，咳嗽少痰，口干缓解，大便较前通畅。

处方：上方炙蜈蚣改3条，制川草乌改各12g。

三诊（2022年11月30日）：患者左腿疼痛明显好转，咳嗽、咳痰等症状少见，饮食良好，大便通畅。2022年10月复查胸部CT示病灶稳定，未见其他部位转移。至今未服用止痛药。

处方：北沙参30g，天麦冬各15g，山茱萸15g，生地黄15g，杏仁9g，芦根30g，枇杷叶12g，桃仁9g，石见穿30g，重楼15g，蛇六谷30g，骨碎补15g，炙蜈蚣3条，自然铜15g，淫羊藿15g，制川草乌各12g，牛角鳃30g，生黄芪50g，白术15g，炙鸡内金12g，枳实12g。

按：本例肺癌患者为女性，55岁，正处于“天癸竭”、肾气亏损的阶段，由于疾病进展，过度消耗，加之放疗灼伤，表现为纳差、口干、腰酸、大便干结、夜寐欠安的症状，均属久病及肾，肺肾精气两亏，气阴俱虚之证。方中北沙参、天麦冬、山茱萸、生地黄、生黄芪、白术补肾精，养肺阴，益肺气，杏仁、芦根、枇杷叶清肺止咳，石见穿、重楼、蛇六谷清热解毒抗癌。肺癌骨转移的主要症状在于疼痛，这是由“久病入络”“久痛入络”所致，本例骨转移患者已属肺癌晚期，病久气血耗损，不荣于络，络脉空虚，功能失司，以致络脉瘀阻，不通则痛，骨碎补、炙蜈蚣、淫羊藿等乃是徐老师治疗癌症骨转移疼痛的经验方“骨痛灵方”的组成药物，该方以中医补肾坚骨为理论指导，以补肾养精，通络破瘀为治则，骨碎补、炙蜈蚣补肾健骨、化瘀止痛，淫羊藿补肾阳、强筋骨，自然铜散瘀止痛，佐以制川草乌祛风除湿止痛，六药合用，攻补兼施。病程中患者未服用止痛药，这表明单纯中药治疗也可以很好地控制骨转移疼痛，提高晚期肺癌患者的生存质量。

（鲁叶云　王立芳）

十、益气化瘀、补肾通络法治疗脑肿瘤

（一）概述

在恶性肿瘤的自然病程中，近 30%的实体肿瘤患者会出现脑转移瘤，而脑转移病灶最常见的来源是肺癌（40%～50%）。近年来由于越来越多新的治疗方法尤其是精准治疗的兴起，肿瘤患者生存期得到了明显延长，生活质量得到了很大的提高。但是由于中枢神经系统解剖及生理上的特殊性，各种治疗手段难以达到理想的效果。未经治疗的肺癌脑转移患者的中位生存期为 1～2 个月，经过治疗也仅有 10～12 个月。目前针对肺癌脑转移患者的治疗方式包括手术切除、放疗、化疗、靶向治疗、免疫治疗及多种治疗方式的联合，可以根据个体差异进行个体化治疗。然而肺癌脑转移患者总体预后仍难以令人满意。近年来中医药在肺癌脑转移的中西医结合治疗中发挥了独特的优势，在抑制肿瘤生长、改善临床症状、减轻放疗不良反应、提高患者生活质量和延长患者生存期等多方面均起到了重要作用。

（二）理论来源

1. 古籍经典渊源

我国古代中医典籍中并无“脑瘤”的相关记载，对于肺癌脑转移尚未有明确的范畴划定，根据现阶段治疗而言，肺癌脑转移的认识可纳入“头痛”“眩晕”“癫痫”“抽搐”“偏枯”“晕厥”范畴。早在《中藏经》中云“头目久痛，卒视不明者，死”；《灵枢·厥病》曰“真头痛，头痛甚，脑尽痛，……，死不治”等描述均与现代颅内肿瘤的临床症状和预后类似。

中医学认为“脑为髓海”，髓海病变发为脑瘤，与脏腑清阳之气关系密切，其病位在脑，与肝、脾、肾等脏腑有关，主要的病理因素有痰、瘀、毒、虚，本虚标实为其基本病机，本虚以肝肾不足、气血亏虚多见，标实以痰湿、瘀血、风毒为主。

中医认为肺癌的发生是因为本虚时邪气入侵于肺，故因虚得病，而在病邪与机体的邪正交争过程中逐渐由虚致实，产生痰饮、瘀血等，且久病耗伤人体正气，使得肺癌局部属实而全身属虚。《素问·太阴阳明论》曰：“伤于风者，上先受之。”《诸病源候论》云：“积聚者，……，受于风邪，搏于脏腑之气所为也。”脑居于巅顶，非风邪无以上达。癌毒劫夺营卫，与营卫胶结，肆意滋养生长，邪盛毒炽，内生风邪，脑髓失养，虚处生风，风邪夹癌毒循经络血脉上达于脑，风邪癌毒停聚，痰、瘀凝滞，是肺癌脑转移发生的病因病机。

2. 现代研究总结

肺癌发病隐匿，早期症状容易被忽视，患者就诊时往往已经出现了其他部位的转移。肺癌脑转移发生率较高，这是因为在肺血管与椎静脉之间有吻合支，肺癌的癌细胞栓子进入静脉后可经体循环直接进入颅内，而其他部位癌肿的癌细胞栓子必须先经过肺毛细血管方可进入体循环到达脑部，所以肺癌最易发生脑转移。肺癌脑转移的症状及体征可呈多样化，可表现为颅内高压症状，出现剧烈头痛、呕吐等，或表现为癫痫发作。

现阶段对脑转移的治疗主要包括手术、放疗、化疗、靶向治疗和联合治疗等。外科手术适用于有 1～3 个脑转移病灶的患者，通过手术的方式解决患者由于肿瘤压迫致使颅内压升高的情况，同时可控制局部病灶，提高患者的生活质量。近年来，伽马刀等先进治疗手段广泛应用于临床，不仅能够抑制局部转移瘤的增长，而且其不良反应相对于放化疗而言较少。化疗或放化疗联合应用都可在一定程度上延长肺癌脑转移患者的总生存期，但由于化疗药物透过血脑屏障的浓度较低，难以达到治疗脑转移的作用，是影响肿瘤治疗效果的重要原因。中医药治疗联合放化疗，可起到减毒提效的作用，降低不良反应或疾病复发的风险，进一步延长患者的生存期，从而起到标本兼治的效果。

3. 临床经验积累

肺癌脑转移在中医理论体系中，其病因病机多与正气虚弱、邪毒内侵有关。正气虚弱通常是指患者本身机体免疫力低下，抗病能力不足，给邪毒提供了可乘之机。在中医看来，肺主气，司呼吸，若肺气虚弱，易受外邪侵袭，久病不愈，则可能导致肺部肿瘤的发生。脑转移则被认为是邪毒随气血流窜，浸淫脑部，导致脑络阻塞，出现相关症状。在肺癌脑转移方面中医学也有许多值得注意的观点，关于肺癌脑转移的病因病机：张代钊教授强调“清气不升……浊气不降”在脑转移发生中起着重要作用；郁仁存教授认为肿瘤的复发与转移，主要与患者机体内环境的改变、出现“内虚”即脏腑功能减退、气血阴阳失调等有关；朴炳奎教授认为脑髓虽为肾所生，但神志却为心所主，故脑转移亦常考虑由心神功能异常引起；孙桂芝教授认为脑转移瘤的发生与风邪所伤有关；李佩文教授强调脑转移的发生与脾胃虚衰而导致“清阳不升，浊阴不降”有着密切联系，均在一定程度上指导了中医的临床实践，取得了相应成绩。

荟萃百家之长。总结前人和同道的认识，徐振晔教授提出：精气亏虚，正虚邪侵，是肺癌脑转移的重要机制。治疗以“益气化瘀、补肾通络、抑癌解毒”为基本方法，同时兼顾患者症状主诉，灵活加减变化方药，则是中医药治疗肺癌脑转移的重要途径之一。

（三）临床应用

在前述理论的指导下，徐振晔教授提出“益气化瘀、补肾通络、抑癌解毒”治疗脑肿瘤的学术观点。临床上徐教授常用补阳还五汤加减治疗肺癌脑转移。补阳还五汤由黄芪、当归尾、川芎、赤芍、桃仁、红花、地龙等组成，主治气虚血瘀证，是益气活血法的代表方。徐教授临证往往重用黄芪 45～60g，取其大补脾肺之气，意在气旺则血行，瘀去则络通，并助诸药之力，通过补气推动血液运行，最终达到祛瘀通络之目的；当归活血化瘀而不伤正；川芎助当归活血祛瘀；地龙活血通经，在补气的基础上活血化瘀以通经络。纵观全方，标本兼顾，补气不壅滞，活血不伤正。徐教授常用炙蜈蚣取代方中桃仁、赤芍、红花等活血化瘀药。炙蜈蚣为虫类药，善走窜，更易达到祛风通络之效，配合川芎、当归，可增加活血化瘀通络的效果。

（四）经典病案

朱某，女，64岁。初诊日期：1996年10月12日。

患者1996年因咳嗽不愈，查胸片发现左肺占位；于1996年9月4日在胸科医院行左上肺癌切除术。术后病理示腺癌，同时有淋巴结转移（报告亡佚，具体不详）。术后行辅助化疗4次。1996年10月17日于复旦大学附属肿瘤医院行胸部放疗。后定期随访。1997年头颅MRI提示颅内转移，于当年4月17日在上海伽马医院行头颅伽马刀治疗，经治疗后颅内病灶消失。而后数年内定期复查随访，病情稳定。至2006年12月发现颅内新发病灶，遂再次行伽马刀治疗，经治疗后颅内病灶未见明显缓解，故于2007年1月7日在复旦大学附属华山医院行颅内肿瘤切除术。2011年7月再次出现颅内转移灶，在胸科医院行头颅放疗，经放疗后病灶部分缓解，持续密切观察随访至2014年3月13日于上海德济医院行右额顶叶颅内占位切除术，术后病理示转移性腺癌。术后患者长期门诊随访，2015年3月24日右颞叶病灶较前进展，PET/CT考虑该病灶仍有肿瘤活性，并发现左肺下叶结节，故于当年7、11月入我科行甘露醇治疗脑水肿，同时结合中草药抗肿瘤治疗；治疗中、治疗后复查头颅MRI提示病灶均持续进展，肺部病灶稳定。2016年1月8日在胸科医院基因检测示ALK+，K-ras基因12、13号密码子未见突变。当年2月18日起患者自行服用克唑替尼250mg，每日2次治疗，3～9月复查颅内病灶范围持续缩小，后病情稳定。2019年1月自行停服靶向药物，继续中医药治疗。2022年复查头颅MRI增强：右侧额顶叶术后改变，右侧额顶叶团片影，考虑转移瘤伴出血，右枕叶小片软化灶，所见情况较前片大致相仿。该患者自发病起持续中药治疗（方药随患者症状加减变化调整），病程已达28年余。

刻诊：1997年4月29日。右侧头痛，头晕恶心，左上肢功能明显受限，时有抽搐，畏寒怕冷，夜尿频多，大便不实，舌淡暗苔白，脉细。

诊断：中医：肺积（精气亏虚，脉络瘀阻证）。

西医：支气管肺癌原发性周围型左上叶腺癌根治术后脑转移伽马刀后R-T4N0M1（脑）Ⅳ期。

治则：益气化瘀，补肾散结通络。

处方：黄芪60g，当归12g，地龙18g，川芎15g，丹参30g，生南星15g，夏枯草15g，生牡蛎30g，补骨脂15g，淫羊藿15g，菟丝子15g，桂枝9g，生薏苡仁30g，陈皮9g，半夏9g，白蒺藜12g，白扁豆20g，鸡内金12g，羚羊角粉（冲）0.6g。

2周后复诊，左侧肢体功能略微好转，抽搐发作减少。于上方中加入炙蜈蚣2条，鸡血藤30g，丹参用量加大至60g，继服1个月后，左上肢功能基本恢复正常，头晕头痛偶作，未见抽搐发作。

患者常年中药治疗，方药守益气化瘀，补肾散结通络治则化裁，基本方药如下。

处方：黄芪 50g，当归 9g，地龙 9g，石见穿 30g，陈皮 9g，天葵子 30g，蛇六谷 30g，重楼 15g，猫人参 30g，黄精 30g，灵芝 15g，麦冬 9g，淫羊藿 15g，川芎 15g，桂枝 9g，川牛膝 15g，鸡内金 12g。

按：该例患者在放化疗之外，20 余年间坚持中医药治疗，虽然脑部几经转移，甚至肿块仍有一定的进展，但仍能够有效地维护“阴平阳秘”的状态，带瘤生存时间长，其中的机制值得进一步探讨。一方面从个例角度明确了“益气化瘀、补肾通络、抑癌解毒”的有效性，另一方面也从中西医结合的角度提示我们二者不可偏废。是不是一定要使肿块“消失”才是治愈？是不是一定要“斩草除根”对患者才是最有利的治疗方案？这一案例也提示我们，值得我们思考并审视带瘤生存的现实性和患者利益的最大化。也许这样才是对患者最好的治疗方案。

该患者肺癌脑部转移，其基本病机与瘀阻脑络大体相当，徐教授采用益气化瘀通络之补阳还五汤化裁。在治疗过程中，扶正兼顾祛邪，重用黄芪，峻补气分，意在气旺则血行，瘀去络通，地龙、炙蜈蚣上入巅顶，搜风通络；当归活血补血，祛瘀不伤正；川芎、鸡血藤、丹参活血化瘀，通络止痛；川牛膝引瘀血、水湿及诸药下行；补骨脂、淫羊藿温肾助阳；天葵子、蛇六谷、石见穿解毒散结。全方合用，祛邪不伤正，扶正不恋邪，益气祛瘀，补肾化瘀通络，获得佳效。随访至 2023 年病情仍然稳定。

（苏　婉　史海霞　赵晓珍）

十一、泻肺健脾、解毒利水治疗癌性积液

（一）概述

癌性积液属中医学“悬饮”“臌胀”等范畴，胸腔积液发病之因，多因秽毒滞于体内，损伤脏腑；或正气虚弱，脏腑功能失调，气血运行不利；或情志所伤，气机不利，气血痰浊壅滞，而致痰浊瘀毒聚结，发生癌瘤。邪流胸胁，阻滞三焦，水饮积结，发为胸腔积液。腹水的基本病理变化总属肝、脾、肾受损，气滞血瘀，致水停腹中。其病因为肝主疏泄、司藏血，肝病则疏泄不行，气滞血瘀，瘀血内阻，进而横逆乘脾，脾失健运，转输水液失职，水湿内蕴，进而土壅木郁，以致肝脾俱病，日久累及于肾，肾气不化，开阖不利，气血交阻，水气郁积腹中，则腹部胀大成鼓。气滞、血瘀、湿阻、热盛、毒结、水湿诸邪相互搏结，本虚标实，变化多端。

现代医学理论中，恶性胸腹水指恶性肿瘤胸腹膜转移或原发于胸腹膜本身的恶性肿瘤所致的积液，是晚期恶性肿瘤的常见并发症之一。如果大量恶性胸腹水不及时处理，可产生胸闷、气促、咳嗽、胸痛、腹痛、腹胀等症状，严重者危及生命。因此，有效控制癌性积液对于改善肿瘤患者症状、提高生活质量、延长生存期具有重要的临床意义。治疗主要有全身治疗和局部治疗两种。全身治疗主要针对引起恶性胸腹水的原发疾病，如肺癌、乳腺癌、恶性淋巴瘤、消化系统恶性肿瘤、妇科癌病等，通过靶向治疗、全身化疗等可以部分控制；局部治疗主要是通过胸腹腔穿刺引流，并给予局部用药，如博来霉素、顺铂、重组人血管内皮抑制素、IL-2、榄香烯注射液、香菇多糖等，有一定疗效，但积液局部暂时控制后容易反复，缠绵不断。

中医药治疗癌性积液有一定的特色和优势，可以缓解症状，提高生存质量，且毒副作用小，患者接受度高，特别是对不能耐受化疗的患者可作为首选。徐振晔教授创制了悬饮宁方联合大黄皮硝粉的方法治疗恶性肿瘤胸腹水。徐教授认为，癌性积液之病机以正虚不足为本，邪毒、气滞、水饮为标，涉及肝、脾、肾诸脏及络脉，本虚标实，虚实兼见，互为因果，错杂为病，故予健脾、泻肺、温阳、解毒利水四法共用，选苓桂术甘汤、葶苈大枣泻肺汤、己椒苈黄丸合而化裁，命其悬饮宁方，由生白术、茯苓、葶苈子、川椒目、桂枝、猫人参、龙葵七味组成，临床运用多年，常获桴鼓之效。大黄皮硝粉则取“内病外治”“内外同治”的治疗理念，徐教授弟子岳阳中西医结合医院龚亚斌主任发明了中药外敷药物“消水贴方”，即由大黄皮硝粉组成，配合外敷胸水背心，形成了无创治疗胸腹水的新技术，该技术已在龙华医院、岳阳中西医结合医院等医院广泛使用，前期研究消水贴方外敷治疗癌性胸腔积液共纳入患者100余例，总有效率为80%，减少了20%患者的胸腔穿刺治疗，降低了15%患者利尿剂的使用，极具临床治疗价值。

（二）理论来源

1. 古籍经典渊源

恶性胸腔积液属于中医“悬饮”范畴。《金匮要略·痰饮咳嗽病脉证并治》曰：“饮后水流在胁下，咳唾引痛，谓之悬饮。”腹水归“臌胀”范畴，《灵枢》中曰：“鼓胀何如？岐伯曰：腹胀，身皆大，大与肤胀等也。色苍黄，腹筋起，此其候也。”胸腹水之成，非一朝一夕，其消殒亦非易事。《素问》曰：“诸湿肿满，皆属于脾。”脾主中州，职司气化，为气机升降之枢，若脾阳不足，健运失职，则湿滞而为痰为饮。而痰饮随气升降，无处不到，停于胸胁，或留滞脘腹，痰湿阻络，瘀血内生，痰瘀搏结，化瘀生毒，聚而为水，则腹水更甚。悬饮宁方效能健脾、泻肺、温阳、解毒利水，恰可解水饮之患。药用生白术、茯苓、葶苈子、川椒目、桂枝、猫人参、龙葵七味，方中生白术补脾之阳，运脾之气，利水渗湿力胜一筹，阳气得升，湿邪得散，则水饮自消。肿瘤患者正气戕伐，脾气虚弱，脾难行津，不可过用苦寒攻下，徐教授常重用生白术补气导滞，缓脾生津，运脾通便，实为治本之图。茯苓可渗脾肺之湿，下伐肝肾之邪，使清气得升，水浊自降。川椒目性味苦辛，专行水道，不行谷道，可治水蛊。桂枝可通阳化气，调和营卫，散结利水，畅达四肢，载药直达病所。龙葵、猫人参助化湿药利水之用，屡见奇效。配合大黄皮硝粉外敷，大黄其性沉而不浮，其用走而不守。夺诸郁而无壅滞，定祸乱而致太平，名之曰“将军”。芒硝苦寒下泄，主五脏积热，停痰积聚，涤去蓄结饮食，除邪气也，陈者下而新者可进，水谷之道路通。两者相合为用，可化瘀软坚、利水消肿。外敷配合内服，共奏健脾利水，解毒泻浊之功。

2. 现代研究总结

恶性胸腔积液的治疗，除了积极治疗引起积液的原发肿瘤外，局部治疗主要是胸腔穿刺引流，胸腔积液控制后胸腔内注入化疗药物、靶向药物、生物制剂或中药注射剂等，如博来霉素、顺铂、奈达铂、洛铂、贝伐珠单抗、重组人血管内皮抑制素、金葡素注射液、羟喜树碱、复方苦参注射液、鸦胆子油乳注射液、艾迪注射液、康莱特注射液、华蟾素注射液、斑蝥酸钠维生素 B_6 注射液等，或者两种药物联用，如 A 型链球菌制剂与顺铂联合、羟喜树碱联合复方苦参注射液、顺铂加免疫核糖核酸、顺铂联合重组人白介素-2、恩度联合顺铂、复方苦参注射液联合奈达铂、华蟾素注射液联合重组人血管内皮抑制素、贝伐珠单抗联合顺铂、重组人血管内皮抑制素联合奈达铂、康莱特注射液加顺铂等均有一定疗效，中药外敷、中药穴位敷贴也有一定效果，中日友好医院临床研究发现抗癌消水膏治疗恶性胸腔积液有效率优于腔内免疫治疗，实验研究提示抗癌消水膏外敷治疗能延长模型小鼠的生存时间，提高模型小鼠的生活质量。另有临床研究显示逐水膏穴位贴敷联合益气化痰法能提高晚期肺癌胸腔积液的临床疗效，安全可靠。中药内服疗效确切，特别是胸膜腔内分隔状胸腔积液，抽吸已很困难，影响到患者的呼吸功能，中医中药可有独到的疗效。悬饮宁方加减临床观察有明显控制胸腔积液的作用，实验研究发现悬饮宁具有明显延长 S180 腹水瘤小鼠生存期、改善生存状态的作用；悬饮宁还可以改变 S180 腹水瘤小鼠排列疏松的腹膜间皮细胞，从而控制腹水瘤小鼠癌性积液生长，疗效甚佳。

（三）临床应用

癌性积液患者多正虚邪盛，往往不可恣意攻下，徐振晔教授善用泻肺健脾、解毒利水法控制胸腔积液屡获良效，常用方为悬饮宁方加减，方由生白术、茯苓、葶苈子、桂枝、川椒目、猫人参、龙葵等合而组成。

生白术甘，温，归脾、胃经。《药鉴》：“利水道、有除湿之功，强脾胃，有进食之效。”生白术具有明显而持久的利尿作用，实验研究显示对各种动物如大鼠、兔、犬都有作用。白术不仅能增加水的排泄，也能促进电解质特别是钠的排出，同时不影响垂体后叶激素的抗利尿作用。其能促进胃肠分泌，增强单核细胞的吞噬功能，降低血糖，促进血液循环，利尿通便效佳。

茯苓甘、淡，平，归心、脾、肾经。《神农本草经》：“味甘，平。主胸胁逆气。”《中西汇通医经精义》：“茯苓气薄。为阳中之阴。所以利小便。”《本草经集注》：“止消渴唾，大腹淋沥，膈中痰水，水肿淋结。”现代药理研究证实本品醇浸剂有明显的利尿作用，能增加尿中钾、钠、氯等电解质排出。

葶苈子苦、辛，大寒，归肺、膀胱经。《本草正义》：“苦降辛散，而性寒凉，故能破滞开结，定逆止喘，利水消肿。”现代药理研究发现本品醇提取物有强心作用，治疗肺源性心脏病引起的喘息和水肿效果显著，其强心利尿作用，能使循环改善，使肾区血流量增大而利尿，同时兼具广谱的抗感染作用。

桂枝辛、甘，温，归肺、心、膀胱经。《本经疏证》：“凡药须究其体用，桂枝能利关节，温经通脉，……盖其用之之道有六：曰和营，曰通阳，曰利水，曰下气，曰行瘀，曰补中。其功之最大，施之最广，无如桂枝汤，则和营其首功也。”实验研究发现用含桂枝的五苓散 0.25g/kg 给麻醉犬静脉注射，可使犬尿量明显增加，单用桂枝静脉注射（0.029g/kg）利尿作用比其他四药单用显著，故认为桂枝是五苓散中主要利尿成分之一。

川椒目苦，寒，归肺、肾、膀胱经。《唐本草》：“主水，腹胀满，利小便。”降气平喘作用的实验研究表明：椒目有拮抗组胺和直接舒张支气管平滑肌的功效，椒目 90%醇提物对氨水引咳的小鼠、枸橼酸致咳的豚鼠均有明显的镇咳作用。椒目醇提物、水提物灌胃对组胺所致豚鼠哮喘有平喘作用。

猫人参苦、涩，凉，归肝经。《浙江民间常用草药》：“清热解毒，主痈、疖，白带，脓肿。”本品具有抗肿瘤的作用，临床主要用于治疗肺癌、原发性肝癌、消化道肿瘤，用于治疗癌性胸腹水有一定疗效。实验研究发现猫人参提取物对 S180、A549 瘤细胞具有一定体内抑制作用，其挥发油成分具有体外抑菌效果。

龙葵苦，寒，有小毒，归肝、胃经。《本草正义》：“龙葵，可服可敷，以清热通利为用，故并治跌仆血瘀，尤为外科退热消肿之良品也。”《现代实用中药》：“利尿消炎。”实验研究提示龙葵煎剂 10g/kg 腹腔注射，可提高小鼠体内自然杀伤细胞的活性。对金黄色葡萄球菌、痢疾杆菌、伤寒杆菌、变形杆菌、大肠杆菌、铜绿假单胞菌、猪霍乱杆菌均有一定的抑菌作用。

大黄苦，寒，无毒，归脾、胃、大肠、肝、心包经。始载于《神农本草经》，可泻下攻积，活血化瘀，《本草新编》云其："善荡涤积滞，调中化食，通利水谷，推陈致新，导瘀血，滚痰涎，破症结，散坚聚，止疼痛，败痈疽热毒，消肿胀，俱各如神。"禀天冬寒之水气，得地南方之火味，气味俱降，为荡涤之品。阴和于阳而寒热止矣，癥瘕积聚，皆有形之实邪，大黄所至荡平，推陈致新，故能破之。现代药理学研究亦证实，大黄具有抗炎、抑制细菌生长繁殖的作用，主要通过抑制细菌细胞核酸和蛋白质合成及糖代谢，抑制炎症反应的重要介质白三烯 β4 而发挥抗炎作用，此外大黄可以收缩局部损伤血管，降低毛细血管通透性，改善微循环障碍。

皮硝咸、苦，寒，归胃、大肠经。始载于《名医别录》，为粉末状无水芒硝，具有泻下、清热、润燥、软坚之功效。皮硝对早期炎性渗出物引起的肿胀有明显抑制作用，可使患者腹部形成高渗状态，通过渗透压吸收腹部内水液。大黄、皮硝两药，研成粉末，既可清热消肿又能抑菌，可充分发挥大黄的活血止血之功，还充分利用了皮硝的吸湿软坚作用，两药相辅相成能够达到较好的疗效。

（四）经典病案

病案一　宜某，女，48 岁。初诊日期：2016 年 5 月 4 日。

主诉：左肺鳞癌术后 1 年余，伴干咳、胸闷、气短 2 周。

现病史：患者 2014 年 4 月 1 日术后病理示左肺鳞癌，3cm×2cm×2cm，中-低分化，伴坏死，纵隔淋巴结转移 5/8。术后外院中药汤剂辨证治疗，未行放化疗。2016 年 4 月 26 日 B 超：胸腔中等量积液，胸腔穿刺抽液 800ml，涂片见异形细胞，未行胸腔化疗。

刻诊：乏力，干咳，胸闷、气短，左侧卧舒适，纳可，大、小便调，烘热、盗汗，怕冷，夜寐安。舌淡红、苔薄白，脉细。

诊断：中医：肺癌（气阴两虚、饮停胸胁证）。

　　　西医：肺恶性肿瘤原发性周围性鳞癌恶性胸腔积液。

治则：泻肺健脾，解毒利水，调和阴阳。

方药：四君子汤合悬饮宁方加减。

处方：太子参 15g，生白术 30g，茯苓 15g，北沙参 15g，生黄芪 40g，芦根 30g，杏仁 9g，枇杷叶 12g，葶苈子 15g，桂枝 6g，川椒目 15g，猫人参 30g，龙葵 30g，桃仁 9g，石见穿 30g，石上柏 30g，蛇六谷 30g，泽泻 30g，知母 15g，碧桃干 30g，鸡内金 12g。14 剂，每日 1 剂，水煎服，早晚饭后温服。

二诊（2016 年 8 月 10 日）：服药后诸症好转，门诊续治，复查 B 超胸腔积液 30mm。刻诊：咳嗽，少痰，胸背隐痛，口苦，胃脘不适，大便溏薄，舌暗红苔少，脉细。证属气阴两虚、饮停胸胁，治以益气养阴、解毒散结。方药：四君子汤加减。

处方：太子参 15g，生白术 30g，茯苓 15g，北沙参 15g，生黄芪 40g，芦根 30g，杏仁 9g，枇杷叶 9g，石见穿 30g，石上柏 30g，猫人参 30g，木香 9g，川连 6g，川芎 12g，佛手 9g，白扁豆 30g，鸡内金 12g。14 剂，每日 1 剂，水煎服，早晚饭后温服。

按：徐振晔教授应用悬饮宁方加减控制恶性胸腔积液疗效明显，方中生黄芪、生白术、茯苓、葶苈子、桂枝、川椒目、猫人参、龙葵健脾温阳、解毒利水，芦根、杏仁、枇杷叶清肺化痰、止咳平喘，石见穿、石上柏、蛇六谷为治疗肺癌解毒散结常用药，初诊用泽泻加强利水，知母、碧桃干滋阴清热敛汗，复诊根据病情变化予香连丸清热理气止痛，川芎活血止痛，佛手、白扁豆理气健脾止泻，鸡内金健胃消食。全方泻肺健脾利水、解毒散结，标本兼顾、扶正祛邪以平为期。方中生白术，《药性论》曰："味甘辛，逐皮间风水结肿。"现代药理研究提示它对小鼠S180腹水瘤抑制率为22.8%～32.1%，生白术达到一定剂量时，其排液作用明显增强，本方重用生白术；葶苈子泻肺利水，剂量大时可高达50g，两药攻补兼施为君药。猫人参清热解毒且具有强壮扶正功用为臣药；茯苓渗湿利水，川椒目降逆平喘、行气利水，桂枝温阳化饮为佐药。

病案二　盛某，女，47岁。初诊日期：2018年11月15日。

主诉：结肠癌术后2年余，腹胀1周。

现病史：患者因回盲部肠恶性占位于2016年10月20日行右半结肠癌根除术。术后病理示回盲部腺管状中分化腺癌，侵及浆膜层，淋巴结3/18（+）。术后行8次XELOX化疗，末次时间：2017年7月5日。2017年7月27日复查胸部CT：双肺多发转移灶；2017年8月2日盆腔CT示盆腔转移瘤，大小3.5cm。2017年8月起行BEV+FOLFIRI方案化疗9次。2018年3月复查CT：肺部病灶较前增大，盆腔病变同前相仿，肿瘤指标较前升高。2018年10月5日查腹部CT：子宫直肠凹转移，3.9cm×5.1cm，侵犯直肠。宫颈活检病理：腺癌，考虑直肠转移。原拟行盆腔放疗，2018年11月8日复查腹盆腔CT：大量腹水。

刻诊：腹部膨隆，绷紧发亮，大量腹水，伴宫颈出血，下腹部疼痛，大便困难，口干，纳呆，夜寐欠安。舌苔照片提示舌偏红，少苔。

诊断：中医：肠癌（脾虚阴亏，痰瘀互结，水饮内停证）。

西医：回盲部肠癌术后pT3N1bM0 Ⅲb期 R-T4N1M1 Ⅳ期（肺、盆腔、腹膜、右侧髂肌）。

方药：悬饮宁方加减。

处方：大腹皮15g，川椒目15g，猫人参45g，龙葵30g，葶苈子15g，生白术15g，桂枝9g，车前子30g，瓜蒌仁30g，制大黄9g，大枣9g，生黄芪30g，生地黄30g，北沙参30g，炒谷麦芽各15g，鸡内金12g。14剂，每日1剂，水煎服，早晚饭后温服。

另予：大黄皮硝粉28包，2包/日，外敷。

二诊（代诊2018年11月22日）：用药1周后代述腹水明显消退，舌红苔薄黄腻。

处方：上方去生地黄、北沙参，改生白术30g，加芦荟2g，茯猪苓各15g。继予大黄皮硝粉28包外敷。

三诊（代诊2018年12月26日）：肛内、宫颈出血，经治疗后血止。然腹部疼痛，口服硫酸吗啡缓释片止痛，其剂量为30mg，每12h一次。神疲乏力，纳谷可，腹部作胀轻微，烦躁不安，烘热，口干少饮，大便调，舌红苔稍黄腻。

处方：党参15g，八月札15g，制香附9g，猫人参30g，女贞子15g，龙葵30g，茯苓15g，白英30g，瓜蒌仁30g，制大黄9g，枳实12g，生地黄15g，生黄芪50g，知母9g，黄柏6g，牡丹皮9g，白术12g，茜草15g，旱莲草15g，大腹皮15g，鸡内金12g。14剂，每日1剂，水煎服，早晚饭后温服。

四诊（代诊2019年1月10日）：诉右下肢肿胀，右下腹痛，神疲乏力，舌淡红，苔黄腻。

处方：党参15g，大腹皮15g，木香9g，茯苓15g，延胡索15g，生薏苡仁15g，猫人参30g，八月札15g，白英30g，金铃子9g，野葡萄藤30g，苍术9g，菝葜30g，黄柏9g，川牛膝12g，生黄芪50g，制大黄9g，泽泻30g，车前子30g，鸡内金12g，炒谷麦芽各12g。

14剂，每日1剂，水煎服，早晚饭后温服。

五诊（代诊2019年2月21日）：下肢肿胀消退，少腹部疼痛，舌淡红苔稍黄腻，腹尚软。治以益气健脾，理气散结，清热解毒，通腑泻浊，扶正固本，气血并济。

处方：党参15g，枳实12g，生白术15g，野葡萄藤30g，菝葜30g，白花蛇舌草30g，延胡索15g，制大黄9g，生黄芪50g，茜草15g，金铃子9g，生薏苡仁30g，鸡内金12g，炒谷麦芽各15g，生甘草9g，茯苓15g，黄精30g，八月札15g，川连3g。14剂，每日1剂，水煎服，早晚饭后温服。

患者药后症情平稳，予该方加减治疗1年余。后因新冠疫情暴发而失访。

按：《素问》云“饮入于胃，游溢精气，上输于脾。脾气散精于肝，上归于肺，通调水道，下输膀胱”。脾乃气血生化之源，中央脾土以溉四方，主为胃行其津液，脾运健旺，则精微四布，湿痰不生。脾运失权，若坝口失阀，水湿泛滥。患者初诊之时，邪流脘腹，阻滞三焦，气化失司，发为腹水，腹部膨隆，绷紧发亮，当先治标，方用悬饮宁方，配合大黄皮硝粉外敷消肿利水，服药一周腹水即明显消退，知药中的，二诊续用。《医宗必读》曰：“盖积为之义，日积月累，非伊朝夕，所以去之亦当有渐，太亟伤正气，正气伤则不能运化也，而邪反固也。”患者化疗攻伐太过，正气大伤，痰毒胶结，脾失健运，痰湿内生，集于腹阴之地，津液不能上承下泽，以致症见口干苔少，大便困难之阴虚之象。《顾松园医镜》中云：“鼓胀起于脾虚气损，治之当以大补之剂培其本，少加顺气以通其滞。”三诊之时，腹水已消。患者诉神疲乏力，易主方为四君子汤，“脾胃为水谷之海”，四君之用，益气健脾。培补后天之本，使气血生化有源。四诊之时，患者下肢肿胀，脾主四肢，仍以四君为底，续治脾弱之本，畅脾胃之气机。增泽泻、车前子利水消肿，消下肢肿胀之症。五诊下肢肿胀消退，诸恙缓解，随症加减，共奏益气健脾，理气散结，清热解毒，通腑泻浊，扶正固本，气血并济之功。

病案三　朱某，男，57岁。初诊日期：2018年11月24日。

主诉：肺癌术后5年余，气促1个月。

现病史：患者2013年3月行右肺癌切除术。2016年因肺癌术后残端复发行放化疗。2018年4月25日复查CT：右侧胸腔积液，纵隔淋巴结影。附见新发腹水。2018年5月29日查腹部MRI：肝脏巨大占位，转移瘤可能。行肝穿刺示鳞状细胞癌转移。2018年6月11日腹部超声：腹腔大量积液。2018年10月9日查B超：右侧胸腔积液（右肩胛线第9肋间115mm）。近1周体重增加3kg。

刻诊：运动后心悸气喘，纳差腹胀，小便少，大便4日未行，夜寐欠安。舌淡苔白腻，脉滑数。

诊断：中医：肺癌（气虚毒恋，痰饮内停证）。

　　　西医：肺恶性肿瘤原发性中央型鳞癌pT2aN1M0Ⅱb期R-T2aN2M1b（肝）Ⅳa期。

方药：悬饮宁方加减。

处方：葶苈子 50g，生白术 30g，猫人参 60g，龙葵 30g，川椒目 30g，茯苓 15g，桂枝 9g，炙鸡内金 12g，炒谷麦芽各 30g，制大黄 12g，大枣 5 枚，八月札 15g，佛手 15g，槟榔 15g，瓜蒌仁 30g，炙甘草 9g。14 剂，每日 1 剂，水煎服，早晚饭后温服。

另予大黄皮硝粉 28 包，2 包/日，外敷。

二诊（2018 年 12 月 17 日）：服药 14 剂，复查 B 超（2018 年 12 月 15 日）：右侧胸腔积液（右肩胛线第 9 肋间 58mm）。患者诉胸闷气促、腹胀较前大有缓解，小便调，大便畅，查患者舌淡苔白稍腻，脉弦滑。方证相合，续行该方。

处方：上方改制大黄 3g，瓜蒌仁 15g。

继予大黄皮硝粉外敷。患者继服该方，复查 B 超胸腔积液渐消，气促腹胀渐平。

按：癌毒袭肺，浊垢壅遏清气之道，葶苈子破水泻肺，大枣护脾通津，泻肺而不伤脾以保全母气。水走肠间，椒目善祛腹中水气。仲景云："病痰饮者，当以温药和之。"甘淡之茯苓既可消除已聚之痰饮，又善平饮邪之上逆。苓、桂相合可温阳化气，利水平冲。生白术则治生痰之源以治本。徐教授临证常用炙甘草，用意有三：一则合以化阳，襄助温补之力；二可崇土以利制水；三则调和诸药，功兼佐使，以致全方温而不燥，利而不峻。

悬饮宁方临证应用多年，效若桴鼓，覆杯而愈，合用大黄皮硝粉，内服外敷，共奏消痰除饮，祛邪降逆之功，对治疗癌性胸腹水颇有奇效。徐老师认为，癌毒侵袭日久，正虚不足为本，邪毒、气滞、水饮为标，方选苓桂术甘汤、葶苈大枣泻肺汤、己椒苈黄丸合以化裁而成，兼具泻肺利水，行气利水，温阳利水，解毒利水四法。畅五脏，通六腑，消瘀滞，祛癌毒，重扶正以益气托毒、补血养津、协调阴阳，诸药相合，水饮得消。

（饶志璟　龚亚斌　阮明玉）

十二、温阳化瘀通脉法治疗化疗所致周围神经毒性

（一）概述

化学药物治疗是恶性肿瘤治疗的主要手段之一，甚至很多患者可得到治愈。然而化疗药物作为一把双刃剑，其不良反应往往制约着化疗药物的应用。化疗后周围神经病变（chemotherapy induced peripheral neuropathy，CIPN），是化疗药物常见的毒副反应之一，症状包括手、脚的感觉障碍、麻木、疼痛、刺痛或冷过敏，以及自主神经系统的运动减弱或障碍。其发病机制、严重程度、发病概率因化疗药物种类及蓄积剂量而异，临床上 CIPN 多在接受铂类、紫杉类、长春碱类、蛋白酶体抑制剂硼替佐米、沙利度胺等化疗方案后发生，以铂类为最常见，有时甚至成为化疗失败的主要原因。目前尚没有 FDA、SFDA 认证的可广泛用于临床的特效治疗药物，临床主要以止痛药对症治疗为主，辅以其他镇静药物及物理治疗，但疗效欠佳。例如，以临床使用最为普遍的甲钴胺为代表的西药治疗，因受疗程所限，患者使用 1 个月通常较难见效，且容易引起头晕、恶心甚至呕吐等消化系统不良反应。中医治疗主要包括中药内服、外用、静脉使用中成药制剂、针灸等手段，均有一定疗效，但多数用药复杂繁多，或方法烦琐，给患者临床实际操作带来不便。

（二）理论来源

1. 古籍经典渊源

中医根据其临床表现将其归属于“痹证”范畴。《素问·五脏生成》：“卧出而风吹之，血凝于肤者为痹，凝于脉者为泣，凝于足者为厥，此三者，血行而不得反其空，故为痹厥也。”此条指出了“痹证”的概念。《素问·痹论》对痹证的病因病机进行了具体的阐述：“风、寒、湿三气杂至，合而为痹。其风气胜者为行痹，寒气胜者为痛痹，湿气胜者为着痹。”并提出了荣卫之气与痹证发病的关系，即痹证的病因是“荣卫之气逆”与“风寒湿气合”，而病机是“荣卫行涩，经络时疏”。张仲景《金匮要略》中提出血痹主要症状有“身体不仁，如风痹状”等，治疗上提出可“针引阳气”，若重者可见“寸口关上微，尺中小紧”，治疗上予黄芪桂枝五物汤温阳活血通络。同时仲景还在文中强调内湿痹阻，阳气不通，不通则痛是产生痹证的主要病机。巢元方《诸病源候论·痹候》载：“血痹者，由体虚邪入于阴经故也。”阐述了产生血痹的主要病机是“邪入阴经”，而“体虚”是重要的前提因素。清代唐容川的《血证论·痹痛》在张仲景的理论基础上，认为血痹的特点是表现在“游去不定，或滞于一处”，故提出在仲景的黄芪桂枝五物汤的基础上应“重加当归、丹皮、红花”以更好地缓解痹痛症状。

2. 现代研究总结

随着恶性肿瘤的发病率逐年升高，广大学者对 CIPN 的研究逐渐增多，在发病机制方面：近年来研究表明 CIPN 的发生机制可能与线粒体损伤、氧化应激、炎症反应、表皮内神经纤维缺失及瞬时受体电位通道的激活等密切相关。CIPN 发生的早晚及轻重程度又与化疗药物的种类有关。例如，铂类药物的神经毒性有急慢性之分，其严重性通常为顺铂＞奥沙利铂＞卡铂。轴突表面离子通道（Na^+、Ca^{2+}等）异常多是铂类急性毒性产生的原因。而奥沙利铂的慢性神经毒性的机制，多数学者认为是由于药物蓄积于外周神经系统和背根神经节，影响了神经元内 RNA 的合成，导致神经元畸形，轴突传导功能受损，从而导致肢体麻木。微管蛋白抑制剂，如紫杉醇和长春碱类化疗药易蓄积于背根神经节，影响微管结构的形成，阻扰轴突的电传导及递质释放，引起神经营养供能和信号传导障碍。沙利度胺在抗肿瘤血管生成的同时，也减少了背根神经节的血供，可能导致神经营养因子失活，表现出感觉神经的异常，并呈现剂量限制性毒性。硼替佐米则通过线粒体凋亡途径损伤神经细胞和神经髓鞘。

针对 CIPN 的治疗，目前尚没有特效治疗药物，临床治疗策略主要包括：①减少化疗药物的剂量或更换其他药物，以减轻神经毒性。②药物治疗：针对 CIPN 的症状，可以使用一些药物来缓解疼痛和不适，如抗抑郁药、抗癫痫药、镇痛药等，但需在医生指导下使用。一项荟萃分析表明，通过 17 项临床研究试验调查了 16 种药物，最终得出结论：度洛西汀、文拉法辛、普瑞巴林、番红花苷、河鲀毒素、单唾液酸四己糖神经节苷脂对 CIPN 有一定疗效。③神经营养药物：补充维生素 B 族、叶酸和维生素 E、α-硫辛酸等神经营养药物，有助于改善神经功能。④物理治疗：如电刺激、磁疗、超声波等物理治疗方法，可以缓解疼痛和改善神经功能。⑤康复治疗：进行适当的康复训练，如运动疗法、按摩、瑜伽等，有助于改善血液循环，缓解疼痛和麻木。⑥心理支持：保持积极的心态，与家人和朋友分享感受，寻求心理支持，有助于应对 CIPN 带来的困扰。⑦生活方式调整：保持良好的作息习惯，避免过度劳累，保持健康的饮食，进行适当的运动等都可以帮助改善神经功能。有 Meta 分析研究表明运动疗法可降低肿瘤化疗患者神经毒性，减轻肢体神经性疼痛，促进身体平衡。

中医药治疗 CIPN：在我国，中医药治疗 CIPN 由来已久，且研究内容丰富，方法多样，疗效确切。治法主要包括辨证中药内服、中成药制剂、针刺治疗、中药外治法等。王中英等应用 CiteSpace5.8.R3 软件分析了近 15 年中医药干预 CIPN 的现状，发现热点为中医药干预 CIPN 临床疗效观察，中医理论研究与改善免疫功能方面的研究。新的研究发现，淫羊藿苷可显著减轻紫杉醇诱导的神经损伤，相关机制涉及逆转紫杉醇诱导的 SIRT1 下调和 H4-K16 乙酰化。天麻多糖通过抑制神经炎症对化疗诱导的神经性疼痛具有潜在的保护作用。

中药复方内服：研究表明，中药复方可以改善化疗致周围神经毒性的症状。例如，黄芪桂枝五物汤、当归四逆汤、阳和汤等，具有温经通络之功效。除上述经典方外，方锦舒等采用自拟益气祛瘀通络方治疗气虚血瘀型奥沙利铂所致 CIPN 患者，结果提示，观察组在 CIPN 分级和中医证候改善方面疗效均优于对照组甲钴胺组。秘智彤等观察到温经通脉颗粒可降低中晚期结直肠癌患者采用奥沙利铂化疗所致周围神经毒性的发生率及发生程度。

针灸治疗：针灸可以刺激神经系统，促进血液循环，从而改善化疗致周围神经毒性的症状。刘宇飞等进行了 Meta 分析研究，表明针刺能有效改善患者腓总神经传导速度，并缓解疼痛症状。李雪梅等研究发现，针刺联合普瑞巴林可显著降低患者周围神经症状分级，促进患者 CIPN20 量表评分及 NRS 量表评分下降，改善患者临床症状。王茜等观察针刺联合芍药甘草汤可有效降低肿瘤患者化疗致周围神经毒性的发生率，减轻患者肢体麻木、疼痛症状并改善神经传导速度。刘欣琦等从中医“玄府理论”指导治疗化疗所致周围神经病变，应用中药内服与针刺外治相结合而效验。

中药外治：草药外敷可以直接作用于受损的神经组织，促进神经再生和修复。已有系统研究表明，中药外治法是治疗 CIPN 的有效方法，可显著改善 CIPN 患者的临床症状和生活质量。如“林氏和血通痹方”可降低奥沙利铂和（或）紫杉醇类药物所致 CIPN 的发生率。

推拿按摩治疗：推拿按摩可以促进血液循环，缓解肌肉疲劳和疼痛，从而改善化疗所致周围神经毒性的症状。研究表明，推拿按摩可以减轻患者的疼痛和麻木感。应用外关穴和五虎穴进行穴位按摩可以明显改善化疗导致周围神经炎患者的麻木感和刺痛感。金颖针对卵巢癌患者，选取合谷、曲池、太溪、三阴交、足三里 5 个穴位进行按摩，可有效改善患者 CIPN 症状。

总之，中医药治疗化疗致周围神经毒性的研究正在不断深入，未来有望为患者提供更加有效的治疗方法。

3. 临床经验积累

徐振晔教授临证半世，学验俱丰。徐教授在临证中观察到，恶性肿瘤化疗患者凡出现手足麻木、疼痛等症状，多数会伴有畏寒怕冷，得热减轻的情况，同时患者舌脉表现为舌质紫暗有瘀斑，脉沉细、弦细等血瘀寒凝证。据此，徐教授认为，化疗药物属大毒大寒之品，久用耗伤人体气血，气虚一则化生精血不足，难以濡养四肢末梢，二则不能帅血以行周身，以致气虚血瘀；血虚则不能温养四末，加之余毒滞留肢体关节四末，五脏功能失调，阳气不达末梢，寒凝血脉，从而出现手足不仁或麻木、疼痛，畏寒怕冷等“痹证”表现。肿瘤患者精气亏虚，癌毒稽留，再遇化疗之大毒，犹如鞭打病牛，致气血重伤，而犯虚虚之弊。化疗药物之余毒沉积四末，阻碍气血运行，精气亏虚，无力帅血以行而致血瘀，四末以远，皮肉筋脉失荣，以致肢端麻木、疼痛，怕冷畏寒，乏力神疲。由是，精气亏虚，寒凝血瘀证成。针对此病因病机，徐教授创建了以川芎、桂枝、全蝎为主的小精方，防治化疗导致的周围神经损伤而见手足麻木、疼痛的患者。方中桂枝辛散甘温，归心、肺、膀胱经，功用散风寒而温经通痹，《本草纲目》记载：“治一切风冷风湿，骨节挛痛……扶脾土，熨阴痹。”现代药理学研究表明，桂枝含桂皮醇、桂皮醛等挥发性油类及以桂皮酸为主的有机酸等化学成分，具有解热、镇痛、抑菌、抗病毒、扩血管、抗氧化、利尿等作用。臣以味辛性平之全蝎，息风止痉、温经通络止痛、攻毒散结。主要用于治疗风湿、癫痫、中风、慢性疼痛等疾病。现代药理学研究表明其主要活性成分为蝎毒、甾体衍生物、生物碱等，具有镇痛抗炎、抗癌、抗凝、提高免疫力等药理作用。佐以川芎，辛温香燥，走而不守，既能行散，上行可达巅顶；又入血分，下行可达血海。活血祛瘀作用广泛，适宜瘀血阻滞各种病症。同时，现代药理学研究证实，川芎内酯具有抗炎镇痛作用，川芎嗪及阿魏酸具有舒张血管、抗血栓形成等作用；此外，川芎所含有的苯酞类化合物、川芎嗪等可有效抑制癌细胞及其因子表达，起到抗肿瘤的作用。《神农本草经》《汤液本草》《中国药典》中记载川芎可活血行气，祛风止痛，在此，既可助桂枝行气温阳，又辅全蝎活血止痛。全方贵在药味精简，在药物的选择上，体现了徐教授深厚的理论基础与临床经验。徐教授临床针对重症、顽症，擅用动物药、虫类药等血肉有情之品，取其入血入络、破血逐瘀、温经通络、镇痉止痛之功远胜于植物药的特性，且具有抗癌之效，体现了徐老师选择药物通古博今，充分利用药物的多方面作用，从而达到一举多得，事半功倍的疗效。

（三）临床应用

徐老师长期临证，结合该病病理生理特点，以精气亏虚、血瘀寒凝立论组方，温经化瘀通络方仅三味药，但各自作用既能独当一面，桂枝温阳益气、全蝎通络止痛、川芎行气活血；同时，三味药之间又可相互协同增效，组方短小精当、力专效宏，共奏益气温阳，通络止痛之功效，以改善周围神经损伤症状。于临床运用多年，积累临床案例数百例，完成多项临床研究课题。研究结果显示，该方在改善患者疼痛分级和生活质量评分方面显著优于对照药物甲钴胺，且无不良反应，能明显提高肿瘤患者生活质量，增加患者抗癌治疗的信心和依从性。

（四）经典病案

姚某，男，68岁。初诊日期：2019年12月18日。

主诉：直肠癌术后8月余，化疗后外周神经损伤及皮肤毒副反应。

现病史：患者2019年4月肠镜准备中行CT检查提示直肠肿块。4月8日于公利医院行直肠肿瘤切取活检术，病理提示低分化腺癌。pT4bN2M0 Ⅲc期。6月20日起行奥沙利铂＋卡培他滨化疗8个疗程。末次静脉化疗时间：2019年11月15日，其间有轻度骨髓抑制。目前口服卡培他滨。

刻诊：纳差乏力，口淡乏味。夜寐差，需药物助眠，时有心慌，动则喘促，肛周及睾丸隐痛，小便频，夜尿多，欠畅，尿黄。舌淡苔中心白，脉细。

诊断：中医：肠蕈（脾肾两虚证）。

西医：直肠癌术后。

处方：党参15g，苍术9g，茯苓15g，八月札12g，乌药9g，野葡萄藤30g，白花蛇舌草30g，红藤15g，生薏苡仁30g，黄柏9g，生黄芪30g，黄精30g，灵芝15g，菟丝子15g，酸枣仁15g，珍珠母30g，鸡内金12g，炒谷麦芽各15g，炙甘草9g。14剂，每日1剂，水煎服。

二诊（2020年1月8日）：诉手脚麻木，手足皮肤干燥皲裂。脚痛不可触地，手足皮肤色素沉着。胃纳转佳。小便频，夜尿3～4次，气味重。人造肛门。阴囊痛，眠差耳鸣，舌淡红，苔薄白，脉细。

处方：党参12g，苍术9g，茯苓15g，八月札12g，乌药9g，石见穿30g，白花蛇舌草 30g，野葡萄藤 30g，藤梨根 30g，菟丝子 15g，生黄芪 30g，黄精 30g，灵芝 15g，七叶胆 15g，黄柏 9g，金樱子 30g，川芎 15g，桂枝 9g，全蝎 3g，鸡内金 12g，生薏苡仁 30g。

14 剂，每日 1 剂，水煎服。

三诊（2020 年 1 月 15 日）：诉脚痛明显减轻，麻木减轻。小便频，尿黄，余症如前。舌淡红，苔少黄，脉细。

处方：上方黄柏改 12g，加芡实 15g。14 剂，每日 1 剂，水煎服。

按：肠癌中晚期患者术后均需要进行化疗，化疗药物引起的神经毒性是恶性肿瘤治疗中常见的不良反应，包括周围神经病、耳毒性（听力障碍和耳鸣）、前庭病和脑病，其中周围神经病和耳毒性最为常见。不同药物对感觉的损伤程度不同，严重时会影响肢体功能，其中以铂类化疗药物最为普遍，奥沙利铂的此类副作用较大。这些神经毒性严重影响了患者的生理功能及生活质量。目前尚无防治神经毒性的有效药物。大多数患者都会随时间改善，但通常不能完全恢复。该患者初诊时刚结束化疗 1 个月，有轻度骨髓抑制，中医辨证为脾肾阳虚，故见纳差乏力，口淡乏味，小便频，夜尿多，夜寐差，时有心慌，动则喘促。同时又下焦湿热，故小便黄，欠畅，气味重，肛周及睾丸隐痛。舌淡苔中心白，脉细为气虚之象。徐老师治疗以四君子益气健脾；黄精、灵芝、菟丝子补肾养精；二妙丸清利下焦湿热；同时对症使用肠道系统特异性抗肿瘤中药野葡萄藤、白花蛇舌草、红藤；针对患者焦虑失眠选用珍珠母、酸枣仁平肝潜阳，宁心安神以助眠。患者二诊时诉胃纳转佳，但出现手脚麻木、手足皮肤干燥皲裂、脚痛不可触地、手足皮肤色素沉着等症状，此为化疗后的外周神经损伤症状，考虑化疗日久导致气虚血瘀寒凝所致，遂加用川芎 15g、桂枝 9g、全蝎 3g 以益气温阳，通络化瘀止痛。川芎辛温香燥，走而不守，既能行散，上行可达巅顶；又入血分，下行可达血海。功效行气活血，祛风止痛。其活血祛瘀作用广泛，适宜瘀血阻滞各种病症；祛风止痛，效用甚佳，可治头风头痛、风湿痹痛等症。昔人谓川芎为血中之气药，殆言其寓辛散、解郁、通达、止痛等功能。现代药理研究表明川芎主要有效化学成分为川芎嗪、阿魏酸和挥发油中的藁本内酯，前二者可扩张血管、改善循环，而藁本内酯为解痉的主要成分，共同作用则为行气活血、解痉止痛。桂枝辛甘温，具有散寒止痛、助阳化气的功效，与黄芪配伍可益气温阳、温经通脉，达到“通则不痛”的目的。全蝎味辛而甘，性温有毒，为温经通络、破血逐瘀之峻剂，具有息风镇痉、通络止痛、攻毒散结之功效，可用于肝风内动、痉挛抽搐、小儿惊风、中风口㖞、半身不遂、破伤风、风湿顽痹、偏正头痛、疮疡、瘰疬等症。三药均走血分，川芎兼能行气，帅血以行，共奏行气活血，温经通络，化瘀止痛之功效。患者三诊诉脚痛明显减轻，效不更方，故守前法继续治疗，以观后效。

（史海霞　黄　薇）

十三、养阴清热、凉血活血治疗靶向药物所致皮疹

（一）概述

随着分子靶向药物的发展，肺癌的治疗进入了一个新的阶段。以吉非替尼为代表的第一代表皮生长因子酪氨酸激酶抑制剂的广泛应用，为晚期 NSCLC 患者带来了福音。但在靶向药物临床广泛应用的同时，耐药问题也随之而来。靶向药物并不能永久地控制肿瘤，耐药性成了肺癌靶向治疗的一大瓶颈，并且部分患者会出现皮疹、腹泻等严重的毒副反应，这些问题使得肺癌靶向治疗进入平台期。尤其是服用靶向药物后常见的皮疹问题，降低了肺癌患者的生存质量。

有鉴于此，徐振晔教授根据吉非替尼引发皮疹的病因病机、发病特点，认为风热犯表、热毒入营是其本质，以丹菊方（赤芍、牡丹皮、野菊花），治以疏散风热、清热凉血、调和营卫。丹菊方抓住了这一病变发展的主要矛盾，在临床上应用疗效颇佳。

（二）理论来源

1. 古籍经典渊源

皮疹的形成是机体邪正斗争相互消长的过程，其发病大多与风热犯表、热毒入营等一系列病理改变相关。《素问·生气通天论》中论述“劳汗当风，寒薄为皶，郁乃痤”。《诸病源候论·面疱候》记载：“面疱者，谓面上有风热气生疱，头如米大，亦如谷大，白色者是。”《医宗金鉴·外科心法要诀·肺风粉刺》记载：“此证由肺经血热而成。每发于面鼻，起碎疙瘩，形如黍屑，色赤肿痛，破出白粉汁。”因此，肺经风热为皮疹发病的重要病机之一。“诸热瞀瘛，皆属于火（心）；诸痛痒疮，皆属于心（火）”（《素问·至真要大论》），在《黄帝内经》病机十九条中就已交代疮疡由热毒而来。火热毒邪壅盛，耗伤阴液。《黄帝内经》云“治病则必求于本”，对于皮疹，“热毒”不仅是决定其发生发展的重要因素，而且也是决定其治法、用药的根本。《重订通俗伤寒论》曾曰：“络涩则血瘀化火。痰瘀日久化热、酿生毒邪，或从化为毒，亦致瘀毒内生。”瘀血阻滞经络，久而酿热，亦会使得瘀热相互搏结。而痰热蕴久，亦从火化，久可酿毒。因此，徐振晔教授认为皮疹的病因病机主要是风热犯表、热毒入营所致，疏散风热、清热凉血、调和营卫是治疗皮疹的基本原则。

2. 现代研究总结

现代医学治疗靶向药物引起的皮疹可根据皮疹的严重情况选择减量或停药、外用药物、口服药物的方式进行处理。①皮疹不严重：如果皮疹只有少量，没有明显的瘙痒，口服氯雷他定、西替利嗪等抗过敏药或者外用氢化可的松、维生素 E 等可缓解，不需要将靶向药物减量或停药。②皮疹严重：如果皮疹严重，口服抗过敏药物、外用乳膏效果不明显，皮疹大片出现，伴严重的瘙痒、脱屑等，需考虑将靶向药物减量或停药，静脉注射或口服糖皮质激素如甲泼尼龙、地塞米松等抗过敏治疗。此外，中医药在治疗靶向药物引起的皮疹方面并无统一的治则治法，多以清热解毒等方法为主。

3. 临床经验积累

在临床观察了 36 例皮疹患者，均服用丹菊方，30 例患者皮疹均有不同程度缓解，症状缓解率为 83.3%。目前仅对丹菊方的临床疗效做初步观察，后续将对丹菊方的临床疗效进行更系统的观察及进行机制研究。

徐振晔教授根据吉非替尼引发皮疹的病因病机、发病特点，创制丹菊方，该方主要由赤芍、牡丹皮、野菊花组成。

赤芍味苦，性微寒，归肝经。可清热凉血、活血。《神农本草经》："芍药，味苦平。主邪气腹痛，除血痹、破坚积寒热疝瘕、止痛……生川谷。"药理研究证明，赤芍对中枢神经系统、心血管系统、血液系统均有重要作用。

牡丹皮味苦、辛，性微寒，归心、肝、肾经。牡丹皮可入营分，凉血止血。《本草纲目》："牡丹皮，治手足少阴、厥阴四经血分伏火。盖伏火即阴火也，阴火即相火也，古方唯以此治相火，故仲景肾气丸用之。后人乃专以黄柏治相火，不知丹皮之功更胜也。赤花者利，白花者补，人亦罕悟，宜分别之。"现代药理学研究证明，牡丹皮具有很强的抗炎作用。

野菊花味苦、辛，性微寒，归肝、心经。肺主皮毛，野菊花走肺卫，可疏散风热。《本草汇言》："破血疏肝，解疔散毒。主妇人腹内宿血，解天行火毒丹疔。洗疮疥，又能去风杀虫。"现代药理研究表明，野菊花具有抗炎和调节免疫、抗氧化、抗病原微生物、调节心血管功能、抗肿瘤等药理活性。

（四）经典病案

李某，男，40 岁。初诊日期：2020 年 9 月 28 日。

2020 年 3 月因咳嗽发现肺部占位，后完善 PET/CT 等相关检查后明确诊断为晚期肺癌：右肺上叶腺癌 C-T1N2M1a（肺）Ⅳa 期。2020 年 6 月行基因检测提示 EGFR19 外显子突变，2020 年 6 月 12 日起服用吉非替尼靶向治疗。2020 年 9 月于徐振晔教授门诊就诊。

刻诊：颜面部大片皮疹，胃脘嘈杂，腹泻，大便 4～5 次/天，动辄气喘，神疲乏力，咳嗽咳痰，口干，小便可，夜寐尚可。舌红，苔稍黄，脉沉实。

诊断：中医：肺积（精气亏虚，营卫不和证）。

西医：右肺上叶腺癌 C-T1N2M1a（肺）Ⅳa 期。

治则：益气升阳，解毒散结，佐以疏散风热、清热凉血。

处方：生黄芪 30g，白术 12g，茯苓 12g，陈皮 9g，太子参 15g，升麻 12g，当归 12g，杏仁 9g，芦根 30g，鱼腥草 30g，枇杷叶 12g，石见穿 30g，石上柏 30g，山慈菇 15g，蒲公英 30g，木香 9g，川连 6g，佛手 15g，灵芝 15g，黄精 30g，鸡内金 12g，白扁豆 30g，甘草 6g，赤芍 9g，牡丹皮 9g，野菊花 9g。

二诊（2020 年 10 月 12 日）：颜面部皮疹大半消退，腹泻改善，大便 2 次/天。效不更方，原方继服。

2021 年 12 月 1 日复诊，目前吉非替尼已口服 17 月余，无明显耐药性出现，颜面部基本无皮疹，大便正常。2022 年 3 月患者病情进展，采取免疫治疗＋化疗，未有皮疹复发。

按：患者为中年人，服用吉非替尼时出现皮疹不良反应，因此徐老师在治疗恶性肿瘤的同时，加用丹菊方以疏散风热、清热凉血、调和营卫，改善皮疹效如桴鼓。另用补中益气汤合参苓白术散化裁，生黄芪善补脾肺之气，与升麻共奏升阳举陷之效，护皮毛而闭腠理，携太子参之力倍增补气之功，使得腠理紧密，不受风邪侵扰；当归养血和营，补中有动，行中有补，与赤芍、牡丹皮同入营分，凉血活血。气乱于胸，清浊相干，用陈皮以理之，散诸药之滞，使诸药补而不滞。

（张云龙　陈雪梅）

创新中药的研发

一、肺岩宁颗粒

晚期非小细胞肺癌（NSCLC）的治疗目前仍是世界难题，徐振晔教授提出了益气养精解毒散结为主治疗晚期 NSCLC 的学术观点，制订了中医药结合化疗分阶段治疗晚期 NSCLC 的治疗方案，提高了晚期肺癌患者的生活质量，延长了其生存期。20 余年来，针对益气养精解毒散结为主的中药方剂进行了系列研究，证明该类方药具有多靶点抗肿瘤生长转移的作用。通过总结多年临床经验及基础研究，研制出用于治疗肺癌的肺岩宁颗粒，取得了良好的临床疗效，并从多角度对其作用机制进行了探讨。

（一）肺岩宁颗粒理论来源

扶正抗癌为中医药治疗恶性肿瘤的主要原则，徐振晔教授通过对多年临床经验的总结，结合古籍及现代文献研究，提出了中医药益气养精解毒散结为主分阶段治疗晚期 NSCLC 的学术观点，即第一阶段以益气养精散结扶正及清热化湿和胃中药结合西药化疗为主，第二阶段（化疗结束后）以益气养精解毒散结中药为主，该观点丰富和拓展了中医扶正法治疗晚期 NSCLC 的理论和学术思想。

1. 西医化疗“祛邪”阶段——中医药减毒扶正

全身化疗为晚期肺癌患者的主要治疗手段之一。化疗易引起腰酸背痛、头晕耳鸣、神疲乏力、纳谷不馨、舌苔白腻或黄腻等精气不足兼有湿热阻滞中焦之证。《素问·至真要大论》指出“损者益之”，通过多年临床经验总结，我们发现通过中医益气养精散结扶正治疗，能有效地防治这些毒副反应，增强抗癌能力。据此，徐振晔教授提出晚期 NSCLC 化疗期间的治疗原则以益气养精散结扶正为主、清热化湿和胃为佐，有效地减轻了化疗毒副反应，增强了抗癌能力，促进机体恢复阴阳平衡。

2. 中医药扶正祛邪并重——抗生长转移主要阶段

化疗结束后，机体功能逐渐恢复，体内癌细胞也逐渐活跃，导致人体正气亏虚，机体逐渐衰弱，出现肿瘤逐渐生长、病情趋于恶化的临床症状，表现为神疲乏力、形体消瘦、腰膝酸软、少气懒言、头晕耳鸣、气短而喘或痰中带血、口干咽燥或自汗盗汗等正虚邪盛症状。《医宗必读》指出“受病渐久，邪气较深，正气较弱，任受且攻且补”。针对此阶段，徐振晔教授根据中医五行“金水相生”理论，提出晚期肺癌治宜肺肾同治、扶正祛邪并用，采用益气养精、解毒散结治法，取得了良好的疗效。

（二）肺岩宁颗粒的前期研究

临床研究首先对 115 例晚期 NSCLC 患者进行了多中心、前瞻性、随机对照研究，以单纯化疗（NP、GP 方案）为对照，对益气养精解毒散结为主中医药分阶段治疗晚期 NSCLC 的疗效进行了评价，结果显示本方法可：①明显延长中位生存期和提高生存率，中位生存期治疗组为 14.47 个月，对照组为 10.97 个月；1 年、3 年、5 年、7 年、9 年生存率治疗组分别为 57%、17%、10%、6%、6%，明显高于对照组的 53%、8%、2%、0、0。②提高肿瘤稳定率。③明显改善临床症状。④明显减轻化疗不良反应。⑤可明显降低肿瘤标志物表达水平。在取得良好疗效的基础上，运用 NP 化疗方案，再次对 116 例晚期 NSCLC 患者进行了多中心的前瞻性随机对照研究，中位生存期治疗组达 16.17 个月，对照组为 12.00 个月。肿瘤稳定率、症状改善率、减轻化疗毒副反应等治疗组亦优于对照组。

基础研究模拟临床分阶段治疗，围绕抗肿瘤生长和转移，体内体外研究相结合，从组织、细胞、基因表达多层次对益气养精解毒散结为主的经验方药——肺岩宁的作用机制进行了系列深入的探讨。结果表明：①中医药分阶段结合化疗治疗方法具有明显的抗肿瘤生长转移的作用；②益气养精散结为主的肺岩宁方可调控 VEGF、HIF-1α、p2Akt、E2F1、RB、E-cadherin、α-catenin、β-catenin、Fibronectin、N-cadherin 等肿瘤生长转移相关基因表达；对细胞周期相关基因、代谢相关基因、细胞信号转导分子、转录调控因子等均有调控作用，且可导致相关蛋白表达变化。

（三）肺岩宁颗粒的临床研究

1. 肺岩宁颗粒治疗精气两亏型中晚期 NSCLC 的临床随机安慰剂对照研究

为观察肺岩宁颗粒治疗中晚期肺癌的临床疗效，采用前瞻性随机对照研究方法，将 60 例精气两亏型 NSCLC 住院患者，随机分为治疗组和对照组（各 30 例）。治疗组口服肺岩宁颗粒，对照组给予 1/10 剂量的肺岩宁颗粒模拟剂；两组疗程均为 2 个月。结果发现：①治疗组临床有效率、疾病控制率分别为 6.67%、70.00%，对照组分别为 0、43.33%；组间近期实体瘤客观疗效比较，差异有统计学意义（$P<0.05$）。②治疗后，治疗组功能领域中的躯体功能、情绪功能及总体健康状况积分明显提高（$P<0.05$）；对照组功能领域中的各项指标和总体健康状况积分均无显著变化（$P>0.05$）。组间治疗后比较，躯体功能、情绪功能及总体健康状况积分差异有统计学意义（$P<0.05$）。③治疗后，治疗组症状领域中的气促、咳嗽、疲倦、疼痛和失眠症状积分均明显减少（$P<0.05$）；对照组疼痛积分增加（$P<0.05$），其余指标无明显变化（$P>0.05$）。组间治疗后比较，气促、咳嗽、疲倦、疼痛和失眠症状积分差异均有统计学意义（$P<0.05$）。④治疗组、对照组不良反应发生率分别为 16.67%、26.67%，组间差异无统计学意义（$P>0.05$）；治疗过程中，两组均未见严重的造血系统及肝肾功能异常变化情况。因此，研究认为：肺岩宁颗粒能够有效提高 NSCLC 的近期疗效，显著提高患者的生存质量，且无严重的不良反应。

2. 肺岩宁颗粒治疗男性精气两亏型中晚期肺鳞癌的临床研究

为观察肺岩宁颗粒治疗男性精气两亏型中晚期肺鳞癌的临床疗效，结合鳞癌患者男性为主且多无相应靶向药物的临床实际情况，项目组针对男性肺鳞癌患者进行了研究。将 60 例男性精气两亏型中晚期肺鳞癌患者随机分为治疗组（30 例）和对照组（30 例），治疗组服用肺岩宁颗粒，对照组服用肺岩宁颗粒模拟剂，两组疗程均为 2 个月。结果发现：①治疗组疾病控制率为 80.0%，对照组疾病控制率为 56.7%，治疗组临床疗效优于对照组（$P<0.05$）。②治疗前后组内比较，治疗组疲乏、咳嗽、咯血、疼痛、失眠评分减少（$P<0.05$），对照组上述中医证候评分差异无统计学意义（$P>0.05$）；组间治疗后比较，治疗组疲乏、咳嗽、咯血、疼痛、失眠评分少于对照组（$P<0.05$）。③治疗组 KPS 评分控制情况优于对照组（$P<0.05$）。④治疗前后组内比较，治疗组癌抗原 125（CA125）、细胞角质蛋白 19 片段抗原 21-1（CYFRA21-1）、鳞癌相关抗原（SCC）水平降低（$P<0.05$），对照组肿瘤标志物水平差异无统计学意义（$P>0.05$）；组间治疗后比较，治疗组 CA125、CYFRA21-1、SCC 水平低于对照组（$P<0.05$）。⑤治疗前后组内比较，两组各免疫指标差异均无统计学意义（$P>0.05$）；组间治疗后比较，治疗组 NK 细胞、$CD4^+$水平高于对照组（$P<0.05$）。本研究认为：肺岩宁颗粒治疗男性精气两亏型中晚期肺鳞癌疗效满意，可有效改善患者临床症状及免疫功能，提高生存质量，降低血清肿瘤标志物水平，抑制肿瘤生长。

3. 肺岩宁颗粒治疗精气两亏型中晚期肺腺癌的临床研究

针对临床肺癌病理类型腺癌呈上升趋势的临床情况，项目组针对肺腺癌患者进行了临床研究，观察了肺岩宁颗粒治疗精气两亏型中晚期肺腺癌的临床疗效。研究采用前瞻性随机对照研究，将 100 例精气两亏型中晚期肺腺癌患者随机分为治疗组（49 例）与对照组（51 例）。治疗组予肺岩宁颗粒，对照组予肺岩宁颗粒模拟剂。两组疗程均为 2 个月，结果提示：①最终完成试验者，治疗组 44 例，对照组 43 例。②治疗组、对照组疾病控制率分别为 79.5%、53.5%；组间疾病控制率比较，治疗组明显优于对照组（$P<0.05$）。③治疗组、对照组中医证候改善率分别为 81.8%、23.3%；组间中医证候改善率比较，治疗组明显优于对照组（$P<0.05$）。④治疗组、对照组卡氏评分总有效率分别为 93.2%、65.1%；组间卡氏评分总有效率比较，治疗组明显优于对照组（$P<0.05$）。治疗组、对照组体质量总有效率分别为 79.5%、69.8%；组间体质量总有效率比较差异无统计学意义（$P>0.05$）。⑤组间治疗后比较，CA125、CA50 水平差异有统计学意义，治疗组明显低于对照组（$P<0.05$）。⑥两组不良反应发生率比较，差异无统计学意义（$P>0.05$）。本研究认为：肺岩宁颗粒治疗精气两亏型中晚期肺腺癌的临床疗效满意，可明显稳定患者病情，改善其临床症状，提高其生活质量。

4. 肺岩宁方及其拆方对 NSCLC 患者免疫调节作用的临床观察

本研究观察了肺岩宁方及其拆方治疗无驱动基因的 NSCLC 患者的临床疗效，并探讨了肺岩宁方及其拆方对无驱动基因的 NSCLC 患者的免疫调节作用机制并评估其临床应用价值。采用前瞻性随机对照研究方法，将 120 例诊断为精气两亏型中晚期基因检测为阴性的 NSCLC 的住院患者随机分为肺岩宁组（30 例）、益气养精组（30 例）、抗癌解毒组（30 例）和对照组（30 例）。肺岩宁组口服肺岩宁颗粒，益气养精组口服益气养精颗粒，抗癌解毒组服用抗癌解毒颗粒，对照组服用 1/10 剂量的肺岩宁颗粒模拟剂。观察各组治疗前后细胞毒性 T 细胞（CTL）、自然杀伤（NK）细胞的数值变化；调节性 T 淋巴细胞（Treg）、髓源性抑制性细胞（MDSC）的数值变化；Th1/Th2 的变化；生命质量测定量表（QLQ-LC43）、卡氏评分（KPS）、中医临床证候疗效的变化；肿瘤标志物的变化及相关安全性指标。结果提示肺岩宁方可提高无驱动基因的中晚期 NSCLC 患者的免疫功能，其机制可能与升高患者外周血 NK 细胞百分比、降低 $CD8^{+}T$ 淋巴细胞百分比、降低 $CD4^{+}CD25^{+}Treg$ 细胞百分比有关。且可一定程度提高精气两亏型中晚期无驱动基因的 NSCLC 患者的生活质量、改善其体力状况及中医临床证候。

（四）肺岩宁颗粒作用机制研究

1. 肺岩宁颗粒对肿瘤相关巨噬细胞的调控

（1）肺岩宁颗粒对肿瘤相关巨噬细胞及 Lewis 肺癌细胞侵袭能力的影响

本研究观察了中药制剂肺岩宁颗粒对肿瘤微环境中的关键成分肿瘤相关巨噬细胞的作用及其对小鼠 Lewis 肺癌细胞侵袭能力的调节作用，发现肺岩宁颗粒能抑制 Lewis 肺癌细胞侵袭能力，其机制可能是通过对 NF-κB 信号通路的干预进一步调节肿瘤相关巨噬细胞，促进 M2 向 M1 转化、抑制 M2，抑制血清中 IL-10、TGF-β1，提升 IL-12 水平，抑制 MMP-2、MMP-9 的产生。

（2）肺岩宁颗粒对 Lewis 肺癌小鼠肿瘤生长及肿瘤相关巨噬细胞的影响

本研究观察了肺岩宁颗粒对 Lewis 肺癌小鼠肿瘤生长的抑制作用，并探索其对肿瘤相关巨噬细胞（TAM）的影响。发现肺岩宁颗粒具有抑制肺癌肿瘤细胞生长的作用，该作用可能与经 NF-κB、STAT3 信号通路干预 TAM 的作用有关。

（3）肺岩宁颗粒调节肿瘤相关巨噬细胞对 Lewis 肺癌细胞迁移能力影响的研究

本研究观察了肺岩宁颗粒对肿瘤相关巨噬细胞调节作用及对 Lewis 肺癌细胞迁移能力的影响。发现肺岩宁颗粒在体外能抑制 Lewis 肺癌细胞迁移能力，其机制可能是通过 NF-κB 的信号通路调节肿瘤相关巨噬细胞及其分泌的细胞因子。

（4）肺岩宁颗粒对 Lewis 肺癌小鼠肿瘤相关巨噬细胞及肿瘤转移的影响

本研究观察了肺岩宁颗粒对 Lewis 肺癌小鼠肿瘤相关巨噬细胞的影响及肿瘤肺转移的抑制作用。发现肺岩宁颗粒能明显改善小鼠生存质量及抑制肿瘤转移，其机制可能是干预 NF-κB 信号通路并进一步调节肿瘤相关巨噬细胞。

2. 中药肺岩宁颗粒调节晚期肺癌患者 Th17/Treg 失衡的作用

本研究评估了肺岩宁颗粒调节 NSCLC 患者外周血 Th17/Treg 失衡的作用及 Th17/Treg 在疗效评价中的意义。发现肺岩宁颗粒对 NSCLC 具有一定的疗效，其作用机制与调节 Treg/Th17 比例失衡有关，并且对无淋巴结转移和鳞癌患者的治疗更为有效。Th17/Treg 检测可作为 NSCLC 疗效观察的重要客观指标。

3. 肺岩宁颗粒对细胞增殖的影响

（1）肺岩宁颗粒干预细胞周期 G1/S 检测点调控信号抗 Lewis 肺癌细胞增殖的研究

本研究观察了肺岩宁颗粒对 Lewis 肺癌小鼠肿瘤生长、肿瘤细胞周期分布，以及 G1/S 检测点调控信号 RB-E2F1 生物轴的影响。发现肺岩宁颗粒抑制 Lewis 肺癌肿瘤生长与干预细胞周期时相分布有关，能使癌细胞较多地阻滞在 G0/G1 期，通过抑制 E2F1，增强 RB 表达，从而干预细胞周期 G1/S 检测点信号通路中 RB-E2F1 生物轴实现抗肺癌增殖。

（2）肺岩宁颗粒对 Lewis 肺癌细胞周期 G1/S 检测点信号通路中 MDM2-p53 生物轴的影响

本研究观察了肺岩宁颗粒对 Lewis 肺癌小鼠细胞周期 G1/S 检测点信号通路中 MDM2-p53 生物轴的影响。发现在 Lewis 肺癌模型中，调节细胞周期 G1/S 检测点信号通路 MDM2-p53 生物轴可能是肺岩宁颗粒抗肺癌增殖的重要途径之一。

二、双黄升白颗粒

化疗是肿瘤常用治疗方法，骨髓抑制是其主要毒副反应（主要表现为白细胞总数及中性粒细胞降低），临床常用升高白细胞药物有促进肿瘤细胞生长可能。如何在促进骨髓造血的同时抑制肿瘤细胞生长为临床难点。徐振晔教授总结多年临床经验，结合现代研究，自 1985 年开始研制出补肾生髓的双黄升白方，至 1995 年制成颗粒制剂，作为上海中医药大学附属龙华医院院内制剂应用至今，并进行了 30 余年临床与实验研究，临床疗效良好，尤其是能有效地防治中重度骨髓抑制，无明显毒副反应。近年的研究发现，此药还有一定的抗肿瘤作用。

（一）双黄升白颗粒理论来源与发展

徐振晔教授创立并发展了以补肾生髓为立法治疗肿瘤化疗骨髓抑制的学术思想，进行了临床及基础研究反复验证。

祖国医学认为：肿瘤化疗后骨髓抑制归属于“虚劳”或“血证”中血虚证范畴，化疗后出现的白细胞减少现象大多医家概之以气血不足的证候，但临床采用益气养血疗效欠佳。徐振晔教授以中医精气理论为基础，结合自身临床经验，提出：骨髓抑制是肿瘤治疗过程中的特殊阶段，肾中精气损伤是其主要病机，治疗当填精以补血、益气以生髓。

就病机而言：肿瘤的发生发展过程中，多正虚在先。复加化疗邪毒进入体内，与气血相搏，邪毒盛而阴血亏，血虚则无以荣气、载气，气亦随之耗散。“气血同源”，故骨髓抑制患者多见神疲懒言、形瘦声怯、乏力自汗等气虚的表现。化疗可损伤肾精，亦可直侵骨髓而致髓少，“精血同源”“肾主骨生髓”，故骨髓抑制患者常见神疲乏力、腰膝酸软、口干咽燥等肾中精气亏虚的表现。因此，精气亏虚是骨髓抑制渐进发展的过程。

就治疗而言：肾藏精，精血同源，气血同源，故补血当益肾，如《成方便读》云，“补血者，当求之肝肾”，《济生方》中黑丸，《景岳全书》中大补元煎、归肾丸等补血方剂的组方思路均立论于“精能生血”。因此，益气养精补肾生髓当为治疗肿瘤化疗骨髓抑制的原则。双黄升白方/颗粒即以此为组方原则，由黄芪、黄精、天花粉、骨碎补、女贞子、淫羊藿组成。黄精“补诸虚，……填精髓”，擅长养阴填精，黄芪性味甘温，擅长补气，共为君药；女贞子滋阴养血，骨碎补强髓坚骨，增强黄精、黄芪之力，同为臣药；天花粉养阴生津，减轻黄芪、骨碎补温燥之性，为佐药；淫羊藿“补命门，益精气”，引诸药入肾经，为使药；诸药并用，共奏益气养精、补肾生髓之功。

（二）双黄升白颗粒临床疗效评价及发展应用

徐振晔教授的补肾生髓经验方药双黄升白颗粒突破了中药仅用于轻中度骨髓抑制的瓶颈，临床研究验证了方药疗效，并发现本方药对肿瘤相关症状具有改善作用，有双重调控细胞生长可能。

在国家中医药管理局及国家自然科学基金等项目支持下，徐振晔教授团队进行了系列临床研究，对双黄升白颗粒的临床疗效进行了评价，发现本方药具有良好的改善临床证候的疗效，升高白细胞的疗效稳定且迅速，突破了中药仅用于轻度骨髓抑制的瓶颈。也发现本方药可改善与肿瘤相关的症状，有双重调控细胞生长的可能。

1. 双黄升白颗粒治疗肿瘤化疗骨髓抑制具有良好的疗效

20 世纪 80 年代，采用以益气养精补肾生髓为主的黄精五味升白方与常用西药进行比较，结果表明本方药具有良好的治疗化疗骨髓抑制的作用。结合临床经验，20 世纪 90 年代定方为双黄升白方，并制成颗粒制剂。在双黄升白颗粒与茜草双酯及利可君的随机对照研究中均发现双黄升白颗粒治疗恶性肿瘤化疗骨髓抑制疗效均优于对照组。

2. 双黄升白颗粒可应用于中重度骨髓抑制

在与 GM-CSF 的自身随机对照研究中，对双黄升白颗粒治疗Ⅲ°、Ⅳ°骨髓抑制的疗效进行了分析，发现：治疗周期显效率为 60%、总有效率为 82%，对照周期分别为 63%、83%，两周期无明显差异（$P>0.05$）。提示：双黄升白颗粒可用于中重度肿瘤化疗骨髓抑制。

3. 双黄升白颗粒具有预防肿瘤化疗骨髓抑制的作用

与利可君的多中心随机对照研究（331 例）发现：治疗组白细胞及中性粒细胞下降以Ⅰ°为主，分别占 23.9%和 24.4%，重度骨髓抑制的发生率Ⅲ°为 8.1%、Ⅳ°为 5.7%；对照组白细胞和中性粒细胞下降发生率分别为 62.74%和 61.76%，白系的骨髓抑制现象较为显著，高于治疗组（$P<0.01$）。治疗组形成的粒系造血祖细胞集落数明显高于模型组（$P<0.01$）。结果表明：双黄升白颗粒具有良好的预防肿瘤化疗骨髓抑制的作用。

4. 双黄升白颗粒具有良好的改善临床证候的作用（包括与肿瘤相关的临床证候）

先后与茜草双酯（化疗的同时应用及白细胞降低后应用两个亚组）、GM-CSF、利可君的对照治疗肿瘤化疗骨髓抑制，治疗组证候改善率分别为 82.14%、77.78%、78%、84.2%，对照组分别为 54.55%、45.83%、58%、74.5%，差异显著（$P<0.05$）。提示：无论与化疗同时应用还是白细胞降低后应用，双黄升白颗粒均具有良好的改善肿瘤化疗骨髓抑制证候的作用。对肿瘤相关症状的改善也提示本方药具有双重调控细胞生长的可能。

5. 双黄升白颗粒具有调整免疫功能的作用

在与利可君的随机对照研究中，分析了患者 $CD3^+$、$CD4^+$、$CD8^+$、NK 细胞的变化，结果发现：两组免疫细胞水平维持在正常范围之内，治疗组 $CD3^+$细胞水平治疗后高于治疗前（$P<0.05$）；两组 $CD3^+$、$CD4^+$细胞活性治疗前后差值比较具有统计学意义（$P<0.05$）。提示本方药具有一定的调整免疫功能的作用。

（三）双黄升白颗粒双重调控骨髓造血功能及肿瘤细胞生长的作用机制研究

经过长期研究，徐振晔教授团队发现补肾生髓可在促进骨髓细胞周期进行的同时抑制肿瘤细胞生长，并从病理、细胞、基因、microRNA 等多层次多角度对本方药治疗肿瘤化疗骨髓抑制的作用机制进行了逐渐深入的研究。

1. 双黄升白颗粒对骨髓造血微环境的影响

由于化疗在破坏造血细胞的同时也对造血微环境造成了破坏，因而，理想的治疗骨髓抑制药物不仅能够促进造血细胞增生，还应该能够保护和促进造血微环境恢复。先后三次与茜草双酯、升白口服液、利可君的对照研究中对骨髓抑制过程中造血微环境的变化进行了观察。通过分析不同组别骨髓组织细胞在光镜及电镜下的变化，发现双黄升白颗粒具有保护和改善骨髓造血微环境的作用（图 3-1）。

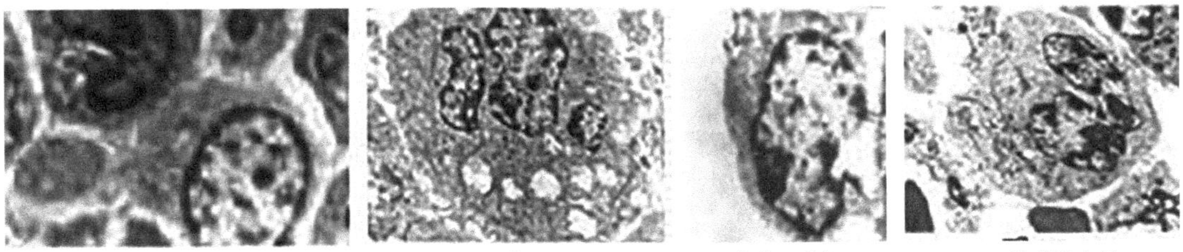

正常组　　双黄组　　茜草双酯组　　生理盐水组

图 3-1　光镜及电镜下双黄升白颗粒对骨髓造血微环境的影响

2. 双黄升白颗粒对造血干细胞增殖分化的影响

$CD34^+$细胞、$Gr1^+$细胞为反映骨髓造血功能的重要细胞，前者为造血干/祖细胞标志，后者为反映细胞分化能力的标志，两类细胞的共同增长才能使得骨髓造血顺利进行。我们研究观察了双黄升白方对骨髓 $CD34^+$细胞、$Gr1^+$细胞的影响，结果表明：补肾生髓方药可提高化疗骨髓抑制小鼠骨髓中 $CD34^+$、$Gr1^+$细胞比例，促进骨髓造血细胞增殖及向粒系细胞分化。

3. 双黄升白颗粒对细胞周期的双重调控作用及机制

（1）对细胞周期及相关蛋白的调控

采用 Lewis 肺癌、H22 肝癌、S180 肉瘤荷瘤鼠注射环磷酰胺制成肿瘤化疗骨髓抑制模型，以双黄升白颗粒治疗。结果：治疗组白细胞、骨髓增殖指数（PI）、CDK4 表达、CDK6

表达、CyclinD 表达均高于模型组及对照组，肿瘤 PI 及 CDK4、CDK6 与 CyclinD 表达均低于模型对照组，不同类型荷瘤鼠中结果相似。提示：双黄升白颗粒能升高荷瘤鼠化疗骨髓抑制期的白细胞；能在促进骨髓细胞周期进行的同时抑制肿瘤细胞周期的进行；其作用机制与调控 CDK4、CDK6、CyclinD 表达有关，与肿瘤类型无关。

（2）对 CyclinD-CDK4/6 信号途径的调控

围绕 CyclinD-CDK4/6 信号途径对双黄升白颗粒双向调控细胞周期的作用及其机制进行深入研究。结果：模型组骨髓 Cdc25A、Myc、Rb、pRb、E2F 的表达均高于空白组（$P<0.05$），肿瘤 Cdc25A、Myc 的表达均高于空白组（$P<0.05$）。治疗组骨髓 Cdc25A、Myc、Rb、pRb、E2F 的表达均高于模型组及空白组（$P<0.05$）。肿瘤 Cdc25A、Myc 的表达均低于模型组及空白组（$P<0.05$）。各组骨髓及肿瘤组织中 p16INK4a、p15INK4b 的表达，以及各组肿瘤组织中 Rb、pRb、E2F 的表达无统计学差异。提示：双黄升白颗粒对骨髓抑制 Lewis 肺癌荷瘤鼠的骨髓及肿瘤细胞周期具有双向调控作用，其机制可能与调控细胞周期 CyclinD-CDK4/6 上游激活信号 Cdc25A、Myc 及其所激活的下游信号 Rb、pRb、E2F 的表达有关（图 3-2）。

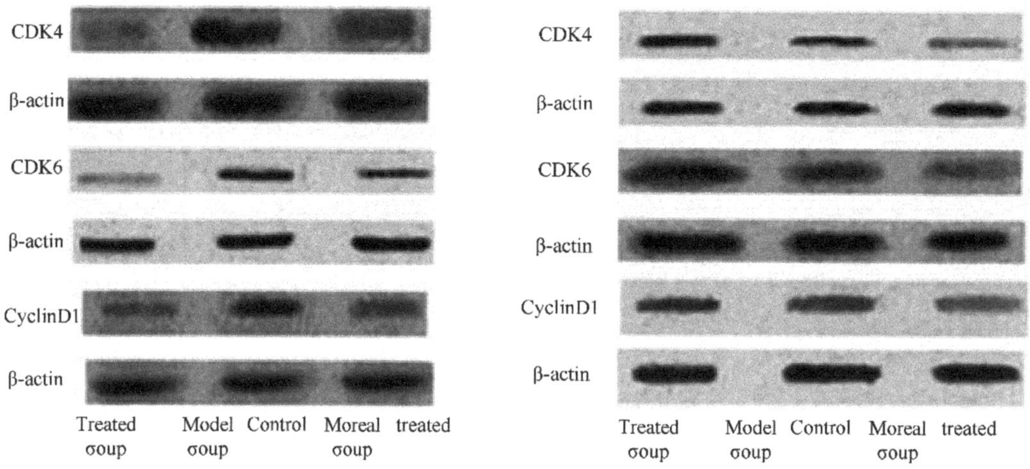

图 3-2 对骨髓 CDK4/6-CyclinD1 的调控和对肿瘤 CDK4/6-CyclinD1 的调控

（3）对 Notch、Wnt 信号通路的调控

采用 Lewis 肺癌荷瘤鼠腹腔注射环磷酰胺造成化疗骨髓抑制模型，用双黄升白颗粒治疗。结果：治疗组白细胞数量、造血干细胞比例均高于模型组、空白组、正常组（$P<0.05$），Notch1、Notch2、Notch3、CSL、Wnt、β-catenin、Frizzted、DSH 在骨髓中的表达高于模型组、空白组、正常组（$P<0.05$），在肿瘤中的表达则低于模型组（$P<0.05$）。结果表明：双黄升白颗粒治疗骨髓抑制的作用机制与调控 Notch、Wnt 信号通路有关，且该调控作用具有双重特性，即在上调骨髓 Notch、Wnt 信号通路主要基因表达的同时抑制肿瘤中部分基因表达。

（4）对肿瘤干细胞及造血干细胞的影响及机制

造血细胞及肿瘤细胞增殖均是相应干细胞增殖的结果，microRNA 既能促进骨髓造血，也能抑制肿瘤生长，并且能使恶性细胞向正常细胞转化，符合中医辨证论治“补其不足、泻其有余”理论，双黄升白颗粒对细胞增殖的双向调控作用也正是补骨髓之不足、泻肿瘤之有余的体现。我们采用 A549 肺癌荷瘤裸鼠化疗骨髓抑制模型，以双黄升白颗粒治疗。结果提示：双黄升白颗粒对化疗所致骨髓抑制期的 A549 肺癌荷瘤裸鼠的骨髓及肿瘤细胞周期具有双重调控作用；对骨髓造血干细胞及肺癌干细胞的增殖分化具有双重调控作用；该双重调控作用可能是通过调控相应 microRNA 的表达实现的。

（四）骨髓干细胞和肺癌干细胞差异表达 miRNA 调控 Notch 信号通路介导双黄升白颗粒改善骨髓抑制治疗 NSCLC

构建了肺癌异种移植联合环磷酰胺（CTX）诱导的骨髓抑制小鼠模型。发现双黄升白颗粒及其有效组分 AS 和 SRP 均能显著逆转 CTX 诱导的白细胞和骨髓有核细胞的下降，且不影响肺癌的化疗效果。双黄升白颗粒能上调骨髓干细胞 Notch 信号通路分子及其下游靶标分子 c-Myc、CyclinD、CDK4/6 表达的影响。AS 和 SRP 治疗可减轻 CTX 诱导的细胞损伤，抑制 miR-142-3p 的表达。miR-142-3p 的过表达部分逆转了 AS 和 SRP 在 CTX 诱导的 BMHSC 损伤中的治疗效果。进一步的机制探索发现 HMGB1 是 miR-142-3p 的靶基因，而 miR-142-3p 负调控 HMGB1 的表达。AS 和（或）SRP 可以治疗 CTX 化疗后的骨髓抑制，其作用可能与其调节 BMHSC 中 miR-142-3p 和 HMGB1 表达的作用有关。本研究为研发以 miRNA 为靶标的新型抗肿瘤药和提纯双黄升白颗粒中的有效抗肿瘤成分提供契机，有助于促进中医药精髓研究的科学化与国际化。

（五）从代谢调控角度探讨双黄升白颗粒抗肿瘤作用机制研究

在双重调控细胞机制明确后，从代谢调控角度对双黄升白颗粒用于治疗骨髓抑制的益气养精补肾生髓中药进行了探讨，发现了本方药抗肿瘤作用机制。

此研究利用不同的小鼠模型，证实双黄升白颗粒口服给药可明显抑制皮下移植瘤和肺部转移瘤的恶性生长，同时可显著延长晚期转移模型小鼠的总生存期。通过对移植瘤标本开展转录组、蛋白质组和代谢组分析，以及对血清标本开展代谢组分析，揭示了双黄升白颗粒抗肿瘤的新机制：通过转录后调控的方式，下调肿瘤内关键代谢酶 ATP 柠檬酸裂合酶（ACLY ATP–citrate lyase）的蛋白表达，进而抑制促癌代谢物乙酰辅酶 A 在瘤内的合成及向外周血的释放，最后遏制肿瘤恶性生长。研究开展了小样本临床试验，发现双黄升白颗粒口服给药同样能显著下调肺癌患者外周血中的促癌代谢物乙酰辅酶 A 水平。研究还开展了临床相关性检测分析，发现双黄升白颗粒的作用靶点 ACLY 及其介导的乙酰辅酶 A 合成通路在肺腺癌患者的癌组织中被异常活化，并发现肿瘤内 ACLY 的高表达指征患者预后不良。研究通过生物学实验揭示了双黄升白颗粒的作用靶点 ACLY 的促癌功能，揭示该代谢酶靶点通过促进细胞的 DNA 合成和细胞周期进展，进而促进肺癌细胞的恶性增殖（图 3-3）。

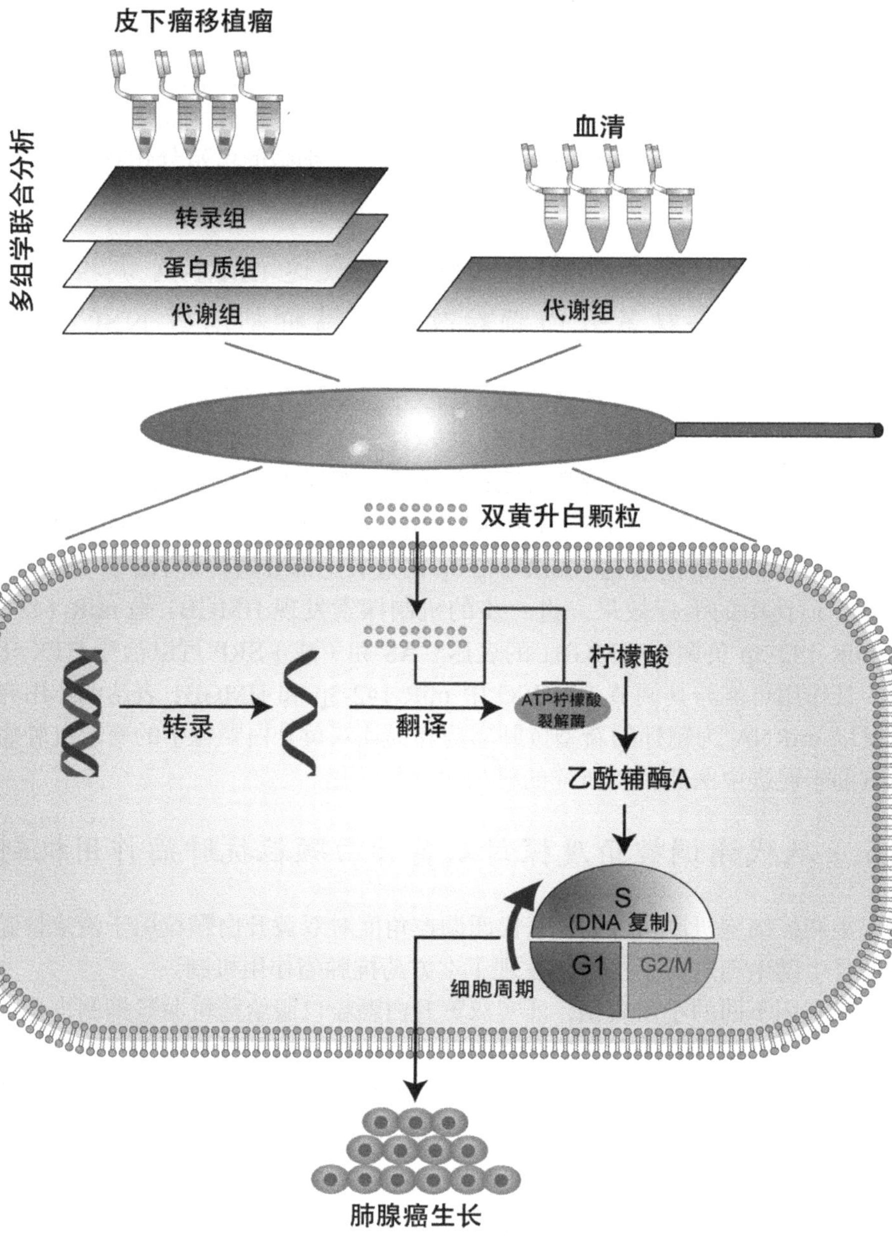

图 3-3 双黄升白颗粒作用靶点图

（王立芳 康小红 龚亚斌 张 铭 张 俊 金贵玉 罗琴琴 陈文连 刘 丹）

临床诊疗经验

一、肺　　癌

肺癌又称原发性支气管肺癌，是由正气内虚、邪毒外侵引起，以痰浊内聚，气滞血瘀，蕴结于肺，日久形成肺部积块，以致肺失宣降为基本病机，以咳嗽、咯血、胸痛、发热、气急为主要临床表现的一种恶性疾病。

本病类属于中医学的“肺积”“息贲”“痞癖”“咳嗽”“咯血”“胸痛”“积聚”“癥瘕”等范畴。历代医家对本病早有相关论述，如下所述。

《东医宝鉴·痈疽篇》中描述“痈疽发于内者，当审脏腑，如中府应隐隐而痛者，肺疽也”，以“疽”字描述了肺癌的恶变性质。

《素问·咳论》中描述：“肺咳之状，咳而喘息有音，甚则唾血，心咳之状，咳则心痛，喉中介介如梗状，甚则咽肿喉痹。”《素问·玉机真脏论》说：“大骨枯槁，大肉陷下，胸中气满，喘息不便，内痛引肩项，身热脱肉破䐃。”其描述与肺癌晚期症状相类似。

《难经·论五脏积病》说：“肺之积曰息贲……久不已，令人洒淅寒热，喘热，发肺壅。”《济生方·癥瘕积聚门》：“息贲之状，在右胁下，大如覆杯，喘息奔溢，是为肺积。诊其脉浮而毛，其色白，其病气逆背痛，少气喜忘，目瞑肤寒，皮中时痛，或如虱缘，或如针刺。”描述了“肺积”“息贲”的症状。

《素问·奇病论》说：“病胁下满气上逆，……病名曰息积，此不妨于食。”《灵枢·邪气脏腑病形》说：“肺脉……微急为肺寒热，怠惰，咳唾血，引腰背胸。”这些描述与肺癌的主要临床表现均有类似之处。

金元李东垣在《东垣试效方》中记载治疗肺积的息贲丸，所治之证“右胁下积块大如覆杯，久咳不已”颇似肺癌症状。

明代张景岳《景岳全书·虚损》：“劳嗽，声哑，声不能出或喘息气促者，此肺脏败也，必死。”与晚期肺癌的症状相吻合，并明确指出预后不佳。

古代医家亦对肺癌的病因病机有较为深刻直观的认知，如下所述。

《医宗必读·积聚》：“积之成者，正气不足，而后邪气踞之。”指出正气内虚，脏腑阴阳失调，邪毒乘虚而入是罹患肺癌的主要病机。

《古今医彻·杂症》：“若久嗽不已，则脏腑精华，肌肉血脉，俱为耗伤，消竭于痰，此之脱气、脱血，何多逊矣，独不观久嗽者，始而色瘁，继而肉消，继而骨痿，皆津液不能敷布乃至此，夫岂容渺视哉！”指出肺癌患者久病而体衰，肺气耗伤，气血亏损，加之癌毒耗气伤血，津液不布，终致恶性循环，衰竭而亡。

清代顾松园认为：“烟为辛热之魁。”指出长期吸烟，热灼津液，阴液内耗，致肺阴不足，久则气阴亏虚，加之烟毒之气内蕴，羁留肺窍，阻塞气道，而致痰湿瘀血凝结，形成瘤块。

《诸病源候论·咳嗽病诸候·久咳嗽脓血候》："肺感于寒，微者，则成咳嗽，咳嗽极甚，伤于经络，血液蕴结，故有脓血，气血俱伤，故连滞积久，其血黯瘀，与脓相杂而出。"说明肺为娇脏，易受外邪侵袭，致使肺气肃降失司，病久则肺气郁滞不宣，进而血瘀不行，毒瘀互结，气血两伤，久而形成肿块。

《杂病源流犀烛·积聚癥瘕痃癖痞源流》所提到的"邪积胸中，阻塞气道，气不宣通，为痰，为食，为血，皆得与正相搏，邪既胜，正不得而制之，遂结成形而有块"，则说明了肺中积块的产生与正虚邪侵，气机不通，痰血搏结有关，并且该书中还提到了"养正积自除"的论断，对于后世研究肺癌的发病和治疗，均具有重要的启迪意义。

徐振晔教授总结了历代医家对肺癌的论述，结合多年来对肺癌患者治疗的临床经验，指出肺癌是由于正气虚损，阴阳失调，邪毒乘虚入肺，邪滞于肺，导致肺脏功能失调，肺气膹郁，宣降失司，气机不利，血行瘀滞，津液失于输布，津聚为痰，痰凝气滞，瘀阻络脉，于是瘀毒胶结，日久形成肺部积块。因此，肺癌是因虚而得病，因虚而致实，是一种全身属虚，局部属实的疾病。肺癌的虚以肺肾两虚、肺脾两虚、气阴两虚为多见，实则不外乎气滞、血瘀、痰凝、毒聚之病理变化。其病位在肺，但因脾主运化水湿，肾主水之蒸化，故与脾、肾关系密切。

（一）肺肾阴虚（气阴两虚）型

主症：口干咽燥，五心烦热，潮热、盗汗，咳嗽少痰，或痰中带血，伴有乏力倦怠，脉细或细略数，舌质红或红绛，少苔或光剥无苔。

主症分析：肺为娇脏，不耐寒热，更不耐燥，性喜清肃柔润。癌毒攻肺，耗伤肺阴，咽喉失于濡润，故见口干咽燥；肺肾之阴相互滋生，肺阴虚可损及肾阴，肾阴虚亦不能上滋肺阴，肺肾阴虚，虚火内炽，则见五心烦热、潮热；阴虚阳浮，虚热扰营，逼液外泄，则为盗汗；虚热内灼，肺失润降，气机上逆，宣降失司，故见咳嗽；虚火灼金为痰，肺损络伤，则痰少或痰中带血。舌质红或红绛、少苔或光剥无苔，脉细数均为肺肾阴虚之征。

治则：养阴生津，解毒消肿。

处方：南沙参 30g，北沙参 30g，天冬 12g，麦冬 12g，玄参 30g，百合 15g，生地黄 15g，山茱萸 15g，杏仁 9g，山海螺 30g，八月札 15g，山慈菇 15g，重楼 15g，石见穿 30g，干蟾皮 9g，生黄芪 30g，鸡内金 12g。

方义及加减：方中南北沙参、天麦冬、玄参、百合养阴清肺、润燥生津，山茱萸微温不燥，平补阴阳，诸药合用可养肺肾之阴，金水相生，调达气机。同时运用山慈菇、重楼、石见穿、干蟾皮等清热解毒、消肿散结之品，扶正与祛邪相结合。配合生黄芪补气升阳，杏仁止咳化痰，八月札、鸡内金理气和胃，补而不滞。本方可酌加蜂房 9g、夏枯草 15g、生牡蛎 30g、瓜蒌皮 15g。若五心烦热、潮热剧者，可生地黄加量至 15～30g，加知母 9g、地骨皮 15～30g；若阵咳，痰中带血，烦躁不安者，可加柴胡 9g、黛蛤散 30g、钩藤（后下）9g。若伤阴严重，明显耗伤肾阴者，又可加炙鳖甲 9g、炙龟甲 9g。若伴有乏力气短者，可加太子参 15～30g，或生黄芪加量至 45～50g。

典型病例：

王某，女，52岁。初诊日期：2011年5月17日。

患者2010年6月无明显诱因下出现咳嗽、咯痰，经抗炎、对症治疗未见好转，胸片检查发现左肺下叶阴影，左肺上叶结节，胸部CT检查：左肺下叶占位，恶性可能，并肺内转移，支气管镜病检提示左肺腺癌。遂于2010年7～8月行GP方案化疗（吉西他滨+顺铂）2周期，疗效评价疾病进展，又于2010年9～12月行AP方案化疗（培美曲塞二钠+顺铂）5周期，疗效评价疾病稳定，化疗后咳嗽稍减轻。未行其他治疗。

刻诊：咳嗽、咯痰量少色白，无痰血，潮热、盗汗，乏力，口臭，嗳气则舒，纳可，大便2～3次/天、欠实，小便调，夜寐可。舌偏红，苔少白腻，脉细。

诊断：中医：肺积（肺肾阴虚证）。

西医：支气管肺癌原发性中央型左肺下叶肺内转移腺癌 C-T2N2M1 Ⅳ期。

治则：养阴生津，滋阴泻火，解毒散结，佐以清热和胃。

处方：南沙参30g，北沙参30g，天冬12g，麦冬12g，生熟地黄各15g，山茱萸15g，知母15g，黄柏9g，地骨皮15g，杏仁9g，枇杷叶12g，黄芩12g，石见穿30g，重楼15g，干蟾皮9g，蜂房9g，生薏苡仁30g，木香9g，川连6g，陈皮9g，白扁豆30g，鸡内金12g。

二诊（2011年7月19日）：患者咳嗽好转，潮热、盗汗减轻，时有耳鸣，腰酸腿软，乏力减轻，仍嗳气，口臭缓解，纳可，大便欠实，小便调，舌淡红，苔少，脉细。续原法加减。

处方：原方去地骨皮，改知母9g、黄柏6g，加佛手15g、灵磁石30g、生黄芪30g、黄精30g。

患者至今一直在我科门诊中医药治疗，随访胸部增强CT、B超示病灶稳定，未见远处转移，病情稳定。

按：该患者确诊肺癌后共行7次全身化疗，化疗药毒耗气伤精，阴虚生内热，肺阴亏耗则见咳嗽、咯痰量少等肺系症状，肾阴不足则阴火内生。舌质偏红，苔少，脉细，皆阴虚之象。初诊时患者潮热、盗汗，乏力，咳嗽、咯痰量少，无痰血，口臭，嗳气则舒，纳可，大便2～3次/天、欠实，以阴虚内热、痰毒内结、胃失和降，治拟养阴生津、滋阴泻火、解毒散结，佐以清热和胃为法，南北沙参、天麦冬、生熟地黄、山茱萸、知母、黄柏、地骨皮滋肺肾之阴，泻内热之火，杏仁、枇杷叶、黄芩清肺止咳，蜂房、石见穿、重楼、干蟾皮清热解毒，软坚散结以祛邪，生薏苡仁、木香、川连、陈皮理气和胃化湿，白扁豆健脾止泻，鸡内金调胃。二诊再加佛手理气和胃，灵磁石潜降聪耳。

（二）肺肾精亏型

主症：气急气喘，神疲乏力，腰酸腿软，头晕耳鸣，口干少饮，纳谷不佳，或伴有自汗盗汗，脉细无力，舌质淡或淡红，苔少。

主症分析：肺主气，肾藏精，肺肾两虚，则精气两亏。肺为气之主、肾为气之根，肺肾两虚，则摄纳无权，气浮于上，导致气急气喘；肾精亏虚，生髓无力，不能上充于脑，髓海失养，则神疲乏力，头晕耳鸣；肾主骨，腰为肾之府，肾精亏虚，则腰酸腿软；肾精不足，脾胃失养，运化失司，则食欲不振，纳谷不馨；精不化气，津不上承则口干少饮；

精气亏虚，固表无力则自汗盗汗。舌质淡或淡红，苔少，脉细无力，均为肺肾两虚之象。

治则：益气养精，补肺益肾，抑癌解毒。

处方：生黄芪 30g，白术 9g，黄精 30g，淫羊藿 15g，山茱萸 9g，杜仲 15g，山慈菇 15g，蛇六谷 30g，蜂房 9g，女贞子 15g，灵芝 15g，八月札 9g，生薏苡仁 30g，鸡内金 9g。

方义及加减：方中生黄芪补中益气，白术益气健脾，黄精滋肾填精，灵芝补气养血，诸药同用可达益气养精之功；山茱萸、女贞子益肝肾之阴，淫羊藿、杜仲补肾壮阳，四药同入肝肾经，且"一阴一阳"，阴阳双补。山慈菇、蛇六谷、蜂房抑癌解毒、软坚散结，生薏苡仁不仅可以益气健脾，兼顾清热排脓，八月札疏肝理气、活血化瘀，鸡内金健脾消食和胃。本方可酌加干蟾皮 9g，白花蛇舌草 30g。若头晕明显，可加制首乌 15g，枸杞子 15g，熟地黄 15g。若口干渴，可加北沙参 15～30g、麦冬 15g。若胸腹作胀，可加绿萼梅 9g，枳壳 15g。咳嗽痰血者，可加仙鹤草 30g，侧柏叶 30g，竹节三七 9g。咳嗽痰多，苔薄白者，可加陈皮 9g，制半夏 9g，黄芩 12g，川贝母 9g。口苦纳少，可加川连 6g。

典型病例：

刘某，男，62 岁。初诊日期：2021 年 11 月 3 日。

患者 2020 年 6 月体检查胸部 CT：右肺上叶后段肿块，周围炎症，右侧胸腔积液。2020 年 6 月 3 日行 EBUS，病理：（右上叶后段）非小细胞癌，倾向鳞癌。2020 年 6 月 5 日行 TC 方案化疗 1 个疗程，化疗后出现脓胸，行右侧胸腔穿刺引流及抗感染治疗后好转。2020 年 8 月 30 日行基因检测：EGFR、ALK 均阴性。后患者拒行化疗，2020 年 10 月 28 日查胸部 CT：右上肺占位（3.0cm×4.0cm）伴远端少许阻塞性不张。2021 年 3 月 11 日查胸部 CT：右上肺占位（5.0cm×4.5cm）伴远端少许阻塞性不张，较前进展。2021 年 3 月 21 日至 2021 年 8 月 18 日行 GP 方案化疗 6 个疗程，其中 T5～T6 联用艾瑞卡免疫治疗。T2、T4、T6 后复查胸部 CT，疗效评价分别为：PR（2021 年 5 月 25 日：3.5cm×3.2cm）、SD（2021 年 7 月 16 日：3.5cm×2.5cm）、PD（2021 年 9 月 23 日：4.7cm×2.5cm）。2021 年 9 月 28 日起行安罗替尼靶向治疗。

刻诊：乏力气喘，咳嗽咳痰，痰色黄质稠量不多，胃胀少作，皮肤瘙痒，湿疹，胃纳可，二便调，夜寐安。舌淡红苔少，脉细无力。

诊断：中医：肺积（肺肾精亏证）。

西医：支气管肺癌原发性周围型右肺上叶鳞癌 c-T4NxM1a（胸腔积液）ⅣA 期。

治则：益气养精，补肺益肾，抑癌解毒。

处方：生黄芪 30g，黄精 30g，白术 9g，淫羊藿 15g，山茱萸 15g，山慈菇 15g，蜂房 9g，石见穿 30g，重楼 9g，苦杏仁 9g，芦根 30g，枇杷叶 12g，甘草 6g，木香 9g，黄连 3g，野菊花 9g，白鲜皮 15g，葎草 30g。

二诊（2021 年 12 月 9 日）：患者 2021 年 11 月 4 日复查胸部 CT 示右上肺占位（3.5cm×2.0cm），疗效评价：SD（缩小）。复诊时患者皮肤瘙痒、湿疹较前好转，仍有乏力气喘，咳嗽咳痰，痰色黄质稠，时有痰血，色鲜红，胃胀少作，胃纳欠佳，二便调，夜寐安。舌淡红苔少，脉细无力。证治同前，续原方加减。

处方：原方去白鲜皮、甘草，加灵芝 15g、仙鹤草 30g、黄芩炭 12g、血余炭 6g、白及 6g、炒谷芽 30g、鸡内金 12g。

三诊（2022 年 2 月 11 日）：患者乏力气喘好转，痰血止，胃胀缓解，咳嗽，少许黄痰，胃纳渐可，口干欲饮，二便调，夜寐欠安。舌淡红苔少，脉细。证治同前，续原方加减。

处方：原方去淫羊藿、苦杏仁、木香、黄连、野菊花、黄芩炭、血余炭、白及、炒谷芽，加北沙参 30g、天冬 9g、麦冬 9g、百合 15g、玉竹 12g、茯神 15g。

后随访复查，病情稳定，维持该方加减，生存至今。

按：患者为老年男性，年过七八，天癸竭，精少，肾脏衰，正气亏虚，肺为娇脏，癌毒侵袭，积聚于肺，经久不散，渐成癥块。肺主气司呼吸，肾主纳气，肺肾精亏，则功能失司，故初诊见乏力气喘。肺主通调水道，为水之上源，肾主水，气化水液，肺肾亏虚，则水液输布异常，痰浊阻滞，久而化热，故症见咳嗽痰黄。患者多程化疗、免疫治疗后，耗伤脾胃功能，脾胃运化失常，加之新近靶向抗血管生成治疗，湿邪内生，阻滞气机，郁而化热，故症见胃胀、皮肤瘙痒、湿疹。查患者舌淡红，苔少，脉细无力，结合四诊，当辨证为肺积（肺肾精亏证）。初诊时，药用生黄芪、黄精补肺益气，滋肾填精，白术健脾益气，淫羊藿、山茱萸阳中求阴，阴中求阳，山慈菇、蜂房、石见穿、重楼抑癌解毒，苦杏仁、芦根、枇杷叶、甘草清热化痰止咳，木香、黄连理气消胀，野菊花、白鲜皮、葎草清热燥湿止痒。二诊时考虑患者时有痰血，加用灵芝补气养血，仙鹤草、黄芩炭、血余炭、白及收敛止血，炒谷芽、鸡内金健脾和胃。三诊时，患者乏力气喘、痰血、胃胀等症状明显好转，脉象虽细但有力，加用北沙参、天冬、麦冬、百合、玉竹养阴清肺，茯神健脾安神。患者证属晚期，体质虚弱，积聚日久，病机虚实夹杂，徐教授审证求因，以肺岩宁方加减治疗，灵活施治，收效可观。

（三）肺脾两虚型

主症：神疲乏力，纳谷不馨，脘腹痞胀，大便溏薄或不实，咳嗽痰多，胸闷气短，甚则气喘痰鸣，脉滑，舌质淡或淡胖，或伴有齿印，苔白腻或滑腻。

主症分析：脾为后天之本，主运化转输。脾运健旺，气血生化有源，精微四布，湿痰不生。痰毒胶结于内致脾失健运，水谷精微不能布散，肢体失养，则神疲乏力；脾失运化，消化吸收迟滞，故纳谷不馨；脾运失职，浊气不降，则脘腹痞胀；清气不升，则大便溏薄或不实。脾为生痰之源，脾气亏虚，水湿不行，聚湿为痰，上渍于肺，或肺失清肃，聚湿成痰，阻滞肺系，肺气上逆，故咳嗽痰多；痰湿气逆，肺气不利，则为胸闷，甚则气喘痰鸣。气血不荣则舌质淡。痰湿中阻则舌质淡胖伴有齿印，苔白腻、脉滑均为肺脾气虚，痰湿邪毒内阻之证。

治则：益气健脾，化痰解毒。

处方：党参 15g，白术 12g，茯苓 15g，桃仁 9g，石见穿 30g，石上柏 30g，蛇六谷 30g，杏仁 9g，瓜蒌皮 15g，竹沥半夏 9g，生薏苡仁 15g，白扁豆 15g，夏枯草 15g，山慈菇 15g，生黄芪 30g，黄精 30g，灵芝 15g，淫羊藿 15g，鸡内金 12g。

方义及加减：方中党参、白术、茯苓取自“四君子汤”以益气健脾；石见穿、石上柏、蛇六谷清热解毒散结，桃仁止咳平喘、活血化瘀，以使血能载气，则气赖血运而达全身。生黄芪、黄精、灵芝、淫羊藿同用以肺肾同治、填精壮阳，生薏苡仁、白扁豆健脾渗湿，杏仁、瓜蒌皮、竹沥半夏止咳平喘化痰，夏枯草、山慈菇软坚散结，鸡内金消食和胃。方可酌加干蟾皮 9g、生南星 15～30g。痰黄者，可加鱼腥草 30g，黄芩 15～20g，金银花 15～30g。痰多者，可加海浮石 30g，海蛤壳 30g，白前 12g，橘红 6g，葶苈子 15g。若咳甚，可加紫菀 15g，百部 12g，炙枇杷叶 9g。若舌苔厚腻，可加制苍术 9g，厚朴 9g。脘腹胀甚者，可加八月札 15g，枳壳 15～24g。

典型病例：

王某，男，53 岁。初诊日期：2011 年 10 月 13 日。

患者 4 个月前无明显诱因下出现呛咳，咯痰，痰中带血，偶有胸痛，胸闷低热时作，消瘦，于当地医院查胸部 CT：左上肺肺癌伴阻塞性炎症，纵隔及肺门淋巴结增大。2011 年 6 月于上海市肺科医院行肺穿刺病理：小细胞肺癌。2011 年 7 月始行 EP 方案化疗，目前化疗第 2 次已结束，10 月 3 日同步放疗 1 次已结束。化、放疗期间患者出现明显食欲减退，恶心呕吐，乏力，口干，反酸、吞咽欠畅，骨髓抑制。

刻诊：咳嗽，少痰，乏力，食欲减退，恶心呕吐，口干，反酸，吞咽不畅，咯吐血丝，偶有潮热，纳呆，夜寐欠安，大便不畅，小便调。舌红质淡苔薄白腻，脉细。

诊断：中医：肺癌（肺脾气虚证）。

西医：支气管肺癌原发性中央型左上肺小细胞肺癌纵隔肺门 LNM C-T2N3M0 Ⅲb 期。

治则：益气健脾，化痰散结，少佐泻阴火。

处方：党参 15g，白术 12g，茯苓 15g，生黄芪 30g，石见穿 30g，石上柏 30g，蛇六谷（先煎）30g，陈皮 9g，生薏苡仁 30g，瓜蒌皮 15g，杏仁 9g，黄芩 15g，知母 9g，旋覆花 12g，侧柏叶 15g，鸡内金 12g，炒谷芽 30g，炒麦芽 30g。14 剂。

医嘱：禁食辛辣食物、发物，如羊肉、狗肉、蜂胶、蜂王浆、胎盘、蛤蟆油。

二诊（2011 年 10 月 27 日）：患者 10 月 17 日始行第三次化疗，EP 方案，目前已结束，化疗期间仍服用中药治疗，食欲明显改善，恶心呕吐基本缓解，咯吐血丝已无，乏力倦怠仍存，口干，潮热，时有目糊，腰膝酸软，夜间偶有胸痛，夜寐欠安，二便调。舌红质淡少苔，脉细。辨证分型：精气亏虚。治则：益气填精，散结消肿止痛。

处方：党参 15g，白术 9g，茯苓 15g，杏仁 9g，制黄精 30g，枸杞子 24g，石见穿 30g，石上柏 30g，干蟾皮 9g，黄芪 30g，灵芝 30g，川断 30g，鸡内金 12g，炒谷芽 30g，炒麦芽 30g，酸枣仁 15g，延胡索 30g，麦冬 15g。14 剂。

三诊（2011 年 11 月 10 日）：患者胸痛较前缓解，胃纳可，夜寐安，二便调，乏力倦怠稍有好转，偶有咳嗽，咯痰不畅，口干、潮热、腰膝酸软仍存。舌红质淡苔薄白，脉细。辨证治则：证治同前。

处方：原方去茯苓、酸枣仁、枸杞子，加枇杷叶 12g、芦根 30g、重楼 15g、菟丝子 15g。14 剂。

其后患者中西医结合治疗，顺利完成 6 个疗程标准化疗。

按：患者初诊来时有明显的乏力、食欲减退，恶心呕吐，舌红质淡苔薄白腻，脉细。脾乃后天之本，主运化，脾运健旺，气血生化有源，精微四布，湿痰不生。患者因放化疗后及疾病本身的痰毒胶结致脾失健运，水谷精微不能布散，肢体失养，则乏力倦怠；脾失运化，消化吸收迟滞，故纳谷不香。脾为生痰之源，肺为贮痰之器，脾气亏虚，水湿不运，聚湿成痰，肺失清肃亦可聚湿成痰，致肺气上逆，故咳嗽咯痰。气血不荣则舌质淡，痰湿中阻则苔白腻。四诊合参即可辨证为“肺脾气虚”。徐老师在治疗肺脾气虚时多选用四君子汤加减，方中党参、白术、茯苓、生黄芪、鸡内金、炒谷麦芽益气健脾，扶助正气；杏仁、瓜蒌皮、生薏苡仁、陈皮健脾化痰；黄芩、石见穿、石上柏、蛇六谷清热解毒，消肿散结；少佐知母滋阴泻阴火；旋覆花降逆止呕；侧柏叶泻热止血。

患者在初诊后边服中药边进行第三次化疗，化疗期间，消化道反应明显减少，恶心呕吐、咯吐血丝基本缓解，但化疗后出现了明显的神疲乏力、口干、目糊、时有潮热盗汗的症状。二诊方中黄芪，甘，微温，为“补气诸药之最”（《本草求真》）。制黄精，甘，平，“补诸虚，止寒热，填精髓”（《本草纲目》）。两药益气养精，共为君药。方中灵芝益气血，补精储，与黄芪、制黄精并用，补肾生髓，益气养精扶正，寓补于攻，兼祛其邪。党参、白术、茯苓、枸杞子益气养精，扶正祛邪；石见穿、石上柏、干蟾皮散结消肿；鸡内金、炒谷芽、炒麦芽健脾和胃；川断补益肝肾；少佐麦冬养阴生津；延胡索行气止痛；酸枣仁养血安神。

三诊时患者精神状态良好，病情稳定，故治疗仍以益气填精，散结消肿为主，扶正与祛邪相结合。方中加枇杷叶化痰止咳；芦根养阴生津止渴；重楼清热解毒，消肿散结；菟丝子益气填精补肾，诸药调和旨在扶正与祛邪相配合。

（周　航　胡紫洁　邓海滨）

二、乳腺癌

乳腺癌属于中医学“乳岩”“乳痞”“乳石痈”等范畴。

自魏晋南北朝起，中医治疗乳房病记载逐渐增多。巢元方《诸病源候论》中首次描述了乳石痈的形态，“痈疽病诸候上·石痈候”载有“不痛者，……其肿块确实，至劳有根，核皮相亲，不甚热，微痛”。乳石痈的临床特点是乳房肿块坚硬如石，不化脓，尤其是将乳岩的肿块和皮肤粘连的临床特点，用“核皮相亲”作了确切而又概括的描述，至今仍有重要的诊断意义。同时，书中还指出脏腑亏虚，功能失调，气血运行失常，或者先天不足，脏腑虚损，均是导致乳腺癌发生的重要病理机制。巢氏曰：“积聚者，由阴阳不和，腑脏虚弱，受于风邪，搏于脏腑之气所为也。”

唐代孙思邈《备急千金要方》记载：“妇人、女子乳头生小浅热疮，痒搔之黄汁出，浸淫为长百种治不差者，动经年月。”其所载的乳头湿疹样癌，比国外认识早1200～1300年。

宋代《圣济总录》对冲任与乳房的关系提出了极其重要的论述，说：“妇人以冲任为本，若失于将理，冲任不和，阳明经热，或风邪所客，则气壅不散，结聚乳间，或硬或肿，疼痛有核。”指出冲任不调是乳房发病的基础。

元代朱震亨《丹溪心法》中提出“乳房，阳明所经；乳头，厥阴所属”的著名论断，对于认识乳房疾病的病理机制、临床证候和辨证施治起着重要的作用。因为乳房是肝胃经脉所过之处，所以其发病总是与肝胃二经相关，因而也应当从肝胃二经论治。

明代陈实功《外科正宗》专立了乳房疾病章节，详尽阐述了乳房的经络生理、病因病机和辨证论治。陈氏曰：“夫乳病者，乳房阳明胃经所司，乳头厥阴肝经所属。”书中还详细描述了乳腺癌的病因及诊治，“忧郁伤肝，思虑伤脾，积想在心，所愿不得志者，致经络痞涩，聚结成核，初如豆大，渐若棋子，半年一年，二载三载，不疼不痒，渐渐而大……渐渐溃烂，深者如岩穴，突者如泛莲，疼痛连心，出血而臭，其时五脏俱衰，四大不救，名曰乳岩。凡犯此者，百人百必死，如此症知觉若早，只可清肝解郁汤或益气养荣汤”。陈氏不仅认识到乳腺癌的发病与情志密切相关，还认识到此病的恶性程度，提出了要尽早诊断，尽早治疗。

清代吴谦《医宗金鉴·外科心法要诀》在描述乳岩时云：“乳岩初结核隐疼，肝脾两损气郁疑，核无寒热身寒热。”指出本病的病因主要在于“七情”，责之于肝脾，到了晚期，则预后不良。

清代余听鸿《外证医案汇编》中指出：“乳症，皆云肝脾郁积，则为癖核。”余氏又云：“鄙见治乳症，不出一气字之矣。正气虚则为岩……痰气凝结为癖为核。”余氏不但在病因病机方面认为乳房疾病的关键在于一个“气”字，而且在乳病的治疗原则上，仍强调："若治乳从一气字着笔，无论虚实新久，温凉攻补，各方之中，挟理气疏络之品，使其乳络疏通……自然壅者易通，郁者易达，结者易散，坚者易软。"强调了疏通气机在乳房病治疗中的重要意义。

清代马培之《马培之外科医案》指出乳岩由郁火而得，治疗应以清热泻火，凉血解毒为治则，乳岩用药忌温燥，对后世影响很大。《马培之外科医案》所论"乳头为肝肾二经之冲"和《外证医案汇编》所论"乳中结核，虽云肝病，其病在肾"，二者均提出肾在各种乳病的发病学上占有重要地位。

徐老师总结了历代医家对乳腺癌的论述，指出乳岩虽病在乳，却又不止于乳房，与肝、肾、冲任的关系密切。七情郁结、饮食所伤、肾气不足及冲任失调，以致肝脾受损，脏腑失和，气机阻滞，瘀血内停，阻于乳络，日久而成乳癖乳岩。其中情志因素对乳腺癌的发病尤为关键，正如《外科正宗》所云"忧郁伤肝，思虑伤脾，积想在心，所愿不得志者，致经络痞涩，聚结成核"。徐老师根据多年的临床实践观察，发现激素受体阳性的患者服用内分泌药物治疗，以及年龄在 50 岁左右绝经前后综合征，多以阴虚内热多见，表现出烘热时作、手足心热、烦躁不安等症状。而激素受体阴性乳腺癌患者多以肝脾两虚为主，表现为疲乏、大便溏、食欲不振、头晕、气短、舌淡红、苔薄、脉沉等症状。因此徐老师临床上将乳腺癌主要分成阴虚内热、肝脾两虚型进行辨证论治。

（一）阴虚内热型

主症：潮热盗汗，五心烦热，咽干颧红，腰膝酸痛，眩晕耳鸣，失眠多梦，咽喉疼痛，牙龈肿胀，大便秘结，小便短赤，经少经闭，或见崩漏。舌红少津，脉细数。

主症分析：肾阴亏虚，虚热内生，故见潮热盗汗，五心烦热，咽干颧红；肾阴不足，髓减骨弱，骨骼失养，故腰膝酸痛；脑为髓海，脑海失充，则眩晕耳鸣；心肾为水火既济之脏，肾水亏虚，水火失济则心火偏亢，致心神不宁，而见失眠多梦；津不上润，虚火上炎，则咽喉疼痛，牙龈肿胀；阴虚液耗，无以下溉，则大便秘结，小便短赤；妇女以血为用，阴亏则经血来源不足，故经量减少，甚至闭经；阴虚则阳亢，虚热迫血可致崩漏。舌红少津，脉细数均为阴虚内热之证。

治则：滋阴清热，解毒散结。

方药：知柏地黄丸（《医宗金鉴》）加减。

处方：生地黄 15g，山茱萸 12g，知母 9g，黄柏 9g，八月札 15g，石见穿 30g，蛇六谷 30g，白花蛇舌草 30g，生黄芪 30g。

方义及加减：方中生地黄养阴生津、滋补肝肾；山茱萸温补肝肾、收涩精气；知母、黄柏清泻相火而保真阴，即古人所谓"壮水之主，以制阳光"之法；生黄芪益气托毒；予八月札调理气机，使诸药灵动；予石见穿、白花蛇舌草、蛇六谷清热解毒，软坚散结。方中各药合用，补中有泻，温中有凉，涩中有渗，用之滋补不留邪，祛邪不伤正。失眠者，加酸枣仁 15g，五味子 6g 养心安神；大便秘结难下者，加火麻仁 30g，肉苁蓉 30g 润肠通便；盗汗量多者，加碧桃干 30g，淮小麦 30g 收涩止汗。

典型病例：

陈某，女，57 岁。初诊日期：2011 年 4 月 16 日。

现病史：2011年2月因左乳浸润性导管癌，后于2011年3月30日穿刺活检病理证实，其中ER（+++），PR（+），Ki-67（约5%+），全身多发骨转移，左侧锁骨上、腋下及纵隔淋巴结转移，于上海某医院行乳腺病灶、骨转移病灶伽马刀治疗，3月30日结束。

刻诊：口干多饮，潮热夜甚，脾气急躁，反酸欲吐，胃脘嘈杂，伴见怕冷，神疲乏力，纳谷馨，大便调。舌质淡红，苔少，脉细。

诊断：中医：乳岩（阴虚火旺证）。

西医：乳腺癌原发性左乳浸润性导管癌多发骨转移 CTxN2M1 Ⅳ期。

治则：滋阴泻火，解毒散结，佐以疏肝理气和胃。

方药：知柏地黄汤加减。

处方：生地黄15g，山茱萸9g，柴胡15g，八月札15g，石见穿30g，蛇六谷30g，白花蛇舌草30g，木香9g，姜川连6g，知母15g，黄柏6g，牡丹皮12g，地骨皮24g，姜半夏9g，生黄芪30g，碧桃干30g，淫羊藿12g，白蒺藜20g，鸡内金9g。

二诊及后续治疗摘要：患者按上述治疗方法口服中药近3个月后，于2011年6月24日在上海某医院复查PET/CT提示左乳结节FDG代谢较前降低，多发淋巴结转移基本消退，肿瘤活性受抑，骨转移灶较前好转。左肺小结节。随后方子调整加入生牡蛎软坚散结，继续治疗。其间2011年7月患者出现大便次数多，治疗方法从滋阴泻火调整为健脾益气，去生地黄、山茱萸滋阴碍脾之品，改用党参、白术、茯苓、山药、白扁豆健脾益气止泻，出现夜寐欠安时加麦冬、五味子、酸枣仁养阴安神。抗癌软坚散结药同前。2012年3月5日复查PET/CT提示左乳原发病灶消退，骨转移仅左髂骨FDG代谢略高，肿瘤活性受抑，新见右锁骨上、纵隔、双肺门多发肿大淋巴结FDG轻度增高。2012年12月4日PET/CT提示L_4、L_5及左髂骨翼放射性浓聚，胸椎多处及双侧多根肋骨小灶性放射性摄取略高。全身多处骨转移，放射性摄取增高。方拟前治疗方法1年3月余，其间患者出现肩胛酸痛，加入地鳖虫、防风、秦艽祛风除湿、通络止痛；咳嗽有痰加杏仁、芦根、枇杷叶理气化痰。2013年7月13日复查CT提示两肺散在小结节。2013年7月29日复查PET/CT提示肿瘤活性受抑（SUV2.0）；原右上肺结节消退；右侧锁骨上、纵隔及两肺淋巴结基本消退。2013年10月开始口服依西美坦。2014年9月24日复查PET/CT提示全身未见明显FDG代谢异常，全身骨骼多处成骨性改变，未见明显FDG代谢异常。从患病至今病情稳定。患者2014年9月28日突发瘫痪，MRI提示T_5椎体附件肿瘤，L_5水平椎管内肿瘤，T_1、T_5、T_{10}椎管内病变。2014年10月13日行骨科后路胸椎肿瘤及椎管内肿瘤切除重建内固定术。

2014年11月15日来诊。

刻诊：胸部束带感，肢冷无法步行，左脚功能明显障碍，抽挛疼痛，口干欲饮，纳可，二便正常，舌淡苔少，脉细。

辨证：肝肾阴虚，瘤毒阻络。

治则：滋补肝肾，益气解毒，通络止痛。

处方：生地黄30g，熟地黄30g，当归12g，地龙15g，石见穿30g，蛇六谷30g，骨碎补30g，淫羊藿15g，川牛膝9g，炙蜈蚣3g，自然铜9g，制川乌9g，制草乌9g，黄芪50g，白芍24g，炙甘草9g，桂枝9g，鸡内金12g，北沙参15g。

方中生熟地黄滋补肝肾；桂枝、骨碎补、淫羊藿补肾温阳益肾强骨；地龙、川牛膝、炙蜈蚣、自然铜、制川草乌息风镇痉，攻毒散结，活血化瘀，温经通络止痛。白芍、炙甘草养血敛阴，缓急止痛；黄芪、当归益气补血通络；石见穿、蛇六谷清热解毒抗瘤；鸡内金护胃助消化，同时亦有抗癌作用；北沙参养阴。诸药合用扶正与抗瘤结合，标本兼治。

2014 年 11 月 27 日起行卡培他滨口服治疗。中药治疗方法同前。2015 年 8 月患者已经每天可慢走半小时。

2016 年 5 月 7 日来诊。

刻诊：食欲不振，脊背痛，左腿痛，手足冷，舌淡，苔薄，脉细。

辨证：脾气虚弱，癌毒阻络。

治则：健脾益气，益气解毒，通络止痛。

处方：太子参 15g，白术 12g，茯苓 15g，黄连 3g，八月札 12g，石见穿 30g，蛇六谷 30g，红豆杉 6g，淫羊藿 15g，骨碎补 15g，制川草乌各 12g，炙蜈蚣 3g，黄芪 50g，知母 9g，桂枝 9g，川芎 12g，生熟地黄各 15g，当归 9g，川牛膝 15g，瓜蒌仁 15g，鸡内金 12g，炒谷麦芽各 15g。

方中四君子汤、鸡内金、炒谷麦芽健脾益气；石见穿、蛇六谷、红豆杉解毒抗瘤；桂枝、川芎温通四肢；余药同前法补肾强骨，益气通络止痛。

后续随访患者长期生存，生活自理。

按：患者是老年女性，肾精亏虚，肾主骨生髓，肾虚则髓海无以生，癌瘤容易乘虚而入侵犯到骨，故确诊时就已经出现骨转移。首诊时患者肾阴不足，津液乏源不能上承于口故口干多饮；阴液不足，虚火内燔则潮热夜甚；水不涵木，阴不制阳，肝阳上亢则脾气急躁；肝火过旺，肝气犯胃，影响脾胃的正常运化功能而出现反酸欲吐，胃脘嘈杂。癌瘤日久及患者行放疗均对人体正气有不同程度的损伤，正气虚，气不养神故神疲乏力。阴虚血少则舌质淡红，苔少，脉细。四诊合参辨证为阴虚火旺，治拟滋阴泻火，疏肝理气和胃，佐以抗瘤散结。患者服中药后近 3 个月复查左乳结节 FDG 代谢较前降低，多发淋巴结转移基本消退，肿瘤活性受抑，骨转移灶较前好转。患者因全身骨转移出现瘫痪时，重用滋补肝肾益肾壮骨药，以及虫类药如蜈蚣、地龙，息风镇痉，攻毒散结通络止痛。自然铜、制川草乌、川牛膝温经散瘀止痛。当患者出现食欲不振时，治法以益气健脾为基本治则，同时益气解毒，通络止痛。全程所用方药随证变化而灵活调整，体现了中医的整体观念和辨证论治，病症结合，扶正抗邪，攻补兼施。由此可见运用中医辨证思维治疗乳腺癌骨转移晚期患者同样可以达到延长患者生存期和提高生活质量的目的。

（二）肝脾两虚型

主症：神疲懒言，体倦乏力，食欲不振，大便溏，头晕，气短，舌淡红，苔薄，脉沉。

主症分析：脾气亏虚，则受纳运化失常，故见食欲不振；脾胃为后天之本、气化生化之源，脾气亏虚，则气血生化乏源，而见神疲懒言；脾主肌肉四肢，肝脾虚弱，肢体失去气血的濡养和温煦，故见头晕气短、体倦乏力；脾气亏虚，运化失健，水湿内生，故见大便溏；舌淡红、苔薄、脉沉均为肝脾两虚之证。

治则：益气健脾，解毒散结。

方药：四君子汤（《太平惠民和剂局方》）或补中益气汤（《脾胃论》）加减。

处方：生黄芪 30g，党参 9g，白术 9g，茯苓 15g，生薏苡仁 15g，八月札 15g，石见穿 30g，蛇六谷 30g，白花蛇舌草 30g，淫羊藿 15g，女贞子 15g，鸡内金 12g，炒谷麦芽各 30g。

方义及加减：方中重用生黄芪补中益气，调补脾胃，不仅可增强机体免疫功能，还可抗癌、抑癌；予党参、白术、茯苓、生薏苡仁健脾祛湿，助生黄芪益气健脾运脾，扶助气血，顾护后天，使气血生化有源，五脏六腑皆受之；予淫羊藿、女贞子补益肾气，调摄冲任，固摄先天，以实后天；予八月札调理气机，使诸药灵动；予石见穿、蛇六谷、白花蛇舌草清热解毒、软坚散结，扶正培本基础上兼顾祛邪，使邪去而正安；予鸡内金、炒谷芽、炒麦芽健脾助运，共为佐药。全方攻补兼施，平衡先后天，选药精当，疗效确切。若见便溏不止，加怀山药 30g，白扁豆 30g，芡实 15g，焦楂曲各 15g 健脾止泻；若见怕冷、腰膝酸软加菟丝子 15g，黄精 15g，怀牛膝 15g 补益肝肾。

典型病例：

包某，女，43 岁。初诊日期：2005 年 3 月 11 日。

患者 2004 年 6 月 30 日于上海某医院行右侧乳腺癌根治术，病理：右乳浸润性导管癌，ER（－），PR（－），HER-2（－），术后化疗 8 个疗程，之后定期随访。近 1 周来患者自觉乏力，为进一步中医药抗肿瘤治疗求诊我院。

刻诊：体倦乏力，头晕眼花，右胸胁不适，手足冷，纳可，大便溏薄，寐欠安，舌淡，苔薄白，脉细。

诊断：中医：乳岩（肝脾两虚证）。

　　　西医：右乳浸润性导管癌术后。

治则：益气健脾疏肝，养精解毒散结。

处方：生黄芪 30g，党参 15g，白术 12g，茯苓 15g，柴胡 9g，制香附 9g，八月札 15g，川芎 15g，桂枝 9g，石见穿 30g，蛇六谷 30g，白花蛇舌草 30g，当归 9g，熟地黄 24g，黄精 30g，白扁豆 15g，酸枣仁 15g，鸡内金 12g。28 剂，水煎服。

二诊（2005 年 4 月 8 日）：患者诉药后合度，乏力减轻，头晕眼花较前缓解，口干，心悸，舌淡红，苔薄白，脉细。

处方：原方加山茱萸 15g，麦冬 12g，淮小麦 30g，炙甘草 9g，大枣 9g。28 剂，水煎服。

三诊（2005 年 5 月 6 日）：患者诉药后口干缓解，心悸症状明显改善，手足温，舌淡红，时有口苦，胃稍有不适，苔薄白，脉细。

处方：原方去川芎、桂枝，加木香 9g，川连 3g。28 剂，水煎服。

之后基本遵循益气健脾、解毒散结治则给予长期调治，每年复查症情稳定，2022 年 11 月 5 日复诊，患者诉稍有乏力气短，腰酸腰痛，纳可便调，寐欠安，舌淡红，苔薄白，脉细。

处方：党参 15g，白术 12g，茯苓 15g，八月札 15g，制香附 9g，川芎 15g，生黄芪 30g，黄精 30g，怀山药 15g，石见穿 30g，蛇六谷 30g，白花蛇舌草 30g，桑寄生 15g，独活 9g，淮小麦 15g，炙甘草 9g，大枣 9g，酸枣仁 24g，灯心草 6g，鸡内金 12g。

随访：2023 年 5 月 20 日随访，患者一直坚持服用中药，症情稳定，稍觉乏力，生活自如。

按：本例患者三阴性乳腺癌术后，肝脾两虚，气血生化乏源，肢体失去气血的濡养和温煦，故见体倦乏力，手足冷；肝血不足，可见右胸胁不适，头晕眼花。舌淡红，苔薄白，脉细均为脾气亏虚之证。故以益气健脾疏肝，养精解毒散结为治疗原则。方中重用生黄芪为君药，调补脾胃，益气托毒，既可以增强机体免疫功能，又能抗癌；党参、白术、茯苓共为臣药，助生黄芪益气健脾运脾，扶助气血，顾护后天；石见穿、白花蛇舌草、蛇六谷清热解毒、软坚散结；黄精补肾填精，补先天以实后天；柴胡、制香附疏肝解郁、理气宽中；川芎、桂枝通经活络，当归、熟地黄调肝补肾养血，白扁豆健脾止泻，鸡内金健脾助运为佐药。全方以扶正为主，祛邪为辅，攻补兼施，共奏益气健脾疏肝、解毒散结功效。叶天士《临证指南医案》中指出："女子以肝为先天。"徐老师治疗乳腺癌时，观察到患者思虑过多，思伤脾，脾气损耗过多，考虑到女性多心思细腻，多愁善感的生理特点，处方用药时多加用柴胡、香附疏肝理气之品，使脾得肝之疏泄，则升降协调，运化功能健旺，正所谓"土得木而达"。

患者二诊时出现口干，心悸，予麦冬养阴生津，山茱萸补益肝肾，淮小麦、炙甘草、大枣养心安神。

三诊时症状改善明显，因手足温故去川芎、桂枝，口苦用香连丸理气和胃，清热化湿。

2022 年复诊时患者乏力气短，腰酸腰痛，治疗原则仍守益气健脾，解毒散结，收获佳效。

患者三阴性乳腺癌术后 19 年，中药治疗至今一直症情稳定，未见复发转移征象，生活质量较高，一如常人。

（苏　婉　吴　继）

三、大 肠 癌

大肠癌是近 30 年来严重威胁人类健康的常见恶性消化道肿瘤之一，临床又称为结直肠癌，此病起源于大肠上皮，含结肠癌和直肠癌。大肠癌主要病机根本在于正气不足，导致人体脏腑功能失调，脾胃运化失司则湿毒内生，久之郁而化热，湿热邪毒下注浸淫肠道，局部气血运行不畅，湿毒瘀结成块。病久更易耗伤脾肾阳气，而见脾肾阳虚或气血亏虚，虚实互见。大肠癌临床上多见排便异常，即直肠刺激症状，如便意频繁，下坠，便不尽感，甚者有里急后重，并可伴腹胀，下腹不适；粪便出现血便、黏液便或脓血便，甚者有粪形变细等；直肠被癌肿阻塞，有排便困难、粪少便闭，伴腹痛、腹胀。若侵犯了四周组织器官时，可出现肛管局部剧痛、便失禁、尿频、尿痛、排尿困难；骶部、会阴部的持续性剧痛，并牵涉下腹部、腰部及大腿部疼痛。癌转移至肝脏时，可有肝大、黄疸、腹水等症状。

结直肠癌在中医文献中归属于“积聚”“脏毒”“肠澼”“肠风”“肠积”“肠覃”“肠溜”等范畴。历代医家对本病早有相关论述，如下所述。

《灵枢·刺节真邪》曰：“虚邪之入于身也深，寒与热相搏，久留而内着……邪气居其间而不反……有所结，气归之，卫气留之，不得反，津液久留，合而为肠溜。”其指出了大肠癌的发病是由正气亏虚和邪气侵犯两者共同造成的。

《灵枢·五变》谓：“人之善病肠中积聚者……则肠胃恶，恶则邪气留止，积聚乃伤；脾胃之间，寒温不次，邪气稍至，蓄积留止，大聚乃起。”指明了饮食不节，寒温不适，邪气犯脾，毒邪留滞，久而形成胃肠积聚的发病过程。该书又云：“人之善病肠中积聚者……皮肤薄而不泽，肉不坚而淖泽。如此，则肠胃恶，恶则邪气留止，积聚乃伤。”描述了局部肿块“积聚”与全身表现的关系。

《灵枢·水胀》指出：“肠覃何如？岐伯曰：寒气客于肠外，与卫气相搏，气不得荣，因有所系，癖而内着，恶气乃起，瘜肉乃生。”初步探讨了脏腑功能失调、卫气失常、寒邪入侵，客于肠外，寒邪与卫气相搏，致使肠道气血瘀滞、湿毒浸淫，久之恶气起而息肉生。

《灵枢·痈疽》云：“大热不止，热盛则肉腐……故名曰痈。”揭示癌症患者多见热毒内结，邪热炽盛，病情日益加重，局部可形成恶疮溃烂。

《素问·玉机真脏论》曰：“忧恐悲喜怒，令人不得其次，故令人有大病矣。”指出异常情志导致脏腑经络及气血阴阳失常可发百病（包括肠道肿瘤）。

《黄帝内经》云：“饮食自倍，肠胃乃伤。”说明饮食因素是肠胃等相关疾病最常见原因。

《诸病源候论》中认为：“癥者，由寒温失节，致脏腑之气虚弱，而食饮不消，聚结在内，染渐生长，块段盘牢不移动者是也。”这段话主要揭示了肿块形成的原因与寒温失节导致脏腑功能虚弱有关，同时描述了恶性肿块固定不移的特点。

《华佗神医秘传·华佗神方秘传》记载“华佗曼应圆神方”具有攻下冷积，行气活血，散瘀止痛的作用，开启大肠癌从瘀血论治先河。

《丹溪心法》中云：“坐卧湿地，醉饮房劳，生冷停寒，酒面积热，以致荣血失道，渗入大肠，此肠风脏毒之所由作也。”进一步阐述了结直肠癌发病的病因与环境、饮食、生活习惯密切相关。

《丹溪心法》云：“气血冲和，万病不生，一有怫郁，诸病生焉，故人身诸病多生于郁。”情志长期抑郁焦虑则肝气不舒，气滞血瘀则脏腑功能失调，日久则成积聚。

《丹溪心法·肠风脏毒》论述：“脏毒者，蕴积毒久而始见。”揭示了大肠癌发病与外邪入侵及正气亏虚有关。

《丹溪治法心要·腹痛第四十五》：“腹痛又寒，有热、死血、食积、湿痰。死而痛者，每痛有处，不行移者是也。”丹溪提出癥瘕积聚与痰、瘀有关。

《外科正宗》云：“其患痛连小腹，肛门坠重，二便乖违，或泻或秘，肛门内蚀，串烂经络，污水流通大孔，无奈饮食不餐，作渴之甚，凡犯此未得见其有生。”揭示了大肠癌的主要症状。

《医宗必读·积聚》云：“初者病邪初起，正气尚强，邪气尚浅，则任受攻；中者受病渐久，邪气较深，正气较弱，任受且攻且补；末者，病魔经久，邪气侵凌，正气消残则任受补。”强调治疗本病“屡攻屡补，以平为期”。

大肠癌患者到中晚期，邪毒旷日长久，精气亏损严重，多为脾虚精亏的表现。徐振晔教授谨守病机，正虚为本，病位在肠，但与脾肾肝的生理和病理密切相关，脾为后天之本，脾虚而致气血生化无源，肾为先天之本，肾虚不藏精而精气亏虚。创新性提出“脾虚精亏”理论，祛邪必须注重扶正，辨瘤必须结合辨证，局部治疗不能忽视整体，必须做到标本兼顾，阴阳平衡。

徐振晔教授主张扶正祛邪、培元固本的治癌学术思想。明确大肠癌的病位主要在肠，与脾胃、肾、肝有关；病理因素主要与湿、瘀、毒、热、痰、郁等有关，正虚乃是病之根本。全面分析患者的邪、正、虚、实诸症的轻重缓急，将大肠癌分为脾虚精亏型、中气下陷型和肠毒内结型三大类型，其中脾虚精亏型临床最为多见。

（一）脾虚精亏型

主症：乏力倦怠，气短气急，腰膝酸软，头晕目糊，纳谷欠馨，大便欠实或溏，舌质淡红或淡胖、少苔，脉细软。

主症分析：脾为后天之本，主运化水谷精微，脾虚则气血生化无源，则乏力倦怠，气短气急，脾虚推动无力，大肠燥化不足，则大便欠实或溏；肾为先天之本，肾气足则精血盛，肾气虚则肾不藏精，精血亏虚，则腰膝酸软，头晕目糊。舌质淡红或淡胖、少苔，脉细软，均为脾虚精亏之象。

治则：益气健脾，养精解毒散结。

方药：抗岩精方加减。

处方：太子参 15g，白术 9g，石见穿 30g，白花蛇舌草 30g，灵芝 15g，野葡萄藤 30g，菝葜 30g，绞股蓝 15g，黄精 30g，生黄芪 30g。

方义及加减：太子参、白术、生黄芪益气健脾，黄精、灵芝、绞股蓝补肾益精，野葡萄藤、菝葜、白花蛇舌草、石见穿清热解毒消积。腹泻可加白扁豆 15g，石榴皮 9g；恶心泛呕可加姜竹茹 9g，煅瓦楞子 30g；腹痛较甚可加延胡索 15g，枳壳 9g；食欲不振加谷麦芽各 15g，生山楂 9g；里急后重较甚加白芍 15g，木香 9g，升麻 12g。

典型病例：

李某，女，64 岁。初诊日期：2020 年 9 月 15 日。

患者 2020 年 3 月 25 日行直肠腺癌根治术，术后病理：中分化腺癌，3.6cm×2.7cm×1.9cm，侵犯至浆膜，神经侵犯（+），脉管侵犯（+），淋巴结转移（2/8），Ki-67（20%+）。2020 年 4 月 20 日开始行 XELOX 方案化疗 6 次，末次时间：2020 年 8 月 28 日，之后一直口服卡培他滨单药治疗，现因乏力倦怠来徐教授门诊请求中医治疗。

刻诊：神疲倦怠，稍加活动就气短气急，纳谷欠馨，大便溏薄，面色晦暗，腰膝酸软，夜尿频，夜寐欠安，舌淡苔白，脉细数。

诊断：中医：肠癌（脾虚精亏证）。

西医：直肠腺癌术后 pT3N1bM0 ⅢB 期。

治则：益气健脾，补肾益精，清热解毒。

处方：太子参 15g，黄芪 30g，白术 9g，灵芝 15g，黄精 30g，七叶胆 15g，白花蛇舌草 30g，石见穿 30g，菝葜 30g，野葡萄藤 30g，白扁豆 15g，菟丝子 15g，益智仁 15g。

二诊（2020 年 9 月 29 日）：患者服药 14 剂后，诉疲乏倦息、腰膝酸软症状明显减轻但活动后气短气急，胃纳有改善，夜寐欠安，在前方基础上稍作调整，增加合欢皮 9g，酸枣仁 9g。

随访续服 4 周，患者气短气急好转，夜寐改善，诸症好转，随访至今良好。

按：患者为老年女性，处于肠癌晚期，本身正气耗伤严重。患者乏力倦怠、大便溏薄，表现为脾虚的症状，脾虚日久，后天之精生化无源，导致脾肾精气两虚，加之手术及化疗攻伐太过，导致脾肾之虚更甚，正气愈加不足。徐老师处方以太子参、黄芪为基础补中益气，改善患者气虚体弱的症状；白术有健脾燥湿之功，可助生化之源；灵芝、黄精、七叶胆补肾养精。根据“损者益之”的治疗原则，补气养阴，以达到阴阳平衡，诸药合用可明显改善神疲乏力、食少纳差、夜寐欠安的症状，提高患者生活质量。现代药理实验证明此类扶正药物可提高非特异性免疫、细胞免疫和体液免疫的作用。肠癌的病理因素涉及湿、毒、热、痰和郁，故称为“脏毒”。扶正与祛邪相辅相成，解毒有助于健脾益气，野葡萄藤、白花蛇舌草、菝葜等常用以清热利湿，解毒散结。诸药合用，相得益彰，有助于延长患者生存期，防止肿瘤复发和转移。

（二）中气下陷型

主症：面色淡白，倦怠乏力，腹痛隐隐，腹胀纳呆，时有便溏，脱肛下坠，脉沉细，舌质淡，苔薄白。

主症分析：积聚日久，耗伤元气，不能上荣于面，故面色淡白；脾虚营卫气血生化无源，则倦怠乏力；脾虚清阳不升，中气不能上达中焦，脾胃失养，故腹痛隐隐；脾失健运，气机不畅，故腹胀；水谷运化无力则纳呆；大肠传导失司，则时有便溏；中气下陷，无以收摄，则脱肛下坠。舌质淡，苔薄白，脉沉细，皆为中气下陷之象。

治则：益气补中升阳，解毒散结。

方药：补中益气汤（《脾胃论》）加减。

处方：生黄芪 30g，党参 12g，白术 9g，陈皮 9g，升麻 12g，柴胡 9g，木香 9g，炙甘草 9g，淫羊藿 15g，野葡萄藤 30g，菝葜 30g，白花蛇舌草 30g，焦六神曲 12g。

方义及加减：生黄芪味甘微温，入脾、肺经，补中益气，升阳固表，生用补气力专，党参、白术、炙甘草补气健脾，陈皮、木香、焦六神曲理气和胃，使诸药补而不滞，少量升麻、柴胡升阳举陷，淫羊藿温肾阳、益精气，鼓气机，白花蛇舌草、野葡萄藤、菝葜清肠道癌毒。若下肢浮肿加泽泻 15g，牛膝 12g，车前子（包）12g；畏寒肢冷加补骨脂 12g，葫芦巴 12g；大便溏薄次数频加赤石脂 30g，煨诃子 15g，益智仁 15g。

典型病例：

宋某，男，56 岁。初诊日期：2022 年 5 月 11 日。

患者于 2020 年 3 月发现直肠占位，病理活检示腺癌，予新辅助化疗 FOLFOX+放疗治疗 2 次，后于 2020 年 5 月 28 日行直肠癌根治术，术后病理：腺癌，浸润浆膜下，见神经及脉管侵犯，见癌结节 8 枚，基因检测：KRAS 突变，术后予 FOLFOX 化疗方案治疗 6 次，末次时间：2020 年 9 月 10 日。定期复查至 2021 年 8 月 2 日胸部 CT 示双肺多发小结节，考虑转移。2021 年 8 月 22 日起行 FOLFOX+西妥昔单抗治疗 12 次，末次时间：2022 年 5 月 4 日。现化疗结束为求进一步治疗来徐教授门诊请求中医治疗。

刻诊：面色淡白，神疲乏力，腹痛腹胀，食欲不振，时有便溏，小腹下坠感，舌质淡，苔薄白，脉沉细。

诊断：中医：肠癌（中气下陷证）。

西医：直肠腺癌术后，双肺转移。

治则：益气补中，解毒散结。

处方：生黄芪 30g，党参 12g，白术 9g，陈皮 9g，升麻 12g，柴胡 9g，木香 9g，炙甘草 9g，淫羊藿 15g，野葡萄藤 30g，菝葜 30g，白花蛇舌草 30g，焦六神曲 12g。

二诊（2022 年 6 月 10 日）：患者经治 1 个月后，腹痛腹胀好转，大便依旧溏薄，每日 4 次，上方加赤石脂 30g，症状好转，每 6～8 周来院诊治，至今坚持服用中药，症情稳定。2023 年 12 月 25 日循环肿瘤细胞（CTC）结果：3 个，提示低转移风险。

按：患者为晚期肠癌，元气耗伤，面色淡白；脾虚营卫气血生化无源，则倦怠乏力，脾虚清阳不升，中气不能上达中焦，脾失健运，气机不畅，故腹痛腹胀；水谷运化无力，则食欲不振；大肠传导失司，则时有便溏；中气下陷，无以收摄，则感小腹下坠。舌质淡，苔薄白，脉沉细，皆为中气下陷之象，徐老师辨证为“中气下陷”，故治拟益气补中，解毒散结，患者生存获益明显。

（三）肠毒内结型

主症：腹胀腹痛，烦热口渴，便下脓血黏液，里急后重，脉细数，舌质红，苔薄黄。

主症分析：癌毒湿热蕴结于肠道，气机遏阻，升降失司，故腹胀腹痛；热毒熏蒸，津不能上达，则感烦热口渴；瘀毒互结，下注肠道，耗伤气血，熏灼脉络，传导失常，故见便下脓血黏液，里急后重。舌质红，苔薄黄，脉细数，乃癌毒湿热内结肠道之象。

治则：清热散结，化瘀解毒。

方药：龙胆泻肝汤合四逆散加减。

处方：柴胡 12g，炒白芍 15g，炒枳实 15g，生甘草 9g，龙胆草 12g，栀子 9g，黄芩 12g，泽泻 15g，车前子 15g，当归 12g，野葡萄藤 30g，白花蛇舌草 30g，石见穿 30g，菝葜 30g，生地黄 15g，生蒲黄 15g。

方义及加减：柴胡入肝、胆经，升发阳气，驱邪外出，炒白芍敛阴养血，炒枳实泄热破结，龙胆草泻肝胆火、清下焦湿热，黄芩、栀子泻火燥湿，泽泻、车前子导热下行，当归、生地黄养血滋阴，使邪去而阴血不伤，白花蛇舌草、野葡萄藤、菝葜、石见穿清肠道癌毒，生蒲黄清热化瘀，祛瘀而不伤正，生甘草调和诸药兼清热解毒。便血不止，加血余炭 12g，槐花 12g，生地榆 15g；腹部扪及肿块，加山慈菇 15g，夏枯草 15g，蛇六谷 30g；低热，加白薇 15g，银柴胡 15g，鳖甲 12g。

典型病例：

王某，女，45 岁。初诊日期：2020 年 9 月 10 日。

患者 2017 年 9 月于外院行结肠癌根治术，术后病理：（右半结肠）溃疡型腺癌，侵犯至肠壁浆膜层，神经侵犯（+），脉管侵犯（+），淋巴结转移（4/22），术后行 XELOX 化疗 8 次。2020 年 6 月 19 日 CT 复查：腹腔及腹膜后多发淋巴结，考虑转移。2020 年 7 月开始行 FOLFIRI＋西妥昔单抗治疗，末次时间：2020 年 8 月 20 日。2020 年 9 月 4 日 PET/CT：肝门区、腹膜后淋巴结和两肺多发转移，患者为求进一步治疗来徐教授处就诊。

刻诊：乏力，腹胀腹痛，烦热口渴，便下脓血黏液，里急后重，舌质红，苔薄黄，脉细数。

诊断：中医：肠癌（肠毒内结证）。

　　　西医：右半结肠腺癌，肝、肺、腹膜后转移，R-T3N2aM1cⅣc 期。

治则：清热解毒，化瘀散结。

处方：柴胡 12g，炒枳实 15g，炒白芍 15g，生甘草 9g，龙胆草 12g，栀子 9g，黄芩 12g，泽泻 15g，车前子 15g，当归 12g，野葡萄藤 30g，白花蛇舌草 30g，石见穿 30g，菝葜 30g，生地黄 15g，生蒲黄 15g，生山楂 15g。

二诊（2020 年 10 月 12 日）：患者服药 1 周后，腹痛、脓血便、里急后重等症状改善，仍感乏力，继服原方加味治疗。

处方：原方加太子参 12g，生黄芪 30g。

药后患者诸症好转，随访至今 4 年余，患者生存良好。

按：患者癌毒湿热蕴结于肠道，气机遏阻，升降失司，另见癌毒累及肝脏，肝失调达，郁闭气机，故腹胀腹痛；热毒煎熬阴津，津液不能达于上，则感烦热口渴；瘀毒互结，下注肠道，耗伤气血，熏灼脉络，传导失常，故见便下脓血黏液，里急后重。舌质红，苔薄黄，脉细数，乃癌毒湿热内结肠道肝胆之象。故徐老师治拟清热解毒、化瘀散结，初诊即效如桴鼓，随证加减，疗效颇佳。

（祝利民　黄晓伟）

四、肝　　癌

在中国传统医学中，并无肝癌病名的直接记载。中医学对肝癌的认识有从病机角度命名的，如积聚、癥瘕、癌、肝积、脾积、伏梁、虚劳等；有从症状角度命名的，如胁痛、黄疸、肥气、痞气、积气、呕血、唾血、臌胀、肝胀等。《难经·五十六难·论五脏积病》中曾记载“肝之积，名曰肥气，在左胁下，如覆杯，有头足”“脾之积，名曰痞气，在胃脘，覆大如盘，久不愈。令人四肢不收，发黄疸，饮食不为肌肤”。《诸病源候论》曰：“脾之积，名曰痞气，在胃脘，覆大如盘，久不愈，令人四肢不收，发黄疸，饮食不为肌肤。”《灵枢·论疾诊尺》提到：“面色微黄，齿垢黄，爪甲上黄，黄疸也，安卧，小便黄赤。”《灵枢·邪气脏腑病形》曰：“伏梁，在心下，上下行，是唾血。”还描述了肝源性凝血功能障碍或静脉曲张破裂导致的出血性并发症。由于当时并无现代西方病理学的认识，古籍中阐述的究竟是肝癌还是肝炎、肝硬化，或其他部位肿瘤继发肝癌已很难鉴别。而肝炎、肝硬化与肝癌呈因果关系，患者群体有相互覆盖性，且考虑到文献的独特性，为方便学术研究，不人为割裂相关认识，仍按照文献予以总结。

中医认为，肝癌的病因有湿热邪毒、正气虚损、长期饮食不节、嗜酒过度、七情内伤等，从而引起人体阴阳失衡，发而为病。《诸病源候论》提到“积聚者，由阴阳不和，腑脏虚弱，受于风邪”“留滞不去，乃成积聚”。张从正在《儒门事亲·五积六聚治同郁断》中对肿瘤病因作了较为详尽的归纳：“积之成也，或因暴怒、喜、悲、思、恐之气，或伤酸、苦、甘、辛、咸之食，或停温、凉、热、寒之饮，或受风、暑、燥、寒、火、湿之邪。”涵盖外邪、饮食、七情等致病因素。其后，李中梓所著《医宗必读·积聚篇》强调了正气虚损之诱因：“积之成也，正气不足，而后邪气踞之。”李时珍则在《本草纲目》中对酒伤学说有所阐述“痛饮则伤神耗血，损胃之精，生痰动火”“夜气收敛，酒以发之，乱其清明，劳其脾胃，停湿生疮，动火助欲，因而致病者多矣”。

肝癌的病机最早见于《诸病源候论·积聚病诸候》，其曰：“积聚者，由阴阳不和，腑脏虚弱，受于风邪，搏于脏腑之气所为也。”《医宗必读·积聚》也指出“积之成者，正气不足，而后邪气踞之”。现代医家认为肝癌病机为本虚标实，如本虚者气虚、血虚、阴虚、阳虚；标实者血瘀、气滞、痰湿、热毒。正如《医宗必读》指出：“初者，病邪初起，正气尚强，邪气尚浅，则任受攻；中者，受病渐久，邪气较深，正气较弱，任受且攻且补；末者，病邪经久，邪气侵凌，正气消残，则任受补。”不同的临床阶段证候表现各不相同，治法方药也有很大的差异，但扶助正气始终是重要的治则。

徐振晔教授指出，肝癌患者病程长短不一、正气亏损程度不同，需从不同阶段入手，进行辨证论治、分阶段治疗，以充分发挥中医药独特的优势。第一类是处于术后阶段的肝癌患者，手术治疗是一个消耗大量气血的过程，而脾是后天之本，是气血生化之源，必首当受损。第二类是接受过放疗、化疗、靶向治疗、免疫治疗和介入治疗的肝癌患者。西医抗肿瘤治疗均为“祛邪”法，可以抑制和杀死全身残留的癌毒。然以毒攻毒的副作用是脾胃运化功能下降，久之还会损害肾的精气，导致气血不足。第三类是无法接受手术的肝癌患者，或西药治疗失败、耐药或无法耐受的晚期患者，病程缠绵难愈，降低了对癌症细胞的抑制作用。久病入肾，伤精耗能，常以脾虚精亏为特征。第四类是老年肝癌患者，老年人天癸已竭，肾精不足，治疗需注重补肾养精。

由于肝癌在不同阶段的表现不同，对其的诊治散见于各篇，我们宜总结不同治法，逐步在病机和治法上得到统一。

（一）脾虚精亏型

主症：右胁下隐痛，腰膝酸软，纳差，乏力，脘腹不适，或有腹水，面色萎黄或舌淡胖边有齿痕，脉沉细或濡缓。

主症分析：先天亏损，后天失养，水不涵木，胁下隐痛。腰为肾之府，肾中精气亏虚，而有腰膝酸软；脾运失常，精微不用，水湿不化而有纳差，乏力，脘腹不适，重者或有腹水；气血不能上行滋养，面色萎黄；脾虚失润，舌淡胖边有齿痕，脉沉细或濡缓均为脾肾亏虚之证。

治则：健脾化积，补肾养精。

处方：党参 15g，白术 12g，茯苓 15g，山药 15g，淫羊藿 15g，泽泻 15g，草果仁 6g，大腹皮 15g，熟地黄 12g，山茱萸 15g，木香 6g，干蟾皮 6g，半枝莲 30g，岩柏 30g，猫人参 30g。

方义及加减：法仿四君子汤、六味地黄丸和实脾饮之意。四君子汤益气健脾，六味地黄丸益肾补虚，实脾饮温阳健脾化水。淫羊藿温养脾肾，白术、茯苓健脾和中，渗湿利水。木香理气；大腹皮、草果仁行气之中兼能利水；有腹水者注意调整补益药和利水药比例，总以补益为先。

典型病例：

朱某，男，69 岁。初诊日期：2021 年 4 月 8 日。

患者 2020 年 6 月 19 日肝脏 MR：肝左右、尾叶多发大小不等异常信号影，最大者位于尾状叶（6.1cm×6.9cm），骨 ECT 提示左股骨转移。诊断：多发性肝癌，肝硬化，脾大，骨转移。于 2020 年 6 月 29 日、2020 年 8 月 24 日、2020 年 10 月 20 日、2021 年 1 月 15 日、2021 年 3 月 17 日在复旦大学附属中山医院青浦分院先后行 5 次 TACE。其间 2021 年 3 月 2 日复查上腹部增强 CT 提示动脉期肝内多发异常强化灶，较前大致相仿，请结合临床；肝肿瘤介入术后，碘油沉积较前增多；脾大；腹膜后小淋巴结；胆囊炎，胆总管稍扩张。患者因腹泻、畏寒明显，到我院门诊就诊。

刻诊：畏寒肢冷，嗳气，胃纳一般，腹痛腹泻，大便日行 2～3 次，夜寐可。舌体胖，色淡，舌苔薄，脉细弱。

诊断：中医：肝癌（脾虚精亏证）。

西医：肝细胞癌术后，TACE 术后，骨转移。

治则：益气化积，温补脾肾。

处方：党参 12g，白术 9g，八月札 12g，半枝莲 30g，岩柏 30g，白花蛇舌草 30g，七叶胆 24g，灵芝 15g，黄芪 30g，木香 9g，黄连 6g，鸡内金 12g，谷芽 15g，麦芽 15g，川芎 15g，桂枝 9g，淫羊藿 15g，白扁豆 15g，白芍 15g，赤石脂 15g。

二诊（2021 年 7 月 15 日）：于 5 月 14 日至 7 月 11 日行索拉非尼靶向治疗，6 月 30 日再行 TACE 1 个疗程。6 月 30 日查白细胞 2.01×10^9/L，血小板 77×10^9/L，甲胎蛋白 10.1μg/L，异常凝血酶原 18 256mAU/ml，诉大便可，中上腹胀。

处方：党参 12g，白术 9g，八月札 12g，半枝莲 30g，岩柏 30g，白花蛇舌草 30g，七叶胆 24g，灵芝 15g，黄芪 30g，木香 9g，黄连 6g，鸡内金 12g，谷芽 15g，麦芽 15g，桂枝 9g，淫羊藿 9g，黄精 30g，女贞子 15g，青皮 5g，柴胡 9g，骨碎补 15g。

三诊（2021 年 9 月 9 日）：患者于 2021 年 7 月起改用瑞戈非尼靶向治疗。2021 年 9 月 1 日 ECT：左侧髂骨、左侧股骨近端放射性缺损，转移可能。后续拟行放疗。刻诊：右上腹胀痛，畏寒，胃纳一般，嗳气，大便日行 2 次，质稀。舌脉同前。

处方：太子参 12g，白术 9g，八月札 12g，半枝莲 30g，岩柏 15g，白花蛇舌草 15g，七叶胆 24g，灵芝 15g，黄芪 30g，淫羊藿 15g，木香 9g，枳壳 15g，鸡内金 12g，白扁豆 15g，香附 9g，川连 3g。

四诊（2022 年 8 月 11 日）：患者目前仑伐替尼联合免疫治疗。2022 年 7 月 4 日查腹部 CT：肝脏多发病灶，考虑 MT 多发转移可能，肝硬化，脾大，门静脉高压，食管胃底静脉曲张。8 月 11 日腹部 B 超：肝内多发占位，大者 41mm×40mm，腹水+。刻诊：中上腹疼痛，畏冷，腹泻，日行 3～5 次。口干，胃纳一般。舌淡苔少，脉细弦。

处方：柴胡 9g，白芍 15g，大腹皮 15g，桂枝 9g，延胡索 15g，川楝子 9g，白术 12g，茯苓 15g，猪苓 15g，白扁豆 30g，诃子 15g，砂蔻仁各（后下）6g，淫羊藿 15g，黄芪 30g，猫人参 30g，熟地黄 30g，黄精 30g，灵芝 30g，七叶胆 30g，鸡内金 12g，木香 9g，川连 3g。

五诊（2022 年 9 月 8 日）：因肝区疼痛，8 月 28 日停用仑伐替尼。8 月 31 日上腹部增强 MR：肝癌介入术后，肝多发结节，部分病灶存活。白细胞 1.74×10^9/L，中性粒细胞 1.24×10^9/L，血红蛋白 88g/L，血小板 98×10^9/L。刻诊：肝区疼痛缓解，双下肢水肿，胃纳可，胃脘胀满，大便稀，日行 2～3 次。舌淡苔薄，脉细弦。

处方：太子参 12g，白术 9g，岩柏 30g，白花蛇舌草 30g，半枝莲 30g，八月札 12g，七叶胆 24g，黄芪 30g，黄精 30g，淫羊藿 12g，灵芝 15g，白扁豆 30g，女贞子 15g，熟地黄 30g，鸡内金 12g，三七 6g，木香 9g，川连 3g，山药 30g，香附 9g。

患者坚持治疗月余，大便成形，肝痛、胃胀改善，患者颇为满意。

随访：前方加减，康健至今。

按：肝癌临床症状复杂，该患者为老年男性，肝癌介入术后，长期靶向免疫治疗。病程迁延长久，伤及脾肾精气，导致患者畏寒乏力明显，腹泻。徐老师临证经验颇多，每于此时，紧扣舌脉辨证，常以黄芪、党参、茯苓、白术健脾益气，灵芝、淫羊藿、山药补肾益精，酌加入白花蛇舌草、岩柏等清热解毒散结抗癌中药，长期服用，效果明显，一定程度上延长了患者的生存期，明显提高了患者的生活质量。

（二）肝郁脾虚型

主症：右胁下胀痛，善太息，纳呆，乏力，消瘦，舌淡胖，苔白腻，脉弦滑或濡滑。右胁下或有痞块，或见腹泻，腹胀，也可无任何症状或体征。

主症分析：肝疏泄失职，木不疏土，脾失健运，水谷运化无权，肌体失养而有纳呆，消瘦，乏力，腹胀，水湿不化留滞肠道多有腹泻。肝气不舒，每多引长息以为快，轻者气郁胁下或无体征或仅有胀痛。重者瘀积不散聚而成痞块；舌苔脉象均为肝郁脾虚之征。

治则：健脾理气，解毒消积。

处方：柴胡 12g，八月札 9g，川芎 15g，白芍 15g，枳壳 12g，制香附 9g，太子参 12g，白术 9g，茯苓 15g，半枝莲 30g，岩柏 30g，白花蛇舌草 30g，生黄芪 30g，灵芝 15g。

方义及加减：太子参取代党参配伍白术、茯苓取四君子汤之意健脾，正气耗损，加黄芪、灵芝益气，为防壅气之弊，柴胡、枳壳、制香附合用以疏肝理气，川芎、白芍养血活血，半枝莲、岩柏、白花蛇舌草为徐老师习用解毒抗癌之品。运用得宜，颇有效验。若有胁下肿块，加莪术 15g，三棱 15g，鸡内金 12g，鳖甲 12g 破血逐瘀，软坚散结；若肝区疼痛明显，加郁金 12g，延胡索 9g 以行气止痛；食欲不佳可加薏苡仁 30g，焦神曲、焦山楂、炒麦芽各 12g。

典型病例：

蔡某，男，44 岁。初诊日期：2022 年 7 月 14 日。

患者于 2021 年 6 月 29 日影像学检查确诊肝癌，PET/CT：肝右叶 MT（56.4mm×34mm）侵犯门静脉右支、肝门胆管伴门静脉癌栓形成，胰头旁淋巴结转移不除外。2021 年 7 月 27 日中山医院行碘 125 粒子植入术+TACE 术+门静脉支架置入术。后行贝伐珠单抗+PD-1 靶向免疫治疗 6 个疗程，同时仑伐替尼治疗至今。2022 年 3 月 27 日行肝移植术，术后行 FOLFOX 化疗 3 个疗程，末次时间：2022 年 7 月 5 日。

刻诊：皮疹瘙痒，畏寒乏力，肝周疼痛，胸闷腹胀，矢气频，口干心慌，大便细溏，纳寐尚可。无发热恶寒，无恶心呕吐，无咯血便血，舌淡红，苔薄白，脉弦滑。

诊断：中医：肝癌（脾虚肝郁证）。

西医：肝细胞癌，门静脉癌栓，介入术后，肝移植术后 CNLC Ⅲ期。

治则：健脾理气，疏肝消积。

处方：柴胡 9g，八月札 12g，枳壳 15g，七叶胆 24g，黄芪 30g，太子参 12g，白术 9g，炙甘草 9g，岩柏 30g，白花蛇舌草 30g，半枝莲 30g，淫羊藿 12g，灵芝 15g，麦冬 12g，五味子 9g，鸡内金 12g。

二诊（2022 年 7 月 21 日）：肝区痛较前减轻，夜寐欠安，大便溏薄，口干，胃纳欠佳。脉滑。调整药量，益气和胃安神。

处方：柴胡 9g，八月札 12g，香附 9g，七叶胆 24g，黄芪 30g，枳壳 12g，太子参 12g，白术 9g，白扁豆 15g，岩柏 30g，白花蛇舌草 30g，半枝莲 30g，淫羊藿 12g，麦冬 12g，鸡内金 12g，炙甘草 9g，淮小麦 15g，大枣 9g，合欢皮 15g，酸枣仁 15g，五味子 9g。

随访：连服 1 个月，症状改善。继服原方加味治疗。目前健康生存。

按：脾虚肝郁型患者临证颇为多见，健脾疏肝为其正治，柴胡、枳壳、黄芪、白术等药均为徐老师常用之品，然而积证已成，消积也是重要一环，徐老师常用半枝莲、岩柏、白花蛇舌草等化癌消积，所谓非扶正气积块不自除，非除积块，正气无所用。患者长期久病，肝移植及多次介入治疗后精气受损，不能固涩精微，故出现乏力畏寒等症，故用淫羊藿、灵芝滋补肾精。此外，伴有夜寐欠安症状时，常加酸枣仁、合欢皮、珍珠母、灯心草、五味子等安神定志。

（三）肝肾阴虚型

主症：右胁下积块疼痛，腰膝酸软，心烦，口干，形体消瘦，头晕目眩，耳鸣如蝉，少寐多梦或失眠，或有腹水，午后潮热或盗汗，男子可有遗精，女子可有经少或经闭，舌红少津，脉细或细数。

主症分析：五脏（肝阴）亏虚，久必及肾，肝癌（积聚）日久，肾中精气渐亏，见腰膝酸软；迁延及脾，运化无权而见形体消瘦，头晕；阻碍经血下行，经血不畅则致经少或经闭；迁延及心，肾水不能上济心火，而有少寐多梦或失眠；肾失闭藏，肝失疏泄而有遗精，午后潮热，脉细舌红都是阴虚之证。

治则：补益肝肾，滋阴清热。

处方：生地黄 15g，山药 15g，栀子 9g，山茱萸 15g，柴胡 9g，牡丹皮 9g，茯苓 15g，泽泻 15g，白芍 15g，当归 9g，酸枣仁 15g，半枝莲 30g，岩柏 30g，干蟾皮 9g，七叶胆 15g。

方义及加减：法用六味地黄丸之意，生地黄滋阴补肾，填精益髓，为君药。山茱萸补养肝肾，并能涩精，取肝肾同源之意。山药补益脾阴，亦能固肾，共为臣药。三药配合，肾肝脾三阴并补，是为三补。泽泻利湿而泄肾浊，并能减生地黄之滋腻，茯苓淡渗脾湿，并助山药之健运，与泽泻共泻肾浊，助真阴得复其位，牡丹皮清泄虚热，并制山茱萸之温涩。三药称为三泻，均为佐药。三补配三泻，补中有泻，补正而不留邪。并配伍柴胡疏肝理气，通引肝经；栀子泻火，导热下行，引邪热从小便而出。半枝莲、岩柏、干蟾皮清热解毒抗肿瘤，酸枣仁、当归养血安神。出现畏寒腰酸等症，可加淫羊藿、狗脊温补肾阳。夜寐如早醒甚，可加珍珠母、灯心草重镇安神。

典型病例：

陈某，女，63 岁。初诊日期：2010 年 3 月 2 日。

患者 2009 年 12 月 3 日于上海东方肝胆外科医院行腹腔粘连松解＋右后叶肝肿瘤切除术。术后病理：（肝右叶）小肝细胞癌，细梁型，Ⅱ级；慢性肝炎。2010 年 2 月 1 日行肝脏介入治疗 1 次（吡柔比星 20mg＋羟喜树碱 10mg）。患者至我院门诊治疗。

刻诊：右胁下术区时有不适，腰膝酸软，心烦口干，形体消瘦，乏力，乳房胀痛时有，纳便调，夜寐安，舌红少津，脉细数。

诊断：中医：肝癌（肝肾阴虚证）。

西医：原发性肝癌术后肝细胞肝癌，介入术后。

治则：滋阴清热，疏肝解毒散结。

处方：生地黄 15g，山药 10g，栀子 10g，山茱萸 10g，茯苓 15g，白芍 15g，当归 15g，丹参 30g，白花蛇舌草 30g，干蟾皮 9g，半枝莲 30g，牡丹皮 9g，枸杞子 15g，女贞子 15g，知母 9g，鸡内金 12g，七叶胆 15g。

二诊（2010 年 3 月 9 日）：腰膝酸软减轻，乳房胀痛，去栀子，加柴胡、灵芝等，加减处方如下。

处方：生地黄 15g，山药 15g，山茱萸 12g，灵芝 30g，茯苓 15g，白芍 15g，当归 15g，丹参 30g，白花蛇舌草 30g，干蟾皮 9g，半枝莲 30g，牡丹皮 9g，知母 9g，鸡内金 12g，七叶胆 15g，柴胡 9g。

随访：数年之中，患者坚持随访、复查，加减用药虽多，不离滋阴养血之法。2016 年 10 月 4 日于上海市第十人民医院行上腹部 MRI 增强：肝脏术后，肝脏多发囊肿。

按：本病例为外科手术及介入治疗后，耗伤肝肾，阴血亏虚，内生虚热，故心烦口干，舌红少津，脉细数；肝失疏泄，气机不畅，故胁下不适，乳房胀痛；肝主筋，肾主骨，肝肾不足，筋骨失养，故腰膝酸软，形体消瘦。四诊合参，本病证属肝肾阴虚。中医以补益肝肾、滋阴清热、疏肝解毒散结为法。患者为中老年女性，女子以血为本，消癌化积之时，应该兼顾女性这一特点，白芍、当归、丹参养血活血，知母、牡丹皮清虚热，为徐老师所习用，临证加减，而收佳效。中医辨证优势，于斯可见一斑。

（四）气滞瘀毒型

主症：两胁胀痛或刺痛，胸闷纳呆，腹胀乏力，上腹部触及包块，质硬不平，面色晦暗，可见肝掌，蜘蛛痣，口唇暗，舌偏暗边有瘀斑，舌底静脉增粗，脉沉弦细涩。

主症分析：肝气郁结日久，气为血帅，肝郁气滞，气不行血，日久不解，必致瘀血内停，聚于局部，故渐成胁下痞块，滞于中焦而有胸闷纳呆，腹胀乏力，瘀血聚于面部、手足则见肝掌，蜘蛛痣，聚于口唇则唇暗，聚于舌则见舌偏暗边有瘀斑，舌底静脉增粗，脉沉弦细涩亦是脉象瘀滞的表现。

治则：补血活血，消积理气。

处方：当归 9g，川芎 12g，桃仁 9g，赤芍 15g，牡丹皮 9g，乌药 9g，延胡索 15g，丹参 30g，香附 9g，枳壳 15g，炙甘草 9g，岩柏 30g，半枝莲 30g，白花蛇舌草 30g，白芍 15g。

方义及加减：此证型补血活血当并重，兼顾理气，当归、赤芍养血活血，可使瘀血祛而不伤阴血，川芎为血中之气药，不仅养血活血，更能行血中之气，增强逐瘀之力；桃仁、丹参破血逐瘀，以消积块；牡丹皮清热凉血，活血化瘀；乌药、香附、枳壳、延胡索行气止痛；岩柏、半枝莲、白花蛇舌草清热解毒；炙甘草调和诸药。纳呆腹胀者可加佛手、香橼、厚朴，乏力明显者可加黄芪、脱力草，日久有热象可加栀子、郁金。

典型病例：

郁某，男，57 岁。初诊日期：2006 年 8 月 9 日。

患者有慢性乙型肝炎、肝硬化病史近 20 年。2006 年 6 月体检时发现 AFP 升高，CT：肝左叶 4cm×4cm 占位，遂于 2006 年 6 月 27 日于上海东方肝胆外科医院行肝左叶肿瘤切除术＋胆囊切除术，门静脉未及癌栓。术后病理：肝细胞癌。

刻诊：两胁刺痛，乏力腹胀，纳可，二便调，夜寐可。舌偏暗边有瘀斑，舌底静脉增粗，脉沉涩。

诊断：中医：肝癌（气滞瘀毒证）。

西医：原发性肝细胞癌，肝左叶肿瘤切除术后。

处方：丹参 30g，莪术 15g，八月札 12g，枳壳 15g，木香 9g，半枝莲 30g，岩柏 30g，干蟾皮 9g，柴胡 9g，白芍 15g，甘草 9g，生黄芪 30g，生山楂 15g，白术 15g，茯苓 15g，太子参 15g，白花蛇舌草 30g。

二诊（2006 年 8 月 23 日）：精神稍好转，仍感乏力，余无特殊变化，舌象依然，脉涩不沉，考虑瘀血难以短期消散，原方续进。

三诊（2006 年 9 月 7 日）：服药 2 周，患者自感乏力感消失，舌下脉络明显较前好转。

后随访诊疗，前方加减迄今已有 10 年，未有复发。

按：肝癌辨证，舌症瘀血明显，所谓但见一证即是，不必悉具，然破血之品不宜用，活血之品除前述方药中选用之品外，在这个病例中徐老师顾虑其慢性乙型肝炎、肝硬化病史，选用有养血作用的丹参、生山楂颇为合拍；活血先益气、理气，予白术、茯苓、柴胡、木香健脾益气，疏肝理气。伍以半枝莲、白花蛇舌草、岩柏清热解毒。长期服用，颇为有效，10 年间定期复查上腹部 CT、MRI，未见复发转移。是为明证。

（五）肝胆湿热型

主症：右胁下积块，胁肋胀或胀痛，恶心，甚则呕吐，纳差，口干口苦，溲赤便干，身目发黄，且色泽鲜明，或虽无黄疸，却舌红，苔黄腻，脉象多见弦滑数。

主症分析：肝胆蕴热，癌毒聚于胁下则痛，湿热阻滞中焦向内而有呕吐纳差，湿热外溢则身目发黄，色泽鲜明，湿热下注则溲赤便干，舌红苔黄腻、脉象弦滑数亦是湿热内蕴的表现。

治则：清热利湿，疏肝利胆退黄。

处方：茵陈 30g，栀子 9g，黄芩 9g，黄柏 9g，生地黄 12g，车前子 15g，泽泻 12g，制大黄 9g，当归 6g，岩柏 30g，茯苓 15g，夏枯草 15g，生牡蛎 30g，生薏苡仁 30g，生黄芪 40g，小青皮 9g，柴胡 9g。

方义及加减：黄芩、黄柏、栀子苦寒泻火，泽泻、车前子清热利湿，使湿热从水道排出，生地黄、当归滋阴养血以防他药耗伤阴血，柴胡、小青皮引诸药入肝胆。若肝胆实火较盛，可去车前子，加黄连以助泻火之力；若湿盛热轻者，可去黄芩、生地黄，加滑石、薏苡仁以增强利湿之功；伴嗳气，呃逆，反酸，呕吐者加旋覆花、代赭石、姜半夏；身目发黄者茵陈、栀子、大黄量酌加，取古法茵陈蒿汤义；若大便秘结，加瓜蒌仁；虚热或汗多，加牡丹皮、地骨皮、醋鳖甲。

典型病例：

陈某，男，65 岁。初诊日期：2023 年 5 月 25 日。

患者 2023 年 3 月 15 日体检发现肝占位，进一步查 PET/CT 提示肝 S4、S6 低密度灶，FDG 升高，倾向肝细胞癌，伴门静脉癌栓、肝硬化、食管胃底静脉曲张，行仑伐替尼靶向治疗、替雷利珠单抗免疫治疗，4 月肝穿刺病理提示低分化癌，经复旦大学附属肿瘤医院病理会诊倾向肝细胞癌，5 月 1 日开始放疗，因发热暂停，肝功能：ALT 265U/L，AST 215U/L，总胆红素 42μmol/L。

刻诊：胃纳可，口苦，小便黄，大便溏，日行 2～3 次，夜寐一般，舌红，苔黄腻，脉细弦。

诊断：中医：肝癌（肝胆湿热证）。

西医：原发性肝细胞癌 CNLC Ⅲa 期。

处方：苍术 9g，川连 6g，关黄柏 9g，黄芩 15g，生薏苡仁 30g，党参 15g，黄芪 30g，绞股蓝 15g，灵芝 15g，生白术 9g，预知子 15g，半枝莲 30g，岩柏 30g，白花蛇舌草 30g，鸡内金 12g，白扁豆 15g，生甘草 9g，垂盆草 30g。

二诊、三诊患者上述症状改善，但出现口干气促，随症加减。

四诊：患者肝功能恢复正常，免疫联合靶向治疗中，前述症状缓解，目前动则汗出，夜寐差，舌暗质瘀。

处方：党参 15g，黄芪 30g，绞股蓝 15g，灵芝 15g，生白术 9g，预知子 15g，半枝莲 30g，岩柏 30g，白花蛇舌草 30g，丹参 12g，鸡内金 12g，珍珠母 30g，远志 12g，酸枣仁 15g。

随访至今，患者夜寐安。加减用药，诸症平复。

按：本案表现为口苦尿赤，湿热体征明显，黄连解毒汤是行之有效的方剂，所谓急则治其标，癌毒化热充斥三焦，徐老师擅长用黄连清热燥湿、清热解毒，作用于中焦为主，能清降胃热、胃火，亦能治疗湿热痢疾；黄芩擅长清上焦热毒，同时也能清热燥湿；黄柏泻下焦火，善治肾阴虚火旺证。加用苍术燥湿醒脾，生薏苡仁利水渗湿，半枝莲、白花蛇舌草、岩柏等品增强解毒化积之功，点睛之处在于徐老师用党参、生白术、黄芪益气健脾，灵芝补肾养精，丹参养血活血，以为扶助正气之用。攻防兼备，也是治疗癌肿的有效治则。

（王殷东 龚亚斌）

五、脑胶质瘤

脑胶质瘤是由于大脑和脊髓胶质细胞癌变所产生的、最常见的原发性颅脑肿瘤。年发病率约为 6.4/10 万，我国脑胶质瘤年发病率为 5～8/10 万。其中 WHO4 级胶质母细胞瘤（glioblastoma，GBM）发病率最高，约为 4.03/10 万，占所有中枢神经系统原发恶性肿瘤的 50.1%。尽管目前已有包括手术切除、放疗及化疗在内的多种治疗方案，患者生存期仍较短。研究表明，GBM 患者确诊后中位总生存期（median overall survival，mOS）少于 1 年；采取 STUPP 一线治疗方案后，GBM 患者 mOS 可提升至 16 个月，而 STUPP 方案联合肿瘤治疗电场（tumor treating field，TTF）治疗后，患者 mOS 可延长至 20.9 个月，但 GBM 复发率接近 100%，治疗费用高，给患者、医院及社会造成极大的负担和经济压力。脑胶质瘤的病因可能与遗传、病毒感染、电离辐射、长期进食腌制食品等有关。WHO 按肿瘤细胞在病理学上的恶性程度，将脑胶质瘤分为 1～4 级。低级别脑胶质瘤（WHO 1～2 级），为分化良好的胶质瘤；虽然这类肿瘤在生物学上并不属于良性肿瘤，但是患者的预后相对较好。高级别脑胶质瘤（WHO 3～4 级），为低分化胶质瘤，也称为胶质母细胞瘤，这类肿瘤为恶性肿瘤，患者生存预后较差。如果在诊断明确后，没有及时进行手术治疗，患者常在 3 个月内死亡。胶质母细胞瘤最大的危害是肿瘤进行性增大，引起脑疝、昏迷，最终危及患者生命。除此之外，这些胶质瘤还可以在所在的部位出现相关的神经系统定位体征，如偏瘫、失语、偏身感觉障碍、偏盲、癫痫，还可以出现头晕、流涎甚则剧烈的头痛、呕吐、视乳头水肿等一系列神经功能障碍。

祖国传统医学对脑胶质瘤无明确记载，但根据患者常见头痛、头晕、呕吐、抽搐、半身不遂等症状，常将其归属于“真头痛”“厥逆”“头风”“癫痫”等范畴。《素问·至真要大论》中已有“头项囟顶脑户中痛，目如脱”的描述。王清任《医林改错》之脑髓说曰：“灵机记性在脑者，因饮食生气血，长肌肉，精汁之清者，化而为髓，由脊骨上行入脑，名曰脑髓。”并言人之记忆、视觉、听觉、嗅觉及言语皆由脑所主。头为诸阳之会，手足三阳经皆交会于头面，属阳；同时脑为髓海，为奇恒之腑，属阴，若“阴平阳秘”，邪不得入，清阳之气上升，浊阴之气下降，则健康无疾。张景岳《类经》云：“五脏六腑之精气，皆上注于头而为七窍之用，故为精明之府。”脑髓具有喜清恶浊、喜盈恶亏、喜静恶扰的特点。其病因病机包括：①外感邪毒：病毒感染、电离辐射。②情志不遂：工作压力、精神长期紧张、所愿不遂致情志抑郁。情志抑郁，肝失条达，郁而化火，肝火上炎或肝阴亏损，致阳亢风动或气滞血瘀，阻塞脑络；或肝失疏泄，津聚成痰，痰瘀互结，壅于脑络而为瘤。《素问·五脏生成》记载：“是以头痛颠疾，下虚上实。”③劳倦、饮食失调伤脾，清阳不能上升。长期进食腌制食品或饮食无节制、饮食偏嗜及长期过度劳累，《灵枢·口问》云“上气不足，脑为之不满，耳为之苦鸣，目为之眩”，脾虚日久生痰，上泛于脑，与瘀血、癌毒相搏结而为脑瘤。④禀赋不足：遗传及基因突变。先天不足，房劳、惊恐伤肾，致精不生髓，脑失所养，外邪乘虚而入，变生脑瘤。《灵枢·大惑论》曰："上属于脑，后出于项中。故邪中于项，因逢其身之虚……入于脑则脑转，脑转则引目系急，目系急则目眩以转矣。"《素问·奇病论》指出："当有所犯大寒，内至骨髓，髓者以脑为主，脑逆故另头痛，齿亦痛，病曰厥逆。"

徐教授认为脑瘤多为正虚邪实，正虚多属气虚或肝肾阴亏，邪实多为瘀血及痰凝胶结。从临床看，肢体偏瘫者以气虚血瘀为多，眩晕头痛者以肝肾阴虚居多。徐教授善于运用益气行瘀、软坚化痰的方法，以补阳还五汤化裁为基础方益气化瘀、散结通络，创制脑岩安方（生黄芪 50g，当归 12g，地龙 12g，川芎 15g，天葵子 30g，蛇六谷 30g，天龙 6g，制南星 15g），在此基础上将脑胶质瘤辨证分为如下三型。

（一）精气亏虚型

主症：神疲乏力，神志萎靡，头晕脑鸣，腰膝酸软，夜尿频多或失禁，纳谷不馨，口干少饮，自汗盗汗，舌淡红少苔，脉细无力。

主症分析：肾精亏虚，生髓无力，不能上充于脑，髓海失养，则神疲乏力，神志萎靡，头晕耳鸣；肾主骨，腰为肾之府，肾精亏虚，则腰膝酸软；肾精不足，脾胃失养，运化失司，则食欲不振，纳谷不馨；精不化气，津不上承则口干少饮；精气亏虚，固表无力则自汗盗汗。舌质淡或淡红，苔少，脉细无力，均为精气亏虚之象。

治则：益气养精，散结通络。

方药：脑岩安方加黄精 30g，淫羊藿 15g，灵芝 15g，陈皮 9g。

典型病例：

陈某，女，28 岁。初诊日期：2020 年 8 月 23 日。

患者因头晕头痛伴视力下降就诊，查头颅 CT 示右额顶叶占位，大小约 54mm×47mm×51mm。2020 年 6 月 4 日行右额占位切除术。术后病理：右额胶质瘤，WHO4 级，免疫组化：S100（±），GFAP（+），Olig-2（±），Ki-67（60%+），CD34（+），p53（+）。ATRX（+），基因检测 TP53（80.58%）突变。于上海伽马医院放疗，同步替莫唑胺（100mg，口服）化疗。目前患者血红蛋白偏低。

刻诊：稍有腰酸，易饥饿，月经周期不规律，经色鲜红，经前稍有乳房胀痛。舌质淡红，苔少，脉细弦。

诊断：中医：脑岩（精气亏虚，癌毒留聚证）。

　　　西医：右额叶脑胶质瘤术后，WHO4 级。

治则：益气养精，解毒散结。

处方：生熟地黄各 15g，山茱萸 15g，桂枝 9g，川芎 15g，天葵子 30g，蛇六谷 30g，天龙 6g，白芍 15g，甘草 9g，女贞子 15g，制首乌 15g，生黄芪 30g，制香附 9g，菟丝子 15g，川断 30g，黄精 30g，灵芝 15g，煅白螺蛳壳 15g，鸡内金 12g。

二诊（2020 年 12 月 3 日）：放化疗结束，替莫唑胺改为每月口服 5 天。药合度，脉细，苔少，质淡红。

拟分阶段治疗扶正抗癌，处方一化疗后服用，治则守前法。

处方一：生熟地黄各15g，山茱萸15g，川芎15g，天葵子30g，蛇六谷30g，天龙6g，白芍15g，女贞子15g，制首乌15g，菟丝子15g，黄精30g，灵芝15g，茯苓15g，重楼9g，制香附9g，生黄芪30g，山药30g，泽泻15g，鸡内金12g，木香9g，川连3g，竹茹6g。

处方二：上方去天葵子、蛇六谷、天龙、重楼，7剂。口服替莫唑胺时以抗瘤减毒增效。

之后患者谨守前法分阶段治疗，替莫唑胺于2021年9月停用，继续电场治疗。

复诊：2022年7月17日，复查头颅MRI：病灶缩小。刻诊：双手乏力，喉中少量黄痰，稍口干，纳可，便调，眠安。

处方：黄芪50g，当归9g，地龙12g，天葵子30g，蛇六谷30g，天龙6g，川芎15g，太子参15g，茯苓15g，白术9g，重楼9g，黄精30g，灵芝15g，绞股蓝30g，山茱萸15g，生地黄15g，知母9g，炙鳖甲15g，鸡内金12g。

按：脑胶质瘤是最常见的原发性颅内恶性肿瘤。该患者术后病理提示WHO4级，恶性程度较高，免疫组化提示Ki-67（60%+），预示复发概率较高。患者初诊时尚处于放化疗期间，徐教授认为此时当配合西医治疗，以扶正固本、解毒散结为主。《灵枢·经脉》曰"人始生，先成精，精成而脑髓生"。脑为髓海，为肾精所生，若肾精不足，则脑髓失养，而后邪气踞之。以健脾补肾、益气养精、解毒散结为治则，处方六味地黄汤加味以补肾生髓，四君子汤加味健脾理气，同时以天龙、蛇六谷、天葵子软坚散结抑瘤，诸药共奏扶正抗癌之效。

待放疗结束，化疗方案调整为每月化疗5天，徐老师随之调整中医分阶段治疗方案：每月化疗期间配合替莫唑胺，服用处方二7剂，方中不含解毒散结之天龙、蛇六谷、天葵子等中药，目的在于缓解化疗药物对机体的毒副反应，以达减毒增效之力。待化疗结束，则服用处方一，在益气养精、补肾生髓的基础上加强抑瘤解毒之效，同时根据刻下症状，临证加减个别药物，如咳嗽咯痰，加芦根、杏仁化痰止咳。整个治疗过程中，以药物之动态调整，调治疾病之动态演变。该患者调治随访3年余，病情平稳，未见复发，亦无不适症状，生活如常。

（二）脾气虚弱型

主症：神志昏蒙，头晕头重，身重倦怠，喉中痰鸣，痰多胸闷，恶心呕吐，舌强失语，纳呆食少等，舌胖边有齿痕，苔白腻，脉弦滑或濡细。

主症分析：脾胃气虚，水液不运，聚而酿痰，痰湿蒙蔽清阳，则神志昏蒙，头晕头重。痰浊中阻，浊阴不降，气机不利，故恶心呕吐痰涎，或喉中痰鸣。湿性重浊，故身重肢倦。脾阳不振，则纳呆食少。舌淡胖、质暗，苔白腻，脉濡细或弦滑均为脾气虚弱之证。

治则：益气健脾，化痰开窍。

方药：脑岩安方加太子参15g，炒白术12g，茯苓15g，陈皮9g，制半夏9g，鸡内金12g。

典型病例：

杨某，男，55岁。初诊日期：2022年9月8日。

患者2021年3月行左脑半球病损切除术，病理：左额弥漫性星形细胞胶质瘤，WHO 3级。2021年4月起行同步放化疗42天，2021年6月起口服替莫唑胺至今，2021年9月复发，9月13日行左额叶肿瘤切除术，病理：弥漫性胶质瘤，IDH突变，2级，术后替莫唑胺抗肿瘤，结合抗癫痫治疗。

刻诊：右腿乏力，精细动作受限，表达困难，纳差，盗汗，大便欠畅，夜寐欠安。舌淡苔薄腻，脉弦细。

诊断：中医：脑岩（脾气亏虚，痰瘀阻络证）。

西医：脑胶质瘤术后复发。

治则：益气健脾，化瘀通络，软坚散结。

处方：生黄芪50g，当归12g，地龙12g，天葵子30g，蛇六谷30g，天龙6g，制南星15g，党参12g，白术12g，茯苓15g，陈皮9g，半夏9g，白芍24g，甘草9g，川芎15g，知母9g，酸枣仁15g，珍珠母30g，僵蚕12g，鸡内金12g。

复诊：2022年10月6日。刻诊：右侧肢体乏力，手足时抽筋，表达困难略好转，寐欠安，稍怕热。舌淡苔薄腻，脉弦细。治法同前。

处方：上方白芍改30g，知母改12g，加灯心草6g，川牛膝30g，苍术9g。

按：患者脑部占位，两次术后，正气被戕伐，症见肢体乏力、纳差，为脾气亏虚、不能化生精微营养周身所致；脾运失健、推动无力则见大便欠畅；日久气虚及阴而见夜寐欠安、盗汗；舌淡苔薄腻为脾虚湿困的表现；脉弦细责之于痰瘀阻络。其基本病机与脾气亏虚，瘀阻脑络大体相当，徐教授采用益气化瘀通络之补阳还五汤辨治。在治疗过程中，扶正兼顾祛邪，重用生黄芪，峻补气分，党参、白术、茯苓健脾化湿，陈皮、半夏理气化痰，意在气旺则血行，瘀去络通，地龙、僵蚕上入巅顶，搜风通络；当归活血补血，祛瘀不伤正；川芎活血化瘀，通络止痛；川牛膝引瘀血、水湿及诸药下行；天葵子、蛇六谷、天龙解毒抗癌。全方合用，祛邪不伤正，扶正不恋邪，益气祛瘀，化痰通络。患者获得佳效，复发术后2年余仍病情稳定，生活质量提高，生存时间延长，体现了中医药治疗脑胶质瘤的优势。

（三）肾阴亏损，虚热内生型

主症：四肢抽搐，头晕目眩，手足心热，视物不清，健忘耳鸣，腰膝酸软，心悸失眠，舌红，少苔，脉细。

主症分析：肝主藏血，淫精于目，淫气于筋，阴虚血少，虚风内动，筋脉失养，故见抽搐；肾精亏虚，髓海失养，故头晕目眩；肝肾阴亏，不能归精于两眸，目珠失于滋养，故不能视明；肾阴亏虚，上不能养清窍，下不能濡腰膝，则耳鸣，健忘，腰膝酸软；虚火上扰，心神不宁，故失眠。

治则：滋阴补肾，散结通络。

方药：脑岩安方加生地黄15g，山茱萸12g，知母9g，牡丹皮9g，炙鳖甲12g。

典型病例：

何某，女，58岁。初诊日期：2018年11月1日。

患者2018年8月13日突发意识紊乱，发现前联合占位。行穿刺活检术示弥漫性胶质瘤，WHO4级。2018年8月24日至10月19日放疗30次，其间予替莫唑胺化疗及脱水、激素治疗。2018年10月25日始予贝伐珠单抗+尼莫司汀治疗。放化疗后脑水肿加重，予甘露醇+地塞米松治疗。

刻诊：言少嗜睡，短期记忆力减退，口干，盗汗，双额头痛，大便干结，两日一行，畏寒怕冷，行走困难，需人搀扶，由轮椅推入病室。舌质偏红，苔少，脉滑。

诊断：中医：脑岩（肾阴亏损，虚热内生证）。

西医：弥漫性胶质瘤，WHO 4级。

治则：滋阴补肾，益气化痰通络。

处方：生黄芪50g，当归9g，地龙9g，川芎15g，天葵子30g，蛇六谷30g，天龙6g，北沙参30g，淫羊藿15g，川牛膝12g，泽泻30g，天麻9g，钩藤18g，桃仁12g，瓜蒌仁30g，山茱萸15g，鸡内金12g，碧桃干15g。

二诊：服药1个月后，患者意识好转，口干，盗汗，夜间干咳，怕热，胃口好转，背部瘾疹，已可渐渐自己行走，证治同前，处方调整如下。

处方：生黄芪60g，当归12g，地龙9g，川芎15g，桃仁12g，天葵子30g，蛇六谷30g，天龙6g，生地黄30g，北沙参30g，天麦冬各15g，山茱萸15g，知母15g，黄柏9g，牡丹皮9g，碧桃干30g，地骨皮9g，瓜蒌仁30g，泽泻30g，川牛膝15g。

复诊：2019年1月24日。意识转清，言语增多，可自行缓慢行走，潮热盗汗，纳可便调，舌偏红苔少，脉弦滑。方药合度。

处方：上方加炙龟板9g，改地骨皮15g。

按：患者脑部占位，癌毒瘀滞脑络而见头痛；言少嗜睡、记忆力减退、行走困难是由肾阴亏虚，上不能养清窍，下不能濡腰膝所致；阴虚内热、灼伤津液则见口干、便结，舌红苔少，该患者基本病机当属肾阴亏虚、虚热内生，日久阴虚血瘀，变生癌毒，阻滞脑络。徐教授仍采用益气化瘀通络之补阳还五汤辨治，重用生黄芪，峻补气分，意在气旺则血行，瘀去络通，为君。当归活血通络而不伤血，为臣，川芎、桃仁协以活血祛瘀。地龙通经活络，力专善走，周行全身，以行药力。徐教授临证加减，若有肾精亏虚之证，加用淫羊藿、黄精、山茱萸、龟板等药物，肺阴亏耗则酌加北沙参、天麦冬、玄参、石斛等；如伴有头痛较剧，常加炙蜈蚣，徐教授认为其走窜之力最速，内而脏腑，外而经络，气血凝聚之处皆能开之，化瘀止痛之力甚强。

（四）中西医结合，分阶段治疗脑胶质瘤

精气两亏是恶性肿瘤发生发展的重要病理基础。同时，往往因实而益虚，故精气两亏与肿瘤的扩散、转移及结局也密切相关，徐教授提出，张景岳对“精”气”“形”之间关系的立论及在“精气亏虚”证治方面的独到见解，对后世肿瘤扶正治疗具有实际的临床指导意义。脑胶质母细胞瘤恶性程度高，尤其是病理3级、4级的患者，即使采取积极的手术与放化疗，术后复发率仍甚高。因此，徐教授创建了分阶段治疗的具体方案，与西医治疗有机结合，显著提高了脑胶质瘤患者的生存质量，降低了复发率，延长了生存期。

1）化疗期：放化疗时，随着疗程的增加，大多数患者会出现纳差、便秘、苔腻、乏力倦怠及骨髓抑制的毒副作用。徐老师根据患者的临床证候特点研制了抗瘤增效减毒方以益气养精，清热化湿和胃。徐教授的抗瘤增效减毒方药味精简，基础方仅6味药：黄芪、

黄精、苍术、川连、灵芝、七叶胆。其中黄芪、黄精，益气养精，健脾补肾以固本；苍术、川连清化中焦湿热，降逆止呕，燥湿化痰，有效保护中焦胃气，改善化疗恶心呕吐的副作用。灵芝、七叶胆既能提高免疫力以扶正抗邪，又有解毒抑瘤之功用，一举两得。全方共奏固本减毒，抗瘤增效之用。

2）康复期：待患者化疗结束后第七天，开始第二阶段的中医药扶正抗癌治疗。根据患者临床表现及四诊合参脑瘤之病日久所积，百病久恙，血络必伤。所以徐老师在治疗脑瘤时针对脑瘤患者常见头晕头痛、流涎癫仆、步态不稳等症状特点，选用经方补阳还五汤加味。补阳还五汤出自《医林改错》，有补气、活血、通络之效，常治气虚为本，血瘀为标之中风偏瘫，徐教授多年临证，师古而不泥古，采用异病同治之法，应用于脑部肿瘤及癌毒脑转移的患者，配合软坚化痰，解毒散结中药，疗效甚佳。针对头痛症状，徐老师擅用蜈蚣通络止痛；针对流涎，徐老师习用天龙、半夏、南星祛风通络，豁痰开窍；而补阳还五汤本就是为中风偏枯所设，徐老师应用大剂量黄芪，配合当归、地龙益气活血通络，对癫仆，走路不稳等症状可有效改善。徐老师治疗神经系统症状，常用虫类药以通络，取虫类药善搜络走窜之性。治疗脑胶质瘤，针对患者临床表现，常蜈蚣、天龙、地龙同用。吴鞠通有言："以食血之虫，飞者走络中气分，走者走络中血分，可谓无微不入，无坚不破。"此外，在益气养精的基础上，加用针对脑瘤的抑癌解毒药组：天龙、天葵子、蛇六谷、制南星，以加强行气化痰、解毒散结之功。此外，徐老师临证，时时注意关注中焦，顾护脾胃。临证组方不忘配伍疏肝理气和中之品，使脾胃不至于呆滞，任何组方都可加行气药 1～2 味，徐老师常酌情选用香附、枳壳、木香、佛手、八月札，腹胀重者偶加槟榔行气通滞。组方必用鸡内金收方，因为肿瘤患者消化功能差；再者，中药组成比较多，抗肿瘤中药用量比较大，恐有碍胃之弊，加鸡内金健脾助运，消食导滞。由此，根据患者后期口服化疗（目前常用药物替莫唑胺）的 5+23 天的周期，徐教授创建了中药抗瘤增效减毒方和脑岩安方的 7+21 天的周期，与西药治疗有机结合，形成了分阶段、中西医结合防治脑胶质瘤的诊疗方案。经我们多年的临床验证，该方案可有效保证患者顺利完成化疗，有效提高了生活质量，延长了生存期，值得推广。

（五）护理与预后

脑胶质瘤可导致癫痫发作，所以平时不能做一些危险性过高的工作，最好有专人陪护，避免出现意外。当肿瘤影响患者肢体活动导致肢体肌力下降，在日常活动中需要注意扶持，预防出现摔伤。对于已经卧床不起的患者，要注意预防并发症，平时需要按时翻身和拍背，同时需要多帮助肢体进行伸屈活动锻炼。

脑胶质瘤预后的决定因素包括：①肿瘤病理分类与分级：少突细胞胶质瘤预后好于同级别星形细胞胶质瘤；胶质瘤的级别越高，预后越差。②肿瘤部位与切除的彻底程度：切除越彻底，复发越晚；有时因为肿瘤所处部位牵涉重要功能区，比如脑干、丘脑、基底节、运动中枢等，无法完全切除肿瘤。③术后是否及时、规律地接受了放化疗与中医药治疗。

（史海霞　苏　婉）

六、鼻咽癌

鼻咽癌根据其鼻塞、流脓血涕、头痛等症状可归属于中医学“鼻衄”“鼻渊”“真头痛”“失荣”“瘰疬”“控脑砂”等范畴。最早记载见于《黄帝内经》。《素问·气厥论》曰：“鼻渊者，浊涕下不止也。传为衄衊、瞑目。”

历代医著对本病的症状已有较详细的描述。如明代《外科正宗》曰：“失荣症失于耳前及项间，初如痰核，久则坚硬，渐大如石，破后无脓，唯流血水，坚硬仍作，肿痛异常，乃百死一生之症。”清代《医宗金鉴》曰：“（上石疽）生于颈项两旁，形如桃李，皮色如常，坚硬如石，脊痛不热……初小渐大，难消难溃，既溃难敛，疲顽之症也。”又曰：“鼻窍中时流黄浊涕，……若久而不愈；鼻中淋沥腥秽血水，头眩虚晕而痛者，……即名控脑砂。”

关于本病的病因病机，历代医家多从外感六淫邪气，内因情志不畅、气滞血瘀、痰凝等入手。《灵枢·九针》曰：“四时八风客于经络之中，为瘤病者也。”《灵枢·百病始生》曰：“积之所生，得寒乃生，厥乃成积。”《外科正宗》曰：“失荣者，先得后失，始富终贫；亦有虽居富贵，其心或因六欲不遂，损伤中气，郁火相凝，隧痰失道，停结而成。”

徐教授认为正气亏虚是鼻咽癌发病的前提和根本原因。《素问·评热病论》曰：“邪之所凑，其气必虚。”正气亏虚则易外邪入侵，鼻咽癌虽病位在鼻咽部，其与肺关系密切，肺气为邪热壅闭，致肺失宣降，上焦积热，热甚迫血离经出现鼻衄，继而气血凝滞，津聚为痰，痰热蕴结而成肿块；肺主气，肺气宜宣宜降。《温病条辨》曰：“温邪上受，首先犯肺。”若肺气为热邪壅闭，则宣降不利，气机失常，表现为鼻塞、鼻衄、咳嗽、咯痰等。临证时，徐教授认为鼻咽癌，特别是放疗后的患者热毒与津伤并重，根据临床证候将鼻咽癌分为阴虚内热型、气阴两虚型及气虚血瘀型。

徐教授强调，虽然舌诊是中医治疗恶性肿瘤特色诊法之一，凡脏腑的虚实、气血的盛衰、津液的盈亏、病位的深浅、预后的好坏，均能较为客观地从舌象上反映出来。然根据多年的临床经验，徐教授发现，临证中很多鼻咽癌患者的舌苔与症状并不相符。放化疗期间和放化疗后，有些患者虽见咽肿、口干、便结等阴虚燥热等症状，但由于脾胃失运，痰浊上扰清窍，舌苔多为薄白或白腻苔，此时应重症状而轻舌苔，治疗上仍应养阴生津、清热解毒为主，辅以化湿健脾。有些患者口腔黏膜损伤、口腔疼痛症状逐渐好转，但由于经历了长时间的放疗热毒之邪的熏蒸，日久必耗气伤阴，患者虽口干不明显，但见舌红苔少舌质干，此阶段中医辨证为热毒伤阴、气阴两虚，此时应重舌苔而轻症状，可以选择具有益气养阴之功的中药加减治疗。

（一）阴虚内热型

主症：鼻塞，涕中带血，头痛，咳嗽痰黄，口苦咽干，吞咽困难，大便干结，舌红苔薄黄或黄腻，脉滑数。

主症分析：素体阴虚，肺阴不足或热邪内侵，肺热痰火蕴结，肺开窍于鼻，肺气不利则火循太阴之经而至鼻，熏蒸鼻窍，热毒互结而成肿块。热毒蕴阻鼻道，故见鼻塞、头痛；热毒蕴肺，肺气不利则咳嗽痰黄；内热蕴结，日久耗伤津液，则口苦咽干，大便干结；舌红苔薄黄或黄腻，脉滑数，为热毒蕴肺、阴虚内热之征象。

治则：清肺解毒，化痰散结。

处方：金银花 15g，连翘 9g，苍耳子 9g，石上柏 30g，山豆根 9g，夏枯草 15g，生牡蛎（先煎）30g，白茅根 30g，蛇六谷（先煎）30g，射干 9g，白芷 12g。

方义及加减：方中金银花、连翘、石上柏、山豆根、白茅根清热解毒消结；夏枯草、生牡蛎、蛇六谷化痰软坚散结；苍耳子、射干、白芷宣肺利窍。若身热，口干烦躁，加生石膏（打）30g，知母 9g；鼻衄色鲜红者，加白及 12g，茜草根 30g；若咳嗽，痰多色黄，加黄芩 9g，胆南星 9g；头痛明显者，加川芎 15g；大便干结者，加火麻仁 30g，大黄 9g。

典型病例：

沈某，男，49 岁。初诊日期：2019 年 7 月 30 日。

2019 年 6 月因反复鼻出血半年，行鼻腔镜检查发现鼻咽部肿物，2019 年 6 月底在复旦大学附属眼耳鼻喉科医院开始单纯行根治性放疗 30 次，放疗 1 周后逐渐出现咽干咽痛、吞咽困难，放疗 4 周后出现吞咽困难、头痛遂来就诊。

刻诊：鼻咽部干燥，咽痛剧烈，吞咽疼痛，时有吞咽艰难，伴有牙龈酸痛，牙齿松动，咀嚼无力，大便干结。舌红苔干，脉细数。

诊断：中医：积病（阴虚内热证）。

西医：鼻咽癌放疗后。

处方：金银花 15g，黄芩 9g，苍耳子 9g，石上柏 30g，山豆根 9g，夏枯草 15g，蛇六谷（先煎）30g，射干 9g，白芷 12g，玄参 15g，火麻仁 30g，生大黄 9g。14 剂。

嘱患者每日西洋参 9g 泡水代茶饮。

二诊（2019 年 8 月 16 日）：患者放疗已经结束，服药后咽痛、吞咽困难减轻，仍有牙齿松动，纳谷不馨，大便两日一次，不费力，烦躁，夜间易醒，盗汗，舌红苔干，脉细。患者放疗 30 次已结束，出现失眠盗汗等阴血亏虚症状，治以清热解毒，滋阴养血。原方加减。

处方：原方去生大黄，加麦冬 15g，生黄芪 30g，酸枣仁 15g，合欢皮 15g，女贞子 15g，生地黄 15g，知母 12g。

后随访复查，病情稳定未复发，患者至今一直在我科门诊中医药治疗，生存至今。

按：该患者放疗期间出现严重的咽痛，徐老师考虑为邪毒入侵，热毒之邪上蒸于鼻咽，聚毒内蕴，胶结成肿块。鼻道阻塞不通则见鼻塞；毒循经上蒸而见牙齿松动；热邪耗津伤阴，肺阴亏耗，则鼻干口干，阳明腑实，阴虚内热，可见大便秘结，舌红苔干，脉细数皆属阴虚内热之证。以清热解毒、益气养阴为治则，方中金银花、黄芩、山豆根清热解毒，苍耳子、白芷通鼻窍，射干、玄参利咽生津。徐老师特别指出山豆根味苦性寒，入心、肺、大肠经，《开宝本草》："解诸药毒，止痛，消疮肿毒，人及马急黄发热，咳嗽，杀小虫。"山豆根抗癌效果明确，然其毒效并存，不适用于纳呆泄泻脾胃虚弱的人群。山豆根中生物碱类成分氧化苦参碱和苦参碱是主要的毒性成分，具有心脏、肝脏、神经等毒性，临床应注意用法用量。随着放疗疗程的推进，患者出现牙痛便秘等阳明腑实的症状，可用火麻仁清热泻火滋阴，生大黄通腑泄热。

（二）气阴两虚型

主症：鼻衄，鼻腔干燥，咽干舌燥，头昏耳鸣，心悸气短，盗汗，精神萎靡，大便干燥，舌红少苔或光，脉细。

主症分析：久病耗伤气血，正气亏损，则心悸气短，乏力，精神萎靡；邪热耗伤阴津，肺胃阴虚，故见鼻腔干燥，咽干舌燥；肾阴不足而见头昏耳鸣、盗汗；舌红少苔或光，脉细为气阴两虚之征象。

治则：养阴生津。

处方：生地黄 30g，玄参 30g，麦冬 15g，川石斛 15g，白茅根 30g，石上柏 30g，苍耳子 9g，鲜芦根 30g，金银花 15g，天花粉 24g。

方义及加减：方中生地黄、麦冬、玄参、川石斛滋阴生津；鲜芦根、天花粉清热生津；金银花、石上柏、白茅根清热解毒；苍耳子宣通鼻窍。若患者低热不退，可选加地骨皮 30g，青蒿 9g，白薇 12g，炙鳖甲 12g；若出现口腔溃疡，加生蒲黄 15g，黄芩 9g；头昏耳鸣者，加女贞子 15g，山茱萸 9g，熟地黄 15g；大便干燥者，加瓜蒌仁（打）30g，火麻仁（打）30g。

典型病例：

施某，男，69 岁。初诊日期：2022 年 12 月 10 日。

患者 2022 年 7 月因右颈部肿块在当地医院行穿刺，病理：鳞癌，鼻咽癌首先考虑。2022 年 7 月 23 日就诊于复旦大学附属眼耳鼻喉科医院，鼻咽纤维喉镜检查发现鼻咽肿物，后在鼻内镜下行鼻咽肿物活检术，病理：鼻咽鳞癌。2022 年 8 月开始行小剂量放疗 30 次，2022 年 9 月 12 日放疗结束。2022 年 12 月 3 日因"咳嗽咳痰 1 个月"查胸部 CT 提示左下肺多发结节，考虑转移性病灶，后行支气管镜检查，毛刷找到癌细胞。拟近期化疗。

刻诊：神疲乏力，口干少饮，鼻咽干燥，每日清晨可涕出黄脓涕，偶有涕中带血丝，头胀头痛，咳嗽，咳少量黄黏痰，胃纳可，大便少结，多梦烦躁，潮热盗汗，舌红苔薄黄，脉细少弦。

诊断：中医：积病（气阴两虚证）。

西医：鼻咽癌，肺转移。

治则：养阴生津，益气解毒散结。

处方：北沙参 30g，麦冬 15g，生地黄 15g，黄芪 30g，苍耳子 9g，鱼腥草 30g，苦杏仁 9g，芦根 30g，枇杷叶 12g，山豆根 9g，石上柏 30g，蛇六谷 30g，石斛 15g，枳实 15g，珍珠母 30g，知母 12g，灯心草 6g，鸡内金 12g。28 剂。

二诊（2023 年 1 月 20 日）：患者诉 1 月 18 日已开始化疗（多西他赛 60mg d1、d8+顺铂 40mg d1-3），3 周 1 次。咳嗽较前减轻，口干症状缓解，黄脓鼻涕较前减少，化疗期间纳谷不馨，腹胀口苦，大便秘结，烦躁失眠，潮热。舌红苔白腻，脉细。

处方一（化疗周期 d1-7）：抗瘤增效减毒方加瓜蒌仁 30g，知母 9g，枳实 15g，鸡内金 12g。7 剂。

处方二（化疗周期 d8-14）：北沙参 30g，麦冬 15g，生白术 15g，茯苓 15g，预知子 15g，石上柏 15g，石见穿 15g，蛇六谷 30g，淮小麦 15g，炙甘草 9g，红枣 9g，酸枣仁 15g，灯心草 6g，知母 9g，黄精 30g，灵芝 15g，枳实 15g，瓜蒌仁 30g，鸡内金 12g，生山楂 15g，鱼腥草 30g。14 剂。

化疗期间每月复诊，患者咳嗽减轻，口干症状缓解，稍有鼻塞，睡眠较差，偶有盗汗，大便较前通畅，舌红苔薄白，脉细。患者长期在我科服用中药治疗，此后随访复诊，2023 年 5 月 21 日复查胸部 CT 提示左下胸膜及左下肺结节较前相仿。

按：该患者放疗后仅约 3 个月便出现肺转移，后续考虑化疗。此时徐老师采用中医药分阶段治疗方法，根据鼻咽癌的不同分期，患者所处的不同治疗阶段，采用中医药联合不同的现代医学治疗手段，综合控制癌症的治疗原则。在西医化疗“祛邪”的阶段，中药益气养精、清热化湿和胃、通腑泄浊、减毒增效，能够有效防止化疗伤正。但该患者为老年男性，素体正气亏虚，气阴不足，加之放疗所致的热毒灼伤真阴，阴不制阳，导致虚火内生，热伤血络，故出现鼻衄；阴血既伤，心脑失去充养则头痛、失眠等症发作。大量研究表明炎症能促进肿瘤的发生发展，清热解毒是中医治疗癌症的重要治法，所以鼻咽癌的治疗常以清热解毒、凉血止血为法则，选用石上柏、蛇六谷、山豆根、重楼等清热解毒散结。徐老师强调扶正祛邪要贯穿鼻咽癌治疗的全过程，而益气养阴生津是扶正的基石，特别是鼻咽癌患者经过多次放疗后，大部分表现为津伤阴竭、肺气亏耗，此时不能一味攻伐伤津耗气，在清热解毒的同时，加用沙参、麦冬、石斛、天花粉等养阴生津、益气补肺之品，以顾护正气。

（三）气虚血瘀型

主症：鼻塞，涕中带血色暗，头痛，乏力纳呆，失眠，耳鸣，舌淡红有瘀斑，苔薄，脉涩。

主症分析：素体虚弱，或长期放化疗损伤脾胃，耗伤精血，肺脾气虚，运血无力，久则津液不化、血液运行不畅，以致痰湿内蕴、瘀血阻滞，痰瘀凝结而成肿块。鼻道受阻，热迫血离经，因而鼻塞，涕中带血，头痛；舌淡红有瘀斑，苔薄，脉涩为气虚血瘀之征象。

治则：补气养阴，活血通络。

处方：黄芪 60g，当归 12g，赤芍 12g，地龙 12g，桃仁 6g，红花 6g，苍耳子 9g，石上柏 30g，山豆根 9g，川芎 9g，牡丹皮 9g，夏枯草 12g，海藻 15g，生牡蛎（先煎）30g，蛇六谷（先煎）30g，八月札 15g。

方义及加减：方中重用黄芪补益元气，当归活血通络而不伤血，桃仁、红花、赤芍、川芎、牡丹皮活血化瘀，通窍止痛；苍耳子宣通鼻窍；石上柏、山豆根清热解毒；夏枯草、生牡蛎、海藻、蛇六谷化痰软坚散结；八月札疏肝理气。若鼻塞明显，加鹅不食草 30g；头痛明显者，加白芷 9g，天葵子 30g；若血涕色黑暗，可加茜草根 30g，仙鹤草 30g。

典型病例：

陈某，男，45 岁。初诊日期：2022 年 10 月 12 日。

患者于2021年7月初开始无明显诱因下突然鼻腔大出血，经纱布填塞后暂时控制。此后鼻衄反复发作，同时伴有鼻塞。2021年8月于当地医院五官科检查发现右侧上软腭部耳咽管附近有结节状物存在，黏膜溃疡明显。病理诊断：低分化鳞癌。EB病毒VCA-IgA抗体滴度：1∶80（+）。确诊为鼻咽癌伴颈部淋巴结转移。2022年8月中旬起行放疗。放疗结束后仍有少量鼻衄，遂来我院门诊就诊。2022年10月8日血常规示白细胞2.8×10^9/L，血小板60×10^9/L。

刻诊：患者诉鼻腔仍有少量出血，血色暗，头痛，乏力纳呆，失眠，口干不欲饮，进食咽部有梗阻感。舌质淡红有瘀斑，脉弦细。

诊断：中医：积病（气虚血瘀证）。

西医：鼻咽癌放疗后。

治则：益气养阴，清热解毒，活血止血。

处方：太子参30g，生地黄15g，天冬12g，麦冬12g，鲜石斛18g，白花蛇舌草30g，重楼15g，山豆根9g，蛇六谷30g，辛夷9g，川芎15g，三七粉6g，牡丹皮12g。14剂。

二诊（2022年11月2日）：服上方14剂后，诸症已解，唯头痛、鼻衄间歇发作，舌质淡红，苔薄白，脉弦细。证属气虚血瘀，络脉不通，治拟益气养阴，活血通络。

处方：太子参30g，黄芪15g，当归12g，白芍12g，天麦冬各15g，北沙参15g，山豆根9g，蜂房9g，白花蛇舌草30g，全蝎3g，蛇六谷30g，川芎15g，射干6g，鸡内金12g。14剂。

按：晚期鼻咽癌患者症见颈部或锁骨上转移性淋巴结，鼻塞，口干但无颅底骨质或脑神经受损征，治宜化痰散结、益气养阴。该患者为鼻咽癌放疗后，放疗为热毒之邪，患者真阴被劫，虚阳上扰，热伤血络，故出现鼻衄，阴血既伤。鼻咽为肺气出入之清窍，该患者邪毒上攻，浊不降则清不升，况气阴两伤，正其本，俾邪热之势得戢，血亦不致妄行。治疗拟用益气养阴、清热解毒、活血止血等法则。方中太子参、黄芪益气为君，当归、白芍滋阴养血，天麦冬、北沙参滋阴清肺，蛇六谷、山豆根、白花蛇舌草清热凉血、消肿散结，川芎、全蝎活血通络止痛。《素问·脏气法时论》曰："肺气上逆，急食苦以泄之。"此时应该采用清解痰毒的治疗方法。然肺为娇脏，清虚而处高位，用药宜轻清，故徐老师在治疗鼻咽癌时，常用射干、金银花、桔梗、浙贝母、蛇六谷、天葵子等清肺化痰、软坚散结之品。

（鲁叶云　周卫东）

七、喉　癌

喉癌是指发生于喉部的恶性肿瘤，中医学病名为“喉百叶”，是头颈部常见的恶性肿瘤之一，多发病于40～70岁。病理上，喉癌以鳞癌为主，约占90%，其次为腺癌，占1%～2%，肉瘤相对罕见。声门上区或声门下区的原发性肿瘤通常预后较差，而声带区的肿瘤预后较好。若瘤块超过声门上或声门下，则称为全喉癌，这种情况往往是疾病晚期的表现。喉癌的临床症状主要表现为声音嘶哑，声嘶呈进行性加重，患者常伴有刺激性干咳和痰中带血丝的症状。随着肿瘤的增大，肿块会阻塞气管，导致气管分泌物排出不畅，引发呼吸道感染或咽喉部异常感觉。声门上区肿瘤患者常出现咽喉部异物感、紧迫感和吞咽不适的症状。当肿瘤侵犯软骨时，患者会出现局部疼痛，且常常向同侧耳部放射。声门上区肿瘤还容易发生淋巴结转移，患者通常在颈上部或颈中部，或在胸锁乳突肌的前缘可触及肿块。声门区肿瘤的临床症状类似于声门上区，但声音嘶哑的症状更为突出。声门下区的肿瘤呼吸困难症状会更明显，肿块通常在颈下部或颈中部，或在颈椎前可触及。

中医关于喉癌的病因病机、辨证论治的记载很早。宋代窦默《疮疡经验全书》：“锁喉疮者……发于听会之端，注于悬膺之侧，初生如痹痨，不能饮食，闭塞难通。”明代《奇效良方》：“咽喉间生肉，层层相叠，渐渐肿起，不痛，多日乃有窍子，臭气自出，遂退饮食。”清代许梿《咽喉脉证通论·喉菌第十七》：“此症因食膏粱炙煿厚味过多，热毒积于心脾二经，上蒸于喉，结成如菌。”清代《喉科秘旨》：“生于喉内如菌样，故名喉菌……壅痰气塞，喉菌不治。”清代尤乘《尤氏喉科秘书》：“喉菌，病属忧郁，血热气滞，妇人多患之……形如浮萍，略高而厚，紫色，生于喉旁。”清代《咽喉经验秘传·喉症用药细条》：“咽喉因忧郁血热气滞而生，妇人多有患之者，状如浮萍略高而厚紫色，生于喉旁，难速愈。”清代《重楼玉钥续编·诸证补遗》：“喉菌，状如浮萍，生喉旁，忧郁气滞使然。”清代沈金鳌《杂病源流犀烛》：“一曰喉菌，状若浮萍，色紫，生喉旁。”

徐教授总结了历代医家对喉癌的论述，并结合自身临床经验指出，喉癌是由多种发病因素引起的。当机体脏腑功能失调，如肝、脾、肾亏虚，元气不足，同时受到内外各种致病因素的影响时，就会产生病理变化，出现气血凝滞或痰浊结聚，以致经络受阻，癌毒结聚；或痞塞日久，则多种病理因素结聚壅结，化火化热，火毒内困。癌症后期，伤阴耗气，则气血渐衰，形容瘦削，如树木失于荣华，枝枯皮焦，最后元气耗尽而亡。徐教授具体将其分为癌毒内结、阴虚内热、气阴两虚三型进行辨证论治。

（一）癌毒内结型

主症：声音嘶哑，咽喉疼痛、吞咽不利，颈部肿块，气急咳嗽，痰有血丝且秽臭难闻，舌质暗红或舌有瘀斑，苔黄而燥，脉滑数。

主症分析：癌毒积聚成瘤，故可扪及颈部肿块，见声音嘶哑，咽喉疼痛，郁而化热，日久邪热炽盛，热盛酿毒，故见秽臭难闻，并见血丝。因癌毒瘀结，阻碍气血运行，故见舌质暗红或有瘀斑等症。病久热盛，痰热互结，故而苔黄燥，脉滑数。

治则：化痰消癖，消肿散结。

处方：水牛角 30g，桔梗 9g，生地黄 15g，枳壳 12g，赤芍 15g，牡丹皮 12g，当归 9g，金银花 9g，连翘 9g，白花蛇舌草 30g，石上柏 30g，蛇莓 30g，僵蚕 9g，浙贝母 15g，甘草 6g，鸡内金 12g。

方义及加减：取《外台秘要》中犀角地黄汤清热解毒，凉血散瘀之功，佐金银花、连翘，取《温病条辨》中名方银翘散辛凉透表，清热解毒之意。方中水牛角、生地黄清心、凉血、解毒；赤芍、牡丹皮凉血散瘀，抗癌消肿；金银花、连翘、石上柏、白花蛇舌草、蛇莓清热解毒；鸡内金和胃护胃，甘草调和诸药。若见阴虚燥咳，加石斛、天花粉、芦根；若见热毒壅盛，癌瘀结聚，加山慈菇、生蒲黄；若见湿热毒结，加土茯苓、苦参、藤梨根；若见咳嗽咳痰，加制南星、白芥子化痰散结；若见痰中带血，加白茅根凉血止血；若见咽喉不利，声音嘶哑，加玄参、山豆根、马勃。

典型病例：

何某，男，72 岁。初诊日期：2003 年 5 月。

患者 1999 年因患喉癌作手术切除（病理具体不详），术后因考虑年纪体质因素拒绝放化疗，2002 年 12 月喉癌复发而于次年春夏来沪门诊，求中医中药治疗。

刻诊：进食困难，咽喉疼痛，声音嘶哑，喉间干燥，时有咳嗽，咳嗽少痰，如有痰咳出，痰中带血。皮下肿块质硬，有破溃，触之疼痛，表面皮肤红肿色偏暗。心烦寐差，小便短赤，大便时秘结时溏薄。舌红苔黄燥且腻，脉滑数。

诊断：中医：喉百叶（癌毒内结证）。

西医：喉癌术后复发。

治则：清喉解毒，消肿散结。

处方：水牛角 30g，生地黄 30g，金银花 12g，连翘 9g，牡丹皮 12g，赤芍 15g，白芍 15g，玄参 15g，石上柏 30g，蛇莓 30g，山豆根 9g，马勃 6g，生黄芪 30g，白茅根 30g，芦根 30g，鸡内金 12g，栀子炭 12g，生蒲黄 15g，生甘草 6g。

煎服法：上药加水 1000ml，浸 30min，煎 30min，得药汁 150ml；二煎加水 800ml，煎 30min，得药汁 150ml。两汁相混，早晚两次分服。

复诊：患者持续服药 1 个月，症状改善明显。遂返本地继续沿用该方治疗。嘱患者见症进行方药调整，若见肝胃不和，加枸橘李、砂仁疏肝和胃，行气化滞；若见咳嗽咳痰多，加制南星、白芥子化痰散结；若见中气不足，脾虚泄泻，加党参、山药、莲子肉。

按：本患者年老体虚，出现术后复发，癌毒顽固，壅聚于咽喉，故予清喉解毒，消肿散结治疗。徐老师认为，本病的发生正气不足在先，邪伏于里，骤然暴发，瘀毒互结，而成积块。病性为本虚标实，邪实更甚。热毒积聚，热入营血，迫血妄行。故应在清喉解毒，消肿散结的同时，配伍凉血止血之品，使得气血平复，稳定癌灶。

（二）阴虚内热型

主症：声音嘶哑甚则失声，咽喉疼痛，口渴咽干，夜间尤甚，心烦气急，形体消瘦，溲黄便干，舌体瘦小伴有裂纹，舌质红，苔少或花剥，脉细弦而数。

主症分析：瘀阻气郁，化热伤阴，阴虚肺燥，故声音嘶哑甚则失声，口干咽燥。络脉不和则胸胁闷痛。阴液不足，形体失于濡养则消瘦。癌毒积聚成瘤，见声音嘶哑，咽喉疼痛，日久邪热毒胜，阻碍气血运行，伤津耗液，故见舌体瘦小，舌质红等症。阴虚生内热，虚火内扰，故心烦。舌红少苔，脉细数均为阴虚内热之象。

治则：滋阴清热，解毒利咽。

处方：生地黄 15g，知母 12g，黄柏 12g，牡丹皮 12g，山茱萸 9g，泽泻 9g，茯苓 15g，薏苡仁 30g，麦冬 9g，玄参 12g，百合 12g，桔梗 9g，鳖甲 9g，重楼 12g，蜂房 9g，僵蚕 9g，生山楂 12g。

方义及加减：取《医宗金鉴》中知柏地黄汤养阴清热及《医方集解》中百合固金汤养阴润肺，化痰止咳之功。方中生地黄、山茱萸、玄参、麦冬等滋肾、肝、脾之阴，泽泻利湿浊，牡丹皮泄相火，茯苓渗脾湿，知母、黄柏降相火，泻肾火。诸药合用，共奏滋阴降火之功效；重楼、蜂房、僵蚕清热解毒散结；生山楂健脾消食；薏苡仁利湿健脾。若阴虚热甚，加地骨皮、胡黄连；若见气喘咳嗽，加浙贝母、杏仁、桑白皮；若见热毒壅盛，癌瘀结聚，加山慈菇、一枝黄花；上焦热盛，加黄芩、鱼腥草；见痰中带血，加白茅根、地榆、仙鹤草凉血止血。

典型病例：

胡某，男，32 岁。初诊日期：2019 年 9 月。

患者 2019 年年初行喉癌手术切除，术后病理：鳞癌。肿瘤局限于喉内，肿瘤侵犯声带旁间隙，伴有同侧淋巴结转移。患者术后行放疗。患者放疗期间出现咽喉肿痛等症状，并伴有局部放射野皮肤的改变。患者放疗期间反应较甚，影响饮食及生活质量，故寻求中医中药治疗。

刻诊：咽喉肿痛、吞咽困难、声音嘶哑、味觉障碍、口腔干燥，并伴有局部放射野皮肤的红斑、色素沉着、干性脱皮、水肿。舌暗红带瘀点，少苔，脉细数。

诊断：中医：喉百叶（阴虚内热证）。

　　　西医：喉癌术后。

治则：滋阴清热，解毒利咽。

处方：生地黄 15g，知母 12g，黄柏 12g，牡丹皮 12g，山茱萸 9g，泽泻 9g，茯苓 15g，薏苡仁 30g，佛手 9g，玄参 12g，百合 12g，鳖甲 9g，苦参 20g，地肤子 12g，重楼 12g，蜂房 9g，生山楂 12g，党参 15g。

煎服法：上药加水 1000ml，浸 30min，煎 30min，得药汁 150ml；二煎加水 800ml，煎 30min，得药汁 150ml。两汁相混，早晚两次分服。

复诊：患者持续服药 1 个月，症状改善明显。放疗结束后继续用本中药方治疗，放疗野皮肤明显结痂好转，方中减苦参、地肤子、党参，加北沙参 30g，天花粉 30g。患者目前仍在口服中药随访中。

按：本患者中年发病，术后西医治疗以放疗为主，放疗射线化热伤阴，阴虚肺燥，故予滋阴清热、解毒利咽治疗。徐教授认为，本病的发生正气不足在先，外邪伤阴耗气在后，病性为本虚标实，邪实更甚，热毒伤阴，阴虚内热，热入营血，灼血腐皮。故应在滋阴清热、益气养阴的同时，配伍凉血润肤之品，使得气阴充盈，血脉皮肤得以盈润，使患者可以耐受放疗的毒副作用完成放疗疗程。同时加理气药佛手，使滋阴不碍气。

（三）气阴两虚型

主症：咽喉不适，时有疼痛，声音嘶哑，吞咽有异物感，甚则饮食不下，倦怠无力，痰黏色白，伴有畏风、怕冷，自汗与盗汗可并见，咽干，口渴不欲饮，便溏，面色㿠白，舌质光淡，边有齿印，苔薄，脉沉细无力。

主症分析：喉司呼吸，为音之府，属肺、肝、肾之经络循行部位。喉间肿物阻塞气道，肺气失于宣降则咳呛音哑，咽部异物感，甚则呼吸困难。日久痰火瘀毒蕴结不消，阴伤气耗，致畏风、怕冷。阴虚阳亢，内伤肺脾，脾失健运，故纳少神疲，便溏，面色㿠白；肺失清肃，湿浊内停，聚而为痰，痰浊凝聚，结于喉内，积聚成瘤。

治则：益气养阴，软坚散结，抑癌解毒。

处方：党参 15g，麦冬 12g，白术 12g，白茯苓 15g，山药 15g，莲子肉 9g，天龙 6g，石上柏 30g，重楼 15g，制南星 9g，煨诃子 9g，枸橘李 15g，玄参 15g，桔梗 6g，甘草 6g。

方义及加减：方中白术、白茯苓益气健脾渗湿。配伍山药、莲子肉助君药以健脾益气，兼能止泻；党参补中益气和脾胃；天龙、石上柏、重楼软坚散结，解毒抗癌；制南星、煨诃子化痰散结；桔梗、玄参化痰利咽，枸橘李疏肝和胃、行气化滞。甘草调和诸药。若胃寒肢冷，食谷不化者，加补骨脂、鸡内金、砂仁；若见动则汗出、怕风等表虚不固之证，加防风、浮小麦；若见胃阴亏虚，加沙参、石斛、玉竹；若泄泻，腹胀，腹痛，大便黏稠不畅者，加黄连、吴茱萸、木香、枳实。

典型病例：

龚某，男，67 岁。初诊日期：2013 年 8 月。

患者 2013 年 2 月因声音嘶哑，就诊于眼耳鼻喉科医院，查喉镜示右侧声带息肉，右侧舌根部新生物。于 2013 年 7 月 23 日全麻下行手术切除，术后病理：低分化癌，倾向为基底样鳞状细胞癌。

刻诊：气短乏力，动则汗出，声音嘶哑，口干欲饮，胃纳少，大便溏薄，小便清长，夜寐可。舌偏红苔薄白，脉细。

诊断：中医：喉百叶（气阴两虚证）。

西医：喉癌术后，鳞癌 pT2N0M0 Ⅱ期。

治则：益气养阴，软坚散结，抑癌解毒。

处方：党参 15g，麦冬 12g，五味子 9g，白茯苓 15g，山药 15g，莲子肉 15g，天龙 3g，石上柏 30g，重楼 15g，蛇莓 30g，制南星 12g，煨诃子 12g，枳壳 15g，砂仁 6g，桔梗 6g，甘草 6g。

煎服法：上药加水 1000ml，浸 30min，煎 30min，得药汁 150ml；二煎加水 800ml，

煎 30min，得药汁 150ml。两汁相混，早晚两次分服。

复诊：至 2014 年 3 月，乏力症状明显缓解。后间服上方加减至今，生活、工作如常 10 年余。

按：徐教授认为，本病的发生正气不足在先，邪气入侵在后，邪气入侵，正虚邪恋，日久阻滞气血，痰浊内生，痰瘀互结，而成积块。术后患者正气受损，长久难复，气阴受损，日久正气愈衰，易伤及脾肾。故应补正益气养阴，同时配伍健脾益肾之品，使得正气充足；加入清热解毒散结药物，防止邪毒复发。

（董 昀）

八、食管癌

食管癌是目前临床发病率较高的消化系统恶性肿瘤，主要临床表现为进食梗阻，多有胸骨后疼痛，伴恶心，甚者呕血等。我国食管癌发病以鳞癌为主，其恶性程度较高，病情进展迅猛，严重影响患者的营养摄入，如无有效治疗干预，极易发展为晚期恶病质。

在中医学理论中，古代文献中将包括食管癌在内的一些可导致进食梗阻、疼痛、呕吐等症状的疾病统称为“噎膈”。噎为吞咽食物时哽噎不顺，膈乃膈阻不通，饮食不下。噎轻而膈重，噎是膈之始，膈为噎之渐。病名首见于《黄帝内经》，《素问·阴阳别论》：“三阳结，谓之膈。”《素问·通评虚实论》：“膈塞闭绝，上下不通，则暴忧之病也。”指出本病与大肠、小肠、膀胱有关，且与精神因素有关。隋唐医家多将噎膈分而论之，宋代严用和在《济生方》中首先提出噎膈病名，后世沿用至今。病机方面，元代朱丹溪在《脉因证治·噎膈》中提出噎膈的病机为“血液俱耗，胃脘亦稿”，并提出“润养津血，降火散血”的治疗方法。清代叶天士在《临证指南医案·噎膈反胃》中指出噎膈的病机为“脘管窄隘”。《景岳全书·噎膈》提出：“凡治噎膈大法，当以脾肾为主。”

徐老师经多年临床实践，并总结历代医家对食管癌的论述，对食管癌的治疗积累了丰富的经验。指出本病病机不外乎虚实之证，虚证者多为正气不足，脾胃虚弱，且久病及肾，以致脾肾两虚。实证者多为各种致病因素导致痰浊之邪内生，气机运行不畅，痰浊与气郁、瘀血互相搏结，阻塞脘管所致。故徐老师临床上多将食管癌分成痰气交阻、瘀血内结、脾肾两虚等证型，辨证论治，多取得较好的疗效。

（一）痰气交阻型

主症：吞咽梗阻，呕吐痰涎，胸膈痞满，反酸，恶心呕吐，常伴有进食时胸骨后疼痛，可有呕血黑便，头晕乏力，舌质淡胖，苔薄白或白腻，脉弦滑数。

主症分析：此型为因外感邪毒、情志不畅等因素导致痰浊之邪内生，气机运行不畅，痰浊与气郁互相搏结，阻塞食管所致。此外，痰浊内阻，以致清阳不升，故见头晕；痰湿内侵脾胃，以致脾胃升降失常，故见反酸呕吐；若邪毒积聚，郁而化热，或致脾气不足，脾不统血，故见呕血。

治则：燥湿化痰，行气解郁。

方药：旋覆代赭汤（《金匮要略》）、启膈散（《医学心悟》）加减。

处方：旋覆花 12g，代赭石 30g，党参 15g，陈皮 9g，茯苓 15g，姜半夏 9g，制南星 15g，丹参 15g，郁金 15g，天龙 6g，石见穿 30g，瓜蒌皮 15g。

方义及加减：方中旋覆花性温，下气化痰，降逆止嗳，代赭石质重，味苦气寒，主沉降，镇冲逆，二者共为君药；党参健脾益气，陈皮、茯苓化湿健脾，乃为臣药；姜半夏、制南星燥湿化痰和胃，丹参、郁金行气活血止痛，瓜蒌皮宽胸理气化痰，天龙、石见穿清热解毒，抗癌消瘤，共为佐使。全方配伍严谨，共奏理气燥湿、化痰散结之功。痰涎较多者，可加贝母、姜竹茹；呕吐反酸者，可加煅瓦楞子；夜寐欠安者，可加煅龙骨、煅牡蛎；大便秘结，少腹胀满者，可加桃仁、厚朴、枳实；自汗盗汗者，可加五味子、碧桃干、麻黄根等。

典型病例：

吴某，男，70岁。初诊日期：2020年7月。

患者因“进食梗阻伴胸骨后疼痛半年，确诊食管鳞癌2周，伴肝、肺转移及多发淋巴结转移”就诊。CT示食管癌上段占位，伴肝右叶占位，肺部多发结节，纵隔及腹腔多发淋巴结肿大，考虑转移。食管镜活检确诊“食管上段鳞癌”。有吸烟史，800支/年，戒烟2年；饮酒史40余年，已戒酒。

刻诊：吞咽困难，乏力，纳呆，仅能进流质饮食，进食时胸骨后疼痛，无呕血，咳吐白色痰涎，反酸，痞满，畏寒肢冷，夜寐欠安，二便调，舌质淡胖苔白腻，脉沉缓。

诊断：中医：噎膈（痰气交阻证）。

西医：食管癌原发性胸上段鳞癌，伴多脏器广泛转移。

治则：燥湿化痰，散寒行气，抗癌消瘤。

处方：旋覆花12g，代赭石30g，党参15g，炒白术9g，石见穿30g，天龙6g，蛇六谷30g，丹参15g，郁金15g，姜竹茹9g，急性子6g，八月札12g，生黄芪30g，菟丝子15g，干姜6g，姜半夏9g，煅瓦楞子30g，鸡内金12g。

复诊：2周后复诊，患者反酸症状较前明显缓解，痰涎减少，仍有进食梗阻，夜寐欠安，舌质暗淡胖苔白，脉沉涩。

处方：原方去煅瓦楞子，加炒白术9g，莪术9g，酸枣仁12g。

1个月后再次复诊，患者进食较前通畅，可进食半流质，无明显呕血，胸痛较前减轻，无明显反酸，略有腹胀，二便调，夜寐同前，舌质暗淡胖薄白，脉濡滑。后长期服用中药，随证加减。

按：该患者症见进食梗阻，咳吐白色痰涎，反酸痞满，乏力，舌质暗苔白腻，脉沉涩，为痰浊合并瘀血之邪内阻，而致气滞，故方以旋覆代赭汤合启膈散方为基本方行气开郁，化痰散结，祛瘀止痛，抗癌消瘤。

（二）瘀血内结型

主症：吞咽梗阻，胸骨后刺痛或闷痛，痛有定处，面色黧黑，腹胀便秘，可伴有头晕，乏力，舌质暗，边有青紫，苔黄或白腻，脉弦涩。

主症分析：此型多由肝脾气机不畅，肝失疏泄，以致瘀血内结，气滞又可导致痰浊内阻，瘀血与痰浊交阻于食管。瘀血内阻经络，不通则痛，而表现以胸痛为著。瘀血阻滞，血液不循常道，又可致血瘀出血，而出现呕血、吐血。

治则：疏肝行气，祛瘀止痛。

方药：柴胡疏肝散（《医学统旨》）、通幽汤（《脾胃论》）加减。

处方：柴胡 12g，香附 12g，川芎 9g，白芍 9g，当归 12g，熟地黄 12g，石见穿 30g，桃仁 9g，红花 9g，枳壳 9g，天龙 6g，陈皮 9g，生蒲黄 15g。

方义及加减：方中柴胡善疏肝解郁，为君药。香附疏肝理气止痛，川芎活血行气止痛，白芍可柔肝养血，缓急止痛，三药相合，既解肝经郁滞，又增行气活血止痛之效，共为臣药。熟地黄、当归滋阴养血；桃仁、红花活血润肠通便；陈皮、枳壳理气行滞；石见穿、天龙清热解毒、消积通络，乃为佐使。全方以行气祛瘀止痛为要。若胸骨后疼痛较重者，可加三棱、莪术、延胡索、生蒲黄；伴胃纳差者，可加鸡内金、炒谷麦芽；伴燥热较重者，可加赤芍、黄芩；便秘较重者，可加生地黄、大黄等。

典型病例：

何某，女，62 岁。初诊日期：2021 年 9 月。

患者因“胸痛伴进食梗阻 2 个月”就诊，胸部 CT 显示食管中段占位，伴后腹膜淋巴结肿大，肝右叶多发占位，考虑食管恶性病变伴肝转移。食管镜活检示“食管中段鳞癌”。

刻诊：胸痛伴胁肋刺痛，口苦，吞咽梗阻，以半流质为主，少腹痞，纳差，便秘三日一行，夜寐欠安，心烦潮热多梦，舌质暗，边有青紫，苔黄腻，脉涩弦数。

诊断：中医：噎膈（瘀血内结证）。

西医：食管癌原发性胸中段鳞癌，伴肝转移。

治则：疏肝行气，祛瘀通络，通腑泄浊。

处方：柴胡 12g，香附 12g，川芎 9g，白芍 9g，赤芍 9g，生地黄 12g，黄连 3g，桃仁 9g，莪术 9g，枳壳 9g，陈皮 9g，天龙 9g，石见穿 30g，制南星 15g，鸡内金 12g，炒麦芽 15g，生大黄（后下）6g。

复诊：2 周后复诊，患者进食同前，胸痛减轻，腹胀缓解，大便每日一行，胃纳略改善，潮热较前减轻，仍有心烦多梦，伴咳吐白色痰涎。

处方：原方加煅龙骨牡蛎各 30g，姜半夏 12g，白英 15g。

1 个月后再次复诊，患者进食较前通畅，基本可正常饮食，胸痛不显，无腹胀，胃纳一般，二便调，偶有胸痛，夜寐改善，偶有心烦潮热，无盗汗自汗。后长期服用中药，随证加减。

按：该患者症状以胸痛为主，伴口苦，吞咽梗阻，便秘等症，故辨证为瘀血内结，治疗以柴胡疏肝散合通幽汤为主方加减，奏疏肝养血行气，祛瘀止痛通便之功，使上下通降有司，取得较好疗效。

（三）脾肾两虚型

主症：吞咽梗阻，嗳气反酸，胸膈痞满，乏力，胃纳少，腰膝酸软，耳鸣、盗汗，可伴有进食时胸骨后疼痛，呕血、黑便等，舌质淡，苔薄白，脉濡细。

主症分析：此型为邪毒积聚日久伤正，正气不足，脾胃虚弱，且久病及肾，以致脾肾两虚。脾失健运，则纳呆，乏力，脾不统血，可见呕血便血；胃失和降，则嗳气反酸；久病肾中精气亏虚，则腰膝酸软，可伴有盗汗、耳鸣等。

治则：健脾益气，补肾填精，理气和胃。

方药：六君子汤（《医学正传》）、左归丸（《伤寒论》）加减。

处方：党参 15g，熟地黄 15g，黄精 15g，白术 12g，茯苓 12g，牛膝 12g，山药 15g，山茱萸 9g，陈皮 9g，姜半夏 12g，制南星 12g，郁金 12g，天龙 6g，淫羊藿 12g，石见穿 30g，鸡内金 12g，生甘草 6g。

方义及加减：方中党参健脾益气，熟地黄、黄精补肾填精，共为君药；白术、茯苓健脾化湿，山药、牛膝、山茱萸补肾健脾，乃为臣药；姜半夏、制南星、天龙、石见穿燥湿化痰，解毒消瘤，郁金祛瘀散结止痛，鸡内金和胃消积，乃为佐药；生甘草解毒和胃，调和诸药，为使药。全方诸药配伍严谨，共奏健脾益气，补肾填精、解毒散结之功。体虚自汗较重，加黄芪、麻黄根、煅牡蛎；畏寒肢冷者，加桂枝、附子、肉苁蓉；寐差盗汗者，加煅龙骨牡蛎、酸枣仁；口津不足者，加玉竹、天花粉；口苦苔黄者，加川连、石斛。

典型病例：

张某，男，67 岁。初诊日期：2020 年 6 月。

患者因“食管癌术后 2 年，伴吻合口复发及胸腔积液 3 个月”就诊，食管镜确诊“食管中段鳞癌术后，距门齿 28cm 见新生物，占 2/3 周，考虑吻合口复发”，CT 示“食管中段明显增厚，伴双侧胸腔积液，后腹膜淋巴结肿大”。现口服替吉奥胶囊化疗。

刻诊：神疲乏力，进食梗阻伴疼痛，活动后胸闷气短，四肢不温，腰酸耳鸣，自汗盗汗，胃纳差，便秘，大便三日一行，夜寐差，舌淡胖，边有齿痕，苔薄白，脉细缓。

诊断：中医：噎膈（脾肾两虚证）。

西医：食管鳞癌术后复发，胸腔积液，后腹膜淋巴结转移。

治则：健脾益气，补肾养精，抗癌消瘤。

处方：党参 15g，熟地黄 15g，黄精 15g，五味子 6g，白术 12g，陈皮 9g，山茱萸 9g，怀山药 15g，枸杞子 15g，淫羊藿 15g，煅龙骨 30g，煅牡蛎 30g，天龙 6g，石见穿 30g，蛇六谷 30g，八月札 12g，郁金 12g，莪术 12g，鸡内金 12g，生甘草 6g。

复诊：1 个月后复诊，患者乏力气短、疼痛等症状较前缓解，睡眠改善，呕吐痰涎，头晕，仍见耳鸣，胃纳差，大便干结，舌淡胖苔白，脉弦滑。

处方：上方去煅龙骨牡蛎，加姜半夏 9g，黄精 15g，枸橘李 15g。

后继续服用中药，随证加减。

按：该患者症见胸闷气短，自汗盗汗，腰酸，耳鸣，证属脾气不足，肾精亏虚，故以六君子汤健脾益气，左归丸方补肾填精，配以石见穿、天龙、蛇六谷等清热解毒、抗癌散结。

（郭毅峻　崔　清）

九、胃　　癌

胃癌（gastric carcinoma，GC）是起源于胃黏膜上皮细胞的消化道恶性肿瘤，其发病机制复杂，与遗传因素、感染因素、饮食习惯及慢性萎缩性胃炎等癌前病变密切相关。根据《2021 中国肿瘤登记年报》显示，2019 年中国胃癌发生率、死亡率均居第二位，防控形势严峻。早期胃癌 80%以上无典型症状，加之胃镜检查普及不足，多数患者发现时已属中晚期，总体预后较差，晚期胃癌目前仍然缺乏有效的治疗手段。

胃癌的发生发展并不是一蹴而就的，往往经过漫长的多阶段病理变化：正常胃黏膜→慢性非萎缩性胃炎→慢性萎缩性胃炎→肠上皮化生→异型增生/上皮内瘤变→胃腺癌（即 Correa 模式）。目前多基于临床常见上腹部不适、胃脘痛、胃痞、嗳气、反酸、烧心、饱胀感、呃逆、恶心、呕吐、食欲不振等症状，将胃癌归属于中医学“胃脘痛”“胃反”“噎膈”“伏梁”“癥瘕”“积聚”等范畴，中医古籍分别有所记述：《灵枢·邪气脏腑病形》描述“胃病者，腹胀，胃脘当心而痛，上支两胁，甚则呕吐，膈咽不通”。《金匮要略·呕吐哕下利病脉证治》谓“……朝食暮吐，暮食朝吐，宿谷不化，名曰胃反”。《脉因证治·噎膈》指出“血液俱耗，胃脘亦槁”。《素问·腹中论》提到“病有少腹盛。上下左右皆有根，此为何病？病名曰伏梁……裹大脓血，居胃肠之外不可治，治之每切按之致死……此下则因阴，必下脓血，上则迫胃脘”。《灵枢·五变》描述“肠胃之间，寒温不次，邪气稍至，蓄积留止，大聚乃起”。

徐振晔教授认为，胃癌的发生除了与先天禀赋不足有关，与后天感染邪毒［幽门螺杆菌（Hp）］、饮食失调、情志不遂亦关系密切。胃癌的病理环节主要涉及气滞、寒凝、痰湿、瘀血、热毒，病位在胃，与脾、肝、肾三脏亦关系密切。《医宗必读》云“积之成者，正气不足，而后邪气踞之”，胃癌多因虚而得病，因虚而致实，是一种全身属虚、局部属实的疾病，总属本虚标实。早期多表现为实证，中晚期各种病理因素相互交杂搏结，互为因果，往往发展成为虚实交杂之证。胃癌证型因患病人群、病程阶段不同而复杂多变，虚证以脾虚证、阴虚证为主：脾虚证包括脾胃气虚、脾胃虚寒、脾肾阳虚，此三型与阳气的盛衰有关；阴虚证包括胃津亏损、胃阴亏虚、气阴两虚、肝肾阴虚，此四型与阴液的盈亏有关。实证以气滞、痰湿、血瘀、毒蕴为主：气滞证包括肝胃不和；痰湿证包括湿热中阻、痰气阻滞、痰湿凝结；血瘀证包括气滞血瘀、寒凝血瘀、痰瘀互结、湿热瘀毒；毒蕴证包括瘀毒内阻。此外，还有复合证型，如肝郁脾虚、气虚血瘀、气血两虚、寒热错杂等。

徐教授认为，中晚期胃癌临床以脾虚精亏、胃阴亏虚、痰气阻滞、气滞血瘀等证型较为常见。平素情志不遂，如精神压力、抑郁焦虑，导致肝失疏泄、脾失健运，脾伤气结，津液输布失常，酿湿生痰，影响气机运行，导致痰气交阻。气机不畅，血行涩滞，致使胃络瘀阻。《医学正传》中云“纵恣口腹，喜好辛酸，恣饮热酒，多为致病之由”，平素饮食偏嗜，如嗜食烟酒，喜食腌熏煎炸、辛辣刺激食物，导致胃有积热，热久伤津，津枯血燥，胃脘干槁，终致胃阴亏虚。《素问》中云“饮食自倍，脾胃乃伤”，饮食不节，如暴饮暴食或饥饱无常、恣食生冷，导致脾胃损伤，运纳失职，气血无以化生，久则癌瘤渐大病情日趋恶化，阳气亦衰，而见脾胃虚寒，脾损及肾，终致脾肾阳衰、脾虚精亏。徐教授治疗胃癌，既施以清热解毒、软坚散结之品（如野葡萄藤、菝葜、藤梨根、石见穿、白花蛇舌草、蒲公英、制南星等）抗癌，又兼顾培本固元，组方中多以四君子汤加减（黄芪、党参、人参、太子参、茯苓、白术、绞股蓝、黄精、灵芝、淫羊藿等）以益气健脾、扶正补虚为主，鸡内金、炒麦芽、炒谷芽、六神曲、山楂以健脾助运、开胃纳谷；此外，在选用抗癌药物时，徐教授不主张堆砌用药以求抗癌之效者，往往给患者造成脾胃不适，对于抗癌常用毒性药物，如干蟾皮、天龙等，使用时更需慎重。

根据患者证候不同，结合疾病不同时期，徐教授灵活配合理气、化痰、祛湿、活血化瘀、清热解毒等“通”法，从而改善患者临床症状、调理体质，促进术后康复，减轻放化疗毒副反应，防治术后复发转移，达到提高患者生存质量，延长患者生存期的目的。“六腑以通为用”，“脾胃之病，虚实寒热，宜燥宜润，固当详辨，其于升降二字，尤为紧要”，徐教授尤重脾胃气机，脾胃居于中焦，为气机升降枢纽，又因脾胃属土，土壅木郁，故调和脾胃、通降胃腑与疏畅肝胆同时进行，遣方用药善用陈皮、佛手、香附、香橼、八月札、木香、枳实、枳壳、瓜蒌皮等理气解郁、消胀除满、行滞畅中。胃为燥土，喜润而恶燥，脾为湿土，喜燥而恶湿，故顾护胃液的同时也要防止痰湿内生。《素问·至真要大论》曰“疏其血气，令其条达，而致和平”，脾胃为气血生化之源，徐教授重视气血辨证，因此调和气血、气血同治。肾为先天之本，脾胃为后天之本，脾肾相济相资，徐教授认为胃癌患者当注意其脾胃两虚进一步发展，出现脾肾两虚，因此脾肾两虚（脾虚精亏）亦为胃癌重要病机，晚期胃癌脾肾同调不可忽视。

（一）脾虚精亏型

主症：胃部不适，食欲不振，腹胀痞满，或见卒食不下，食则恶心、呕吐；神疲乏力，面色苍白或萎黄，四肢沉重，形体消瘦；或伴胃脘寒凉，喜温喜按，泛吐清水，喜噫吞酸，畏寒怕冷；时自肠鸣，大便溏泄甚则完谷不化；或见周身浮肿，小便不利。舌质暗淡或胖嫩、边有齿痕，舌苔薄白或滑润，脉细弱或沉缓。

主症分析：素体真阳不足，或后天饮食失调、劳倦过度，或久病大病、忧思日久导致脾气虚衰，脾胃运纳升降失常，则见胃脘不适，纳呆饱胀、食则呕吐，甚至卒食不下；脾主升清，旁灌四肢，脾虚清窍、肌肉失养，故见神疲乏力、面色苍白或萎黄、四肢沉重；久则损伤脾阳，阳虚阴盛，阴寒内生，故胃脘寒凉、喜温喜按、畏寒怕冷；阴寒内盛，水湿不化，故见泛吐清水、时自肠鸣、大便溏泄，甚或周身浮肿，小便不利。

治则：益气健脾，养精解毒散结。

方药：四君子汤（《太平惠民和剂局方》）加减。

处方：人参 15g，白术 15g，茯苓 15g，炙甘草 15g，生黄芪 30g，黄精 30g，灵芝 15g，淫羊藿 15g，石见穿 30g，菝葜 30g，野葡萄藤 30g，藤梨根 30g。

方义及加减：本方人参补气益脾，促进运化；白术苦温，健脾燥湿；茯苓甘淡，健脾渗湿；炙甘草甘温，补中益气，缓急止痛；石见穿、菝葜、藤梨根、野葡萄藤清热解毒，散结抗癌。喜唾涎沫者加益智仁 9g，远志 9g；恶心呕吐者合旋覆代赭汤、吴茱萸汤；反酸者加瓦楞子 15g，炒海螵蛸 15g，炒白螺蛳壳 9g，海蛤 9g；食积者加生山楂 12g，鸡内金 12g，六神曲 12g，谷麦芽 12g；气滞甚者加佛手 12g，枳壳 9g；脾虚湿重者加炒薏苡仁 15g，芡实 15g，白扁豆 15g，怀山药 15g；泄泻甚者加煨诃子 6g，阳春砂 3g，补骨脂 15g，肉豆蔻 6g；胃寒者加干姜 9g。

典型病例：

黄某，男，74 岁。初诊日期：2015 年 5 月 5 日。

2014 年 9 月患者无明显诱因下出现进食梗阻，2014 年 9 月 29 日于上海长海医院行胃镜检查提示贲门癌。活检病理：腺癌。2014 年 10 月 17 日于长海医院行贲门癌根治术，术后病理：贲门、胃底小弯腺癌，中低分化；胃底小弯侧见一溃疡型肿瘤，大小 3cm×3cm×0.8cm。复旦大学附属肿瘤医院病理会诊：溃疡型腺癌，中低分化，肿瘤浸润胃壁全层，脉管内癌栓（+），淋巴结（1/1）。2014 年 11 月 16 日至 2015 年 3 月 5 日在中国人民解放军总医院海南医院行 XELOX 方案化疗 5 次，化疗后出现轻度胃肠道反应及Ⅲ°骨髓抑制（血小板最低 46×10^9/L）。其间 2015 年 2 月 12 日因呕吐鲜血 100ml 查胃镜示距门齿 30cm 以下食管见散在条形及弥漫性斑片状糜烂、溃疡，放置 2 枚止血夹夹闭创面。2015 年 4 月 30 日胸部 CT：两下叶基底段实变灶，支气管扩张及感染灶先考虑，建议抗炎后增强复查随访及对照老片，除外占位。左下肺小结节灶。左侧少量胸腔积液；心包少量积液。肝内结节灶，T_7～T_{10} 椎体结节、斑片高密度灶，转移需考虑。上腹部增强 CT：胃癌术后，肝内多发转移瘤（较大病灶 3.2cm×2.7cm）；胆囊慢性炎症；少量腹水；心包积液，两下肺实变，双侧少量胸腔积液。

刻诊：乏力，纳差，恶心、泛吐苦水，烧心、时有反酸，稍有怕冷，大便 2～3 日一行，舌淡白苔薄，脉细弱。

诊断：中医：胃癌（脾虚精亏证）。

西医：贲门癌术后，溃疡型腺癌，肝、骨转移。

治则：益气健脾，养精补血，行气活血，解毒散结。

处方：党参 15g，炒白术 12g，白茯苓 15g，生黄芪 30g，淫羊藿 15g，女贞子 24g，制首乌 15g，阿胶（烊冲）9g，丹参 15g，当归 12g，八月札 15g，佛手 12g，石见穿 30g，菝葜 30g，藤梨根 30g，天龙 9g，木香 9g，川连 6g，火麻仁 30g，瓜蒌仁 30g，瓦楞子 30g，炙鸡内金 12g，大枣 5 枚。

二诊（2015 年 6 月 12 日）：刻下见贫血貌，患者诉进食时食管灼热感，胃脘嘈杂，大便干结艰行，嗳气、矢气频，舌淡苔薄白，脉细。

处方：太子参 15g，炒白术 12g，白茯苓 15g，生黄芪 30g，七叶胆 15g，八月札 15g，佛手 15g，木香 9g，川连 3g，瓦楞子 30g，金铃子 9g，石见穿 30g，菝葜 30g，藤梨根 30g，龙葵 30g，桃仁 12g，女贞子 30g，制首乌 15g，阿胶（烊冲）9g，炒谷麦芽各 15g，制大黄 9g。

后续随访，患者 Hb 110g/L，纳可，便调，恶心反酸缓解。

按：肾为先天之本，脾胃为后天之本，二者生理相关。肾中精气有赖于脾胃水谷精微充养；肾阳不足，火不生土，肾阴亏耗，脾胃阴液化源枯竭。患者为老年男性，处于癌症晚期，先天精气已亏；脾与胃互为表里，胃既病，脾无所禀受，加之胃癌术后化疗损伤脾胃，后天脾胃已虚。因此本案患者基本病机是脾虚精亏，处方以党参、炒白术、白茯苓、生黄芪健脾益气，淫羊藿补肾养精。脾胃气机升降失司，胃气上逆，腑气不通，患者初诊出现恶心呕吐、大便几日一行，佐以八月札、佛手疏肝理气、和胃止呕，火麻仁、瓜蒌仁润肠通便。化疗产生热毒，灼伤胃液，导致胃腑郁热，肝胃不和，出现烧心、反酸、泛吐苦水，配合香连丸清热化湿、行气和中，瓦楞子、炙鸡内金制酸止痛。又因化疗过度攻伐，损伤脾阳，导致气血生化乏源，加之食管糜烂溃疡出血致使患者气血亏虚，配合当归、女贞子、制首乌、阿胶滋阴养血。《灵枢·营卫生会》曰："老者之气血衰，其肌肉枯，气道涩。"患者为老年人，气血衰少，肌肉枯萎，血脉滞涩，加之久病入络，局部气血运行不畅，癌毒滞留，出现肝、骨转移，因此徐老师多选桃仁、当归、丹参等活血化瘀药物，配伍使用天龙等虫类药物通络搜剔。二诊患者津伤气滞明显，大便干结难行、嗳气矢气频繁，易党参为太子参滋阴生津，易火麻仁、瓜蒌仁为制大黄攻下通腑，加金铃子增强行气之力，另加龙葵清热解毒抗癌的同时，配合桃仁行活血利水之效。

（二）胃阴亏虚型

主症：胃脘隐痛，灼热嘈杂，饥不欲食，干呕呃逆，口干咽燥，或有胸脘胁痛，吞酸吐苦；或有形体消瘦，夜间盗汗，虚烦不寐，大便干结。舌红或有裂纹，苔少，脉细数。

主症分析：平素过食辛辣刺激蕴热化火，或胃癌辅助放化疗产生热毒戕害正气，耗伤津液，导致胃阴亏虚，虚火内生，可见胃脘隐痛、灼热；胃阴失滋，纳化迟滞，则见饥不欲食、形体消瘦；胃失和降，胃气上逆，可见干呕、呃逆；胃阴亏虚，津液不能上承，故见口干咽燥；土壅木郁，肝胃不和，可见胸脘胁痛，吞酸吐苦；阴津不足，肠道失润，则见大便干结；阴虚内热可见夜间盗汗，虚烦不寐。

治则：养阴生津，兼益气健脾。

方药：一贯煎（《续名医类案》）合芍药甘草汤（《伤寒杂病论》）加减。

处方：黄芪 15g，太子参 15g，生地黄 15g，山茱萸 9g，白芍 9g，炙甘草 6g，北沙参 15g，麦冬 12g，当归 9g，枸杞子 15g，山药 9g，川楝子 9g，石见穿 30g，藤梨根 30g，菝葜 30g。

方义及加减：方中黄芪大补元气，太子参补气生津，生地黄、北沙参、麦冬养阴生津，山茱萸补益肝肾，山药补脾气、益脾阴，白芍养血敛阴柔肝，当归、枸杞子养血滋阴柔肝，川楝子疏肝泄热、理气止痛。肝火犯胃者合左金丸（黄连 6g，吴茱萸 3g）、金铃子散（金铃子 12g，延胡索 9g）；口干口渴甚者合益胃汤（玉竹 9g），加石斛 9g，天花粉 9g；干呕呃逆者合沙参麦冬汤、麦门冬汤；大便干者结合增液汤（玄参 15g）；畏风自汗者合玉屏风散（防风 9g，白术 12g），加浮小麦 15g；腰膝酸软者加续断 15g，杜仲 15g，牛膝 15g，寄生 15g；潮热盗汗者加牡丹皮 15g，五味子 9g。

典型病例：

刘某，女，74 岁。初诊日期：2014 年 6 月 13 日。

患者于 2012 年 2 月 1 日行胃癌根治术，术后病理：胃大弯、胃窦浅表溃疡型印戒细胞癌，限于黏膜及黏膜下层，淋巴结（2/6）。术后未行放化疗。2014 年 2 月 16 日上腹部 CT：肝右叶低密度影，考虑转移性肿块。

刻诊：口干明显，时有口苦，恶心呕吐，反酸，头晕，大便干结。舌淡红苔少，脉细。

诊断：中医：胃癌（胃阴亏虚证）。

西医：胃癌肝转移。

治则：养阴生津，益气健脾，理气和胃，解毒散结。

处方：北沙参 15g，天冬 12g，麦冬 12g，生地黄 15g，知母 12g，生黄芪 30g，炒白术 9g，白茯苓 12g，女贞子 15g，柴胡 9g，八月札 12g，绿萼梅 9g，川连 6g，竹茹 6g，海螵蛸 15g，石见穿 30g，藤梨根 30g，菝葜 30g，瓜蒌仁 30g，赤芍 12g，炙鸡内金 12g，炒谷芽 15g，炒麦芽 15g。

另嘱：西洋参、铁皮枫斗炖饮。

随访至 2023 年 12 月，患者仍健在，肿瘤未见进展，生活质量较好，口干缓解，大便调。

按：徐老师认为本案患者病机复杂，脾胃虚弱属本，病久出现胃阴亏虚。患者胃癌术后胃液分泌减少，加之久病体虚，脾胃功能减退，津液生成不足，故出现口干明显、大便干结，当以西洋参、北沙参、麦冬、天冬等清热养阴，益胃生津；“肾者，胃之关也”（《素问·水热穴论》），在滋养胃阴的同时，酌加咸寒之品如生地黄、知母之类以顾护肾液，此即叶天士所说“先安未受邪之地”；海螵蛸入肾、脾二经，既具滋肾补气之效，又有制酸止痛之功。生黄芪、炒白术、白茯苓益气健脾，使脾宜升；炒谷芽、炒麦芽、炙鸡内金消食和胃，使胃得运；川连配伍竹茹清热化湿和中，使中焦得安。“气虚宜掣引之”，脾胃虽虚但病邪仍存，应用升举阳气的方法，使气机调和，补而不滞，徐老多选用生黄芪、升麻、柴胡等味薄者引脾胃清气升于阳道、行于诸经，配以健脾益气之品，以补为通，以化为用。脾胃为气机升降之枢纽，徐老治胃癌多用理气之品调节中焦气机，使脾气得升，胃气得降，本案选用八月札理气而不伤阴，绿萼梅理气开胃生津。

（三）痰气阻滞型

主症：胃脘胀痛痞满，连及胸上心下，可见胸膈憋闷、胁胀喜叹息、腹痛时自肠鸣、矢气增多；吞咽不利，甚或呕恶痰涎，口黏或口淡无味，不思饮食，嗳气呃逆；或心悸、咳嗽；或眩晕、头身困重；或精神抑郁、烦躁难眠；或上腹肿块、颈部与全身各处出现结节包块。舌质淡胖或暗红，舌苔白滑厚腻，脉弦滑。

主症分析：先天禀赋不足，后天饮食不节、七情失调，导致脾胃虚弱，脾失健运，水湿不化，聚而生痰，痰气交阻，中焦气机郁滞，故见胃痞、胸闷、胁胀、腹痛，久则凝为有形之块，可见肿块结节；胃失和降，故见吞咽不畅、呕恶痰涎、不欲饮食；脾胃失和，津液输布失常，故见口黏或口淡；阻遏清阳，则见眩晕、头身困重；凌心射肺，则见心悸、咳嗽；痰湿郁久化热，则见心烦少寐。

治则：健脾化痰，行气宽中散结。

方药：二陈汤（《太平惠民和剂局方》）合海藻玉壶散（《外科正宗》）加减。

处方：青皮 9g，陈皮 9g，姜半夏 9g，白茯苓 12g，川芎 15g，郁金 9g，八月札 15g，瓜蒌皮 15g，生南星 15g，天龙 9g，海藻 9g，昆布 9g，鸡内金 12g，石见穿 30g，菝葜 30g，炙甘草 6g。

方义及加减：方以二陈汤（陈皮、姜半夏、白茯苓、炙甘草）燥湿化痰、理气和中，青皮、八月札、瓜蒌皮行气散结，生南星、天龙化痰散结，海藻、昆布软坚散结，川芎、郁金行气化瘀，菝葜清热解毒，鸡内金健脾助运，全方使气顺则痰消，血行则结散。胸闷胁胀者加柴胡 12g，香附 9g；恶心呕吐者合旋覆代赭汤（旋覆花 15g，代赭石 15g）加减；吞咽不利者合半夏厚朴汤（半夏 9g，厚朴 9g）加减；痰食积滞者合三子养亲汤（莱菔子 9g，紫苏子 9g，白芥子 9g）加减；气滞甚者加枳实 12g，枳壳 15g，苏梗 15g；痰湿蕴热化火者合黄连温胆汤（黄连 6g，竹茹 9g）加减；脾虚水湿内停者合胃苓汤（苍术 12g）加减。

典型病例：

郭某，女，89 岁。初诊日期：2023 年 7 月 15 日。

患者 2023 年 7 月因“腹胀”至外院查上腹部 MRI 示胃窦部胃壁增厚性改变，胃窦周围多发淋巴结肿大。后行胃镜检查示胃窦处见巨大深在性溃疡，范围约 5cm。活检病理示胃窦低分化腺癌，部分印戒细胞癌。2023 年 7 月 10 日 PET/CT：胃窦不均匀增厚，代谢高，符合胃癌表现；腹腔、肝胃间及胃窦周围多发软组织结节影，淋巴结转移不除外。辅助检查：血红蛋白 54g/L。

刻诊：乏力，头晕，怕冷，口苦，口臭，时有反酸、呕恶，腹胀、嗳气矢气得舒，大便欠实、便后不爽，夜寐一般。舌淡红，苔薄黄腻，脉弦。

诊断：中医：胃癌（痰气阻滞证）。

　　　西医：胃恶性肿瘤，腺癌。

治则：理气化痰，健脾益气，解毒散结，辅以益精养血。

处方：佛手 12g，枳实 12g，姜竹茹 9g，制半夏 9g，制南星 15g，木香 9g，川连 6g，瓦楞子 30g，生黄芪 30g，党参 15g，炒白术 12g，茯苓 15g，石见穿 15g，菝葜 15g，熟地黄 15g，女贞子 15g，淫羊藿 15g，白扁豆 15g，大枣 9g，鸡内金 12g。

另嘱：平素清淡饮食，吃易消化食物，少量多餐，保持心情舒畅。

二诊（2023 年 9 月 15 日）：患者诉反酸较前缓解，口干，口苦仍有，大便稍溏、日行 2～3 次，足肿；舌淡红，苔薄黄腻，脉弦。

处方：上方改白扁豆 30g，去瓦楞子，加川石斛 15g，藤梨根 15g，泽泻 15g。

三诊（2023 年 11 月 10 日）：患者诉恶心呕吐已除，口干口苦仍有，食后胃胀，大便失禁，畏寒怕冷；舌淡红，苔薄黄腻，脉弦。

处方：生黄芪 30g，党参 15g，炒白术 12g，茯苓 15g，木香 9g，川连 6g，陈皮 9g，佛手 12g，枳实 15g，制南星 15g，石见穿 15g，菝葜 15g，藤梨根 15g，熟地黄 15g，女贞子 15g，大枣 9g，淫羊藿 15g，白扁豆 30g，煨诃子 15g，补骨脂 15g，川石斛 15g，泽泻 15g，焦六神曲 15g。

四诊（2024 年 11 月 19 日）：患者诉黑发增多，大便已调，足肿已除。

处方：上方减泽泻、煨诃子、焦六神曲，加鸡内金 12g，炙甘草 9g。

后续随访，患者症情稳定。

按：此案患者初诊时既有乏力、头晕、怕冷的虚象寒象，又有中焦湿热、痰气阻滞的实证热证，因此见虚实夹杂、寒热错杂的病机特点。究其发病根源，脾胃虚弱是本病发病的基础，患者因虚致实，脾虚导致中焦气机升降失常，胃气不降，腑气不通，津液不化，痰气交阻。徐老师在扶正固本的基础上多强调益气健脾，健脾可以化痰、升清，因此方以黄芪四君子汤（生黄芪、党参、炒白术、茯苓）强健脾胃、生化气血。此时患者亦见虚象，因此重补轻攻，仅用石见穿、菝葜两味抗癌药物，“无犯胃气”，即治病不宜妄用攻伐、苦寒等药物戕伤胃气。“邪在胆，逆在胃”，肝胆疏泄不利，引起脾胃升降失调，加之脾虚津液输布失常，酝湿生痰，痰湿蕴久化热化火，反之阻碍气机，形成恶性循环，进而表现口苦、口臭、反酸、呕恶、腹胀，因此合黄连温胆汤加减化裁清热燥湿、理气化痰、和胃利胆，现代医学研究表明，黄连温胆汤有抗炎、抑制和杀灭 Hp、促进胃黏膜修复的作用。方用苦寒药（川连、姜竹茹）以清中焦湿热、祛胆火痰浊，用辛温药（木香、佛手、制半夏、制南星）以开郁遏之气、化胶着之痰，参以滋阴养血之品（熟地黄、女贞子）以防治化燥伤阴，诸药合用，补中有行，温而不燥。二诊患者反酸较前缓解，减瓦楞子；口干，加川石斛益胃生津止渴；大便稍溏，重用白扁豆健脾渗湿止泻；足肿，加泽泻利水消肿泄热。三诊患者恶心呕吐已除，减姜竹茹、制半夏；食后胃胀，加陈皮理气燥湿化痰；大便失禁、畏寒怕冷，加煨诃子、焦六神曲涩肠止泻，补骨脂助阳止泻。四诊患者大便已调、足肿已除，减煨诃子、焦六神曲，加鸡内金健脾消食、炙甘草调和诸药。

（四）气滞血瘀型

主症：胃脘胀痛或刺痛，拒按，食后、夜间痛剧；心下痞块或见腹部肿块，或有呕血、便干色黑；口干不欲饮，甚则肌肤枯燥，爪甲不荣，面色晦暗，潮热羸瘦，健忘失眠；或有精神抑郁，性急易怒，经行乳房胀痛，痛经，经色暗夹血块甚至经闭不行。舌质紫暗或见瘀点瘀斑，舌下静脉青紫曲张，舌苔黑而微黄，脉沉弦、细涩。

主症分析：平素情志不遂，肝气郁结，气机不畅，或外感寒邪、日久不去，脏腑失调，阴寒、痰湿内生，阳气不通，血行受阻，瘀血停滞，故见心下痞块、腹部肿块，瘀属阴邪、实邪，不通则痛，故疼痛拒按，食后、夜间更甚；血瘀化热，可见潮热；瘀血久留，津不上承，可见口干不欲饮；新血不生，气血不荣，可见肌肤甲错，面色晦暗，形体羸瘦；血不养心，可见健忘失眠；瘀血阻滞脉络，新血不循常道，血溢脉外，故见呕血、黑便。

治则：行气破瘀，软坚消癥。

方药：膈下逐瘀汤（《医林改错》）合大黄䗪虫丸（《金匮要略》）加减。

处方：当归 9g，川芎 6g，桃仁 9g，红花 9g，牡丹皮 9g，赤芍 6g，熟地黄 15g，乌药 6g，延胡索 6g，枳壳 15g，香附 9g，土鳖虫 9g，水蛭 6g，石见穿 30g，菝葜 30g，藤梨根 30g，炙甘草 6g。

方义及加减：本方当归、赤芍既活血又养血，合熟地黄、牡丹皮滋阴清热润燥，合桃仁、红花活血破瘀消积，合土鳖虫、水蛭逐瘀通络消癥；乌药、延胡索、枳壳、香附行气散结止痛，石见穿、菝葜、藤梨根清热解毒抗癌，炙甘草调和诸药。胃痛甚者合失笑散（生蒲黄 9g，五灵脂 9g）、丹参饮（丹参 15g，檀香 9g，砂仁 9g）加减；肿块明显者加三棱

15g，莪术 15g；呕血黑便者加仙鹤草 15g，三七 6g；形寒怕冷者加补骨脂 15g，淫羊藿 15g。

典型病例：

夏某，女，46 岁。初诊日期：2019 年 12 月 12 日。

患者于 2018 年行胃大体切除术，病理：（全胃）低分化腺癌，浸润至浆膜层外，胃小弯淋巴结 6/7 枚，胃大弯淋巴结 4/4 枚。2018 年 7～12 月共行奥沙利铂化疗 8 个疗程，2019 年 9 月 16 日起口服替吉奥单药化疗至今。

刻诊：胃胀，食后腹痛，乏力甚，纳差，口苦，形寒怕冷，大便排出困难，夜寐一般。舌质暗有瘀斑，苔薄白，脉弦涩。

诊断：中医：胃癌（气滞血瘀证）。

西医：胃恶性肿瘤术后腺癌。

治则：活血化瘀，行气止痛，健脾养精，解毒散结。

处方：土鳖虫 9g，桃仁 12g，八月札 15g，川楝子 9g，枳实 15g，枳壳 15g，木香 9g，黄连 6g，党参 15g，白术 12g，茯苓 15g，黄芪 30g，人参 6g，石见穿 30g，菝葜 30g，藤梨根 30g，黄精 30g，灵芝 15g，补骨脂 12g，淫羊藿 15g，鸡内金 12g，大枣 5 枚。

随访至 2024 年 2 月，患者仍健在，肿瘤未见进展，生活质量较好，纳谷转馨，胃胀腹痛缓解，大便调。

按：本案患者胃癌术后化疗后，病机存在虚实夹杂、寒热错杂、在气在血的特征，既有气滞又有气虚，既有血瘀又有精亏，既有肾寒又有胃热，总而言之，正虚为本，气滞血瘀为标。患者经手术、化疗后，正气损伤，导致脾胃亏虚，健运失职，气血生化不足，进而引起气血亏虚；气虚血行无力，致使胃络瘀阻；血瘀气机不畅，致使气滞更甚。因此方以党参、白术、茯苓、黄芪、人参益气健脾、扶正固本，所谓“血有因虚而滞者，宜补之活之”（《景岳全书》），此五味药又能达到补气活血之效，使气充血不瘀，病患方除。叶天士《临证指南医案》有言“久病气血推行不利，血络必有瘀凝”，久病入络、久病多瘀，配合枳实、枳壳、八月札、川楝子破气消积、行气止痛，土鳖虫、桃仁活血逐瘀、通络止痛。久病不愈，累及肾阳，配合补骨脂、淫羊藿、黄精、灵芝补肾养精，肾阳温煦阴血，阴血不寒，循行周身；肾精化生津血，津血充盛，脉道通利。瘀滞日久，癌毒内结，配合石见穿、菝葜、藤梨根清热解毒、散结抗癌。全方共奏活血化瘀、行气止痛、健脾养精、解毒散结的功效。

（殷书敏 王少墨）

十、恶性淋巴瘤

在中医古籍文献中，恶性淋巴瘤并无明确记载，但根据其症状分析，属中医“积证”“瘰疬”“痰核”“恶核”“失荣”“石疽”等范畴。如《灵枢·寒热》曰“寒热瘰疬在于颈腋者……此结鼠瘰寒热之毒气也，留于脉而不去者也”；《灵枢·痈疽》言“其痈坚而不溃者，为马刀侠瘿”。《医宗金鉴·外科卷》记载：“石疽生于颈项旁，坚硬如石色照常，肝郁凝结于经络，溃后法依瘰疬疮。”在病机方面，淋巴瘤主要涉及五个方面，即“湿、痰、毒、瘀、虚”。如《诸病源候论·诸痰候》论及“饮水积聚而不消散，故成痰也”。《灵枢·百病始生》指出“湿气不行，凝血蕴里而不散，津液涩渗，著而不去，而积皆成矣”。朱丹溪《丹溪心法》论述“痰挟瘀血，遂成窠囊”。虚为阳虚、气虚；毒为痰毒、热毒；瘀为瘀血阻滞。如《素问·评热病论》谓“邪之所凑，其气必虚”。本病属本虚标实之证，涉及脏腑以肝、脾、肾为主。

徐老师认为，恶性淋巴瘤以脏腑亏损，精气内虚为根本病因，外感四时不正之气、六淫之邪为诱因。因此，徐老师根据“虚者补之”“损者益之”的立论法则提出了益气补血养精之法。

（一）精亏脾虚型

主症：神疲乏力，腰膝酸软，头晕耳鸣，健忘，纳谷不佳，或伴有自汗盗汗，舌质淡或淡红，苔少，脉细无力。

主症分析：脾为后天之本、气血生化之源，肾为先天之本，主藏精，脾肾两虚，则精气两亏。脾虚则气血生化无源，导致神疲乏力；肾精亏虚，生髓无力，不能上充于脑，髓海失养，则头晕耳鸣。肾主骨，腰为肾之府，肾精亏虚，则腰膝酸软、健忘。脾胃失养，运化失司，则食欲不振，纳谷不佳；精气亏虚，固表无力则自汗盗汗。舌质淡或淡红，苔少，脉细无力，均为脾肾亏虚，精气两虚之象。

治则：益气养精，补脾益肾，软坚散结。

处方：生地黄 15g，山茱萸 12g，炒白术 15g，橘叶皮各 9g，天葵子 30g，蛇莓 30g，炙甘草 9g，绞股蓝 24g，槲寄生 30g，黄芪 30g，黄精 30g，山药 15g，茯苓 15g，鸡内金 12g，蛇六谷 30g，炙甘草 9g。

方义及加减：生地黄、山茱萸、黄精、槲寄生补肾填精；黄芪、炒白术、茯苓、山药、绞股蓝益气健脾；鸡内金消食涩精；天葵子、蛇莓、蛇六谷软坚散结、抑癌解毒；橘皮、橘叶行气散结；炙甘草调和诸药。

典型病例：

朱某，女，55 岁。初诊日期：2023 年 6 月 28 日。

患者 2022 年 12 月发现右上颌肿块，12 月 3 日于外院行右上颌肿块活检术，病理：右上颌弥漫大B细胞淋巴瘤，12月24日开始行R-CHOP化疗方案（利妥昔单抗＋环磷酰胺＋表柔比星＋长春新碱＋泼尼松），末次化疗时间：2023年5月1日。现为求进一步中医药治疗来徐教授门诊就诊。

刻诊：神疲乏力，腰膝酸软，头晕耳鸣，盗汗，纳不佳，二便调，夜寐尚安，舌质淡红，苔少，脉细无力。

诊断：中医：积证（精亏脾虚证）。

西医：恶性淋巴瘤弥漫大B细胞型。

治则：益气养精，补脾益肾，软坚散结。

处方：生地黄15g，山茱萸12g，炒白术15g，橘叶皮各9g，天葵子30g，蛇莓30g，炙甘草9g，绞股蓝24g，槲寄生30g，黄芪30g，黄精30g，山药15g，茯苓15g，鸡内金12g，蛇六谷30g，炙甘草9g。14剂，水煎300ml，分早晚饭后各一次口服。

二诊（2023年9月6日）：神疲乏力较前略有好转，腰膝酸软，无明显头晕耳鸣，盗汗，胃纳改善，二便调，夜寐欠安，舌质淡红，苔少，脉细无力。

处方：原方去橘叶，加酸枣仁15g，茯神15g，党参15g，川断15g。14剂，水煎300ml，分早晚饭后各一次口服。

三诊（2023年11月8日）：神疲乏力较前好转，腰膝酸软改善，无明显盗汗，胃纳可，二便调，夜寐尚安，舌质淡红，苔少，脉细无力。

处方：上方加杜仲15g。14剂，水煎300ml，分早晚饭后各一次口服。

后随访，患者病情稳定。

按：徐老师认为，恶性淋巴瘤以脏腑亏损，精亏脾虚为根本病因，外感四时不正之气、六淫之邪为诱因。因此，徐老师根据“虚者补之”“损者益之”的立论法则提出了益气养精，补脾益肾之法。精气是构成人体的基本物质，肾中精气是机体生命活动之本。肾的阴虚或阳虚，实质上都是肾中精气不足的外在表现形式。肾精不足，不能鼓动脾阳，导致脾气虚弱，反之亦无法滋养肾精。恶性淋巴瘤患者经多次放疗、化疗、靶向治疗等，正气耗伤，脏腑受损，精亏脾虚。患者常出现神疲乏力、腰膝酸软、头晕耳鸣、胃纳不佳等精亏脾虚证。本方以益气养精，补脾益肾为主要治则，方用生地黄、山茱萸、黄精、绞股蓝、槲寄生补肾填精；黄芪、炒白术、茯苓、山药益气健脾，加用天葵子、蛇莓、蛇六谷等治疗淋巴瘤之常用中药，全方共奏益气养精，补脾益肾，软坚散结之功效。

（二）气血亏虚型

主症：面白唇淡，疲乏无力，纳少胃呆，面肢虚肿，心悸气短，舌淡胖有齿痕，苔薄白，脉细弱无力。

主症分析：气血两虚即气虚和血虚同时存在的病理状态，多因久病消耗，气血两伤所致；或先有失血，气随血耗；或先因气虚，血的生化无源而日渐衰少，从而形成气血两虚。在临床上，可同时见到面色淡白或萎黄、少气懒言、疲乏无力、形体瘦怯、心悸失眠、肌肤干燥、肢体麻木等气血不足之证。舌淡胖有齿痕，苔薄白，脉细弱无力为其佐证。

治则：益气补血，软坚散结。

处方：党参15g，炒白术15g，茯苓12g，陈皮9g，天葵子30g，砂仁3g，蛇六谷30g，蛇莓30g，野葡萄藤30g，川芎15g，生黄芪40g，生薏苡仁15g，黄精30g，当归15g，炒白芍15g，熟地黄15g，鸡内金12g，炙甘草9g，莲子肉15g，山药15g。

方义：生黄芪、党参、炒白术、茯苓、莲子肉、砂仁、生薏苡仁益气健脾；当归、熟地黄、炒白芍补血养血；川芎活血行气；黄精补肾填精，天葵子、野葡萄藤、蛇莓、蛇六谷软坚散结、抑癌解毒；陈皮理气；炙甘草、鸡内金调和诸药。

典型病例：

徐某，女，35岁。初诊日期：2020年6月10日。

2007年6月患者因“反复胸闷、气急30余天”于当地医院就诊，查增强CT：前中纵隔巨大占位，MT考虑。甲状腺B超：淋巴结肿块，恶性？后于当地医院行纵隔肿瘤切除术，甲状腺切除术，术后病理：（纵隔）高级别B细胞淋巴瘤，考虑原发性纵隔大B细胞淋巴瘤。术后患者予R-EPOCH方案（利妥昔单抗535mg d0＋长春地辛0.58mg d1-4＋多柔比星14.6mg d1-4＋依托泊苷73mg d1-4＋环磷酰胺1100mg d5）治疗。患者化疗后出现头晕乏力，闭经，盗汗等症状，此次为寻求中医治疗，来我院门诊。

刻诊：头晕乏力，闭经，盗汗，纳可，二便调，夜寐欠安，舌淡红，苔薄白，脉细弱无力。

诊断：中医：积证（气血亏虚证）。

西医：恶性淋巴瘤纵隔弥漫大B细胞型，淋巴瘤术后，甲状腺癌术后。

治则：益气补血活血，软坚散结，佐以滋阴清热。

处方：生地黄15g，熟地黄15g，山茱萸15g，川芎15g，天葵子30g，山慈菇15g，蛇六谷30g，蛇莓30g，淫羊藿15g，知母9g，黄芪30g，炙鳖甲9g，黄精30g，川牛膝15g，鸡内金12g。

二诊（2021年11月7日）：头晕乏力好转，晨起汗出，夜寐安，舌淡红，苔薄白，脉细弱无力。

处方：原方加夏枯草30g，碧桃干15g，地骨皮12g。14剂，水煎300ml，分早晚饭后各一次口服。

三诊（2023年3月6日）：时有乏力，胃纳差，无口干，夜尿2次，舌苔薄腻，脉细。治则：益气健脾，清热解毒，软坚化痰。

处方：党参15g，炒白术15g，茯苓15g，陈皮9g，制半夏9g，天葵子30g，蛇六谷30g，蛇莓30g，夏枯草15g，黄精30g，灵芝15g，淫羊藿15g，菟丝子15g，黄芪30g，益智仁12g，炒鸡内金12g，生山楂15g，川牛膝15g。14剂，水煎300ml，分早晚饭后各一次口服。

后随访，患者无头晕乏力，无烘热汗出，胃纳可，二便调，夜寐安，月经也恢复正常，定期复查无肿瘤复发及转移。

按：本例患者为年轻女性，纵隔恶性淋巴瘤且甲状腺癌，两次手术及多次化疗、靶向治疗等致气血耗伤，出现闭经、头晕乏力等症状。患者初诊时头晕乏力明显，闭经，盗汗，舌淡红，苔薄白，脉细弱无力，辨证为气血亏虚。徐老师处方以四物汤为基础，养血活血。“精血同源”，并予以党参、黄芪、黄精、菟丝子等补精益气生血。天葵子、蛇莓、蛇六谷、夏枯草等中药软坚散结、抑癌解毒。同时需要注意顾护脾胃之气，正所谓“脾胃为气血生化之源”，脾胃有所化源，气血才能得以滋生。

（顾　贤）

十一、胰 腺 癌

胰腺癌是消化系统常见的恶性肿瘤之一，其发病隐匿，进展迅速，治疗效果及预后极差。胰腺癌包括胰头癌、胰颈癌和胰体尾部癌，其病理分型主要根据肿瘤的生长方式和细胞特征来划分，90%的胰腺癌为导管腺癌，比较少见的类型有黏液性囊腺癌、腺泡细胞癌、实性假乳头状瘤，以及其他亚型如未分化癌、神经内分泌肿瘤等。手术治疗是胰腺癌最有效的治疗手段，但由于胰腺癌早期常无明显症状，临床常见症状是上腹部疼痛、饱胀不适、黄疸、食欲降低和消瘦等，易被忽视，故本病一旦确诊大多属于中晚期。随着病情的进展，病变可侵犯邻近器官，也可通过淋巴道及血道转移至远处组织器官，出现相应的临床症状。

对术后或无手术机会的患者，联合介入、放疗、化疗、免疫治疗可望提高总体疗效。中医药治疗因其无创伤性、副作用小等特点，可在胰腺癌的不同阶段收获一定疗效，故临床上应根据疾病解剖部位、临床分期及患者的一般情况等因素，综合制订有效的治疗方法，积极配合中药内科治疗、中医外治法等手段进行综合治疗。

胰腺癌可归属于中医学“积聚”“黄疸”“肠覃”“脾积”“癥瘕”“腹痛”“痞块”“伏梁”等范畴。中医认为脾湿困郁、气机不畅是本病首要病因，正气虚弱、脏腑失调是发病的内在条件。脾胃乃人体“后天之本”，为水谷运化、阴阳升降之枢纽，脾失健运，则气血运行失调，水液代谢紊乱，日久痰瘀互结，与毒相搏，结聚成瘤。所谓“邪之所凑，其气必虚”，正虚邪盛是本病发生的基本病机。

《外科正宗》云：“忧郁伤肝，思虑伤脾，积想在心，所愿不得，致经络痞涩，聚结成核。”《儒门事亲》记载“盖五积者……皆抑郁不伸而受其邪”“木郁达之，火郁发之，土郁夺之，金郁泄之，水郁折之”，主张从郁治之。

《卫生宝鉴》云：“凡人脾胃虚弱，饮食不节或生冷过度，不能克化，致积聚结块。”饮食起居不节多使胃肠胀满，腑气受损，传化失司，致使络脉、血脉散乱不收，而使脉内之血溢出于肠外，饮食不节不仅自伤肠胃，且使下部厥逆之寒邪乘虚而入，肠胃受损，正气不足，使邪气留著于腑，乃生积聚。

《灵枢·五变》云：“善病肠中积聚者，一皮肤薄而不泽，肉不坚而淖泽，如此则肠胃恶，恶则邪气留止，积聚乃伤。”指出由于卫气不充、肠胃受损而邪气留止、积聚乃生。感受外界六淫之邪，邪气乘虚而入，留积不散，暑、燥、火邪可导致胃热，寒湿之邪易导致脾虚出现运化失常的病证，最终导致瘤的形成。

《难经·五十五难》曰：“气之所积名曰积，气之所聚名曰聚，故积者五脏之所生，聚者六腑之所成也。积者阴气也，其始发有常处，其痛不离其部，上下有所终始，左右有所穷处。聚者阳气也，其始发无根本，上下无所留止，其痛无常处，谓之聚。”

胰腺癌总的病因病机系脾胃虚弱、肝气郁结致气滞、血瘀、湿热为患，久而结成坚块。

胰头癌以湿热表现为多，胰体、尾癌则多见脾虚气滞之证。徐振晔教授通过多年的临床经验总结，结合胰腺癌疾病的证候特点，将其归于脾虚精亏型、气滞血瘀型两种基本证型。因此，临床治疗多以补益脾胃，养精散结，疏肝理气，活血化瘀为主。

（一）脾虚精亏型

主症：神疲乏力，腹痛隐隐，喜温喜按，口干欲饮，纳谷不馨，食后痛增，小便清长，大便溏或不实，舌质淡或淡胖，苔白腻，脉细弱。

主症分析：脾为后天之本，主运化转输，脾运健旺，气血生化有源，精微四布，脾失健运，水谷精微不能布散，肢体失养，则神疲乏力；中焦运化失司，故纳谷不馨；清气不升，运化失调，则大便溏或不实。气血不荣则舌质淡，痰湿中阻则舌质淡胖，苔白、脉细弱均为脾胃两虚之证。

治则：益气健脾，养精解毒散结。

方药：四君子汤合香连丸或枳壳散加减。

处方：太子参 15g，炒白术 12g，茯苓 15g，八月札 15g，木香 9g，川连 3g，枳壳 15g，柴胡 9g，菝葜 30g，蛇六谷 30g，白花蛇舌草（先煎）30g，生黄芪 30g，淫羊藿 12g，灵芝 15g，黄精 30g，七叶胆 30g，鸡内金 12g。

方义及加减：方中以太子参、炒白术、生黄芪、茯苓益气健脾，灵芝、黄精补气养精，木香、川连合用清热化湿、行气止痛，枳壳、柴胡、八月札合用疏肝行气散结，蛇六谷、白花蛇舌草、菝葜清热解毒，七叶胆益气健脾、养精解毒散结，鸡内金消食和胃。

典型病例：

戴某，女，31 岁。初诊日期：2023 年 9 月 24 日。

患者于 2010 年 7 月 1 日行胰腺癌切除术，2019 年 5 月发现肝转移，行 2 次 TACE 术，2020 年 12 月口服索坦，2021 年 6 月因骨髓抑制减量。2023 年 6 月开始口服中药治疗，2023 年 9 月 20 日查血常规：WBC 2.5×10^9/L，Hb 115g/L，PLT 93×10^9/L。

刻诊：乏力，怕冷，晨起颜面部浮肿，口干不欲饮，纳少，矢气频，夜寐一般，舌淡，苔薄白腻，脉细。

诊断：中医：积聚（脾虚精亏证）。

西医：胰腺恶性肿瘤，肝转移。

治则：益气健脾，补肾填精，理气散结。

处方：太子参 30g，炒白术 12g，茯苓 15g，八月札 12g，枸橘梨 12g，蛇六谷 30g，菝葜 30g，白花蛇舌草 30g，黄精 30g，灵芝 15g，绞股蓝 30g，淫羊藿 15g，制首乌 15g，石斛 15g，白扁豆 15g，川芎 15g，生黄芪 30g，青皮 9g，制半夏 9g，泽泻 15g，女贞子 15g。

二诊（2023 年 10 月 22 日）：患者近期查血常规示 WBC 2.4×10^9/L，Hb 110g/L，PLT 89×10^9/L。刻诊：乏力，怕冷，贫血，晨起胃部反酸，胃纳可，二便调，舌淡暗，苔少，脉细。

处方：上方去制半夏、泽泻，改川芎 24g，加仙茅 9g，桂枝 9g，熟地黄 15g。

三诊（2024 年 2 月 25 日）：目前口服舒尼替尼治疗，近期痔疮出血，2024 年 2 月 22 日上腹部增强 MRI：胰腺及肝脏术后改变，较 2023 年 9 月 21 日相仿；胆囊未见明确显示。增强扫描动脉期肝内多发异常灌注考虑，后腹膜稍大淋巴结，与 2023 年 9 月 21 日相仿。刻诊：肝区偶胀气，善饥，易腹泻，畏寒，手足怕冷更甚，舌淡红，苔薄白，脉细。

处方：太子参 15g，炒白术 12g，茯苓 15g，吴茱萸 9g，川连 3g，蛇六谷（先煎）30g，白花蛇舌草 30g，岩柏 30g，黄精 30g，灵芝 15g，淫羊藿 15g，生黄芪 30g，党参 15g，白扁豆 15g，熟地黄 15g，制首乌 15g，仙茅 12g，焦六曲 12g，女贞子 15g，大枣 9g，生蒲黄 15g。

目前患者症情尚稳定，上方加减随访至今。

按：该患者为手术后复发及肝脏多发转移的胰腺癌晚期患者，后经过多次肝脏介入手术、靶向治疗等，积病日久，其本在中土虚弱，枢机不利，脾土气机转运失常。机窍不利，则脾失健运，水谷精微不足，清阳不升，其沟通经脉、通利三焦、输布水液、调达内外、畅行气机功能失常，日久毒聚。久病体虚、肾精亏损，或化疗、放疗等治疗方法损伤肾精，导致肾精不足。中医学认为脾胃为“后天之本”，《黄帝内经》认为“平人之常气禀于胃，胃者，平人之常气，人无胃气曰逆，逆者死”“胃为水谷之海，气血生化之源，脏腑经络之根”“五脏六腑皆禀气于胃”，说明五脏之生理功能活动，以及所藏之精气血津液髓等皆有赖于脾胃运化的水谷精微作为物质基础。脾胃之气是五脏精微物质的来源和根本，既可补充五脏精气，又能充养脏腑。金元四大家之一的李东垣在《脾胃论》中提到“百病皆由脾胃盛衰而生也”“脾胃弱则百病即生，脾胃足则外邪皆息”“元气之充足，皆由脾胃之气无所伤，而后能滋养元气，若胃气之本虚弱，饮食自倍，则脾胃之气既伤，而元气亦不能充，而诸病之由生也”。脾胃伤则元气衰，元气衰则疾病由生。治疗方面，李东垣认为“善治病者，唯在调理脾胃”。在肿瘤的治疗上，脾胃属土，有“运四旁”的作用。脾得健运则五脏安。徐教授认为：脾胃为后天之本，亦为胰腺癌治疗的重点。患者初诊时症见乏力，怕冷，口干不欲饮，舌淡，苔薄白腻，脉细俱为佐证。患者脾胃功能出现虚弱、肾精亏虚时，常会导致食欲不振、腹胀、腹痛、消瘦、乏力等症状，因此，徐教授常注重以“健脾益气、补肾填精”的方法治疗胰腺癌，善以太子参、炒白术、茯苓、生黄芪健脾益气，淫羊藿、黄精、灵芝、制首乌补肾填精，石斛益胃生津，白扁豆养胃健脾，八月札、枸橘梨理气不伤阴，川芎活血行气，青皮、制半夏理气燥湿，泽泻利水渗湿。徐老师常选用蛇六谷、白花蛇舌草、菝葜、岩柏以清热解毒。二诊时患者畏寒肢冷，增加仙茅温肾壮阳、祛寒除湿，桂枝散寒止痛、通阳化气，熟地黄补血养阴、填精益髓。三诊患者伴有痔疮出血，予生蒲黄止血化瘀，同时女贞子滋补肝肾，明目乌发，大枣补中益气、养血安神，两药共用以改善贫血。胰腺癌脾虚精亏型常伴有体内热毒积聚，表现为口干口渴、食后腹胀、呕恶反酸等症状，徐教授常采用善清中焦湿热、行气止痛的川连、木香，佐以消食化积的鸡内金、焦神曲、焦山楂等药物，以清热解毒、改善脾胃运化功能，以促进对药物的消化吸收，提高治疗效果。

（二）气滞血瘀型

主症：胁下疼痛呈持续性或放射性，脘腹胀满，食后痛甚，舌暗或有瘀斑，苔薄或薄腻，脉细弦或弦涩。

主症分析：以脘腹胀滞、疼痛为主症的胰腺癌，其基本病机为脾胃两虚，气郁毒聚，升降失常。脾胃同居中焦，脾主升清，胃主降浊，清升浊降则气机调畅。气机不足，则中焦运化失健，胃失濡养，脾胃升降无力，而脘腹胀满；气郁湿阻毒聚，则清阳不升，浊阴不降，中焦气机阻滞，瘀毒凝结，不通则痛。《素问·六元正纪大论》曰："太阴所至，积饮痞膈，为中满霍乱吐下。寒气至则坚痞腹满，痛急下痢之病生矣。水郁之发，善厥逆，痞坚腹满。"

治则：行气化瘀，益气活血，解毒散结。

方药：大黄䗪虫丸合四君子汤加减。

处方：木香 9g，枳壳 12g，八月札 15g，桃仁 15g，地鳖虫 9g，莪术 15g，太子参 15g，生白术 12g，生黄芪 30g，黄精 30g，灵芝 15g，七叶胆 30g，淫羊藿 12g，蛇六谷（先煎）30g，白花蛇舌草 30g，菝葜 30g，大枣 9g，制大黄 9g，鸡内金 12g。

方义及加减：方中以木香、枳壳、八月札行气散结，桃仁、地鳖虫、莪术、制大黄破血逐瘀，太子参、生白术、生黄芪益气健脾，灵芝、黄精补气养精，蛇六谷、白花蛇舌草、菝葜、七叶胆清热解毒抗肿瘤，鸡内金消食和胃，大枣健脾和胃。

典型病例：

龚某，男，68 岁。初诊日期：2023 年 8 月 17 日。

患者于 2023 年 7 月 20 日无明显诱因下出现上腹部疼痛，于外院查腹部 CT 提示"胰腺占位"，肝转移。2023 年 7 月 23 日中山医院 MR：胰腺体部占位，考虑胰腺癌，肝内多发异常信号，腹膜后形态不规则淋巴结，考虑转移。2023 年 8 月 1 日肿瘤指标：CA199 39.1U/L，CA242 41.2U/L。未行手术及放疗、化疗等。为求中医药治疗至徐教授门诊就诊。

刻诊：上腹部胀痛，胁下疼痛呈持续性或放射性，且食后痛甚，乏力，口干不欲饮，口不苦，纳呆，小便可，大便稍结，夜寐欠安，舌质暗有瘀斑，苔薄，脉细弦。

诊断：中医：积聚（气滞血瘀证）。

西医：胰腺恶性肿瘤，肝转移。

治则：行气化瘀，益气活血，解毒散结。

处方：木香 9g，枳壳 12g，八月札 15g，桃仁 15g，地鳖虫 9g，莪术 15g，蛇六谷（先煎）30g，白花蛇舌草 30g，菝葜 30g，七叶胆 30g，太子参 15g，生白术 12g，生黄芪 30g，黄精 30g，灵芝 15g，淫羊藿 12g，大枣 9g，鸡内金 12g，制大黄 6g。

二诊（2023 年 8 月 31 日）：患者上腹部胀痛减轻，乏力较前改善，口不苦，纳可，二便尚调，夜寐安。舌质暗较前好转、苔薄白，脉细弦。效不更方，继服之。

按：胰腺癌根据肿瘤所生部位之不同又区分出胰头癌、胰体尾癌、全胰癌。胰头癌早期多以湿邪凝滞为主，而胰体尾癌多以气机郁结为主，而至中晚期则血瘀、气虚并见。但无论痰毒、瘀毒、郁热之毒皆可化癌、成毒、致虚，证候有别，但总属气机升降失司。临床辨证施治虽各有侧重，但仍以调气为核心，谨守胰腺癌病位所在，运筹帷幄，随证辨识。气滞是气滞血瘀型的主要表现，常伴有胸闷、烦躁易怒、不易入睡等症状。如《医宗必读》所述"正气不足，而后邪气踞之"。由于虚的存在，六邪及癌毒乘虚而入，机体脏腑气血阴阳失调，出现气滞血瘀、痰湿结聚、热毒内蕴等病理变化，日久而成积块。对于胰腺癌气滞血瘀型的中医辨证论治，中医治疗的思路主要包括行气化瘀、益气活血。该患者发现时已为胰腺癌晚期，未经手术及放、化疗，初诊时疼痛明显，胁下疼痛呈持续性或放射性，且食后痛甚。所谓“不通则痛”，气滞血瘀型胰腺癌患者往往伴有血液循环不畅、局部瘀血的情况。临床治疗此类患者徐教授常妙用医圣张仲景所著《金匮要略》中的经典名方——大黄䗪虫丸中活血化瘀经典药物桃仁、地鳖虫、制大黄等破血祛积通经，加以莪术破血通瘀，取“润以濡其干，虫以动其瘀，通以去其闭”之意，八月札、木香、枳壳等行气散结；蛇六谷、白花蛇舌草、菝葜、七叶胆清热解毒；另以四君子汤顾护脾胃；生黄芪、黄精、灵芝、淫羊藿益气健脾养精；鸡内金消食和胃；全方扶正不留瘀，祛瘀不伤正，缓中补虚。意在通过健脾行气，活血化瘀的方法，以促进患者机体脾胃功能、血液循环的恢复，通过消散局部瘀血，改善患者的疼痛和营养供应不足问题，帮助患者改善消化问题和瘀毒对机体的损害，对此类晚期患者而言，通过减轻临床症状，提高生活质量，延长生存时间。

（辛晓丽）

十二、卵 巢 癌

卵巢癌是女性最常见的生殖恶性肿瘤之一，发病率位列第三，病死率居首位，具有隐匿性发病，早期难诊断，发病后易播散转移、耐药等特点，其5年生存率不及45%。卵巢为现代解剖结构，主要功能有产生及排出卵细胞，分泌性激素，促进女性性征的发育及维持女性生殖能力等。在中医古籍中没有与卵巢相关的描述，但根据其位处下焦，涉及胞宫胞络。“胞宫”藏精血，主经、带、孕、产，属奇恒之腑，其性属阴，与五脏相似，而形态中空与六腑相近，故《黄帝内经》云“地气之所生也，皆藏于阴而象于地，故藏而不泻”，只有脏腑精血津液充盛，冲任气血转输充沛，胞宫才能发挥封藏蓄固的生理功能，使月事以时下，胎孕乃成，表现为藏泻互根互用；反之，若通降失常，气血不和，冲任不固，变生痰瘀湿浊等病理产物，阻滞胞宫胞络，则发生癥瘕积聚之病。

中医学古籍中无“卵巢癌”一词的记载，根据其下腹部包块、月经增多、阴道异常出血、压迫症状、下腹下坠感等主要临床表现及体征可将其归属于中医学“肠覃”“癥瘕”“积聚”“妇科癌病”等范畴。历代医家对本病早有记载，如下所述。

《灵枢·水胀》云：“肠覃何如？岐伯曰：寒气客于肠外，与卫气相搏，气不得荣，因有所系，瘀而内着，恶气乃起，息肉乃生。其始生也，大如鸡卵，稍以益大，至其成，如怀子之状，久者离岁，按之则移，月事以时下，此其候也。”其描述的症状与卵巢癌症状相似，并指出阳虚寒凝，气血凝滞是其发病病机。

《金匮要略》云：“妇人之病，因虚、积冷、结气，为诸经水断绝，至有历年，血寒积结胞门。”指出正虚、寒凝、气滞是卵巢癌发病的重要病理因素，并指出以温经汤治疗“妇人年五十，所病下血，数十日不止，暮即发热，少腹里急，腹满，手掌烦热，唇口干燥”，因瘀血留著不去，化热伤阴者；以桂枝茯苓丸治疗“妇人宿有癥病，经断未及三月，而得漏下不止，胎动在脐上者”，指出瘀血是卵巢癌发病的另一重要病理因素。

隋代巢元方《诸病源候论》曰“饮食不节，寒温不调，气血劳伤，脏腑虚弱，受于风冷，令人与腹内气血相结所生，瘕者假也，其结聚浮加而痛，推移而动”“若积引岁月，人即柴瘦，腹转大，遂致死”，指出饮食劳倦，摄身不当，耗气伤津亡血，使脏腑功能受损，阴阳寒热失调，致气病为血病，由瘕聚转变为癥瘤，最终正竭而邪猖，出现肿瘤、恶病质、腹水等严重并发症致死亡。

明代张介宾《景岳全书》提出“瘀血留滞作症，唯妇人有之。其证则或由经期，或由产后，凡内伤生冷，或外受风寒，或恚怒伤肝，气逆而血留，或忧思伤脾，气虚而血滞，或积劳积弱，气弱而不行，总由血动之时，余血未净，而一有所逆，则留滞日积而渐以成症矣”“妇人久宿痞，脾肾必亏，邪正相搏，牢固不动”说明卵巢癌的发生与脾肾亏虚有关，以气血不足为本，寒邪、气滞、血瘀为标，属本虚标实之病，并提出治疗“必先调养，使营卫充实”“养正之法，当察阴阳上下，病之久新，及邪正强弱之势。其有停瘀虽甚而元气困弱者，不可攻。病久而弱，积难摇动者，不可攻。凡此之类，皆当专固根本，以俟其渐磨渐愈，乃为良策”，提出以养正固本，益气养血为本，根据疾病邪正盛衰、病程长短判断是否采用攻逐之法，不可妄投攻邪，为后世扶正祛邪理论治疗卵巢癌奠定了基础。

现代临床肿瘤大家在古人基础上提出癌毒致瘤的理论创新，如下所述。

周仲瑛教授提出“癌毒理论”，认为在肿瘤复杂的病理过程中，首先因癌毒侵袭某处，癌毒留滞而影响气血津液的运行和输布，从而化瘀生痰，痰瘀与癌毒搏结，遂生肿瘤，“毒因邪而异性，邪因毒而鸱张，以痰瘀为依附而成形，耗精血自养而增生”。

凌昌全教授认为癌毒盛衰是恶性肿瘤的矛盾主体及特异病机，其产生基础是“阴阳不和”，即机体脏腑平衡失调，一旦形成，阻滞体内，则病变乖戾，产生瘀血、痰湿、热毒，耗气伤阴，使脏腑功能更加虚弱，正虚邪积，病情进一步恶化，最终导致精气耗竭，阴阳离决。

徐振晔教授认为恶性肿瘤的病机关键为机体阴阳气血失衡，脏腑功能紊乱，久而精亏气虚，邪气乘虚入内，留而不去，出现气滞血瘀、痰湿结聚、热毒内蕴等病理变化，日久终成肿块。他结合多年来治疗卵巢癌的临床经验，结合其“精气内虚，癌毒内结”的肿瘤发病观，指出卵巢癌是由脏腑功能紊乱，阴阳寒热失调，气血运行失常，湿浊、痰饮、瘀血结聚胞宫胞络，形成癥瘕积聚等病理产物，与肾、脾、肝三脏关系最为密切。

（一）肝肾阴虚型

主症：腹部包块，腹部隐痛，头晕耳鸣，腰膝酸软，手足心热，心烦口渴，两颧潮红，潮热盗汗，舌红或绛，苔薄或少，脉细弱。

主症分析：肝肾阴亏，相火偏亢，虚火灼络，冲任失养，湿热、瘀血、癌毒阻滞胞宫胞络，故见腹部包块；肝主藏血，阴血不足，不荣则痛，故见腹部隐痛；肾主骨生髓，肾精不足，骨软髓少，故头晕耳鸣，腰膝酸软；肾阴亏虚，阴虚化火，故见手足心热，心烦口渴，两颧潮红，潮热盗汗。舌红或绛，苔薄或少，脉细弱均为肝肾阴虚之征。

治则：滋补肝肾，清热解毒。

方药：知柏地黄丸合二至丸加减。

处方：生地黄 15g，山茱萸 15g，知母 9g，黄柏 9g，女贞子 15g，旱莲草 15g，白英 30g，白花蛇舌草 30g，土茯苓 30g，山药 15g，炙鸡内金 12g。

方义及加减：生地黄甘寒质润滋阴养血；山茱萸酸温质润，补肾益精，温肾助阳；山药补益肝脾之阴；知母、黄柏清虚热，滋阴降火；女贞子、旱莲草养肝肾阴血；白英、白花蛇舌草、土茯苓清热解毒，炙鸡内金理气和胃，兼以散结。气虚者，加太子参 12g，生黄芪 30g；气郁者，加柴胡 6g，制香附 9g 疏肝理气；失眠者，加酸枣仁 15g，灯心草 6g，淮小麦 15g，炙甘草 9g，大枣 5 枚宁心安神；口渴者，加北沙参 15g，麦冬 12g，川石斛 15g 滋阴养液；盗汗者，加碧桃干 15g 收涩止汗；大便干结者，加瓜蒌仁 30g，枳实 15g 理气通便。

典型病例：

杨某，女，58 岁。初诊日期：2019 年 6 月 13 日。

患者于2019年3月14日行经腹卵巢癌细胞减灭术，病理：高级别浆液性乳头状腺癌，淋巴转移，子宫浆膜面、大网膜、直肠表面、腹壁病灶（+）。2019年4月16日、5月9日、5月30日行紫杉醇联合卡铂化疗3次，拟6月20日行第4次化疗。

刻诊：神疲乏力，腰酸腿软，恶心，化疗期间有呕吐，便秘，大便3～4日一行，胃纳可，舌红质暗，苔薄腻，脉细。

诊断：中医：妇科癌病（精气亏虚，湿热中阻，气滞血瘀证）。

西医：卵巢高级别浆液性乳头状腺癌术后。

治则：益气养精，清热化湿，理气散结。

处方：生黄芪30g，苍术9g，黄精30g，灵芝15g，川连6g，七叶胆15g，川芎15g，香附9g，桂枝9g，茯苓15g，白扁豆15g，炙鸡内金12g，红豆杉3g，生甘草6g。14剂，每日1剂煎服。

配合双黄升白颗粒（药物组成：黄精、生黄芪、天花粉、骨碎补、女贞子、淫羊藿）10g，每日3次冲服。

二诊（2019年8月15日）：8月5日末次化疗，白细胞计数正常，手足麻木感，腰酸，足跟酸痛，便秘，大便3～4日一行，胃纳可，夜寐欠安，舌淡苔薄白，脉细。辨证：肝肾精亏，气虚血瘀证。治则：滋补肝肾，益气活血，清热解毒。

处方：上方去苍术、川连、七叶胆、白扁豆，加生地黄15g，熟地黄15g，山茱萸15g，怀山药30g，枸杞子15g，女贞子15g，八月札12g，猫人参30g，龙葵30g，白英30g，全蝎3g。14剂，每日1剂，水煎服。

三诊（2020年5月21日）：手足麻木感、腰酸缓解，偶有失眠，夜间偶有烘热盗汗发作，次数较前减少，舌红苔少，脉弦细。查血CA125 69.98U/ml。辨证：阴虚火旺，气虚血瘀，痰毒内结。治则：滋阴降火，益气消癥，软坚散结。

处方：上方去怀山药、茯苓、女贞子、黄精、灵芝、香附、猫人参、桂枝、全蝎、川芎，改红豆杉6g，生黄芪30g，八月札15g，加土茯苓30g，蛇莓30g，莪术15g，木馒头15g，七叶胆15g，玄参15g，知母9g，酸枣仁15g，珍珠母30g。14剂，每日1剂，水煎服。

四诊（2020年8月13日）：唯腰酸、烘热仍作。复查血CA125 31.53U/ml。证治同前。

处方：原方基础上加炙鳖甲9g。28剂，每日1剂，水煎服。

后长期门诊随访，病情稳定。

按：患者初诊正处化疗，既有神疲乏力、腰酸腿软、舌红脉细等精气亏虚证候，又有恶心呕吐、便秘、苔薄腻等湿热中阻证候，故徐老师予自拟抗瘤增效减毒方益气养精，运脾化湿，全方以生黄芪甘温补气，黄精补肾益精，共为君药；臣以灵芝补肾生髓，益气养精；苍术、川连共为佐使，清热健脾，和胃止呕。配合双黄升白颗粒以益气养精，补肾生髓防治化疗引起骨髓抑制。同时兼顾患者气滞血瘀、湿热癌毒胶结的病机，并疏以香附理气疏肝；桂枝、川芎温阳活血行气；茯苓、白扁豆、炙鸡内金、生甘草健脾化湿；七叶胆、红豆杉健脾利湿，清热解毒，全方控制攻邪药物用量，寓“养正辟邪，而积自除”之意，既无过度攻伐之弊，又无滋腻碍胃之虑。患者二诊时化疗已结束，以腰酸、足跟酸痛、便秘、手足麻木等肝肾精亏、气虚血瘀表现为主，此时徐老师治疗注重滋补肝肾，益气养血，清热解毒，全方以六味地黄丸为底，加枸杞子、女贞子、黄精、灵芝补益肝肾阴血，生黄芪、茯苓、生甘草益气固本；八月札、香附行气疏郁；炙鸡内金兼调脾胃；桂枝、全蝎、川芎活血祛瘀；猫人参、龙葵、白英、红豆杉清热解毒、软坚散结。三诊患者出现肿瘤指标增高，并见失眠、夜间潮热盗汗、舌红苔少、脉弦细等阴虚火旺之证，徐老师一方面加重红豆杉、土茯苓、蛇莓、木馒头等抗肿瘤软坚散结药物用量；另一方面避用温燥以防伤阴，去桂枝、川芎、香附等药味，加用七叶胆、玄参、知母、酸枣仁、珍珠母加强滋阴清热，重镇潜降之力，以六味地黄丸合酸枣仁汤加减加强补阴血、清心火之力。四诊时患者肿瘤标志物 CA125 明显下降，乘胜追击，加用炙鳖甲加强滋阴泻火，软坚散结。整个治疗过程体现了徐老师辨证的动态观，将辨证与辨病、辨证与辨体质变化紧密结合，化疗期间重视药毒对人体的攻伐影响，扶正基础上重视局部湿热阻滞中焦的特点，理气健脾，清热化湿；化疗后重视患者绝经后阴阳失调，肝肾阴亏，冲任不固，痰瘀结聚的特点，在滋阴养血，行气祛瘀，清热化湿基础上调整用药方略，动态控制癌症发展，进退有据，药证合一。

（二）阳虚毒蕴型

主症：腹部包块，喜暖喜按，面色萎黄，畏寒怕冷，手足不温，自汗，颜面或肢体浮肿，腹水胀痛，舌胖有齿痕，质暗或瘀斑，苔薄或白腻，脉细涩。

主症分析：湿为阴邪，其性重浊，易趋下部，易伤阳气，阳虚寒凝，气机阻滞，癌毒阻滞胞宫胞络，故见腹部包块，喜暖喜按；阳虚寒凝，气血亏虚，温煦无力，故见面色萎黄，畏寒怕冷，手足不温；表虚不固见自汗；气聚血停，血不利则为水，故见颜面或肢体浮肿，腹水胀痛。舌胖有齿痕，质暗或瘀斑，苔薄或白腻，脉细涩均为阳虚气滞，瘀毒内结之征。

治则：温阳散寒，活血消癥，解毒散结。

方药：四君子汤合温经汤加减。

处方：党参 15g，炒白术 12g，茯苓 15g，桂枝 9g，淫羊藿 12g，吴茱萸 6g，生黄芪 30g，当归 9g，川芎 12g，莪术 15g，八月札 15g，白英 30g，土茯苓 30g，蛇莓 15g，炙鸡内金 12g。

方义及加减：党参、炒白术、茯苓、生黄芪补气健脾，桂枝、淫羊藿、吴茱萸温阳通络，当归、川芎、莪术和血活血，八月札理气和胃，白英、土茯苓、蛇莓解毒散结，炙鸡内金理气和胃，兼以散结。纳谷不香者，加炒谷芽 15g，炒麦芽 15g 健运消食；气滞腹胀痛者，加枳壳 12g，台乌药 9g，荔枝核 12g 理气消积；大便秘结者，改炒白术为生白术 15g，加枳实 15g，瓜蒌仁 30g 导滞通便；血瘀甚者，加丹参 15g，地鳖虫 10g，水蛭 5g；腰膝酸软、肝肾不足者，加川断 30g，骨碎补 15g。

典型病例：

金某，女，62 岁。初诊日期：2019 年 10 月 16 日。

患者于 2018 年 11 月 11 日因腹胀发现盆腔占位，11 月 14 日行子宫附件切除术，术后病理：子宫内膜癌，浆液性，浸润浅肌层。2018 年 12 月 13 日复旦大学附属肿瘤医院病理会诊意见：（双侧）输卵管伞端、管腔内、（双侧）卵巢表面及间质中见高级别浆液性癌，卵巢来源，广泛累及（大网膜、右骶韧带、腹膜多点活检处）及子宫浆膜层；子宫内膜及浅肌层见癌累及；送检淋巴结均未见癌累及；宫颈慢性炎。术后化疗 6 个疗程（紫杉醇+卡铂）。2019 年 5 月上腰部、下腹部、盆腔 CT：肝包膜、胸膜及部分腹膜多发结节，不规则增厚，转移可能。后行白蛋白结合紫杉醇联合贝伐珠单抗化疗，出现Ⅲ°骨髓抑制，对症处理后好转。

刻诊：下腹痛胀，右侧卧位不适，乏力头晕，纳差，尿血（+），畏寒怕冷，手足麻木不适，时有腰酸背痛，稍有口干，大便日行 2～3 次，欠实，夜寐差。舌淡暗，苔白，脉细。

诊断：中医：妇科癌病（脾肾阳虚证）。

西医：卵巢癌术后肝包膜、胸膜、腹膜转移。

治则：益气温阳，补益肝肾，理气散结。

处方：柴胡 9g，八月札 12g，枳壳 15g，大腹皮 15g，莪术 15g，桃仁 15g，土茯苓 30g，白英 30g，红豆杉 3g，当归 9g，女贞子 15g，制首乌 15g，生地黄 15g，熟地黄 15g，淫羊藿 9g，仙茅 9g，知母 9g，酸枣仁 15g，生黄芪 50g，鸡内金 12g，大蓟 15g。14 剂，每日 1 剂，水煎服。

二诊（2019 年 11 月 10 日）：诉乏力头晕改善，肝区、右侧腰部疼痛仍有，少腹痛胀不适，大便不畅，2 日 1 行，眠差易醒，难以入睡，纳可。舌质淡，苔薄白，脉缓。

处方：上方去枳壳、桃仁、土茯苓、当归、女贞子、制首乌，改莪术 30g，红豆杉 6g，淫羊藿 15g，仙茅 12g，加地鳖虫 12g，重楼 9g，山茱萸 15g，巴戟天 15g，淮小麦 15g，大枣 9g，炙甘草 9g。49 剂，每日 1 剂，水煎服。

三诊（2020 年 1 月 8 日）：诉腹痛减轻，腹胀仍作，大便次数多，日行 3～5 次，便溏，纳差，口苦，夜间口干少饮，小便黄，嗳气，矢气频多，夜眠易醒，舌淡苔浊腻，脉细。2020 年 1 月 8 日腹部超声：肝区回声增粗，胆囊壁毛糙。腹水（+），腹腔内见最大前后径为 76mm 的无回声区，可见肠管浮动。肝前区可见 5mm 无回声区，肝肾间隙见 12mm 无回声区，脾肾间隙见 27mm 无回声区。辨证：脾肾阳虚，水湿内停，癌毒内结。治则：温阳健脾，行气利水，清热解毒。

处方：制苍术 9g，茯苓 15g，川椒目 15g，桂枝 9g，防己 18g，大腹皮 15g，猫人参 45g，白英 30g，红豆杉 6g，淫羊藿 15g，仙茅 12g，巴戟天 15g，泽泻 30g，黄柏 9g，生黄芪 50g，生白术 30g，莪术 30g，鸡内金 12g，木香 9g，川连 6g，生甘草 9g。14 剂，每日 1 剂，水煎服。

后续随访病情稳定，上方随症加减。

按：腹腔或盆腔恶性肿瘤容易发生腹腔及腹膜转移，容易产生腹水等变症，疾病进展快，控制较难。该患者术后虽化疗 6 个疗程，但半年后还是发生了腹腔腹膜转移，予白蛋白结合紫杉醇化疗联合免疫治疗，进一步戕伐正气，导致脾肾阳虚，精气不足，故初诊时见少腹胀痛，乏力纳差眠差，腰酸背痛畏寒等脾肾阳虚之证，徐老师治以大剂量生黄芪补益正气，二仙汤温补肾阳，当归、女贞子、制首乌、生熟地黄滋补肝肾以生血。同时考虑到妇科疾病不离肝肾，患者因肿瘤占位及腹水出现腹胀腹痛，予柴胡、八月札、枳壳疏肝理气；莪术、桃仁、土茯苓、白英、红豆杉软坚散结，解毒抗瘤；酸枣仁宁心安神助眠；鸡内金和胃健脾。二诊患者乏力头晕有减，胃纳增加，正气略复，则加大莪术、红豆杉、淫羊藿、仙茅等药物用量，同时加用地鳖虫、重楼清热解毒、化瘀散结，山茱萸、巴戟天补益肝肾，淮小麦、大枣、炙甘草宁心安神。三诊患者腹痛虽减，但腹胀不减，口干口苦，大便溏泄，尿黄，舌苔浊腻均为湿热阻滞中下焦之象，以温阳健脾，行气利水，清热解毒施治，方以二妙丸分利湿热，己椒苈黄丸加猫人参清热解毒利水，生黄芪、茯苓、泽泻取泽泻汤之意健脾利水，联合二仙汤温肾阳，补肾精，泻肾火，调理冲任，抗肿瘤组药解毒抑瘤。诸方共用，体现了徐老师思虑周全，多途径利水制饮，健脾益肾，解毒消积抗瘤的治疗思路。

（张琦君　史海霞）

十三、前列腺癌

前列腺癌是发生在前列腺的上皮性恶性肿瘤。世界范围内，前列腺癌发病率在男性所有恶性肿瘤中位居第二。近年来，前列腺癌在我国的发病率和死亡率明显上升，且增长比欧美发达国家更为迅猛。《2015 中国肿瘤登记年报》显示，前列腺癌位居男性恶性肿瘤发病率第 6 位及恶性肿瘤死亡率第 10 位，已占据中国男性泌尿生殖系统恶性肿瘤发病率第 1 位。

前列腺癌在老年男性中发病率极高，50 岁之前发病率处于较低水平，随年龄增长发病率逐渐升高，80%的病例发生在 60 岁以上男性。我国前列腺癌患者的分期构成和西方国家存在巨大差别。例如美国，接近 91%的新发前列腺癌为临床局限型，在接受根治性手术或根治性放疗后预后较好，5 年总生存率接近 100%。而我国新发病例中确诊时仅 30%为临床局限型，余者均为局部晚期或广泛转移患者，无法接受根治性治疗，预后较差。中医药疗法以其独特的理论和治法，在前列腺癌治疗中的应用日渐增多，并取得较好疗效。

中医学并无前列腺癌病名。根据前列腺肿瘤压迫尿道出现的排尿不畅、淋漓不尽、尿血、尿闭等症状，可归为中医学“癃闭”“尿血”“积聚”等范畴。徐老师认为前列腺癌的脏腑病机主要责之于肝、肾与膀胱，多与精气亏虚、瘀血内阻、湿热内聚、癌毒内蕴、三焦气化不利有关。治疗应根据“六腑以通为用”的原则，着重于通，并全程围绕癌毒这一关键病理因素。治宜益精气，清湿热，化瘀结，解癌毒。临床上将前列腺癌分为精气亏虚型和气虚血瘀型来施治。

（一）精气亏虚型

主症：面色苍白，倦怠乏力，腰膝酸软，小便无力，腹胀纳呆，时有便溏，舌质淡，苔薄白，脉沉细。

主症分析：脾胃气虚，健运及受纳之功能减弱，气血来源不充，不能上养头目，故面色苍白、倦怠乏力。肾主藏精，腰为肾之府，肾精不足，经脉、筋骨失于濡养则腰膝酸软；肾气不固，膀胱失约则小便无力。脾胃气虚，运化无权，故腹胀纳呆、时有便溏。舌质淡，苔薄白，脉沉细皆为精亏气弱之象。

治则：益气养精，解毒消肿。

处方：生黄芪 30g，白术 9g，茯苓 15g，黄精 30g，女贞子 15g，灵芝 15g，白英 30g，土茯苓 30g，白花蛇舌草 15g，红藤 15g。

方义及加减：生黄芪、黄精、白术、灵芝、茯苓、女贞子益气养精，白英、土茯苓、白花蛇舌草、红藤清热解毒、消肿散结。恶心泛呕者可加姜竹茹 9g，煅瓦楞子 30g；腹痛腹胀较甚者可加延胡索 15g，枳壳 9g；腰痛腰酸者可加川断 15g，桑寄生 15g；脚软无力者可加生地黄 15g，熟地黄 15g；小便不利者加瞿麦 30g，萹蓄 15g；食欲不振者加谷麦芽各 15g，鸡内金 9g；

大便溏薄较甚者加白芍15g养阴柔肝止泻，木香9g温中理气止泻，石榴皮15g涩肠止泻。

典型病例：

蔡某，男，62岁。初诊日期：2021年4月10日。

患者于2019年1月因前列腺癌（前列腺穿刺和根治术后病理证实）在上海某医院泌尿外科行比卡鲁胺联合戈舍瑞林内分泌治疗18个月后，肿瘤指标PSA逐步反弹，因不能耐受化疗来门诊请求中医治疗。

刻诊：乏力倦怠，面色苍白无华，声音低微，腰酸背痛，纳谷不馨，胃脘痞胀，自汗口干，小便欠畅，大便溏薄，舌质淡，苔薄白，脉沉细。

诊断：中医：前列腺癌（精气亏虚证）。

西医：前列腺癌根治术后pT3aN0M0 ⅢB期。

治则：益气养精，解毒消肿。

处方：生黄芪30g，白术12g，茯苓15g，黄精15g，灵芝15g，熟地黄15g，川断15g，红藤15g，碧桃干15g，白花蛇舌草15g，白英30g，女贞子15g，瞿麦30g，白扁豆15g，谷芽15g，麦芽15g。

二诊（2021年4月25日）：经治2周后，神疲乏力好转，胃纳改善，大便渐实，小便畅，腰酸好转，仍感背痛，自汗好转，仍有口干。舌淡苔少，脉细。证治同前。

处方：生黄芪30g，白术12g，茯苓15g，黄精15g，灵芝15g，熟地黄15g，川断15g，红藤15g，碧桃干15g，白花蛇舌草15g，白英30g，女贞子15g，瞿麦30g，白扁豆15g，谷芽15g，北沙参15g，旱莲草15g，羌活9g，独活9g。

继服2周，腰背酸痛减轻，口干好转，二便正常。患者症状改善，肿瘤指标稳定，每4周来院诊治，至今坚持服用中药。

按：患者前列腺癌根治术后，经内分泌治疗后逐渐去势抵抗。此外，持久的内分泌治疗会导致神疲乏力、自汗盗汗、骨质疏松、周身骨节酸痛、夜寐欠安、小便无力等雄激素缺乏综合征。积聚癌毒，耗伤元气，故面色苍白；肾精亏损则全身乏力酸软；膀胱气化不利则小便不畅。脾气虚，营卫气血生化无源，健运失司，气机不畅，故胃脘痞胀；水谷运化无力，则食欲不振；大肠传导失司，则时有便溏。舌质淡，苔薄白，脉沉细，皆为肾精亏脾气虚之象。辨证为“精气亏虚”，故治拟益气养精，解毒消肿。方中生黄芪、白术、茯苓、黄精、灵芝、女贞子益气养精，熟地黄、川断滋肾坚骨，红藤、白花蛇舌草、白英清热解毒消肿，瞿麦利尿通淋，白扁豆健脾化湿，碧桃干敛汗涩精，谷芽、麦芽消谷开胃。二诊中加入北沙参、旱莲草养阴生津，羌活、独活祛风止痛，患者生存获益明显。

（二）气虚血瘀型

主症：精神疲惫，四肢无力，气短畏寒，小腹疼痛，痛如针刺，痛而拒按，腹部胀满，小便艰涩不利，大便溏薄，舌质暗苔薄白，脉细涩。

主症分析：中气不足，脾阳不振，温煦功能减退，故精神疲惫、四肢无力、气短畏寒。血属有形，瘀结不散，壅阻络脉，则小腹疼痛，痛如针刺，痛而拒按。血为气之母，血能载气，气存于血液之中而行血，血瘀日久则气滞，故腹部胀满；尿液推动无力则小便不利。脾气虚弱，中土运化无权则大便溏薄。舌质暗苔薄白，脉细涩均为气虚血瘀之象。

治则：健脾益气，化瘀解毒。

处方：生黄芪 30g，白术 12g，茯苓 15g，王不留行 15g，当归 12g，白英 30g，蛇莓 15g，红藤 15g，莪术 15g。

方义及加减：生黄芪、白术、茯苓补气健脾，红藤、白英清热解毒、活血通络。蛇莓清热解毒、散瘀消肿；研究显示蛇莓水提物能显著抑制前列腺癌 PC-3 和 LNCaP 细胞生长。当归活血散瘀止痛，莪术行气破血消癥，莪术提取物榄香烯能显著抑制前列腺癌 PC-3 细胞增殖。王不留行活血通经、利尿通淋，王不留行单味药能显著抑制前列腺癌 C4-2 细胞增殖。全方共奏补气健脾，化瘀解毒，抑癌之功。小便不利者加石韦 30g，泽泻 15g；大便溏薄重者加薏苡仁 30g，白扁豆 15g；口舌干燥者加北沙参 15g，生地黄 15g；骨骼疼痛者加透骨草 15g，骨碎补 15g；小腹胀痛者加延胡索 15g，香附 12g；食欲不振者加鸡内金 12g，灵芝 15g。

典型病例：

庞某，男，72 岁。初诊日期：2022 年 7 月 2 日。

患者于 2020 年 7 月行前列腺癌根治术，术后病理：腺癌，Gleason 评分 4+3，癌累及包膜和精囊。术后第 4 个月起接受放疗，未行内分泌治疗。自 2021 年 6 月起 PSA 开始反弹，2022 年 6 月生化复发，遂来门诊中医治疗。

刻诊：乏力倦怠，气短气急，畏寒肢冷，小腹疼痛胀满，小便不利，胃纳不佳，舌质暗苔薄白，脉细涩。

诊断：中医：前列腺癌（气虚血瘀证）。

西医：前列腺癌根治术后 pT3bN0M0 ⅢB 期。

治则：健脾益气，化瘀解毒。

处方：生黄芪 30g，白术 12g，猪苓 15g，茯苓 15g，灵芝 15g，延胡索 15g，八月札 15g，红藤 15g，葫芦巴 15g，王不留行 15g，当归 12g，萹蓄 15g，蛇莓 15g，莪术 15g，鸡内金 12g。

二诊（2022 年 7 月 16 日）：2 周后患者乏力气短好转，小腹胀痛减轻，怕冷好转，胃纳改善，小便渐畅，大便溏薄，口干。舌暗苔薄，脉细。证治同前。

处方：生黄芪 30g，白术 12g，猪苓 15g，茯苓 15g，灵芝 15g，延胡索 15g，八月札 15g，红藤 15g，白扁豆 15g，王不留行 15g，石斛 12g，萹蓄 15g，蛇莓 15g，莪术 15g，鸡内金 12g，生薏苡仁 30g。

继续服用 2 周，无气短，口干好转，二便正常。患者肿瘤指标下降，每 2 周过来复诊，至今一直中药治疗，未用内分泌药物。

按：前列腺癌是一种雄激素依赖的恶性肿瘤。很多早期患者在前列腺癌根治术后，会出现仅有肿瘤标志物 PSA 升高而无临床进展证据的生化复发。对于 Gleason 评分高，术后病理危险因素多的晚期前列腺癌患者，生化复发时间更早，经内分泌治疗后几乎都会进展为去势抵抗性前列腺癌。根治术后血清 PSA 值应该降至检测不出，如果 PSA 仍可测得则往往存在远处播散的肿瘤或残留的前列腺组织。如果降至检测不出，随后发现 PSA 持续升高则提示前列腺癌生化复发，生化复发后 PSA 倍增时间（PSADT）越短死亡相关风险越高。此病例中，全程未联合使用内分泌治疗和化疗，患者服药认真，一年来未曾间断，肿瘤指标反弹后经中药治疗后连续下降，颇具疗效。

（郑　展）

十四、肾　癌

肾细胞癌（renal cell carcinoma，RCC）简称肾癌，是泌尿生殖系统中致死率最高的恶性肿瘤，包括起源于泌尿小管不同部位的各种肾细胞癌亚型，但不包括肾间质肿瘤、肾盂肿瘤及尿路上皮癌。2020年全球新发431 288例肾肿瘤，男性与女性比例约为1.5∶1.0，年龄主要集中在60～70岁。本病多因脾肾亏虚，湿热邪毒等入里，蕴毒郁结水道，痰浊瘀毒阻滞于肾之外腑；以精亏（脾肾）毒蕴为基本病机，以腰痛、肿块、血尿等为主要临床表现。

根据肾癌的症状可归属于中医学“尿血”“腰痛”“肾积”“肾胀”“癥积”“瘤积”“中石疽”等范畴，历代医家对本病早有相关论述，如下所述。

《素问·四时刺逆从论》说“涩则病积溲血”，描述了尿血发病的一个原因；《灵枢·百病始生》说：“是故虚邪之中人也……留而不去，传舍于肠胃之外、募原之间，留着于脉，稽留而不去，息而成积……其着于膂筋，在肠后者，饥则积见，饱则饥不见，按之不得。”《素问·脉要精微论》：“腰者，肾之府，转摇不能，肾将惫矣。”《灵枢·胀论》曰：“肾胀者，腹满引痛央央然，腰髀痛。”《素问·四时刺逆从论》：“少阴有余皮痹隐轸；不足病肺痹；滑则病肺风疝；涩则病积溲血。”首载肾癌的有关症状及病因。

《难经》云：“肾之积，名曰贲豚，发于少腹，上至心下如豚状，或上或下无时。久不已，令人喘逆，骨痿少气。”其中提到的积即类肾癌。

《金匮要略》：“肾着之病，腰以下冷痛，腹重如带五千钱。”对腰痛的症状进行了详细的描述。

《诸病源候论》曰“癥者，由寒温失节，致脏腑之气虚弱，而食饮不消，聚结在内，染渐生长块段，盘牢不移者是癥也”“若积岁月，人皆柴瘦，腹转大，随致死”，对肾癌的病因及转归进行了论述。

《疡医大全》曰：“石疽生腰胯之间，肉色不变，坚硬如石，经月不变，若黑陷不起，麻木不痛，呕哕不食，精神昏乱，脉散或代者死。”对肾癌的外部表现及预后进行了论述。

《医宗必读·积聚》曰“积之成者，正气不足，而后邪气踞之”，指出正气内虚，脏腑阴阳失调，是罹患肾癌的主要基础。

徐振晔教授总结历代医家对肾癌的论述，结合数十年临床经验，指出肾癌高发年龄为50～70岁，正是《素问·生气通天论》中女子七七、男子六八之后“天癸竭，精少，肾脏衰”，脾、肾两脏阳气逐渐亏虚的阶段；结合《素问·评热病论》“邪之所凑，其气必虚”；《景岳全书》“腰痛之虚，十居八九”；《证治准绳》“大抵诸腰痛，皆起肾虚”；《诸病源候论·虚劳积聚候》“虚劳之人，阴阳伤损，血气凝涩，不能宣通经络，故积聚于内也”；《丹溪心法》“腰痛主湿热、肾虚、瘀血、挫闪，有痰积”等历代医家论述，指出肾癌的发病以精气亏虚为根本，而其中尤以脾肾气亏虚为主。肾为先天之本，内蕴真阴真阳，为五脏之根；脾为后天之本、气血生化之源。先、后天不足则正气必然匮乏，素体虚弱，复因饮食不节（洁）、起居无常、房劳无度等导致正气愈亏；或忧思抑郁、跌仆损伤、毒邪入里等导致肾脏功能失调，肾主水液，肾失气化，则水湿内停，痰湿内生；阴阳失调，气化不利，灼热伤津液，致湿热内生，热迫血行，血液不循常道则尿血，情志不遂，肝气不畅，气滞血瘀，毒瘀互结瘀阻于腰部则可见肿块；不通则痛或不荣则痛，则亦可见腰痛。因此，肾癌是因虚而得病，因虚而致实，是一种全身属虚，局部属实的疾病。肾癌之虚，以精气（脾肾）亏虚为本，以湿热内盛、气滞血瘀、瘀毒内阻为标。其病位在肾，与脾、肝密切相关。

在治疗上徐老师在《证治汇补·腰痛》“唯补肾为先，而后随邪之所见者以施治，标急则治标，本急则治本，初痛宜疏邪滞，理经遂。久痛宜补真元，养气血”的基础上提出了早期益气养精，解毒散结；中期清热利湿，解毒化瘀；晚期重补脾肾，滋阴降火的分阶段论治的思想。处方以六味地黄汤、四君子汤、龙蛇阳泉汤化裁，方药如下。

处方：熟地黄 15g，山茱萸 15g，太子参 15g，茯苓 15g，黄精 15g，黄芪 30g，香附 9g，土茯苓 30g，蜀羊泉 30g，龙葵 15g，鸡内金 12g。

方义及加减：黄芪、黄精、茯苓、太子参益气健脾养精，熟地黄、山茱萸补益肾气，茯苓、蜀羊泉清热利湿、抑癌解毒、软坚散结，鸡内金健胃消食，香附疏理气机、行气活血、化瘀止痛。本方可酌加莪术、猫人参、石上柏等加强抗肿瘤作用；加生白术、灵芝、女贞子、枸杞子、菟丝子等培补脾肾；加桃仁、丹参等化滞散瘀；加女贞子、旱莲草等补益肝肾。

（一）精气（脾肾）亏虚证

主症：腰痛腹胀、尿血或腰腹部肿块，纳差，神疲乏力，腰酸腿软，遇劳更甚，或有头晕耳鸣，恶心、呕吐，身体消瘦，贫血，舌质淡或淡红，苔薄白，脉细无力。

主症分析：肾为先天之本，脾为后天之本，两脏相济，则五脏有根，气血生化有源，两脏虚，则精气亏虚，精气亏虚，诸脏失养则神疲乏力；腰为肾之府，则腰酸腿软，一遇劳作则气血更伤，腰酸亦甚；精气亏虚，脑髓失养，则头晕耳鸣；精气亏虚，脾胃运化失职则纳谷不佳。舌质淡或淡红，苔薄白，脉细无力，均为精气亏虚之象。

治则：益气养精，解毒散结。

方药：六味地黄汤加减。

处方：熟地黄 15g，山茱萸 15g，太子参 15g，白茯苓 15g，黄精 15g，黄芪 30g，香附 9g，土茯苓 30g，蜀羊泉 30g，龙葵 15g，鸡内金 12g。

典型病例：

祝某，女，33 岁。初诊日期：2019 年 10 月 20 日。

患者于 2017 年在上饶市当地体检发现左肾占位，2017 年 5 月于长海医院行左肾切除术，术后病理：透明细胞癌，术后未行放化疗、靶向治疗等，定期随访。2019 年 3 月复查 CT：双肺下叶、左肺上叶舌段微小结节，4mm×5mm。腹部 MRI：①左肾癌术后，现残留肾部分轻度萎缩，肾周脂肪术后改变；腹部未见确切肿瘤复发及转移征象。②肝脏多发小囊肿。③子宫颈部小囊肿。此次为寻求中医治疗，来我院门诊。

刻诊：面色少华，腰膝酸软，劳累后尤甚，稍疲乏，月经量少，经期提前7天，纳可，二便平，夜寐安。舌质淡红，苔薄白，脉沉细。

诊断：中医：肾癌（精气亏虚证）。

　　　西医：左肾透明细胞癌术后月经紊乱。

治则：益气养精，抑癌解毒。

处方：生熟地黄各15g，山茱萸15g，土茯苓30g，蜀羊泉30g，龙葵15g，蛇莓30g，当归9g，制香附9g，川芎15g，黄精30g，生黄芪30g，白茯苓15g，鸡内金12g，柴胡9g，川牛膝12g，大枣5枚。

二诊（2020年4月12日）：上方间断服用，其间2020年4月9日复查CT：①左肾术后改变，未见明确复发征象。②肝内多发囊肿。③胰腺体部乏血供小结节，倾向良性可能。④左侧附件囊肿；微小子宫肌瘤待排；请结合MRI检查。⑤盆腔少量积液。⑥目前两肺未见明显异常。⑦左冠状动脉钙化。⑧右侧乳腺内上象限结节，请结合乳腺MRI或钼靶检查。现患者腰酸腰痛时有，遇阴雨天加重，下肢不适，经期规律，胃纳馨，二便畅，夜寐和。舌质淡红，苔薄白，脉沉细。

处方：上方去柴胡、川芎，加薜荔果15g，炙鳖甲9g，女贞子15g，制首乌15g。

患者服药后症状好转，后定期随诊检查，对症加减用药，病情稳定。

按：本例患者明确诊断为肾透明细胞癌，就诊时因肺部出现结节，担心出现复发转移而就诊，患者为青年女性，禀赋不足加之平素饮食不节，正气亏虚，癌毒侵袭而发病。徐老师认为肿瘤术后，可以通过中医药调整阴阳平衡，益气养精与抑癌解毒相结合，从而改善肿瘤生长的“土壤”，减少肿瘤的复发和转移。精气亏虚，首重脾肾两脏，脾肾同治，资后天以养先天，后天之气得先天之气，则生而不息；先天之气得后天之气，始化而无穷。

（二）湿蕴毒盛证

主症：腰痛、坠胀不适，尿血或尿黄，低热，口黏口臭，肢体困重，便秘，饮食不佳，腰腹部肿块，舌体胖，舌苔白腻中黄，脉滑数或濡数。

主症分析：因肾主水，脾主运化水湿，脾肾亏虚则水液代谢失常，日久则化为湿热，影响气血运行，导致腰痛和肿块的出现；湿热内蕴，损伤脉络，导致血溢脉外则见尿血；湿热内蕴，影响气机的升降，则出现低热；同时，湿邪影响脾胃功能，导致食欲不佳，肢体困重。舌体胖，舌苔白腻中黄，脉滑数等表现也是体内湿热的典型体征。

治则：健脾益肾，清热利湿，解毒化瘀。

方药：四君子汤、五苓散、四妙散加减。

处方：党参15g，白术12g，茯苓15g，黄芪30g，川芎15g，土茯苓30g，蜀羊泉30g，龙葵30g，蛇莓30g，鸡内金12g，黄柏9g，苍术9g，生薏苡仁30g，川牛膝12g。

典型病例：

鲍某，男，55岁。初诊日期：2018年8月30日。

患者于2012年在当地体检发现右肾占位，遂于同年5月于当地医院行右肾癌切除术，术后病理：右肾透明细胞癌（Ⅱ～Ⅲ级），切缘及肾门血管（–）。术后未行放化疗、靶向治疗等，定期随访。2018 年 CT 提示左肾囊肿。为寻求中医治疗，来我院门诊。

刻诊：形体肥胖，面色少华，神疲乏力，肢体困重，胃纳可，大便畅，小便黄，舌淡苔黄腻，脉细。

诊断：中医：肾癌（脾虚湿盛证）。

西医：右肾透明细胞癌术后，左肾囊肿。

治则：健脾益肾，清热利湿。

处方：党参 15g，白术 12g，茯苓 15g，川芎 15g，土茯苓 30g，蜀羊泉 30g，龙葵 30g，蛇莓 30g，生黄芪 50g，淫羊藿 15g，黄精 30g，灵芝 15g，佛手 9g，鸡内金 12g，黄柏 9g。

二诊（2018 年 10 月 7 日）：怕风，时感疲劳，尿黄，舌淡苔黄腻，脉细。

处方：上方去川芎，加防风 9g，北沙参 15g，绞股蓝 30g，生地黄 15g。

三诊（2018 年 12 月 2 日）：无明显怕风，仍小便黄，乏力，舌淡苔黄腻，脉细。

处方：上方去生地黄，加苍术 9g，生薏苡仁 30g，川牛膝 12g。

四诊（2019 年 3 月 3 日）：小便稍黄，乏力较前明显改善，夜寐稍差，舌淡苔薄白，稍腻，脉细。其间 2019 年 2 月 27 日复查各项指标均在正常范围之内，肾囊肿亦较前有所缩小。

处方：上方加山茱萸 30g，酸枣仁 15g。

其后定期随诊检查，对症加减用药，病情稳定。

按：本例患者明确诊断为右肾透明细胞癌，患者为中年男性，形体肥胖，平素多食肥甘厚味，饮食不节；平素劳累过度，忧思多虑，导致脾气不足，进一步引起脾阳不振，影响脾的运化功能，从而导致湿浊内生，癌毒侵袭而致病。徐老师一诊以四君子汤健脾益气，川芎活血理气化瘀，龙蛇羊泉汤中主药（蜀羊泉、龙葵、蛇莓、土茯苓、黄柏）清热解毒，活血利湿；黄芪、灵芝、淫羊藿、黄精益肾补精，扶正祛邪；佛手、鸡内金醒脾助运，健胃消食，以顾护脾胃。二诊时正值夏秋转换之际，患者怕风觉冷，故加防风合白术、黄芪为玉屏风散益气固表，同时防风亦有祛风除湿之功，加生地黄、沙参养阴益津，以防秋燥；加绞股蓝增强清热之力；三诊、四诊患者湿热难化，加苍术、薏苡仁、牛膝和黄柏为四妙丸增强全方的清热利湿功效。

（三）阴虚毒蕴证

主症：腰膝酸软，腰痛，腰腹部肿块，小便短赤带血，潮热盗汗，口燥咽干，舌质红，少苔，脉细数。

主症分析：腰为肾之府，肾精亏虚，虚热内生则腰膝酸软，不荣则痛，故见腰痛；精亏，气血失和，加之癌毒凝聚于腰腹则见肿块；肝肾同源，精血同源，精亏血少则阴虚生热，热灼津液则小便短赤；阴虚火旺则潮热盗汗；津不上承则口燥咽干；舌红少苔，脉细为不足之象。

治则：滋阴降火，解毒散结。

方药：知柏地黄汤加减。

处方：生熟地黄各 15g，山茱萸 15g，枸杞子 15g，知母 9g，黄柏 9g，土茯苓 30g，蜀羊泉 30g，龙葵 15g，黄精 30g，生黄芪 30g。

典型病例 1：

吴某，男，80 岁。初诊日期：2020 年 3 月 20 日。

患者于 2017 年体检发现左肾占位，2017 年 5 月于长海医院行左肾切除术，病理示左肾透明细胞癌，术后未行放疗、靶向治疗等。2019 年 10 月患者复查发现右肾囊肿，同月于公利医院行右肾囊肿切除术。1 个月前体检发现双肺阴影，因惧怕手术治疗，遂就诊于我处。

刻诊：双侧腰部酸痛，虚烦少寐，时有潮热，无明显汗出，口干口苦，稍劳作则心慌，偶有咳嗽咳痰，胃纳欠佳，舌质红，少苔，脉细弦。

诊断：中医：肾癌（阴虚毒蕴证）。

西医：左肾癌术后，右肾囊肿术后，双肺阴影。

治则：滋阴泻火，解毒散结。

处方：生熟地黄各 15g，山茱萸 15g，枸杞子 15g，知母 9g，黄柏 9g，土茯苓 30g，蜀羊泉 30g，龙葵 15g，蛇莓 30g，猫人参 30g，桃仁 9g，鸡内金 12g，黄精 30g，生黄芪 30g，百部 12g，枇杷叶 9g。

二诊（2020 年 4 月 20 日）：腰酸腰痛略减，无潮热盗汗，仍少寐，略觉口干，时有心慌，干咳，胃纳一般，舌质红，少苔，脉细弦。患者诉既往高血压病史，血压控制欠佳。

处方：上方去生地黄，加茯苓 15g，麦冬 15g，白蒺藜 15g，槲寄生 30g。

同时嘱患者继续明确肺部阴影性质。

三诊（2020 年 5 月 14 日）：纳寐佳，略觉腰酸，略觉口干咽痒，劳累后时有心慌不适，无明显咳嗽咳痰，舌质红，少苔，脉细弦。

处方：上方去桃仁、百部、枇杷叶，加丹参 30g，炙甘草 12g，煅牡蛎 30g。

患者服药后诸症好转，2020 年 6 月于长海医院行经胸膜胸腔镜检查＋内镜胸部肿瘤特殊治疗＋病理活检，留置胸腔闭式引流；病理：（壁层胸膜）转移性透明细胞性肾癌细胞。7 月始于长海医院行免疫治疗期间配合中医扶正抗肿瘤及对症治疗，随访至 2022 年 12 月未见病情进展。

按：患者高龄，肝肾不足，虚热内生，热炽津液，导致阴虚愈重；加之久病脾肾渐亏，气化失司，痰饮水湿不归正化，热邪与实邪相并，化为热毒之邪，又进一步耗伤脾肾精气，邪毒蕴蓄水道，结于腰府，形成肾癌。“肾乃系元气者也，脾乃养形体者也”，“百病以胃气为本，脾胃为后天之本，生化之源”。徐老师治疗恶性肿瘤，时时不忘顾护胃气，遣方用药不过用攻伐，正所谓“存得一分胃气，存得一分生机”。本例患者初诊表现为阴虚毒蕴之证，因此处方用药以滋阴清热解毒为主；二诊时则调整为补脾之茯苓，以增强健脾助运，运化气血之功，同时促进水湿痰毒等外邪的祛除；三诊考虑久病多气血瘀滞、伤阴损阳，故去桃仁、百部、枇杷叶，改予丹参活血化瘀，炙甘草敛心阳平惊悸，煅牡蛎软坚散结、镇心安神。

典型病例 2：

王某，男，80 岁。初诊日期：2021 年 9 月 19 日。

患者于 2018 年发现左肾占位，2018 年 12 月行左肾癌根治术，病理：肾透明细胞癌，术后行纳武利尤单抗联合伊匹木单抗治疗 2 个疗程，后因患者无法耐受遂停药，定期观察；2019 年 1 月复查胸部 CT：双肺多发结节，定期随访；2021 年 8 月 31 日行 PET/CT：双肺结节，较大一枚位于右肺下叶后基底段，转移不除外，行消融治疗。患者既往有 2 型糖尿病病史数年，长期胰岛素治疗血糖控制稳定；有慢性萎缩性胃炎病史数年，不规律用药，胃部目前无明显不适。

刻诊：患者口干欲饮，大便干结，手足心热，胃纳可，夜寐可。舌质红，少苔，脉细。

诊断：中医：肾癌（阴虚毒蕴证）。

西医：左肾癌术后，肺继发恶性肿瘤。

治则：滋肾泻火，解毒散结。

处方：生地黄 15g，山茱萸 15g，知母 9g，黄柏 9g，预知子 12g，蜀羊泉 30g，龙葵 15g，土茯苓 30g，佛手 12g，北沙参 30g，麦冬 15g，绞股蓝 24g，生黄芪 30g，黄精 30g，瓜蒌仁 30g，枳实 15g，鸡内金 12g，杏仁 9g，芦根 30g。

二诊（2021 年 12 月 5 日）：患者诸症改善，舌质红少苔，脉细。

处方：上方改预知子 15g，龙葵 30g，加红豆杉 3g，鱼腥草 30g，女贞子 15g。

三诊（2022 年 2 月 20 日）：患者大便不畅，少饮食，眼干，舌质红少苔，脉细。

处方：上方去鱼腥草、佛手，改生地黄 30g，红豆杉 6g，绞股蓝 30g，瓜蒌仁 24g，加川石斛 15g，白芍 15g。

四诊（2022 年 6 月 4 日）：三诊后患者于我科及当地医院继服上方，本次就诊，患者手足心潮热仍有，大便不畅，纳寐可。舌脉同前。

处方：生地黄 30g，山茱萸 15g，知母 12g，黄柏 9g，土茯苓 30g，蜀羊泉 30g，蛇梅 30g，红豆杉 3g，太子参 15g，生白术 12g，杏仁 9g，芦根 15g，枳实 15g，瓜蒌仁 30g，北沙参 30g，天冬 15g，麦冬 15g，绞股蓝 30g，生黄芪 30g，知母 12g，牡丹皮 9g，生山楂 15g，炙龟板 12g。

其后，患者均以知柏地黄汤、四君子汤、龙蛇阳泉汤、沙参麦冬汤四方化裁并随症加减，至 2024 年 3 月 17 日，患者潮热已除，纳寐可，夜寐安，活动后稍觉乏力，偶有小腿抽筋。舌质红，苔薄白、稍腻，脉细。继以中药调治。

按：患者初诊时已行手术及免疫联合靶向治疗，然癌根未除，肺部已现转移病灶，癌毒未净，余邪未清，脾肾两虚，癌毒瘀毒蕴积，治疗上以肺、脾、肾同治，先后天并补，清热利湿解毒与健脾扶正同施。故以知柏地黄汤中地黄、山茱萸、知母、黄柏益肾，清热；龙蛇阳泉汤中蜀羊泉、龙葵、土茯苓活血散瘀，清热解毒，抗肿瘤；四君子汤中太子参、白术健脾胃助运化；沙参麦冬汤中沙参、麦冬甘寒养阴，清养肺胃；黄芪、黄精脾肾同补；杏仁、芦根、枳实、瓜蒌仁清肺通腑；鸡内金健胃消积；绞股蓝益气安神，清热解毒。同时，徐老师治疗肿瘤总不忘“解郁调神”，以佛手、预知子疏理肝胃气机，以期达到“达郁调神”扶助机体正气的目的。二诊徐老师据患者药后反应，判断患者正气尚足，故加以红豆杉、鱼腥草，增加龙葵剂量以加强清热解毒抗肿瘤作用。患者大便干结，同时加女贞子养血润肠。虑癌症患者，病久多郁，故加预知子以疏肝解郁，理气不伤阴。三诊患者阴虚症状较前明显，故去辛温之佛手，以大量生地黄、石斛、白芍养阴增津。增加红豆杉、绞股蓝剂量加强抗肿瘤之力。四诊患者坚持服药 9 月余，诸症改善，无特殊主诉。肾癌阴虚毒蕴证治疗上总不离滋肾泻火、清热解毒散结的治则，其后，徐老师根据症状随症加减，患者坚持服药至 2024 年 3 月 17 日。患者肾阴得滋，肾火得泻，湿热渐除，癌毒渐去，嘱患者继续治疗，以健康生存。

（陶智会　盖　云）

十五、子宫内膜癌

子宫内膜癌常见于老年女性，近几年发病率呈上升趋势，发病年龄趋于年轻化。症状表现为阴道异常出血、阴道分泌物异常、下腹部坠胀痛、腹部包块等。西医治疗以手术、化疗、放疗、靶向治疗、内分泌治疗为主，但因腹腔内易复发转移，预后不佳。

子宫内膜癌散见于中医古籍中多种疾病的篇章，如“崩漏”“经断复来”“带下”“积聚”“癥瘕”等。病因主要与情志不遂、饮食不当、体虚等因素有关。病性本虚标实，脾、肝、肾三脏功能虚损，夹杂气滞、血瘀、痰浊、湿聚、热毒等病理产物，蕴结胞宫、阻塞经络，日久成积。

历代医家对本病早有相关论述，如下所述。

“崩”首见于《素问·阴阳别论》，其曰“阴虚阳搏谓之崩”。“漏”首见于《金匮要略·妇人妊娠病脉证并治》，其曰“妇人素有瘤病，经断未及三月，而得漏下不止者，其瘤不去故也”。在《诸病源候论》中提出虚则“崩中”、瘀则“漏下”，“劳伤过度，冲任气虚，不能统治经血，故忽然崩下，谓之崩中”。“有瘀在内，遂淋沥不断，谓之漏下”。“崩而内有瘀血，故时崩时止，淋沥不断，名曰崩中漏下”。李东垣《兰室秘藏》论崩主脾、肾之虚，“肾水阴虚，不能镇守胞络相火，故血走而崩也”。《临证指南医案·崩漏》指出崩漏与肝、脾相关：有因冲任不能摄血者；有因肝不藏血者；有因脾不统血者；有因热在下焦，迫血妄行者；有因元气大虚，不能收敛其血者；又有瘀血内阻，新血不能归经而下者。《景岳全书·妇人规》提出崩漏的治法需补不足、损有余：“凡治此之法，宜审脏气，宜察阴阳。无火者求其脏而培之、补之，有火者察其经而清之、养之。”

带下，最早见于《素问·骨空论》，其曰：“任脉为病，男子内结七疝，女子带下瘕聚。”历代医家认为冲任虚损、脾胃湿热、瘀血阻滞是带下的病机。《诸病源候论》中得以详细论述：冲任之脉，既起于胞内，阴阳过度则伤络，故风邪乘虚而入于胞，损冲任之经，伤太阳少阴之血，致令胞络之间秽液与血相兼连带而下，冷则多白，热则多赤，故名带下。徐春圃《古今医统大全》曰：凡妇人女子赤白带下，多由脾胃湿热所致。白多为气虚，赤多为血热。久之，渐次虚寒，面黄体瘦。唐容川《血证论》曰：带漏虽是水病，而亦有夹瘀血者，以血阻气滞，因生带浊。《傅青主女科·带下》将带下病分为白、黄、赤、青、黑五种，认为“带下俱是湿证”。

积聚，《难经》云“任脉之病，男子为七疝，女子为瘕聚”“积者阴气也，聚者阳气也，故阴沉而伏，阳浮而动。血之所积名曰积，气之所聚名曰聚，故积者五脏所生，聚者六腑所成也”。《诸病源候论》说：诸脏受邪，初未能成积聚，留滞不去，乃成积聚。《金匮要略》说“妇人之病，因虚、积冷、结气，为诸经水断绝，至有历年，血寒积结胞门”。《灵枢·水胀》云：石瘕生于胞中，寒气客于子门，子门闭塞，气不得通，恶血当泻不泻，血不以留止日以益大，状如杯子，月事不以时下。《丹溪心法》指出“痰挟疲血，遂成案囊”“凡积在中，是为痰饮，在左为死血，在右为食积痰气。其不能作块，或聚或散者，气也。块者，乃有形之物，痰与食积死血而成。治块当降火消食积死血，块去须大补”。

根据历代医家的描述，徐老师总结经验，认为子宫内膜癌属本虚标实之证，应在益气养精的基础上，辨证脏腑阴阳虚损，结合气滞、痰凝、血瘀等病理产物，同时注重女性子宫特性，进行选方拟药。“胞宫”藏精血，主经、带、孕、产，属奇恒之腑，其性属阴，与五脏相似，而形态中空与六腑相近。故徐老师提出“以通为用”的治疗观点，通补兼施，在通利气血、湿浊、瘀结的同时，注意通调冲任、通补脾肾。

徐老师论治妇科癌病首重气血：气郁者，予香附、郁金、木香、青皮、枳实等理气行气；血瘀者，予三棱、莪术、丹参、桃仁、红花、赤芍、当归等活血化瘀。次调冲任：擅长运用疏肝理脾、滋水涵木之法以调理肝脾肾三脏，多用丹栀逍遥散、酸枣仁汤、左金丸、胶艾四物汤、知柏地黄丸、一贯煎等方剂。

顺应胞宫的生理特点，辨证施治。子宫位处下焦，湿邪黏滞趋下，日久痰瘀互结，“当以温药以和之”，疏以二陈汤、五苓散、温胆汤之类温阳利湿，配合白花蛇舌草、半枝莲、蛇莓、土茯苓、蜀羊泉、龙葵等清热解毒，消癌散结之品。胞宫为女性精血汇聚之处，血行不畅、瘀滞不行则发病，因此通下瘀结在妇科癌病的治疗中占有重要地位。血瘀轻症，常用桃红四物汤、少腹逐瘀汤等活血化瘀；血瘀重症，常用三棱、莪术破血消癥，甚则使用全蝎、蜈蚣、水蛭、地鳖虫等虫类药物增强活血化瘀疗效。注重气血并调，增加八月札、枳壳、青皮、木香、乳香、没药、乌药、延胡索等行气止痛药物。

（一）肝肾阴虚证

主症：腹痛隐隐，或腹内结块，腰膝酸软，头晕耳鸣，视物昏花，五心烦热，口咽干燥，失眠盗汗，月经不调，形瘦纳差，舌红少苔，脉弦细数。

主症分析：情志内伤、肝气郁结，或年老亏虚、久病失调，导致肝肾之阴耗伤，正虚无以行气，气血运行受阻，滞于冲任胞宫，结块积于小腹。或有房室不节，热毒之邪阻于胞络，久之耗伤肝阴，肝血暗耗，气滞血凝聚结为癌。

治则：滋阴清热，解毒散结。

处方：知柏地黄丸加减。

方药：知母 9g，黄柏 9g，生地黄 15g，熟地黄 15g，山茱萸 15g，泽泻 9g，牡丹皮 15g，茯苓 15g，山药 30g，白英 30g，龙葵 30g。

方义及加减：生地黄清热凉血、养阴生津，熟地黄补血滋阴、益精填髓，二者共用，滋肾养血、补而不腻。山茱萸补益肝肾、固精敛汗，山药补脾养胃、补肾涩精。以上补药合用，肝脾肾同调。胞宫位处下焦，属湿热聚集之处。以知母、黄柏清热泻火、滋阴润燥，清利下焦湿热。泽泻化湿泻热、茯苓利水渗湿，防止滋阴药物过于滋腻而妨碍湿气的正常排泄。胞宫为气血汇聚之处，以牡丹皮清热凉血、活血化瘀。龙葵、白英清热解毒、利湿消肿，是徐教授常用的抗下焦肿瘤药对。全方共奏补益肝肾、滋阴清热、利湿解毒之功效，适用于肝肾阴虚伴见湿热内蕴的肿瘤。若腹痛症状较重，可加用乳香、没药、川乌、草乌活血止痛；若头晕耳鸣较重，可加用磁石、珍珠母镇肝息风，龟板滋阴潜阳；若口咽干燥，可加天花粉、天冬、麦冬、石斛养阴生津；若失眠盗汗，可加用甘麦大枣汤养心安神，或加灯心草清心降火。

典型病例：

杨某，女，69岁。初诊日期：2015年7月22日。

主诉：子宫内膜癌术后6年，烘热不适加重3个月。

现病史：患者6年前发现子宫内膜癌，行子宫全切+清扫治疗术，后患者化疗6次，定期复查基本正常，近3个月感烘热不适，前来就诊。

刻诊：患者感烘热阵阵，口干，头晕，无腹胀，大便2～3次/日，稀薄，纳可，夜寐安，偶有咳嗽，干咳少痰，无腹痛，无头痛。舌淡红，苔少，脉细。

诊断：中医：妇科癌病（肝肾阴虚证）。

西医：子宫内膜癌术后。

治则：益气养精，疏肝理气，软坚散结。

处方：生地黄24g，熟地黄24g，山茱萸15g，知母15g，黄柏9g，牡丹皮9g，太子参12g，白术9g，茯苓15g，黄芪30g，枸杞子15g，怀山药15g，北沙参15g，杏仁9g，芦根15g，枇杷叶9g，土茯苓30g，白英30g，龙葵30g，六神曲炭12g。28剂，每剂水煎400ml，分2次口服。

二诊（2016年2月3日）：子宫内膜癌术后6年余，Ⅲ期，口干较前好转，仍有潮热，头晕，乏力，稍怕冷，夜寐欠安，舌淡红，苔少，脉细。

处方：生地黄15g，熟地黄15g，山茱萸15g，知母9g，牡丹皮15g，太子参15g，白术12g，茯苓15g，土茯苓30g，白英30g，龙葵30g，八月札12g，黄芪30g，麦冬12g，珍珠母30g，酸枣仁15g，川芎12g，鸡内金12g，菟丝子15g。28剂，每剂水煎400ml，每日分2次口服。

三诊（2016年8月24日）：乏力，心悸，口干欲饮，潮热，舌淡红，苔少，脉细。

处方：生地黄15g，山茱萸15g，知母12g，黄柏9g，北沙参30g，麦冬12g，五味子9g，太子参15g，香附9g，川芎12g，土茯苓30g，白英30g，龙葵30g，生黄芪30g，白术9g，茯苓15g，防风9g，当归9g，鸡内金9g，炙甘草9g。28剂，每剂水煎400ml，每日分2次口服。

四诊（2016年12月21日）：头颅磁共振示两侧大脑多发腔隙性脑梗死。潮热已除，少许头晕、乏力，口干多饮，时心悸，夜寐尚安。舌淡红，苔少，脉细。

处方：生地黄15g，山茱萸15g，北沙参30g，麦冬12g，五味子9g，太子参15g，柴胡9g，香附9g，丹参15g，川芎12g，土茯苓30g，白英30g，续断24g，枸杞子12g，龙葵30g，生黄芪30g，茯苓15g，当归9g，鸡内金9g，炙甘草9g。28剂，每剂水煎400ml，每日分2次口服。

五诊（2017年11月8日）：B超示颈动脉斑块，甲状腺右侧叶实性结节。心电图示室性期前收缩。时有头晕，夜寐差。

处方：生地黄15g，熟地黄15g，当归12g，川芎15g，丹参30g，葛根30g，白芍18g，八月札9g，土茯苓30g，白英30g，蛇莓30g，生黄芪30g，夏枯草15g，知母9g，酸枣仁18g，珍珠母30g，灯心草6g，鸡内金12g。28剂，每剂水煎400ml，每日分2次口服。

六诊（2018 年 1 月 24 日）：流涎，少汗，头晕。夜寐一般，大便稀，不成形，日行 2～3 次，舌淡，边有齿痕，苔薄腻。

处方：上方加怀山药 15g，白芍 24g。

七诊（2018 年 4 月 25 日）：乏力，口干，头晕，苔少，脉细。

处方：生地黄 15g，熟地黄 15g，山茱萸 15g，当归 9g，川芎 15g，八月札 12g，丹参 30g，土茯苓 30g，白英 30g，蛇莓 30g，夏枯草 15g，珍珠母 30g，酸枣仁 15g，灯心草 6g，黄芪 30g，黄精 30g，女贞子 15g，玄参 15g，鸡内金 12g。28 剂，每剂水煎 400ml，每日分 2 次口服。

八诊（2018 年 11 月 21 日）：B 超示子宫附件切除术后，盆腔肿块（–），胆囊结石，肝脏、胰腺、脾脏、双肾、膀胱、肾上腺未见明显异常，颈动脉内膜厚度正常，双侧颈内动脉阻力指数偏高，双侧颈总、颈内动脉内膜稍毛糙，未见明显斑块形成。

刻诊：口干，口苦，大便日行 2～3 次。舌质淡红，苔少，脉细。

处方：生地黄 30g，熟地黄 30g，山茱萸 15g，知母 9g，当归 9g，党参 15g，茯苓 15g，怀山药 15g，黄芪 30g，淫羊藿 15g，女贞子 15g，八月札 15g，土茯苓 30g，白英 30g，蛇莓 30g，丹参 30g，酸枣仁 18g，灯心草 6g，珍珠母 30g，鸡内金 12g。28 剂，每剂水煎 400ml，每日分 2 次口服。

九诊（2019 年 3 月 6 日）：子宫内膜癌术后 9 年余，Ⅲ期。睡觉好转，无明显潮热，舌淡苔白，脉细。

处方：上方去当归，改丹参 15g，加龙葵 15g。

后续随访病情稳定，上方随证加减治疗至今。

按：按照五脏辨证体系，子宫属肾系疾病，少腹为肝经循行，本患者表现为头晕口干，舌淡红，苔少，脉细，为较典型的肝肾阴虚症状，兼有大便稀薄的脾虚症状。故以知柏地黄丸合四君子汤为基底方，土茯苓、白英、龙葵清热解毒抗肿瘤。二诊脾虚症状好转，减少健脾药物，以滋补肝肾为主。三诊、四诊出现心悸、潮热等心阴虚症状，加用生脉饮以养阴生津，因腔隙性脑梗死，加用丹参、川芎活血化瘀。五诊发现甲状腺结节，加用夏枯草、八月札疏肝理气、软坚散结；夜寐差，加用白芍、酸枣仁柔养肝阴，灯心草、珍珠母重镇安神。六诊流涎、便稀，加用山药健脾和胃，白芍柔养肝阴，谨防木旺克土。七诊头晕，考虑精血亏虚，予玄参、黄精、女贞子滋补肝肾。八诊、九诊病情平稳，加用淫羊藿以防阴损及阳，且患者反复出现大便稀薄，用淫羊藿温肾阳以补脾阳。病程后期加用丹参等活血化瘀药物，以防久病入络。

肾为先天之本，脾为后天之本，女子以肝为先天，故妇科癌症，以损伤此三脏为多见。补肾多用六味地黄丸、二仙汤、十全大补汤为主，健脾多用四君子汤为主，调肝以逍遥丸、柴胡疏肝散为主。且随着病情的发展，尤其注意肾精及阴阳亏损的变化，疾病晚期多用黄精、灵芝、淫羊藿、玄参等滋补肾精，以充实阴阳气化之根本。在祛邪方面，多用土茯苓、白英、龙葵、蛇莓等清热利湿抗肿瘤药物，至疾病后期，也要加用八月札、丹参甚至虫类药物理气活血，以防久病入络。

（二）精气两虚证

主症：腹痛绵绵，或有肿块，神疲乏力，少气懒言，腰膝酸软，头晕心慌，纳差，舌质红或淡红，苔少，脉细弱。

主症分析：久病体衰、正气亏虚，或劳累过度、精气耗伤，外邪乘虚而入，客邪留滞不去，气机不畅，血瘀不行，结而成块。

治则：益气养精，解毒散结。

处方：二仙汤合圣愈汤加减。

方药：仙茅 15g，淫羊藿 15g，生地黄 15g，熟地黄 15g，山萸肉 15g，当归 15g，党参 15g，黄芪 30g，黄精 30g，绞股蓝 15g。

方义及加减：以仙茅、淫羊藿为主药，温肾壮阳、补精益气。再辅以生地黄、熟地黄滋阴补肾、填精益髓。山萸肉补益肝肾、收敛固脱。当归补血活血、调经止痛。党参、黄芪补中益气、健脾升阳。黄精补气养阴、益肾填精。以上诸药温阳补肾、柔肝养血，对于肝、脾、肾三脏亏虚都有裨益。绞股蓝清热解毒，现代研究还发现其具有一定的抗氧化、增强免疫力、抗肿瘤的作用。全方兼顾阴阳，注重气血双补，可用于肾精亏虚、气血不足等复杂体质的调养。若乏力少气较重，可增大黄芪用量，甚则 60g；若心悸失眠，可加用灵芝、炙甘草补益心气；纳差者，可加用炙鸡内金、焦三仙等健脾开胃。

典型病例：

金某，女，62 岁。初诊日期：2019 年 10 月 16 日。

主诉：子宫内膜癌术后近 1 年。

现病史：患者于 2018 年 11 月 11 日因腹胀至妇婴医院就诊，11 月 14 日行子宫附件切除术，术后病理：子宫内膜癌，浆液性，术后化疗 6 个疗程（紫杉醇＋卡铂），2019 年 5 月复查，CA125、HE4 升高，上腰部、下腹部、盆腔 CT 示肝包膜、胸膜及部分腹膜多发结节，不规则增厚，转移可能。后行白蛋白结合紫杉醇＋贝伐珠单抗治疗，化疗期间有Ⅲ°骨髓抑制，予对症处理后好转。2019 年 10 月 14 日肿瘤标志物检查示 CA125 60.8U/L，HE4 382pmol/L。

刻诊：下腹痛胀，右侧卧位不适，乏力头晕，纳差，稍有尿血，无明显怕冷怕热，夜寐差，无烘热汗出，大便日 2～3 次，欠实，手足麻木不适，时有腰酸背痛，稍有口干，无口苦。舌淡暗，苔白，脉细。

既往史：乳腺癌术后 10 年。

诊断：中医：妇科癌病（精气两虚证）。

　　　西医：子宫内膜癌术后。

治则：益气养精，疏肝理气，软坚散结。

处方：生地黄 15g，熟地黄 15g，柴胡 9g，八月札 12g，枳壳 15g，大腹皮 15g，莪术 15g，土茯苓 30g，白英 30g，红豆杉 3g，当归 9g，女贞子 15g，制首乌 15g，淫羊藿 9g，仙茅 9g，知母 9g，酸枣仁 15g，生黄芪 50g，怀山药 12g，鸡内金 12g。14 剂，每剂水煎 400ml，每日分 2 次口服。

二诊（2019 年 11 月 10 日）：患者子宫内膜癌术后，腹腔转移。现下肝区、右腰部疼痛仍有，少腹痛胀不适，大便不畅，2 日一行，眠差易醒，难以入睡，纳可，舌质淡，苔薄白，脉缓。

处方：生地黄 15g，熟地黄 15g，山茱萸 15g，柴胡 9g，八月札 12g，大腹皮 15g，地鳖虫 12g，淫羊藿 15g，莪术 30g，白英 30g，红豆杉 6g，重楼 15g，仙茅 12g，巴戟天 15g，知母 9g，酸枣仁 15g，炙甘草 9g，淮小麦 30g，大枣 5g，鸡内金 12g，瓜蒌仁 30g，生黄芪 50g。21 剂，每剂水煎 400ml，每日分 2 次口服。

三诊（2019 年 12 月 1 日）：患者腹痛稍减，腹胀，大便日行 1 次，矢气少，胃少不适，纳差，眠差，易难入睡，舌淡暗苔白，脉细。

处方：上方加川楝子 9g，枳壳 24g，改大腹皮 30g。14 剂，每剂水煎 400ml，每日分 2 次口服。

后续随访病情稳定，上方随证加减。

按：徐教授认为，女子妇科类诸病都因阴液气血耗竭，与冲任督带息息相关，故治疗妇产科疾病多以奇经理论为基础，奇经依附于肝肾，肝肾虚损，经血耗伤，必累及奇经致病，故治疗奇经的法则主要是调补肝肾。在辨治方面，重视养阴，以滋补肝肾之阴为主，治疗则有养阴、养血与养气，清热、活血相兼为用的特点。

首诊以二仙汤补益肾精、圣愈汤补益气血。方中淫羊藿、仙茅、女贞子、制首乌、山茱萸等滋补肝肾，填精益髓。当归、地黄、黄芪补益气血。取莪术活血利水，土茯苓、白英、红豆杉、大腹皮清热解毒、利水消肿。柴胡、八月札、枳壳等疏肝理气；鸡内金健脾和胃。气血、肾精共补，因势清利下焦。

二诊患者疼痛加剧，痛则不通，予地鳖虫活血通络，巴戟天温肾助阳，以化血瘀。患者腹腔转移，加用重楼清热解毒，在攻邪基础上注意扶助正气，加用黄芪 50g。眠差易醒，难以入睡者，加用甘麦大枣汤养心安神。

三诊时腹胀，故加川楝子、枳壳疏肝理气，又重用大腹皮利水渗湿，以达通调利水之效。患者之后复诊症状改善颇多，症情平稳。

（三）湿热瘀结证

主症：小腹有包块拒按，下腹及腰骶疼痛，带下量多，色黄或五色杂下，胸脘痞闷，时欲呕恶，腹胀腹痛，烦躁易怒，发热口渴，便秘溲黄，舌红，有瘀斑，苔黄腻，脉弦滑或涩。

主症分析：素体脾虚，或饮食不节，损伤脾胃，健运失职，湿浊内停，下注冲任，阻滞胞络，痰血搏结，渐积成瘕。日久化热，与血搏结，瘀阻冲任，结于胞脉，而成癥瘕。

治则：清热化湿，破瘀消瘕。

方药：四妙丸加减。

处方：苍术 9g，黄柏 9g，薏苡仁 30g，川牛膝 9g，土茯苓 30g，白英 30g，生蒲黄 15g。

方义及加减：方中以黄柏为君药，其寒以胜热，苦以燥湿，可除下焦湿热。苍术苦温，健脾燥湿除痹，为臣药。川牛膝活血通络、引药下行。薏苡仁利水渗湿、健脾除痹。四妙丸共奏清热燥湿、利尿消肿、活血化瘀之功。土茯苓、白英清热解毒、利湿化浊，常用于下焦肿瘤。生蒲黄具有活血化瘀、利尿通淋之效，对于血瘀引起的疼痛、出血及小便不利等症状有一定的治疗作用。全方清热利湿效果较强，兼有活血作用，主要针对湿热内蕴兼有血瘀的病症。若腹痛较甚，辨证为血瘀较重者，可使用三棱、莪术、全蝎等药活血止痛；若白带色黄、小便色黄等热象较重者，可加用败酱草、蒲公英等清热解毒。

典型病例：

徐某，女，54岁。初诊日期：2019年3月28日。

主诉：子宫内膜癌术后近4个月余。

现病史：2018年11月15日在麻醉下行腹腔镜下子宫内膜癌根治术＋盆腔淋巴结切除术＋主动脉旁淋巴结切除术＋腹膜活检术。术后病理：子宫内膜样癌，淋巴管及血管内均见癌栓，肿瘤浸润颈管黏膜及间质（＜1/2），术中病灶直径大于2cm。诊断子宫内膜恶性肿瘤术后ⅢC期（子宫内膜样腺癌G1），术后补充化疗TP方案6个疗程。2018年11月23日起第一次静脉化疗，紫杉醇210mg d1＋卡铂600mg d1。末次化疗日期：2019年3月12日。2019年3月23日 B超：阴道残端规则，盆腔少量积液。

刻诊：手脚麻木，盗汗，潮热，烘热，舌淡红，有瘀斑，苔黄腻，脉细。

诊断：中医：妇科癌病（湿热瘀结证）。

　　　西医：子宫内膜恶性肿瘤术后ⅢC期。

治则：滋补肾精，清热化湿，活血通络。

处方：党参15g，苍术9g，茯苓15g，八月札12g，生薏苡仁30g，土茯苓30g，白英30g，龙葵30g，丹参15g，知母9g，黄精15g，生黄芪30g，生甘草9g，鸡内金12g，杜仲15g，桑寄生15g，七叶胆15g，川芎15g，桂枝9g，全蝎3g。28剂，每剂水煎400ml，每日分2次口服。

二诊（2019年4月25日）：足部麻木，潮热烘热，纳可，舌淡红，苔白腻，脉弦细。

处方：原方加牡丹皮9g，蛇莓30g，去丹参、生甘草。28剂，每剂水煎400ml，每日分2次口服。

三诊（2019年6月12日）：双膝关节疼痛，潮热汗出，纳可，舌淡红，苔白腻，脉弦细。

处方：党参15g，苍术9g，茯苓15g，八月札12g，生薏苡仁30g，土茯苓30g，白英30g，龙葵30g，知母9g，黄柏9g，生黄芪30g，鸡内金12g，杜仲15g，桑寄生15g，七叶胆15g，川芎15g，陈皮9g，蛇莓30g，秦艽9g。28剂，每剂水煎400ml，每日分2次口服。

四诊（2019年7月12日）：潮热，夜寐不佳，腰酸好转，纳可，便调，舌淡红，苔少，脉细弦。

处方：上方去秦艽，改知母12g，加淮小麦30g，大枣9g，炙甘草9g。28剂，每剂水煎400ml，每日分2次口服。

按：徐教授认为，冲为血海，任主胞胎，一身阴经之血经冲任之脉聚于胞宫，是肾气精血汇聚之处。但胞宫为奇恒之腑，藏精与五脏相似，而形态中空又与六腑相近，故在补益肾精的基础上，还需注意“以通为用”。在对妇科癌病的治疗上，注重通补兼施。“精不足者，补之以味”，滋补肾精以治其本，“其下者，引而竭之”，清利湿热以治其标。

患者潮热、苔黄腻、舌有瘀斑，邪属湿热夹瘀，病位在胞宫，邪在下焦，治拟清热化湿、活血通络。土茯苓、白英、龙葵、蛇莓为下焦癌症常用的清热解毒药对，配合八月札、川芎、丹参理气活血，构成本方中祛邪的力量。同时，化疗损伤患者脾胃，脾胃运化失常，出现湿热蕴结之症状，徐老师拟定化疗期间的“抗瘤增效方”中，以苍术、黄连清热利湿，黄芪、黄精、灵芝滋补精气。本方运用苍术、茯苓、薏苡仁健脾化湿，亦是考虑到患者为化疗后状态。胞宫是肾气汇聚之处，久病必伤精血，且化疗药物损伤正气，故以黄芪、黄精、杜仲、桑寄生补肾益气，扶正固本。患者舌有瘀斑，以虫类药全蝎逐瘀通络，加桂枝温经通脉。

《秘传证治要诀及类方》：“潮热有二。有实而潮热者。有虚而潮热者。唯伤寒日晡发热。乃胃实别无虚证。其余有潮热者。当审其虚实。”一诊化疗后，考虑潮热为湿热内蕴引起，予苍术、茯苓、薏苡仁利水化湿，七叶胆清热解毒；二诊潮热汗出仍有，依据舌苔，可见湿热稍有改善，予牡丹皮凉血活血；三诊考虑久热入里，加入知母、黄柏清热燥湿，秦艽除骨蒸潮热；四诊潮热好转，夜寐不安，予甘麦大枣汤安神和中。妇科癌病常有围绝经期综合征之表现，当辨其虚实而用药，急则治标，缓则治本。

（王凯文盖云）

十六、善于舌诊，治癌独到

徐振晔教授致力于中医肿瘤临床研究四十余载，对肿瘤内科疾病研究颇深，尤以重舌诊辨治肺癌方面为专长，遣药精当，屡见良效。徐老师认为，脉象常有真假，而舌象最能及时客观地反映疾病的本质，通过观舌质可验证阴阳虚实，审舌苔即知邪之寒热浅深，察苔之润燥又可知津液盈亏，为临床辨证用药提供依据。现将徐老师察舌辨苔论治肺癌的经验总结如下，以窥一斑。

（一）辨舌经验

1. 察舌质辨脏腑虚实

徐老师认为舌质能够反映脏腑气血阴阳虚实，正气强弱。通过辨舌质有助于临床医师了解疾病的本质所在，从而明确治疗方向。肺癌患者舌质偏红或红、苔少或有裂纹，为肺阴虚，治以养阴清热、润肺消肿，用药常选用南北沙参、天冬、麦冬、玄参、百合等养肺阴，清虚热，生津液；舌质红或红绛、苔净或苔光为肺肾阴虚，治以滋养肺肾之阴精、清热消肿，常在养肺阴药的基础上加用生地黄、山茱萸、炙鳖甲等药物滋养肾阴；舌质淡胖或兼有齿印，必补益肺气，常首选且重用生黄芪，舌质淡暗或淡而不胖者，为脾虚湿困，药用党参、白术、白扁豆等益气健脾药物，且常配以温阳类的淫羊藿等，盖取其“脾阳根于肾阳”之意。

2. 观舌苔知邪之深浅

《辨舌指南》云：“舌为心之外候，苔乃胃之明征，察舌能辨正之盛衰，验苔以识邪之出入。”舌苔禀胃气而生，虽责之于胃，然胃为水谷之海，五脏六腑皆受气于胃，可见脏腑的病变、病邪的深浅，可通过舌苔反映出来。徐老师在辨治肺癌时常通过望舌苔观察邪气的进退，判断患者病位深浅、病情进展预后。如苔厚腻而黄者，提示邪重，治疗以祛邪为主，佐以健脾燥湿，选用黄芩、苍术、川连、木香等药物，若苔黄腻伴便秘患者，常用枳实、大黄等清利下焦合石见穿、蜂房等抗肿瘤以达到祛邪的目的。舌苔的厚薄也可提示预后转归，如舌红绛少苔或无苔表示胃气已绝，预后差；如舌质由紫转淡红或晦暗转明润，舌苔由厚变薄，或由无苔变薄苔，说明病情有好转；反之为逆，应警惕肿瘤有无扩散、转移等。舌苔由白转黄变黑者，多是癌症由轻变重，由寒化热；如舌由润变燥，口干明显者，多是火毒内蕴，津液渐伤。

3. 重舌诊指导辨证

辨证论治是中医学的基本特征，反映了中医学个体化诊疗特色。《临证指南医案》云："医道在乎识证、立法、用方，此为三大关键……然三者之中，识证尤为紧要。"证是立法遣方用药的依据，法随证立，方依法制。中医舌诊是辨证的不可缺少的客观依据，无论八纲、脏腑、六经、卫气营血等辨证方法，均以舌象为重要的客观指标。《临症验舌法》有云："凡内外杂症，亦无一不呈其形，著其气于舌……据舌以分虚实，而虚实不爽焉……据舌以分脏腑，配主方，而脏腑不差，主方不误焉。"可见察舌对于辨证具有重要的指导意义。徐老师在肺癌的诊治中十分注重舌诊，在症情复杂，脉、症、舌出现矛盾时，舍脉从舌或者舍症从舌切中病因病机抓住疾病主要矛盾以遣方用药。临床上肺阴虚患者舌质多偏红，苔少，徐老师通常应用北沙参、天冬、麦冬等养阴生津，肺肾阴虚患者舌质红或红绛，苔净或花剥，常以生地黄、山茱萸、玄参一类滋养肾阴的药物。临床上有些患者出现神疲乏力、口干等症状，而舌象表现为舌质淡或淡胖有齿痕，脉细，则辨证为脾肺气虚，并不单单因为口干脉细而加用养阴药物，徐老师正是在辨证中抓住舌诊，辨明证候本质，明确疾病主要矛盾，有的放矢，屡见良效。同时徐老师亦强调辨舌固然重要，但仍需四诊合参，全面分析，方能正确地辨证施治。

（二）临床应用

舌诊是中医诊法的特色之一，舌通过经络与五脏六腑相互联系，脏腑虚实、气血盛衰、津液盈亏、邪正消长等均可客观反映在舌象上。故察舌对临床辨证施治及判断疾病的转归预后均有十分重要的意义。目前临床上存在一种现象，一些西医在中成药及中药针剂的使用方面证候不明，舌诊是中医望诊的重要部分，在辅助辨证论治方面起着重要作用，徐老师认为若能通过掌握舌诊执简驭繁，明确辨证方向，为临床医师所应用，将有利于正确指导中西医师辨证以遣方用药。徐老师临证非常注重观察患者舌质舌苔，但并不拘于舌诊，而是四诊合参审证施治，因人制宜，理验俱丰，医术高超，临证经验堪为医者借鉴。

（三）经典病案

张某，男，72岁。初诊日期：2020年12月7日。

主诉：确诊肺癌右侧髋关节骨转移1月余。

现病史：2019年9月患者于中山医院行右肺上叶切除术，病理：腺癌，Ⅲa期，基因检测均为阴性。术后化疗4个周期。2020年10月25日骨扫描：右侧髋关节骨转移。2020年12月7日于我科就诊，要求中医药治疗。

刻诊：神疲乏力，咳嗽少痰，周身疼痛不剧烈，口腔异味，胃纳欠佳，大便欠畅。舌体胖大，舌质淡暗苔薄黄腻，脉小滑。

辨证：脾气虚弱，瘀阻脉络。

治则：益气健脾，通络破瘀。

处方：党参12g，白术12g，茯苓15g，重楼9g，石见穿30g，蜂房9g，川芎15g，桂枝 9g，淫羊藿 15g，骨碎补 15g，生黄芪 30g，制川草乌各 9g，枳实 15g，瓜蒌仁 30g，木香 9g，川连 3g，杏仁 9g，芦根 15g，枇杷叶 9g，鸡内金 12g。

二诊（2021 年 1 月 4 日）：咳嗽缓解，疼痛较前略减轻，腹胀稍有，大便通畅，纳欠佳，舌体胖大，舌质淡暗苔白。治则同前，续服上方。

处方：原方加桃仁 12g，八月札 15g，炒谷麦芽各 15g。

按：该肺癌骨转移患者久病入络、痰瘀互结，日久癌毒滞留，患者舌象提示脾气虚弱，瘀阻脉络，腑气不通，治以益气健脾，通络破瘀，理气通腑，二诊时患者疼痛缓解，大便通畅，舌苔状况亦较前改善。舌象是反映体内变化非常灵敏的指标，徐老师临证善于根据苔质的变化判断疾病的转归和预后。徐老师认为，舌苔随病邪而变化，可以反映邪毒的盛衰。《伤寒指掌》云："病之经络、脏腑、营卫、气血、阴阳、寒热、虚实，毕形于舌，故辨证以舌为主，而以脉症兼参之，此要法也。"本病例患者就诊时已出现骨转移，舌体胖大，舌质淡暗苔黄腻，患者存在邪盛，且正气尚存，因此治疗当以祛邪为主，结合扶正方药，方中以重楼、蜂房、石见穿等解毒散结，并以枳实、瓜蒌仁等通腑泄浊；同时采用川芎、制川草乌化瘀通络，淫羊藿温肾助阳，党参、白术、茯苓益气健脾，标本兼治，气血得荣，邪痛自去。

（苏　婉）

十七、“以通为用”治疗晚期恶性肿瘤

（一）概述

恶性肿瘤在祖国医学早期文献中就已有描述，如《黄帝内经》“肠覃”“石瘕”，《难经》“积聚”，《诸病源候论》“癥瘕”等。“积聚痼结者，是五脏六腑之气已积聚于内，重因饮食不节，寒温不调，邪气重沓，牢痼盘结者也。若久即成症”（《诸病源候论》）。恶性肿瘤的发生和发展多由正气不足、热毒炽盛、痰湿壅滞、瘀血内结，使无形之气机阻滞，致有形之邪实结聚而发病，即《黄帝内经》所云“阳化气，阴成形”。《景岳全书·诸气》云：“夫百病皆生于气，正以气之为用，无所不至，一有不调，则无所不病。”中医学认为气的升降出入是五脏六腑保持正常生理功能的根本，故脏腑气机紊乱可导致恶性肿瘤的发生，其临床表现可各异纷纭，但治疗总以梳理气机为本，“止一气字足以尽之”。对此，徐振晔教授明确提出恶性肿瘤的治疗“以通为用”，从“通”论治，以“通”为主治疗恶性肿瘤，不论是五脏还是六腑之病，治之皆以通为用，不拘泥于仅“六腑以通为用”的观点。

（二）经验总结

1. 气血不足，痰瘀水湿互结是恶性肿瘤发病的主要原因

《灵枢·百病始生》云“卒然中外于寒，若内伤于忧怒，则气上逆，气上逆则六俞不通，温气不行，凝血蕴里而不散，津液涩渗，着而不去，而积皆成矣”，肿瘤的形成是一个虚实夹杂的过程，可因外感六淫、五志过极、饮食劳倦、年老精衰引起脏腑功能失调，阴阳失衡，气血津液运行失常，气机阻滞，气不行血，气不行水，血聚为瘀，水聚为痰，痰瘀水湿及癌毒盘踞于体内，日久不得疏通而致病。“两虚相得，乃客其形……是故虚邪之中人也……留而不去，传舍于肠胃之外、募原之间，留着于脉，稽留而不去，息而成积”（《灵枢·百病始生》）。患者素体禀弱，脏腑失调，日久导致气血不足，虚则气血运行无力，导致痰瘀交结，因此临床上早中期患者常表现实证为主，五脏六腑实则不通，后期虚实互见。“初为气结在经，久则血伤入络……日渐瘀痹，而延癥瘕”（《临证指南医案·积聚门》）。恶性肿瘤，尤其腹腔肿瘤，更易出现腹胀腹痛、嗳气呃逆、大便秘结等气滞血瘀水停不通的症状。故此时，徐教授认为针对病因病机，不论虚、实所致不通，采用“通”法论治，切中病机，症状得除，肿块得消。

2. “通”法是治疗恶性肿瘤的重要法则

《圣济总录》云：“瘤之为义，留滞不去也。”气血痰瘀水湿等邪气久居体内不得疏通，癌毒乘机纵横，是形成恶性肿瘤的重要病机。因此，徐教授临床上对恶性肿瘤的治疗，常用通法，以“通”为用，如理气散结、活血化瘀、解毒消肿、利水除湿等，针对各种“不通”的病因病机，采用不同的治法。《医学真传》云：“通则不痛，理也。然通之法，各有不同。调气以和血，调血以和气，通也。虚则补之使通，寒者温之使通，无非通之法也。”宋代医家东轩居士云：“通之法，各有不同，调气以活血，调血以活气，通也；上逆者使之下行，中结者使之旁达，通也；虚者助之使通，寒者温之使通。无非通之之法，若必以下泻为通，则谬矣。”徐教授兼收并蓄“以通为用”论治恶性肿瘤，根据不同的情况采用不同的“通”法，对久病而虚者，常结合辨证气虚血虚，根据患者病情，或补益扶正为主，灵活运用理气、活血、解毒等，或祛邪为主，适度调补。

（1）理气散结

恶性肿瘤病因复杂，病程缠绵，加之患者初患该病，常有焦虑、失眠等表现，“愁忧者，气闭塞而不行”。情志不遂，则肝木失于条达，肝体失于柔和，以致肝气横逆、郁结，常加重肿瘤患者的胀痛、胸闷、食欲不振、脘腹胀满、肠鸣腹痛等症状，治以理气散结，方选四磨汤、四逆散加减，常选用柴胡、枳壳、香附、佛手、乌药、青皮、苏梗等。徐教授认为久用疏散之品易伤气阴，故临床兼见血气亏虚者，须与养血益气润燥之品合用。

（2）活血化瘀

“血气稽留而不得行，故宿昔而成积矣”（《素问·举痛论》）。肿瘤患者多存在高凝状态，气滞而致血瘀，血瘀加重气滞，徐教授以活血化瘀，“通”利血脉以消瘀滞。气血壅滞为腹盆腔疼痛发生的重要环节，该类患者的症状常见有腹胀痛，时有刺痛等症状，有上腹部、腰骶部、少腹部、会阴部等部位固定不移的胀痛，符合中医血瘀证“痛有定处”的表现。现代人生活工作节奏加快，压力增加，尤其脑力劳动者，更因辛辣烟酒，休息不足，久坐缺乏运动，形成腹盆腔充血，血液回流不畅，而形成气虚夹瘀。气虚则不帅血，血无主帅则留滞不畅，肺气无力升提，血不归肝而不得养，血不荣则痛。治疗上用通瘀活血养血之法，常用当归、赤芍、丹参、三七、皂角刺、炮甲片、泽兰、川芎、全蝎、蜈蚣等。

（3）解毒消肿

肿瘤系慢性疾患，久积成病，久积耗气伤津，且现代人恣食厚味进补，脾胃乃伤，运化失司而使阳明积热、胃热壅盛，蒸发水液，使精血津液浓稠，导致脉络不畅，经络阻隔，气血排泄不利，久必热腐成毒。徐教授对该证候的治疗，上焦病善用石见穿、石上柏、半枝莲、蛇六谷、蜂房、干蟾皮等；中焦病常选用红藤、野葡萄藤、藤梨根、白花蛇舌草、天龙等；下焦病喜用蜀羊泉、土茯苓、蛇莓、龙葵等解毒散结消肿之品。对于伴发腑实大便不通者，加泄腑为用，徐教授常选用制大黄，认为该药泄阳明腑实，如此腑通热清，起釜底抽薪之效，推陈致新、兼并祛瘀。

（4）利水除湿

恶性胸腹水是肿瘤患者常见的并发症之一，也是难治的疾患。“血不利则为水”气血壅塞，癌毒邪实结聚使津液输布、代谢失常津液由血脉渗入体腔内形成积液，如胸腔积液、腹水、心包积液等。根据临床观察，癌性积液大多以实证为主，所以重在祛邪治标，不宜塞堵，应因势利导，疏通水道。徐教授据此研制悬饮宁方，以生白术、茯苓、桂枝、葶苈子、川椒目、猫人参等为主要药物，观察悬饮宁治疗 93 例癌性积液患者，临床观察提示悬饮宁组、悬饮宁加化疗组、化疗组有效率分别为 87.5 %、96.7 %、67.7 %。

3. 以“通”为用截断肿瘤复发转移的途径

现代医学认为恶性肿瘤周围血管持续性形成可能与预后差之间密切相关，也与肿瘤细胞的浸润与转移相关。手术、放化疗及靶向药物治疗，目的之一是抑制肿瘤血管的生成，阻断或延缓肿瘤的进程。在不同阶段，中药适时予以干预，截断肿瘤生长途径，防止复发与转移。现代研究认为活血化瘀药物如丹参等具有改善微循环、抑制肿瘤血管再生的作用。徐老师告诫，辨证施治及整体观念是中医两大基石，虚则补之，实则泻之，肿瘤患者症情虚实夹杂，在补虚泻实的同时，辅以通之之法，切中病因病机，常收到良好效果。

（三）验案举隅

蒋某，女，62 岁。初诊日期：2017 年 6 月 15 日。

患者 2015 年 4 月行子宫及附件肿瘤切除术，术后病理提示腺癌。2016 年 10 月因右侧附件、卵巢复发行二次手术，术后放疗 8 次，间断孕酮治疗。2017 年 6 月 11 日查增强 CT 提示“卵巢 MT 综合治疗后，盆腔多发转移灶，部分病灶较 2017 年 5 月 20 日增大，小肠不全梗阻”，住院治疗。

刻诊：小肠梗阻住院治疗已 4 天，神疲乏力，口干，头晕，进流质饮食，腹胀，已有排气，大便闭结，夜寐欠安，舌红苔白腻，脉细弦。Hb 105 g/L。

诊断：中医：妇科癌病（气血亏虚，腑气不通证）。

西医：卵巢腺癌术后，盆腔多发转移，小肠不全梗阻。

治则：补气养血，通腑泻浊。

处方：柴胡 9g，八月札 15g，木香 9g，枳壳 15g，金铃子 9g，延胡索 15g，槟榔 12g，桃仁 12g，当归 9g，败酱草 30g，瓜蒌仁 30g，制大黄 9g，土茯苓 30g，红豆杉 3g，生地黄 15g，生黄芪 30g，肉苁蓉 12g，酸枣仁 18g，生甘草 9g，鸡内金 12g，炒谷芽 15g，炒麦芽 15g。14 剂，每日 1 剂煎服。

复诊：服药半个月后，复查 CT 提示“盆腔病灶较前相仿，小肠不全梗阻较前好转”，Hb 116 g/L，出院，神疲乏力、胃纳改善，进食软食，头晕腰酸，大便干结，2 日一行，舌淡红苔薄白腻，脉弦细。

处方：上方去枳壳，加枳实 15g，女贞子 30g，制首乌 15g。14 剂，每日 1 剂煎服。

按：“善治者，当先补虚，使血气壮，积自消也”（《张氏医通·积聚》），患者肠结主因气血亏虚，气虚则推动温煦之力不足，血虚则脏腑濡养之力不逮，日久气滞、湿阻、瘀血、癌毒等邪实胶阻，出现脏虚而腑实之变。故徐老师首诊治疗抓住正虚邪实两端，其虚者，以生黄芪补气，当归、生地黄、酸枣仁补血滋阴，肉苁蓉温阳通便；其邪实者，以柴胡、八月札、金铃子、延胡索、槟榔、枳壳、木香、制大黄、瓜蒌仁大剂理气通腑，桃仁活血，土茯苓、红豆杉、败酱草清热利湿，配合鸡内金、炒谷芽、炒麦芽、生甘草兼顾脾胃，消食助运化。复诊守方守法，气血渐复，改用枳实以增导滞之力，加用女贞子、制首乌以增养肝生血之力。整体处方突出补气以通、滋阴以通、理气以通、导滞以通、散结以通、消食以通等用药特色，层次分明，诸般兼顾，补气养血，以增津液，增水行舟，理气导滞，活血散结，以消实邪，则邪去腑通，病则自安。

（张琦君　严桂英）

十八、重视脾胃，善调中焦

（一）概述

徐振晔教授从事肿瘤临床和科研工作 47 载，学验俱丰。徐教授善用中医经典理论指导临床实践，理、法、方、药一以贯之。针对肺癌恶性肿瘤患者的病程和临床证候特征，形成了系列经验方，并运用现代研究手段进行了深入的研究，取得了基础理论和临床疗效的重要成果。本篇着重介绍徐振晔教授在恶性肿瘤临床诊疗中重视顾护脾胃的经验。

（二）经验总结

1. 脾胃为元气化源之本——益气健脾为治先

《灵枢·决气》论述了一气分六气，由于其性质、分布部位及作用不同，故分为精、气、津、液、血、脉六者。六气皆源于先天，而赖后天水谷精微不断充养。六气同源而异名，相互依存，相互转化。“精脱者，耳聋；气脱者，目不明；津脱者，腠理开，汗大泄；液脱者，骨属屈伸不利，色夭，脑髓消，胫痠，耳数鸣；血脱者，色白，夭然不泽，其脉空虚，此其候也。”阐述了六气耗脱的证候特点。清代医家徐大椿《医学源流论》专立“元气存亡论”，阐述颇为深刻。他指出，保护元气为“医家第一活人要义”，在疾病情况下，“若元气不伤，虽病甚不死；元气或伤，虽病轻亦死”“诊病决死生者，不视病之轻重，而视元气之存亡，则百不失一矣”。徐大椿继承和发展了张介宾的命门学说，认为元气原于先天，根于命门。李东垣在《脾胃论》中强调了脾胃在生化元气中的重要作用，认为脾胃为元气之本，“脾胃之气既伤，而元气亦不能充，而诸病之所由生也”。因此说“百病皆由脾胃衰而生也”。李中梓在《医宗必读》中说：“一有此身，必资谷气，谷入于胃，洒陈于六腑而气至，和调于五脏而血生，而人资之以为生者也，故曰后天之本在脾。”徐老师秉承前人学说，认为保护脾胃，饮食有节是防病治病的重要一环，顾护脾胃在肿瘤疾病的防治中尤有重要意义。人体发生疾病，不外乎阴阳盛衰，气血失调，五脏六腑失和。脾胃为后天之本，脾健则气血生化有源，阴阳盛衰易于纠正；李东垣曾说“治脾胃即所以安五脏”“调脾胃以治五脏”，可见调理脾胃，有助于五脏六腑的功能协调。脾属阴土，而位居中央，具坤静之德，健运之功，既能运化水谷精微，又主人身气机升降，若脾气旺盛，则健运斡旋，交通上下，灌溉四旁而生气不竭。故人体之气血阴阳充盛，五脏六腑之功能协调，皆有赖于脾胃功能的正常发挥。只有脾气健运，谷气输布，生机才能活跃。近代周慎斋总结说：“诸病不愈，寻到脾胃而愈者，甚多。”

徐老师治病重视脾胃的另外一层含义是，恶性肿瘤是大病，大病需重剂，故肿瘤患者所需中药往往味多量大。药物入口，全赖脾胃运化转输，脾胃功能健全，药物才能最大限度地吸收，并使药到病所，发挥疗效。因此徐教授临证必问患者胃纳及二便情况，以诊查患者脾胃运化功能，虑及恶性肿瘤患者多存在精气不足、胃阴亏虚，脾虚气滞甚或胃气上逆的表现，如胃脘胀痛不舒、嗳气呃逆、纳差脘痞、乏力神疲，甚或伴呕吐、腹泻等症状。所以治疗遵从法随证立、方从法出的诊疗思路，在益气养精的基础上必佐以健脾理气之品顾护脾胃。

徐老师临证处方，顾护脾胃喜以四君子、香连丸、佛手、八月札等药为底方，加用针对不同病证辨证所得，辨证处方，每以此法收到满意疗效。若患者有萎缩性胃炎病史或有胃失和降，中焦痞满症状，则治以疏肝理气和中法，常选八月札、木香、香附、佛手等药物。若患者出现食管反流，以反酸、恶心、口干、呕吐及大便秘结为主要症状时，徐教授则善用泻心汤、小陷胸汤等经方，或根据患者症状投以香连丸或灵活配伍运用瓦楞子、蒲公英等以宽胸理气、制酸和胃。

2. 益气健脾，兼养精，善调中焦治疗恶性肿瘤

“脾气散精，上归于肺”（《素问·经脉别论》），“聚于胃，关于肺”（《素问·咳论》）是脾肺相关理论的渊源。在生理上：从五行而言，土生金，脾与肺为母子关系；从经脉而言，手太阴肺脉起于中焦、还循胃口、上膈属肺。在病理上：若脾胃失其运化，水饮入胃后，则水精不得吸收输布，致使水湿内聚成痰成饮，此时由脾上归于肺脉的就不是水中精气了，而是水湿痰饮之邪气。

徐教授认为这两句经文的重要意义在于，它成为“脾为生痰之源，肺为贮痰之器”的理论基础，是肺病从脾胃论治的要旨，后世医家多以此剖析痰湿咳嗽与肺脾的标本关系。金元时期刘河间云：“咳嗽谓有痰有声，盖因伤于肺气，动于脾湿，咳而且嗽也。”清代沈金鳌云“有痰无声曰嗽……病在脾，脾藏痰，故痰出而嗽止”，并指出其治疗“因痰致嗽，重在痰，脾为主，速宜消痰”。以肺癌患者为例，中晚期肺癌患者多表现为形体消瘦、神疲乏力、腰膝酸软、少气懒言、头晕耳鸣、气短而喘、口干咽燥、自汗盗汗、畏寒肢冷或五心烦热，舌质淡或偏红，苔白腻或少苔，脉无力或细数，均为肾精不足、阴阳失调之证。“形不足者，温之以气；精不足者，补之以味”“损其肺者，益其气”“损其肾者，益其精”（《难经·十四难》），徐教授以此提出了益气养精法治疗中晚期肺癌的理论依据。强调补肾健脾的益气养精方法，以补养肺肾之虚损，通过补益脾肾、益气养精，可达到治疗全身虚损的目的。

在临床上，徐教授以益气养精法治疗恶性肿瘤的常用药物主要有黄芪、人参、党参、白术、茯苓、山药、薏苡仁、扁豆、熟地黄、首乌、黄精、山茱萸、枸杞子、女贞子、鳖甲、巴戟天、肉苁蓉、葫芦巴、补骨脂、骨碎补、益智仁、菟丝子等。并以益气养精，解毒散结法则研制了肺岩宁方，方中以黄芪、白术、茯苓、山药益气健脾，山萸肉、女贞子、枸杞子、黄精滋养肾阴，石见穿、石上柏、山慈菇、干蟾皮清热解毒抑瘤，共奏益气养精、解毒抑瘤之功。经临床实践与实验研究表明，对肿瘤细胞的增殖和转移具有抑制作用，具有改善症状、延长患者生存期、提高生存质量等作用。

（三）验案举隅

林某，男，36岁。初诊日期：2019年3月31日。

患者2018年12月于当地确诊肺癌，肺部CT：左肺下叶软组织肿块3.8cm×3.0cm，伴肺门、纵隔淋巴结肿大，TBB：左B10菜花样新生物堵塞。支气管镜病理提示小细胞肺癌。目前化疗中，末次化疗日期：2019年3月30日。

刻诊：咳嗽，少量痰中带血丝，左侧背、胸有刺痛感，化疗后头晕乏力，口腔溃疡散在，纳呆呃逆，矢气频，大便日行一次，量少欠畅。四肢冷感，纳差寐艰。舌质暗红，苔浊腻，脉弦滑。

辨证：脾虚精亏，中焦湿热，癌毒盘踞。

治则：益气健脾养精，清热理气和中，解毒抗癌。

方药：肺岩宁翼方加减。

处方：党参15g，制苍术9g，茯苓15g，黄连6g，生薏苡仁30g，杏仁9g，黄芩9g，枇杷叶9g，预知子15g，佛手15g，女贞子15g，黄精30g，生黄芪30g，淫羊藿12g，灵芝15g，石见穿15g，石上柏15g，山慈菇15g，鸡内金12g，炒谷麦芽各15g，生甘草9g。

28剂，每日1剂，水煎服。

二诊（2019年10月20日）：患者化疗4次，胸部放疗30次。刻下症见：头晕耳鸣，疲劳纳差，入睡困难易醒。动则汗出。腹胀，大便不畅，少咳嗽，痰血缓解。舌质淡，苔白根厚，脉缓。CT（9月27日）：左肺下叶条索状软组织肿块较前缩小，结节较前缩小。治拟益气健脾养精，理气和中，解毒散结。

处方：党参12g，白术9g，白茯苓15g，黄连6g，木香9g，八月札15g，枳壳15g，佛手15g，香附9g，黄精30g，灵芝15g，黄芪30g，北沙参15g，鸡内金12g，炒谷麦芽各15g，石见穿15g，石上柏15g，红豆杉3g，生甘草9g，仙鹤草30g，景天三七15g。14剂，每日1剂，水煎服。

三诊（2021年5月23日）：患者4月6日复查CT提示左肺病灶较前（2021年1月8日）相仿，病情稳定。症见乏力，纳差，胃胀稍反酸，大便欠畅，腰酸，偶有咳嗽，口干欲饮，舌质暗红，苔根少白，脉细。治拟益气健脾养精，理气和中，解毒散结。

处方：太子参15g，白术12g，白茯苓15g，杏仁9g，石见穿30g，七叶一枝花15g，蛇六谷30g，生薏苡仁30g，木香9g，黄连6g，煅瓦楞子15g，七叶胆24g，菟丝子15g，桑寄生30g，黄芪30g，北沙参30g，炒稻芽15g，陈皮9g，香附9g，紫苏梗15g，生甘草9g。14剂，每日1剂，水煎服。

该患者坚持中药治疗，目前已近6年，病情稳定，生活自如。

按：本案为左肺下叶小细胞肺癌伴肺门、纵隔淋巴结转移。小细胞肺癌对放化疗相对比较敏感。患者持续化疗结合放疗，另寻求中医治疗。初诊见咳嗽，痰中带血丝，左侧背胸有刺痛，头晕乏力，四肢冷感，纳差，眠差，口腔溃疡散在。舌质暗，苔浊腻，脉弦滑。提示化疗已戕伐正气，导致脾虚精亏，中焦湿热，癌毒盘踞。治拟益气健脾养精，清热理气和中，解毒抗癌。方以肺岩宁翼方加黄芩、杏仁、枇杷叶清解上焦痰热、止咳；生薏苡仁、黄连、苍术清化中焦湿热、健脾助运。二诊患者放化疗结束，复查胸部CT提示病灶较前缩小。热毒伤阴，出现轻度贫血，头晕耳鸣寐艰，动则汗出等症，徐教授辨证为脾虚精亏，治以益气健脾养精，理气和中，解毒散结，加红豆杉针对小细胞肺癌解毒抑瘤。三诊患者于疫情缓解后马上复诊，复查提示病情尚稳定。症见乏力，纳差，胃胀稍反酸，大便欠畅，腰酸等脾虚精亏之证。治以益气健脾养精，理气和胃制酸，解毒散结。纵观该患者治疗过程，始终以益气健脾养精、理气和胃为基础，在扶正固精的基础上解毒抗癌。体现了徐教授重视顾护脾胃、补益精气的扶正思想，始终以四君子益气健脾为基础；佛手、预知子疏肝理气，黄连、木香制酸和胃；生黄芪、淫羊藿、黄精益气养精；石见穿、七叶一枝花、蛇六谷、红豆杉等解毒散结。该患者随访已经近6年，基本维持正常生活、工作。

（史海霞　赵晓珍　王少墨）

十九、活血化瘀中药在肿瘤治疗中的应用经验

近年来临床医家治疗恶性肿瘤的主要方法有扶正祛邪、以毒攻毒、清热解毒和活血化瘀，活血化瘀法是受质疑和争议最多的治法。活血化瘀法的应用是基于血瘀证的辨证而论治的，即临床中，部分肿瘤患者会出现唇舌青紫、疼痛、出血等血瘀之象，司外揣内，机体存在瘀血内停的病机，理应加用活血化瘀药物治疗。现代研究显示，活血化瘀药物具有扩张外周血管、促进血管新生、调节血管内皮细胞通透性等作用，随着“肿瘤生长依赖于血管生成”学说的提出，以及抗血管生成药物的应用，活血化瘀药物在肿瘤中的应用受到质疑，同时不少体内外实验研究发现，某些活血化瘀中药（单味药或有效成分）具有促进肿瘤侵袭转移的作用，这让活血化瘀法在治疗恶性肿瘤的应用中备受争议。尽管如此，仍有不少医家坚持活血化瘀法治疗恶性肿瘤，如主张复方配伍应用活血化瘀中药的张培彤教授等。徐老师多年来在恶性肿瘤的临床治疗中也坚持合理运用活血化瘀中药。

（一）血瘀证与肿瘤

1. 血瘀证与肿瘤的形成

在中医古代文献中，肿瘤可归属于“癥瘕”“积聚”“石瘕”“岩”“石疽”等范畴，如《诸病源候论》详细描述：“……状如痤疖，硬如石，故谓之石疽也。”从病因分析，肿瘤的形成是正虚与癌毒、气滞、痰湿、血瘀等多种实邪相互作用的综合结果，如《灵枢·百病始生》曰：“若内伤于忧怒则气上逆，气上逆则主输不通，温气不行，凝血蕴裹而不散，津液涩渗，着而不去，而积皆成矣。”古代不少医家发现血瘀在肿瘤的发生中起着重要的作用，如后世唐容川在《血证论》中明确提出“血瘀”是“癥瘕”形成的基础：“瘀血在经络脏腑之间，则结为瘤瘾，瘕者或聚或散，气为血滞，则聚而成形。”王清任在《医林改错》中也指出“气无形不能结块，结块者，必有形之血也”，同时“盖积之为义，日积月累，匪朝伊夕”，表明血瘀日久导致气滞、痰阻或津凝等，气血痰互结，积久蕴毒而导致癌肿形成，由此可见古人已认识到血瘀是肿瘤形成的关键因素之一。

现代临床研究显示，血瘀体质的人有癌变的倾向，且相当一部分恶性肿瘤患者存在血瘀。中医理论认为，血瘀既是病因也是疾病发生发展的一个病理产物。现代医学通过血液流变学的相关检测，从微观角度分析发现，大部分肿瘤患者存在不同程度的“高凝”状态，主要表现在凝血功能的增强和纤溶系统功能的降低，并且随着病情的加重，高凝状态也越明显。血液凝固性增加导致出现血栓的概率增大，统计显示，恶性肿瘤患者血栓发生率为10%～30%，发生静脉血栓栓塞的风险是普通人群的 6 倍。临床研究发现，大部分肿瘤患者有甲襞微循环障碍，表现为甲襞袢顶的动静脉比例失调，血流速度减慢，红细胞异常聚

集；且超过 80%的恶性肿瘤患者的微循环中有白色微血栓，且数量与病情严重程度呈正相关。中医理论中的络脉（孙络）与循环系统中最小的结构和功能单位——微循环具有相似性，而肿瘤患者“久病入络，瘀阻络脉”正体现了肿瘤患者多会出现微循环障碍的病理变化。由此可见，血液的“高凝”状态和外周微循环障碍均提示血瘀在恶性肿瘤患者疾病发生和发展中起着重要作用。

2. 血瘀证与肿瘤的侵袭转移

血瘀证不仅参与了肿瘤的形成，在肿瘤侵袭和转移中也起着关键性的作用。在肿瘤局部微环境中，尽管肿瘤内血管增生明显，但由于这些血管结构紊乱，形态迂曲，微血管分布不均，且管壁扩张有裂隙，基膜厚薄不均甚至有缺如，周细胞覆盖少等，肿瘤细胞更容易渗漏进入血液循环而发生转移。同时，由于这些无效血管使局部肿瘤组织缺血缺氧，形成一个低氧、酸性的淤滞微环境，这一环境可以促进肿瘤细胞的免疫逃逸及肿瘤细胞的增殖和转移；此外，增殖的肿瘤细胞也会挤压血管而发生血瘀，进一步促进了肿瘤细胞的渗出。由此可见，肿瘤局部淤滞微环境促进了肿瘤细胞进入血液循环而发生血行转移。在外周血液循环中，肿瘤患者会有不同程度的“高黏”状态，主要表现为全血黏度增加，血液流动性降低，而这一血液流变学的变化促进了肿瘤细胞向组织侵袭和转移：血液黏滞，流速减慢，血小板活化聚集在肿瘤细胞表面形成包被体，使肿瘤细胞在其掩护下逃脱免疫监视；同时肿瘤细胞与血小板结合聚集后易形成癌栓，减少血流引起的机械损伤，同时有利于肿瘤细胞从血管轴心向血管壁迁移，进而黏附于血管壁，然后通过阿米巴样运动穿过血管内皮而转移到其他组织。张培彤等在探索肿瘤临床“血瘀证”本质的研究中发现，与早期肿瘤患者相比，中晚期肿瘤患者血小板黏附分子表达和释放增加，血小板广泛激活，导致血液呈现高凝高黏状态并促进肿瘤细胞转移，提示肿瘤患者血液流变学变化所体现的血瘀状态随着病情的进展而加重。

由此可见，在大部分肿瘤患者中，血瘀证是贯穿于肿瘤发生发展、侵袭和转移整个过程的病理状态，并且血瘀证随着病情的进展而加重。对于血瘀证的治疗，《黄帝内经》记载“血实宜决之”“疏其血气、令其调达”，这是古代中医采用活血化瘀法治疗血瘀证的理论基础。《景岳全书》对于血瘀证提出了先行气后活血、先补血再化瘀的治疗思路，进一步丰富了活血化瘀法的理论，这些理论也指导着现代中医肿瘤的治疗。

（二）活血化瘀中药治疗恶性肿瘤的作用

古代医家对于活血化瘀药物的相关记载颇为丰富，《本草纲目》中瘀血药专篇共收集活血化瘀药 150 种，其中亦有不少用于治疗肿瘤类疾病的药物，如水蛭“治恶血、瘀血、月闭，破血积聚”，提示水蛭可用于治疗瘀血内停之“积聚”，且现代研究也揭示了水蛭抗肿瘤的分子机制。古代医家也创立了不少活血化瘀的经方，如《金匮要略》中记载治疗瘀血证的经典方有桃核承气汤、大黄牡丹汤、大黄䗪虫丸、黄芪桂枝五物汤、鳖甲煎丸等，其中大黄䗪虫丸也常用于治疗肝癌等腹部肿瘤疾病。目前临床中肿瘤患者常用的活血化瘀药物有丹参、桃仁、当归、川芎、赤芍、牡丹皮、延胡索、三七、三棱、莪术、炙蜈蚣、地鳖虫、水蛭、地龙、五灵脂、红花、凌霄花、皂角刺等。

现代药理研究表明，活血化瘀中药通过抗凝、促纤溶、降低全血黏度、抑制血小板活性和改善微循环障碍等途径，发挥缓解血液的“高凝高黏”状态，抑制肿瘤细胞的转移和缓解疼痛等临床症状的作用。例如，具有抗肿瘤作用的虫类活血药物蜈蚣、土鳖虫和地龙中均含有大量的纤溶活性物质，有显著的抗凝作用；炙蜈蚣在骨癌痛的治疗中疗效显著。此外，活血化瘀中药还能通过抑制肿瘤细胞的增殖、促进其凋亡、抑制血管生成、促进肿瘤血管正常化、提高免疫力等途径，发挥抗癌、预防复发转移、增效减毒及提高患者体力状况的作用。如体外研究发现不同浓度的川芎嗪含药血清（143mg/kg 和 71.5mg/kg）均能显著抑制人肝癌细胞 HepG2 增殖，其抑制率可达 46%。此外，川芎嗪明显下调 Colon26 肿瘤细胞免疫抑制分子的分泌，阻碍肿瘤细胞产生免疫抑制而发挥抗肿瘤效应。

对于活血化瘀中药的应用，也有学者提出了质疑。研究显示活血化瘀药物除了抑制肿瘤血管生成外，也通过提高肿瘤血管 VEGF 的表达，促进肿瘤血管生成，为肿瘤的生长提供了更丰富的血供，最终促进肿瘤的发展，因此他们认为活血化瘀药会导致癌毒向他处扩散，促进了肿瘤的转移。对此，新的研究发现，活血化瘀药物具有使肿瘤血管正常化的作用：如活血化瘀药灯盏细辛可以使肿瘤血管均匀扩张，密度适度增加，减少紊乱结构等促肿瘤“良性血管生成”的作用。正如前文所述，在肿瘤微环境中，病理性血管促进了局部肿瘤细胞的免疫逃逸及肿瘤细胞增殖和转移。而适当的活血化瘀药具有保护血管内皮，逆转内皮功能等作用，使肿瘤内血管正常化，改善肿瘤局部微环境，发挥正常的免疫监控作用，并抑制肿瘤细胞的渗出和转移。由此可见，活血化瘀药不仅可以抑制肿瘤血管生成，也能改善肿瘤内异常血管的增生，这一双重作用“异曲同工”地抑制了肿瘤的增殖和转移。

（三）活血化瘀中药治疗恶性肿瘤的临床应用

随着药理学研究的发展，活血化瘀中药自身成分的复杂性逐渐被认识，因此也不能排除其中某些成分有潜在促肿瘤的作用，因此不少学者也认为活血化瘀药具有抗肿瘤和促肿瘤的双重作用。活血化瘀中药在治疗肿瘤中由于运用的时间窗不同，针对的肿瘤病种或病理类型不同，选用药物及剂量不同，中药配伍方法不同等诸多因素的差异，使其对肿瘤或许不仅仅是单纯的抑制或促进作用，而是最终的综合作用——体现为对肿瘤的正效应或者负效应。尽管可能存在促肿瘤的作用，但如果遵循中医辨证论治和整体观的基本理论，合理选用活血化瘀药，仍然可以取得抗肿瘤的综合效应，且大量的基础和临床研究结果也支持这一点。因此，活血化瘀是治疗恶性肿瘤的有效方法，如何合理地运用活血化瘀中药治疗恶性肿瘤还需临床医师谨慎把握。

徐老师从事中医临床肿瘤的诊疗工作几十载，对于活血化瘀药物在恶性肿瘤防治中的应用积累了较为丰富的临床经验，介绍如下。

1. 活血化瘀中药的用法

徐老师认为肿瘤患者除了血瘀证外，还有复杂的正虚邪实的基本病机，如气血亏虚，或精气亏虚，或热毒内结，或痰凝气滞等，因此必须准确全面地辨证后，联合扶正抗癌的基础方药，配合运用，不可见瘀就一味活血化瘀或者单用活血化瘀中药治疗。徐老师在临床中发现，肿瘤患者多有癌因性疲乏，表现以气虚为主，故对于兼有血瘀者，徐老师多采用补气药黄芪与活血药配伍应用，且黄芪用量多较大（30～60g）。实验研究也显示活血药与补气药联合的良好疗效，如于明薇等选用丹参、苏木、水蛭三种不同类型活血药与黄芪配伍治疗 Lewis 肺癌小鼠，发现 3 种活血药配伍补气药后均能增强活血药抑瘤和抗转移的作用。

2. 活血化瘀中药的用量

研究表明，过多或者过频地运用活血化瘀中药可能会引起微血管内皮损伤，同时也会削弱血小板对血管内皮的营养作用，导致血管完整性破坏从而使肿瘤细胞更加容易转移。实验研究发现，大剂量的活血化瘀药可能具有促进肿瘤细胞增殖的作用。徐老师认为活血化瘀中药不宜过量使用，如对于部分正在服用抗凝药物如阿司匹林等的患者，酌情减少活血药物的应用；对于有血小板减少症，或者有出血倾向的患者，如肺癌咳血、消化道肿瘤吐血或者便血的患者，避免使用活血化瘀药物，或者酌情选用止血活血药物，如生三七、生蒲黄等。徐老师在恶性肿瘤的治疗中，活血化瘀药在全方中所占比例较小，且多为常规剂量。

3. 活血化瘀中药的选择

肿瘤治疗中常用的活血化瘀中药可以分为养血活血药，如当归、丹参、鸡血藤等；活血化瘀药，如桃仁、川芎、赤芍等；破血逐瘀药，如三棱、莪术、土鳖虫等；活血止痛药，如炙蜈蚣、延胡索、骨碎补、生蒲黄等，因此可以根据肿瘤患者血瘀证的严重程度选用不同类型的活血中药。此外，徐老师还比较注重参考所选药物的现代药理学研究结果，如中药莪术具有破血行气止痛的作用，现代药理研究发现莪术中含有抗癌活性成分榄香烯，而目前临床中从郁金中提取的榄香烯（注射液）广泛用于治疗肺癌、肝癌、乳腺癌、胃癌、卵巢癌、癌性胸腹水等，徐老师将莪术运用于肝癌、卵巢癌及脑肿瘤治疗中取得较好的疗效。但药物的选择也不可完全参考单味活血化瘀中药或者中药单体的实验研究结果，毕竟这种研究模式与临床实践中的配伍应用不相符。此外徐老师在选择运用合适的活血化瘀中药时，还会考虑患者的机体免疫力状况，对于体虚明显，抵抗力较差，或者贫血兼有血瘀的肿瘤患者，益气养血活血药作为首选，实验研究也证实免疫力正常有助于活血化瘀药发挥抑制肿瘤转移的作用。

4. 活血化瘀中药应用的时机

研究显示，手术及放、化疗可以加重肿瘤患者普遍存在的血瘀证状况。徐老师认为这些常规治疗手段使患者处于邪去正虚或邪微正虚的状态，此时患者气血亏虚，体内仍可能有少量癌毒瘀滞，故此时应予以扶正化瘀的方法治疗，采用益气养血活血的药物较为适当。对于介入治疗后的患者，徐老师不主张立即运用活血药物，其理之一，避免活血药物造成肿瘤细胞扩散；其二，避免介入治疗药物弥散，降低疗效。对于病情稳定的肿瘤患者，在辨证的基础上予以清热解毒，配合适度的活血化瘀治疗，可以防止肿瘤细胞在血管、淋巴管内滞留，从而穿透组织器官进行着床，造成肿瘤侵袭扩散。对于伴有疼痛的肿瘤患者，如骨转移疼痛、胸腹疼痛等，可适当选择化瘀止痛的药物；对于带瘤生存或疾病进展的患者，可适量选择化瘀散结的药物；对于肿瘤晚期姑息治疗的患者，处于正虚邪盛或邪盛正衰的状态，此时需要充分结合患者的一般状况，准确辨证后，酌情加减活血化瘀药物。

5. 活血化瘀中药的病症结合运用

徐老师在长期的临床用药中发现，针对血瘀证肿瘤的患者，桃仁对兼便秘症状的肺癌、肠癌、卵巢癌疗效较好。对于有心慌胸闷症状，或有心血管疾病的肺癌、肝癌患者，丹参为首选。莪术活血破瘀，对于肝癌、脑肿瘤及妇科癌症疗效较好。临床中对于伴有少阳和阳明头痛，或者腹泻的肿瘤患者川芎为佳，若兼有四末麻木疼痛，川芎、桂枝、全蝎为常用组药。除草木类中药外，常用的血肉有情之品——炙蜈蚣、全蝎、地龙、地鳖虫等，其搜剔通络的作用较显著，其中炙蜈蚣对于有骨转移或脑转移疼痛疗效较好；全蝎和地龙均对于伴有中风偏瘫、肢体麻木疼痛等肿瘤患者多选用或联合运用，而地鳖虫对于下焦肿瘤，如卵巢癌、子宫颈癌等肿瘤患者具有一定的疗效。

（四）经典病案

王某，男，50岁。初诊日期：2017年3月16日。

患者于2017年年初确诊肺腺癌伴骨转移，c-T4NxM1（胸椎骨），患者拒绝行化疗、放疗及靶向治疗，坚持采用中医药治疗。

刻诊：患者诉后背部时有疼痛，咳嗽，咳吐少量白痰，乏力，头晕，四末不温，时有潮热汗出，胃纳少，夜寐可，二便调，舌质紫暗苔薄，脉沉。

辨证：脾肾两虚，瘀毒阻络。

治则：益气健脾补肾，解毒通络止痛。

处方：太子参15g，白术12g，茯苓15g，杏仁9g，芦根30g，枇杷叶9g，石见穿30g，石上柏30g，重楼9g，川芎15g，骨碎补15g，当归9g，桂枝9g，淫羊藿12g，黄芪50g，碧桃干15g，知母12g，炙蜈蚣 2g，鸡内金12g。

患者服药2周后，胸背部疼痛、头晕、乏力等症状明显缓解，续服前方治疗2周。

二诊（2017年4月27日）：患者诉咳吐白脓痰，大便不成形，舌质紫暗，脉弦。治疗在上方的基础上进行调整。

处方：原方加鱼腥草15g，蜂房9g，薏苡仁30g，炒白扁豆30g。

患者服药2周后，咳嗽咳痰症状显著改善，二便调。

后以上方加减治疗，病情稳定好转。

按：肺癌骨转移已是疾病晚期阶段，癌病久耗，易损及肺、脾、肾，故本虚应从肺脾肾论治，补益肺脾肾为病机基础；随着癌毒逐渐深入，侵袭骨骼，骨之络脉痹阻，不通则痛。骨痛是肺癌骨转移患者晚期最常见的症状，正如《临证指南医案·诸痛》云："盖久痛必入于络，络中气血，虚实寒热，稍有留邪，皆能致痛。"基于"久痛入络"的理论，徐老师常用蜈蚣、全蝎等虫类通络药，搜剔穿透，使毒去凝开，通经活络止痛。本案中，患者肺癌骨转移，伴有乏力头晕、四末不温、胃纳少、潮热汗出等症状，因肺癌久耗，导致脾肾两虚，脾胃虚则气血生化乏源，气血两虚则可见纳少、乏力、四末不温等症；肾虚骨失所养，则癌毒侵袭，骨瘤渐生，肾虚髓海不充则头晕，肾阴虚则潮热汗出。患者诉后背部疼痛，舌紫暗，脉沉，一方面患者气血亏虚，肾虚髓枯，骨失荣养，不荣则痛，同时癌毒蚀骨，损伤骨络，络脉痹阻，不通则痛，进一步加重疼痛。四诊合参，本案患者以脾肾两虚，瘀毒阻络为主，徐老师予以益气健脾补肾，解毒通络止痛治疗。方中以太子参、白术和茯苓益气健脾，鸡内金健胃助运，增强气血生化。方中重用黄芪50g，配伍当归9g，配伍比例约5∶1，有当归补血汤之意，增强四君子补益气血之功效。加淫羊藿、骨碎补补肾强骨，同时加用血中之气药川芎行气活血，配合当归养血活血，以及血肉有情之品炙蜈蚣解毒散结，通络止痛，诸药合用，攻补兼施，共同发挥养血行气，通络止痛的功效。方中加桂枝配伍川芎，增强行气温经通络之效。患者癌毒内结，故加用石见穿、蜂房和重楼以解毒散结，增强抗癌疗效。患者咳嗽咳痰，肺气失宣，痰湿内蕴，加用杏仁、芦根和枇杷叶降逆止咳化痰。碧桃干具有敛汗之效，《饮片新参》记载其“生津，止汗。治劳咳，养胃除烦”。徐老师常用其治疗潮热汗出之症。全方在健脾补肾、益气养血的基础上，加用活血化瘀、通络止痛的药物，扶正祛邪，攻补兼备。复诊时，患者出现咳吐脓痰，大便不成形的症状，故加用鱼腥草清热化痰止咳，薏苡仁、炒白扁豆健脾祛湿止泻，蜂房增强解毒抗癌止痛之效。

（罗琴琴）

二十、善用古方治疗癌症

（一）概述

IARC 发布的全球最新癌症负担数据显示，2020 年全球新发癌症病例 1929 万例，其中中国新发癌症 457 万人，占全球 23.7%。在中国，肺癌是发病率最高的恶性肿瘤，也是癌症死因之首，严重威胁人类生命健康。中医古方，也称经方，是历代医家收集及积累的有效方剂。徐振晔教授深耕于中医肿瘤临床与教学数十载，提出了“基于精气亏虚理论，中西医结合分阶段治疗恶性肿瘤”的学术观点，对扶正治癌思想内涵进一步发掘，确立了“益气养精，抑癌解毒”的治疗原则，涵盖了精气、阴阳互求，培土生金，脾肾同治等补虚扶正治法，配合清热解毒、化瘀通络、行气解郁、燥湿化痰、软坚散结等法抑癌解毒，研制了肺岩宁方及肺岩宁翼方、肝岩舒方、抗癌精方、抗瘤增效方、双黄升白方、悬饮宁方、骨痛灵方等经验方，为中医肿瘤治疗贡献了宝贵财富。徐教授勤求古训，博采众方，临证不忘效景岳、仲景之法，善用经方名方，常获桴鼓之效。

（二）经验总结

1. 经方在晚期肿瘤中的运用

徐教授认为恶性肿瘤患者属年老体虚者居多，而肾藏精，为先天之本，年老体虚者进入“天癸”渐衰阶段，且久病及肾，导致肾精不足；脾主运化水谷精微，化生气血，为后天之本。晚期肿瘤患者经过各种现代化学药物治疗戕伐正气，而致精气亏虚、邪毒留恋。

临床常表现为神疲乏力，气短懒言，腰膝酸软，畏寒肢冷，舌质淡红，苔薄白，脉细无力等精气亏虚的证候。故徐教授提出，恶性肿瘤放化疗结束后辨证多属精气亏虚、癌邪留恋，治疗宜益气养精、扶正固本、解毒散结。气虚明显者，以四君子汤加减，方中太子参易党参，意在平补气阴，补中兼清，加用黄芪、黄精，意在益气养精、补益脾肾；肾精亏虚明显者，以肾气丸、右归丸加减，常以女贞子滋补肾阴，淫羊藿温补肾阳；偏肾阴亏虚者合用知柏地黄汤化裁，善用山茱萸补肾益精，枸杞滋补肾阴。在辨证辨病基础上，针对不同脏腑的肿瘤，选用有特异性的解毒散结类药物以抗癌祛邪，例如，善用石见穿、蜂房、七叶一枝花、山慈菇治疗肺癌；白花蛇舌草、菝葜、藤梨根、野葡萄藤、岩柏、干蟾皮、半枝莲等用治消化系统肿瘤；蛇六谷、天葵子、天龙、南星等药物治疗脑瘤；土茯苓、蜀羊泉、蛇莓、龙葵等治疗生殖系统肿瘤。徐教授对于中晚期恶性肿瘤正气尚强的患者，会酌情加量应用解毒散结药物，如石见穿 45g、石上柏 45g、蛇六谷 45g。在益气养精，解毒散结的同时，徐教授处处顾护脾胃，以防抗癌药物损伤脾胃之气，常用鸡内金、六神曲、谷麦芽、怀山药等顾护脾胃。

针对兼证，徐教授也常在主方基础上加用药味较少的经方。如脾胃不调、脘腹胀满、胃脘嘈杂者善用香连丸、平胃散加减；夜寐不安者选用酸枣仁汤、甘麦大枣汤加减安神助眠；咽干口燥、舌红、苔少、脉细弱者，加用沙参麦冬汤、生脉饮益气养阴，生津止渴；腹胀便溏，舌质淡红胖大边有齿痕，苔薄白或白腻，脉细弱者，加用参苓白术散健脾止泻；情志不畅，焦虑过度者，加用柴胡疏肝散、逍遥丸、金铃子散、左金丸等疏肝理气；咳嗽痰多者，善用千金苇茎汤化裁；水饮犯肺、胸腔积液较多者，加用葶苈大枣泻肺汤、苓桂术甘汤、己椒苈黄丸化裁，泻肺利水，又结合临床经验重用猫人参、龙葵，泻肺降气、利水消肿。

2. 经方在化疗中的运用

徐振晔教授指出，恶性肿瘤化疗的毒副反应主要体现在两方面：胃肠道反应和骨髓抑制。患者化疗时常见口干口苦，纳差犯恶甚至呕吐，尿黄便结，舌苔黄腻或浊腻等胃肠道反应，徐教授总结其病机为化疗耗气伤津，精气亏虚，湿热阻滞中焦，升清降浊失职，导致患者呕逆吐泻。治则当益气养精，清热化湿和胃，并参考旋覆代赭汤创建了抗瘤减毒方：黄芪、黄精、灵芝、苍术、黄连、七叶胆。方中养精药组为黄芪、黄精、灵芝、七叶胆，化湿和胃药选苍术、黄连，苍术味辛、苦，性温，归脾、胃、肝经，功能燥湿健脾，祛风散寒明目，为“运脾要药”，《珍珠囊》记载苍术“能健胃安脾，诸湿肿非此不能除”。黄连味苦，性寒，归心、脾、胃、肝、胆、大肠经。功能清热燥湿，泻火解毒。二者一温一凉，一燥一寒，寒温并用，共奏清热化湿和胃之功。二者合用，能有效改善化疗导致的胃肠功能紊乱，湿热痞满、呕吐吞酸。化疗患者常见便秘，加用枳实、瓜蒌仁，参枳实导滞丸之意通腑泻浊；若有胃痛者加木香，为香连丸理气止痛；苔浊腻者尚可加用薏苡仁、黄柏，即四妙丸，清利中焦湿热，健脾助运。徐教授对于化疗期间的患者，不论何种肿瘤，均先采用此法，往往能显著改善患者化疗副作用，保证化疗顺利进行，此处也体现了中医的“异病同治”理论。

骨髓抑制是恶性肿瘤化疗最常见的另一毒副作用，主要表现为外周血白细胞计数减少，容易导致患者出现感染。骨髓抑制限制了化疗药物的用量和化疗的连贯性，进而影响化疗的疗效，部分患者常因此而推迟或中断治疗。徐老师认为其病机为化疗药重伤骨髓，导致肾精亏虚、气血不足。化疗后骨髓抑制患者多表现为神疲乏力、腰膝酸软、食欲不振、脉象虚软等精气两亏的症状，根据中医“肾主骨，生髓”的理论，徐老师主张重用补益精气的方法治疗。他认为：气血来源于脏腑，两者相互滋生，相互依附，不可分离。根据益气养精和重用补肾生髓的原则研制了双黄升白颗粒：方由生黄芪、黄精、女贞子、骨碎补等中药组成，药味精简，重点突出。以生黄芪补气健脾，黄精补肾填精，二者共为君药，脾肾并补；女贞子滋阴养血，骨碎补强髓坚骨，二药并用增强生黄芪、黄精之力，同为臣药；天花粉养阴生津，可减轻骨碎补的温燥之性，为佐药。诸药并用，共奏益气养精、补肾生髓之功。从 21 世纪初至今已在临床应用 20 余年，经大量临床研究证实对中重度骨髓抑制安全有效。

3. 经方在放疗中的运用

徐教授指出，放疗按中医辨证为“热毒”，热毒灼伤肺叶，导致耗气伤津，气阴两虚，易出现四肢乏力、咳嗽、口干等症状，提出补气养阴润肺为主要治则，常选用沙参麦冬汤、百合固金汤、生脉散化裁。

徐教授临证善用南北沙参养阴生津、天麦冬滋阴降火生津，四药合用既能养肺阴，又能清虚热。若患者口干不解，可再加石斛、玉竹生津止渴；若咳嗽痰多者，加用贝母清热化痰，润肺止咳；再结合黄芪、太子参健脾益气，五味子敛肺生津，既固津之外泄，又收敛耗散之肺气，再结合调和脾胃之品，防止甘寒药物伤及脾胃。

4. 经方在脑转移肿瘤中的运用

恶性肿瘤患者晚期阶段，易发生脑转移，引起神志及躯体方面的障碍，也是影响生存的重要因素。徐教授认为恶性肿瘤脑转移的主要病机是气虚血瘀，痰瘀互结，阻塞脑络。治宜益气活血，化瘀通络，常用补阳还五汤加减治疗恶性肿瘤脑转移。补阳还五汤出自《医林改错》，有补气、活血、通络之效，常治气虚为本，血瘀为标之中风偏瘫。徐教授多年临证，采用异病同治之法，重用生黄芪，峻补气分，意在气旺则血行，瘀去络通，为君。当归活血通络而不伤血，为臣，川芎、桃仁协以活血祛瘀。地龙通经活络，力专善走，周行全身，以行药力。针对肿瘤，再加天葵子、天龙、蛇六谷、制南星等专药以祛痰解毒。徐教授临证加减，若有肾精亏虚之证，加用淫羊藿、仙茅、黄精、山萸肉、龟板等药物，肺阴亏耗则酌加北沙参、天麦冬、玉竹、石斛等；如伴有头痛较剧，常加炙蜈蚣，徐教授认为其走窜之力最速，内而脏腑，外而经络，气血凝聚之处皆能开之，化瘀止痛之力甚强。

5. 经方在骨转移中的运用

恶性肿瘤骨转移是继发性骨肿瘤的一种，发生率为30%～40%，易发生病理性骨折等，严重影响患者生活质量。

徐老师认为，络脉痹阻是恶性肿瘤骨转移的基本病理改变，其多因肺肾两亏，络虚不荣所致。精气亏虚，阴阳失衡，机体内环境必然发生紊乱，癌毒得以乘虚而入，播散于骨，导致骨质破坏，引起疼痛。本虚标实是本病的基本特点，标实即上述之血行迟滞，津聚痰凝，壅塞脉络；本虚则是精气两虚，定位在肺肾。骨转移的主要症状为疼痛，这是由“久病入络”“不通则痛”所致。治当益气养精，通络止痛。《难经·十四难》曰：“损其肺者，益其气；损其肾者，益其精。”《素问·阴阳应象大论》有云：“形不足者，温之以气；精不足者，补之以味。”肾精亏虚者，以肾气丸、右归丸加减，偏肾阴亏虚者合用六味地黄丸、左归丸、知柏地黄丸化裁，在此基础上，有瘀血者合用乌头汤、身痛逐瘀汤加减。徐老师据此病机研制了骨痛灵方：骨碎补、蜈蚣、淫羊藿、制川乌、制草乌等。方中骨碎补配蜈蚣补肾活血、通络止痛为君药。骨碎补活血止痛、强筋健骨；蜈蚣通络止痛、解毒散结，近代医家张锡纯曾言：“蜈蚣走窜力最速，内而脏腑，外而经络，凡气血凝聚之处皆能开之。”淫羊藿为臣药，归肝、肾经，具有补肾阳、强筋骨的功效，助骨碎补和蜈蚣之通散。制川乌和制草乌温经通络止痛，共为佐药。全方以补肾健骨、活血通络为用，标本兼顾，通补并用，草药为主，巧用虫药，用药精简，故疗效显著。该方联合唑来膦酸应用，可有效缓解疼痛。

（三）验案举隅

陈某，女，28岁。初诊日期：2020年8月23日。

患者因“头晕头痛、视力下降”就诊，查颅脑增强CT示“右侧额顶叶占位，圆形囊性异常灶，大小约54mm×47mm×51mm，增强后呈分隔样强化，周围大面积水肿”，考虑脑胶质瘤，于2020年6月4日行全麻下右额占位切除术。术后病理：右额胶质瘤，WHO 4级，免疫组化提示Ki-67（60%+），基因检测：p53突变80.58%。术后同步放化疗，口服替莫唑胺100mg，每日1次，未诉明显不良反应。

刻诊：稍有腰酸，易饥饿，血红蛋白偏低。月经周期紊乱，经色鲜红，经前稍有乳房胀痛。舌质淡红，苔少，脉弦细。

诊断：脑胶质瘤（肝肾阴虚，气血不足证）。

治则：滋补肝肾，益气养血，解毒散结。

方药：六味地黄汤合四物汤加减。

处方：生熟地黄各15g，山茱萸15g，桂枝9g，川芎12g，天葵子30g，蛇六谷30g，天龙6g，白芍15g，甘草9g，女贞子15g，制首乌15g，当归9g，生黄芪30g，制香附9g，菟丝子15g，续断30g，黄精15g，灵芝15g，鸡内金12g，白螺蛳壳15g。共21剂。

二诊（2020年12月13日）：患者放疗已结束，化疗方案改为每月口服替莫唑胺5日。诉诸症好转，但大便溏，4～5次/日。舌质稍偏红，苔少，脉细弦。治拟中西医结合，分阶段治疗。

处方一：生熟地黄各15g，山茱萸15g，川芎15g，天葵子30g，蛇六谷30g，天龙9g，白芍15g，制首乌15g，当归9g，生黄芪30g，制香附9g，菟丝子15g，黄精15g，茯苓15g，灵芝15g，鸡内金12g，木香9g，黄连3g，怀山药15g，泽泻15g。共21剂。

处方二：上方去天葵子、蛇六谷、天龙，共7剂，口服替莫唑胺时服用。

三诊（2022年7月17日）：复查头颅MRI提示病灶缩小。患者诉双手乏力，喉中少量黄痰，稍口干，纳可便调眠安。舌质偏红，苔少，脉细。替莫唑胺于2021年9月停用，继续电场治疗。治拟益气化瘀通络、健脾补肾、解毒散结。方药：补阳还五汤合四君子汤、知柏地黄汤加减。

处方：黄芪50g，当归9g，地龙12g，川芎15g，太子参15g，茯苓15g，白术9g，天葵子30g，蛇六谷30g，天龙6g，七叶一枝花9g，黄精15g，灵芝15g，绞股蓝30g，山茱萸15g，生地黄15g，知母9g，炙鳖甲15g，鱼腥草30g，鸡内金12g。共42剂。

四诊（2023年2月19日）：患者病情稳定，偶有夜间咳嗽，恶寒热，纳可便调。舌质淡红，苔少，脉细弦。继续原治则维持治疗。

处方：黄芪50g，当归9g，地龙12g，川芎15g，茯苓15g，天葵子30g，蛇六谷30g，天龙6g，制南星12g，黄精15g，灵芝15g，绞股蓝30g，山茱萸15g，生地黄15g，炙鳖甲15g，鸡内金12g，桑寄生30g，续断30g。共42剂。

该患者调治随访至今4年余，病情平稳，未见复发，亦无不适症状，生活如常。

按：脑胶质瘤是最常见的原发性颅内恶性肿瘤。该患者术后病理提示WHO 4级，恶性程度较高，免疫组化提示Ki-67（60%+），预示复发概率较高。患者初诊时尚处于放化疗期间，徐教授辨证该患者为脑胶质瘤肝肾阴虚，气血不足证，治以滋补肝肾，益气养血，解毒散结。《灵枢·经脉》曰："人始生，先成精，精成而脑髓生。"脑为髓海，为肾精所生，若肾精不足，则脑髓失养，而后邪气踞之。处方六味地黄汤加味以补肾生髓，四物汤加味益气养血，同时以天龙、蛇六谷、天葵子软坚散结抑瘤，诸药共奏扶正抗癌之效。

患者放疗结束后，治疗方案调整为每月化疗 5 天，此时徐教授倡导中医分阶段治疗：每月口服替莫唑胺化疗期间，中医药治以扶正减毒，方中不含解毒散结之天龙、蛇六谷、天葵子等中药，目的在于减轻化疗药物对机体的毒副作用，以达减毒增效的目的。待化疗结束后，则在益气化瘀通络、健脾补肾的基础上加强抑瘤解毒之效。徐教授临证擅用经方，在脑胶质瘤的整个治疗过程中，以药物之动态调整，调治疾病之动态演变。初病时结合放化疗伤阴的特点，予六味地黄汤加减滋补肝肾之阴；后期证候变化，则予补阳还五汤大剂量黄芪以益气化瘀通络，四君子汤合知柏地黄汤，兼顾益气健脾、滋肝补肾，共奏扶正抗癌之功。

（史海霞　王立芳）

二十一、癌症患者失眠症的治疗经验

（一）概述

失眠是指难以入睡或早醒、易醒、眠浅多梦，甚至整夜难以入睡，在中医学中被称为“不寐”“不得卧”“不能眠”“不得眠”，《黄帝内经》有夜不瞑、目不瞑等名称。对肿瘤患者来说失眠是常见的并发症，是仅次于疲乏的第二大主诉症状。因肿瘤因素继发的失眠被称为肿瘤相关性失眠（cancer related insomnia，CRI），又称肿瘤相关性睡眠障碍、癌因性失眠。是指肿瘤患者发病后出现睡眠时间、睡眠质量的缺乏，以入睡困难、睡后易醒、醒后难以入睡及伴或不伴多梦、醒后疲乏等为主要临床表现，并对日常生活和社会功能造成不良影响。

肿瘤相关性失眠的发生与患者对疾病的担忧、恐惧，肿瘤伴发的一系列症状，以及社会关系、治疗手段等诸多身心因素关系密切。有相关研究报道，肿瘤相关性失眠发生率为19%～63%，为普通人的2倍。患者常伴有头晕、头痛、乏力、心慌等症状，长时间的失眠还会导致焦虑、抑郁等精神障碍，不仅影响患者的生活质量及身心健康，还会导致免疫功能下降，直接影响肿瘤的治疗效果及预后。

西医治疗肿瘤相关性失眠主要包括药物治疗、心理行为干预及物理疗法。以药物治疗为首选，采用镇静类药物，如苯二氮䓬类药物、非苯二氮䓬类药物、抗抑郁药等干预。这些药物长期服用不良反应大，易产生依赖性及停药反应，心理及物理疗法效果并不理想。而中医药治疗肿瘤相关性失眠在延长睡眠时间、改善睡眠质量、调整患者身心状态方面效果较为理想。同时有不良反应小、无药物依赖性的优势。因此肿瘤相关性失眠也成为中医药治疗肿瘤相关症状中关注的重点。

（二）病因病机

1. 西医病因病机

肿瘤相关性失眠可作为一种慢性病看待。常见原因主要包括原发肿瘤所致的各种躯体症状，如咳嗽、疼痛等；疾病治疗引起的不适症状，如手术、放化疗等抗肿瘤治疗相关的恶心、呕吐、腹泻等；患病所致的心理障碍，如恐慌、抑郁、焦虑等；其他因素，如家庭关系、个人性格、经济负担等因素。这些原因错综复杂、互为因果，严重影响肿瘤患者的生活质量。

肿瘤相关性失眠的发病机制十分复杂，有研究认为可能与免疫反应相关。免疫炎症反应通过调节神经递质（5-羟色胺、去甲肾上腺素、多巴胺）的代谢，直接作用于中枢神经系统，改变睡眠-觉醒周期，导致失眠的发生。还有研究证实 TNF、IFN 等部分细胞因子与肿瘤相关性失眠的发生密切相关。

2. 中医病因病机

失眠属中医“不寐”范畴。病位在心，心藏神，为君主之官，同时又与肝、脾、肾等脏腑相关。《景岳全书·不寐》：“益寐本乎阴，神其主也，神安则寐，神不安则不寐。”《景岳全书·杂证谟》曰：“其所以不安者，一由邪气之扰，一由营气之不足耳。有邪者多实证，无邪者皆虚证。”历代医家多认为不寐病因在于内邪所干、外邪侵袭、禀赋不足、年老体虚，病机为气血、阴阳失调，并受卫气影响，以致阴阳不交，阳不入阴，故发不寐。《灵枢》曰“卫气昼日行于阳，夜半则行于阴。阴气盛则目瞑，阴气尽而阳气盛则寤矣”“卫气独卫其外，行于阳则阳气盛，不得入于阴，阴虚，故目不瞑”，故“不寐者病在阳不交阴”。

肿瘤相关性失眠有独特的发病机制，与普通失眠不完全相同。恶性肿瘤的发病之本在于“虚”，正气亏虚、脏腑功能减退，则内生诸邪，外邪也更易侵袭机体。同时久病必虚，“邪之所凑，其气必虚”，尤其在手术及各种抗肿瘤治疗后更加速正气的损伤。故正气亏虚为其根本原因，而癌毒、瘀血、痰浊等病理因素致气血运行不畅，营卫失调，阳不交于阴，发生不寐。另外，患病后心神不宁，机体气血阴阳失和，气机紊乱，或气滞、血瘀、痰湿、癌毒等病理产物扰乱心神，或心失濡养，因此常伴有失眠、焦虑等症状。故肿瘤相关性失眠的病因病机主要是正虚毒结、心神不宁。

（三）古籍经典渊源

1. 经方治疗失眠

《灵枢·邪客》中记载半夏秫米汤治疗失眠，基于“胃不和则卧不安”理论，本方为治胃有痰浊，胃气不和而致不寐的方剂。因半夏和胃，并能引胃气入阴经；秫米补中，亦能调理胃气，胃气和则立得卧。“调和阴阳，使阴阳相交”为此方的功效。

栀子豉汤出自《伤寒论》第 76 条：“发汗后，水药不得入口为逆，若更发汗，必吐下不止。发汗吐下后，虚烦不得眠，若剧者，必反复颠倒，心中懊侬，栀子豉汤主之。”临床见心中懊侬，反复颠倒，或胸中窒，或胸中痛等神经精神症状，法当清宣郁热，常佐此方。

柴胡加龙骨牡蛎汤出自《伤寒论》第 107 条，经典原文主治“胸满烦惊，小便不利，谵语，一身尽重，不可转侧者”。常用于肝胆郁热、痰火内扰所致心神不宁失眠者，临床若见患者出现噩梦纷纭、肝胆郁热症状，常用此方。

《伤寒论》第 303 条：“少阴病得之二三日以上，心中烦，不得卧，黄连阿胶汤主之。”《医宗必读》曰：“黄连阿胶汤治温毒下利脓血，少阴烦躁，不得卧。”此方证论述阴虚火旺不寐的证治，邪犯少阴，加之患者素体阴虚，肾水不能上济于心，心火独亢于上，心肾不交则心烦，不得卧。临床若见患者有情绪焦躁、情绪高亢、阴虚内热、心烦难寐之症，治当泻心火，滋肾阴，交通心肾。

酸枣仁汤，最早称“酸枣汤”，出自《金匮要略》。清代喻嘉言《医门法律》中改称为“酸枣仁汤”。《金匮要略·血痹虚劳病脉证并治》：“虚劳虚烦不得眠，酸枣仁汤主之。”本方是治疗失眠的代表方剂之一，对治疗失眠有重要的理论意义和临床应用价值。方中重用酸枣仁，以养血补肝、宁心安神。《本草纲目》曰：“酸枣仁，甘而润，故熟用疗胆虚不得眠、烦渴虚汗之证。”酸枣仁是治疗不寐之常用药，应用时必须打碎。

2. 时方治疗失眠

温胆汤出自《三因极一病证方论》，由半夏、竹茹、枳实、陈皮、甘草、茯苓组成，具有理气化痰、清胆和胃之功，主治胆胃不和、痰热内扰证。原文主治：“大病后，虚烦不得眠。”表现为失眠易惊、多梦噩梦、疲乏、眩晕、心悸、自汗等症。本方常用于胆郁痰扰型失眠。

交泰丸为治疗“心肾不交证”的常用方剂，源于明代韩懋所著《韩氏医通·药性裁成》，方名和比例则最早见于清代王世雄的《四科简要方·安神》，其曰：“生川连五钱，肉桂心五分，研细，白蜜丸，空心淡盐汤下，治心肾不交，怔忡无寐，名交泰丸。”具有交通心肾、清心除烦安神的功效，是治疗心肾不交型失眠的经典名方，患者常表现为心中烦闷、腰膝酸软等。

（四）临床应用

徐振晔教授依据多年经验，在辨证论治癌症的基础上，依据患者癌性失眠的主要病机多为“虚”的特点，酌情选用中药或复方以改善患者失眠症状，徐老师常用治疗癌性失眠的方剂及药物有酸枣仁汤、甘麦大枣汤、合欢皮、茯神、麦冬、灯心草、远志、珍珠母等。

酸枣仁汤具有清热除烦、养血安神之功效，用于肝血不足、虚热扰神证，临床可见失眠心悸、虚烦不安、头目眩晕、咽干口燥等症，为治疗虚劳肝极之神方(《古今名医方论》)。其中酸枣仁甘、酸、平。归心、肝、胆经。具有养心益肝、安神、敛汗之功效。主心烦不得眠、虚汗、烦渴、补中、益肝气、坚筋骨、助阴气（《名医别录》）。其仁甘而润，故熟用疗胆虚不得眠，烦渴虚汗之证；生用疗胆热好眠，皆足厥阴、少阳药也(《本草纲目》)。现代药理研究表明，酸枣仁还有增强免疫功能作用。茯苓宁心安神，知母清热滋阴，两药与酸枣仁相配，以助君药安神除烦之效，共为臣药。佐以川芎调畅气机，疏达肝气，与君药相配，酸收辛散，相反相成，具有养血调肝之妙。甘草生用，和中缓急，调和诸药，为使药。诸药相伍，一则养肝血以宁心神，一则清内热以除虚烦，共奏养血安神，清热除烦之功。

徐老师在几十年的临证中发现，肿瘤患者，尤其女性患者常常伴有心中烦乱，精神抑郁等症，而《金匮要略》中的甘麦大枣汤具有养心安神，柔肝缓急之功。故徐老师常常使用本方治疗，心阴受损、肝气失和之失眠。本方取小麦甘凉之性，养肝补心、除烦安神为君，甘草甘平，补养心气，和中缓急为臣药，大枣甘温质润，益气和中，润燥缓急为佐药。本方用药甘润平和，颇合《素问·脏器法时论》“肝苦急，急食甘以缓之”、《灵枢·五味》“心病者，宜食麦”之旨。

黄连阿胶汤具有滋阴降火、除烦安神之功效，用于阴虚火旺、心肾不交之失眠症。方中黄连味苦性寒，直折心火，阿胶甘平，滋阴润燥，两药配伍，滋阴补肾，清心降火，共为君药。白芍酸寒，养血敛阴，配黄连则泻火而不伤阴，敛阴而不碍邪，配阿胶增强益水之力。黄芩清热泻火，合黄连则清火之力益著，共为臣药。鸡子黄养心安神为佐药，配伍阿胶增强滋阴养血之功。本方是引火归原之剂，为心火不降之专方（《医略六书·伤寒约编》）。

温胆汤具有理气化痰、清胆和胃之功，徐老师临证常用本方治疗胆胃不和、痰热内扰之失眠，常见症状有虚烦不眠，惊悸不宁，伴或不伴呕吐呃逆，本方半夏燥湿化痰、和胃降逆，使气降则痰降，为君药，竹茹清热化痰、除烦止呕为臣，与半夏相配伍，化痰清热兼顾，使痰热清则无扰心之患；枳实降气化痰、开结除痞，助竹茹清热化痰，陈皮理气和胃、燥湿化痰，助半夏化痰理气，使气顺痰消；“脾为生痰之源”，方中茯苓健脾利湿，使湿去痰消、兼宁心安神，以上三味共为臣药。生姜和胃化痰、制半夏毒性；大枣调和脾胃；甘草益气和中，合茯苓健脾以助运绝生痰之源，调和诸药，此三味共为佐使。

交泰丸功能交通心肾，用于水不济火、心火偏亢之证。其中黄连大苦大寒，擅长泻心火，生用且用量大，意在清心降火除烦，为君药，肉桂辛甘大热，引火归原，化气升津，用量为黄连的 1/10，既可制约黄连苦寒伤阳之性，又无助火之弊，为佐使药。本方仅两味药物组成，一清一温，以清为主，使寒而不遏，降心助肾，重在清心降火，相反相成，使心肾相交，水火相济，则心神得安，不寐自除。

酸枣仁甘酸平，入心、肝、胆经。具有养心益肝、安神敛汗之功，徐老师常与他药配伍，用于心肝阴血亏虚、肝虚有热之虚烦不眠，或用于心脾气血亏虚、心肾不足之失眠。《本草纲目》记载本药“其仁甘而润，故熟用疗胆虚不得眠，烦渴虚汗之证；生用疗胆热好眠，皆足厥阴、少阳药也”。现代研究表明，本药具有抗肿瘤、增强免疫力作用。

远志苦辛温，归心、肾、肺经。具有安神益智之功，《名医别录》记载：“定心气……面目黄。”《药品化义》云：“远志，味辛重大雄……则神昏自宁也。”徐老师常用本药治疗失眠多梦、心悸怔忡。现代研究表明，本药煎剂及水溶性提取物分别具有抗衰老、抗突变抗癌等作用。

灯心草甘淡微寒，归心、肺、小肠经。具有利尿通淋、清心降火之功。本品既可入心清心火，又可利尿泄热导心火下降，故徐老师常用本药治疗心火扰神之心烦失眠。

珍珠母咸寒，归肝、心经。具有平肝潜阳安神之功，《饮片新参》云：“平肝潜阳，安神魂。”徐老师常用本药治疗惊悸失眠、心神不宁之证。

茯神甘淡平，归心、脾、肾经。具有健脾宁心之功，徐老师常用本药治疗心脾两虚、气血不足之心悸失眠。

合欢皮甘平，归心、肝、肺经。具有解郁安神之功，《神农本草经》记载“主安五脏，和心志，令人欢乐无忧”，徐老师常用本药治疗心神不宁，忿怒忧郁，烦躁失眠。

女性失眠患者，常用酸枣仁汤合甘麦大枣汤加灯心草或加麦冬；男性失眠患者常用酸枣仁、珍珠母、远志三味中药，收效良好。

（五）验案举隅

验案一　潘某，女，51 岁。初诊日期：2023 年 3 月 2 日。

患者于 2023 年 2 月 6 日行上腹部 MRI 提示肝 MT 术后，术区转移复发，病灶较前增大，第 12 后肋转移，右侧胸腔积液。2 月 13 日起开始行免疫治疗（帕博利珠单抗）、靶向治疗（仑伐替尼）联合化疗（吉西他滨＋奥沙利铂），化疗期间白细胞、血红蛋白、血小板减少。

刻诊：偶有恶心呕吐，胃纳差，乏力，夜寐差（不易入睡、易醒），牙龈易出血。舌淡苔白腻，脉细。

诊断：中医：肝岩（气虚证）。

西医：肝癌术后复发、转移。

处方一：生黄芪 30g，制黄精 30g，炒苍术 9g，川连 6g，灵芝 15g，绞股蓝 15g，木香 9g，大枣 9g，鸡内金 12g，女贞子 15g。

化疗期间服用。

处方二：党参 15g，黄芪 30g，绞股蓝 9g，灵芝 15g，生白术 9g，预知子 15g，半枝莲 30g，岩柏 30g，白花蛇舌草 30g，女贞子 15g，鸡内金 12g，灯心草 6g，炙甘草 9g，淮小麦 15g，大枣 9g，知母 9g，酸枣仁 15g。

化疗间歇期服用。

水煎 2 剂，早晚温服。

二诊：夜寐好转，乏力改善。

三诊：夜寐可，效不更方。

随访 1 年，患者诉失眠未作。

按：徐老师临证中，在化疗期间常以扶正减毒为主，化疗间歇期着重扶正解毒、软坚散结。本案中以甘麦大枣汤合酸枣仁汤加减治疗肝癌术后复发失眠，效如桴鼓。《金匮要略》云："妇人脏躁，怫郁善悲，甘麦大枣汤主之。""小麦，苦谷也。"小麦可和肝阴之客热而养心液，具消烦利溲止汗之功。经言心病食麦，以苦补之也。心系急则悲，甘草大枣性甘可缓急。甘草泻心火而和胃，大枣调胃以利其上壅之燥。三药合用，甘润平补，养心调肝，此病本于血，心为血主，乃肝之子，心火泻而土气和，则胃气下达。肺脏润，肝气调，躁止而症除。同时使用酸枣仁汤加减，酸枣仁甘酸质润，应少阳木化，生心血，养肝血，以酸收之、补之。知母苦寒甘润，清热泻火，滋阴润燥。灯心草甘淡微寒，入心经，清心火。《金匮要略》云："本草纲目降心火，止血通气，散肿止渴。"

验案二　赵某，女，51 岁。初诊日期：2023 年 10 月 25 日。

患者于 2023 年 6 月 14 日行左乳保乳改良根治术＋左侧腋窝淋巴结活检＋筋膜成形术，术后分期：pT1N0M0，术后病理：浸润性导管癌，免疫组化：Ki-67（10%+），ER（+，＞90%，中-强阳），PR（+，＞90%，中-强阳），HER-2（1+）。7 月 14 日开始行内分泌治疗（托瑞米芬＋戈舍瑞林）。辅检：甲状腺多发结节，C-TIRADS 4A 类（恶性可能 2%～10%）。

刻诊：潮热，盗汗，乏力明显，疲劳，夜寐差，腰酸腰痛，口干喜饮，怕冷明显，小便频数，大便可，纳可，舌红，舌下静脉明显，脉弱。

诊断：中医：乳腺癌（气阴两虚证）。

西医：乳腺癌术后 pT1N0M0　Ⅰ期。

处方：地黄 15g，山茱萸 12g，知母 15g，预知子 15g，香附 9g，蛇六谷 30g，石见穿

30g，白花蛇舌草 30g，黄柏 9g，黄芪 30g，菟丝子 15g，益智仁 15g，麦冬 12g，炒酸枣仁 15g，淮小麦 15g，大枣 9g，炙甘草 9g，鸡内金 12g，桑寄生 15g。水煎 2 剂，早晚温服。

二诊：舌质淡红，苔白略少，夜寐差，3 点醒，起夜 1～2 次，潮热，无口干，性急。

处方：上方加牡丹皮 9g，珍珠母 30g。

三诊：舌质淡红，苔白，起夜 2 次，早醒，潮热好转。肺结节、甲状腺结节、乳房结节。

处方：地黄 15g，山茱萸 12g，知母 15g，预知子 15g，香附 9g，蛇六谷 30g，石见穿 30g，白花蛇舌草 30g，黄柏 9g，黄芪 30g，麦冬 15g，炙甘草 9g，淮小麦 15g，大枣 5 枚，炒酸枣仁 15g，鸡内金 12g，珍珠母 30g，牡丹皮 9g，夏枯草 15g。

四诊：多汗，动则乏力，烘热，夜寐安，腰酸膝软，舌质淡红，苔白少。

处方：上方加地骨皮 9g，桑寄生 30g。

五诊：舌质淡红，苔少，失眠改善，现醒后能再睡，足底热，口干不多饮，大便不成形，日行一次。

处方：上方改黄柏 12g，加山药 12g。

按：本例为女性乳腺癌术后，性情急躁，初诊时夜寐差，每晚只能入睡 1～2h，醒后难以入睡，徐老师在乳腺癌辨证和辨病论治基础上，加甘麦大枣汤、炒酸枣仁，甘麦大枣汤养心安神解妇人之怫郁，小麦味甘性凉，入心、脾、肾经，益气除热止汗，大枣甘温，入脾、胃、心经，补中益气、养血安神、缓和药性，甘草甘平，入心、肺、脾、胃经，补中益气、调和诸药。炒酸枣仁既入心肝经又入胆经，生用疗胆热好眠，《本草图经》云：“睡多，生使；不得睡，炒熟。”珍珠母咸寒，归肝、心经，可安神定惊，与酸枣仁合用取珍珠母丸之意。

验案三　江某，男，80 岁。初诊日期：2023 年 7 月 8 日。

患者 2023 年 7 月 4 日于上海交通大学医学院附属仁济医院检查提示左输尿管入盆段、膀胱局灶性占位，考虑尿路上皮癌伴双上尿路梗阻性扩张。尿常规提示尿蛋白（+），尿潜血（+），PSA6.26ng/ml，fPSA1.4 ng/ml，fPSA/PSA0.23。2023 年 7 月 10 日行膀胱病灶切除术，病理：膀胱尿路上皮癌。既往高血压病史。

刻诊：纳谷一般，大便每日 1 次，尿淡黄，少怕冷，夜尿 2～3 次，苔少黄腻，脉细。

诊断：中医：积证（湿热证）。

　　　西医：膀胱尿路上皮癌术后。

处方：制苍术 9g，生薏苡仁 30g，川连 3g，黄柏 6g，陈皮 9g，太子参 15g，茯苓 15g，土茯苓 30g，白英 30g，蛇莓 30g，川牛膝 9g，大蓟 15g，生黄芪 30g，生甘草 6g，鸡内金 12g，桑寄生 15g，黄精 30g。水煎 2 剂，早晚温服。

二诊：乏力缓解，水肿改善，夜寐差，舌质淡红，苔少，脉细。

处方：太子参 15g，生白术 12g，茯苓 15g，枳实 15g，瓜蒌仁 30g，土茯苓 30g，白英 30g，猫人参 30g，龙葵 30g，七叶胆 30g，黄精 30g，灵芝 15g，菟丝子 15g，肉苁蓉 15g，生黄芪 30g，玄参 15g，淫羊藿 15g，生甘草 9g，生山楂 15g，珍珠母 30g，酸枣仁 15g，远志 12g。

三诊：药合度，服上药后睡眠好转，足踝部少肿，舌质淡红，苔少，脉细。

处方：上方加泽泻 15g，麦冬 12g。

随访 7 月余，患者诉失眠未作。

按：本案患者为老年男性尿路上皮癌术后，症见失眠、小便黄等，徐老师在辨证论治原发肿瘤基础上加珍珠母、酸枣仁、远志三味，其中珍珠母味咸性寒，归肝、心经，生用既可平肝潜阳又可镇潜安神，《本草纲目》：“安魂魄、止遗精白浊，解痘疔毒。”《普济本事方》记载本品与朱砂等配伍，即珍珠母丸；酸枣仁味甘酸性平，入心、肝、胆经，《名医别录》：“主心烦不得眠……虚汗，烦渴，补中，益肝气，坚筋骨，助阴气。”《本草图经》云：“睡多，生使；不得睡，炒熟。”与珍珠母合用取珍珠母丸之意。远志味苦、辛，性温，归心、肾、肺经，既可开心气而宁心安神，又能通肾气而强志不忘，《名医别录》：“定心气，止惊悸，益精，去心下膈气、皮肤中热、面目黄。”《药性论》：“治心神健舂……主梦邪。”三药合用，清肝泻火、交通心肾，达到镇静宁心安神的功效。

（王　爽　蔡玥娇　张云龙）

用药经验

一、单味中药

1. 生黄芪

【性味归经】 味甘，性微温；归肺、脾经。

【功用主治】 补气升阳，固表止汗，利水消肿，生津养血，行滞通痹，托毒排脓，敛疮生肌。用于气虚乏力，食少便溏，中气下陷，久泻脱肛，便血崩漏，表虚自汗，气虚水肿，内热消渴，血虚萎黄，半身不遂，痹痛麻木，痈疽难溃，久溃不敛。

【常用量】 15～60g，2025 版《中国药典》用量：9～30g。

《神农本草经》中称为“黄耆”，味甘微温。主治：“痈疽，久败疮，排脓止痛，大风，痢疾，五痔，鼠瘘，补虚，小儿百病。”《本草求真》谓生黄芪“入肺补气，入表实卫，为补气诸药之最，是以有耆之称”。《名医别录》谓之“补丈夫虚损，五劳羸瘦”；张元素《珍珠囊》指出“黄芪甘温纯阳，其用有五：补诸虚不足，一也；益元气，二也；壮脾胃，三也；去肌热，四也；排脓止痛，活血生血，内托阴疽，为疮家圣药，五也”。均认为黄芪乃补益之品。

肿瘤治疗：生黄芪多用于肿瘤虚证，中医学认为，肿瘤的发生，或因瘀血阻滞，或因湿浊内停，或因热毒壅滞，或因气滞血凝，虽然病因不一，但主要还是取决于正气的盛衰。正气是机体对病邪的抵抗力和自然修复力，所以正气在肿瘤的发生、发展与转归中是起主导作用的。从临证所见，肿瘤患者常见神疲乏力、胃纳不佳、少气懒言等虚证，而其中气虚之象尤为明显，因此，徐振晔教授将黄芪作为肿瘤治疗之主药，且常加大黄芪用量，通常用至 30～60g。黄芪补气而入肺、脾两经，长于补肺脾之气，故多用于肺气不足，脾气虚弱的肿瘤术后、中晚期肺癌、纵隔肿瘤及胃癌等多种癌症患者，常与党参、白术、茯苓等配合应用。黄芪性温主升，功能升阳益气，故又常用于直肠癌、乙状结肠癌等肠道恶性肿瘤患者，这类患者往往有脾虚的表现，尤其常见大便溏薄、恶心呕吐、胃纳不佳等脾阳不振，清气不升之象，用黄芪配伍升麻、柴胡等，常能取得满意的疗效。黄芪补气而能摄血，益卫而能固表，所以又可用于多种癌症见气不摄血之出血，或肌表不固之自汗、盗汗等症。黄芪剂量：早、中期肿瘤患者，机体抵抗力尚可，气虚之象并不严重，主要用黄芪扶正以祛邪，剂量不宜过大，以防留邪或碍胃之弊；中晚期患者，体质大多比较虚弱，虚象明显，则剂量可适当大些。若病情比较复杂，处方用药时要做到既照顾全面，又力求平稳，常药味较多，黄芪的剂量就不能过大；相反，若病情比较单纯，用药较少，则黄芪用量可大，以做到药专力宏。总之，掌握黄芪剂量的关键，是依据邪正的盛衰而定。此外，以黄芪为主药组成的益气扶正之方，可配合放疗、化疗，以减轻患者的反应，增强患者的体质，提高对放疗、化疗的耐受性，从而增强其效用。

现代药理研究：黄芪能够提高免疫系统功能，对免疫器官有保护作用，而且对化疗损伤的免疫功能有较好的保护和促进恢复作用。具有抑癌作用。药理实验也证明，黄芪能促进小白鼠周围血中的白细胞增加，能对抗化学物质、放射线和其他原因引起的人类白细胞减少。黄芪在抗肿瘤免疫治疗中可显著促进胸腺体液反应，通过刺激单核/巨噬细胞系统提高宿主对癌细胞的特异性免疫反应。另有研究发现黄芪成分能抑制肿瘤细胞增殖，促进肿瘤细胞凋亡等。现有的黄芪制剂有黄芪注射液、参芪扶正注射液等，黄芪注射液可提高肿瘤患者免疫功能，增强其体液免疫和细胞免疫功能。

2. 黄精

【性味归经】 味甘，性平；归脾、肺、肾经。

【功用主治】 补气养阴，健脾，润肺，益肾。用于脾胃气虚，体倦乏力，胃阴不足，口干食少，肺虚燥咳，劳嗽咳血，精血不足，腰膝酸软，须发早白，内热消渴。

【常用量】 15～30g，2025版《中国药典》用量：9～15g。

《名医别录》谓其“主补中益气，除风湿，安五脏”。《日华子本草》谓其“补五劳七伤，助筋骨，止饥，耐寒暑，益脾胃，润心肺”。《滇南本草》谓其“补虚添精”。《本草从新》谓其“平补气血而润”。《本经逢原》谓“黄精为补中宫之胜品，宽中益气，使五脏调和，肌肉充盛，骨髓坚强，皆是补阴之功”。《本草纲目》中配伍苍术、枸杞根、柏叶、天冬等用以壮筋骨，益精髓，变白发；《奇效良方》中配伍枸杞，用以补精气，如枸杞丸；《太平圣惠方》中配伍蔓荆子补肝气、明目。但黄精多为补阴，服食过多易滋腻碍胃，故“阳衰阴盛人服之，每致泄泻痞满”。《得配本草》认为气滞者禁用。《本草正义》则认为“有湿痰者弗服。胃纳不旺者，亦必避之”。

肿瘤治疗：徐振晔教授首创益气养精法治疗晚期NSCLC，善用黄精伍生黄芪、灵芝等益气养精中药治疗精气两亏型肺癌，疗效显著。裘沛然教授多用于晚期肿瘤，瘤毒弥漫，邪气盛而正气衰，脏腑戕害时，同时配伍人参、白术、当归以扶助脾胃之气。脾胃乃气血生化之源，化源乏竭，病必不治；若胃气尚存，还可挽留一息生机。钱伯文教授在治疗肿瘤时，常配伍黄精而达益气养血、养阴生津、滋阴补肾之功效，用于治疗各种中晚期肿瘤患者，或通过手术、放疗、化疗后致气血不足、白细胞下降者。刘嘉湘教授亦常使用黄精配伍沙参、麦冬等作为养阴解毒法，治疗晚期肺癌。

现代药理研究：黄精具有抗肿瘤、抗疲劳、抗氧化、延缓衰老的作用，还有降压、止血、抗病原微生物等作用，不同剂量黄精多糖均可显著抑制小鼠移植瘤Heps、Eac的生长，抑瘤率均较高；黄精多糖还可以显著延长S180腹水型荷瘤小鼠的存活时间，表明黄精多糖具有显著的抗肿瘤作用。

3. 生白术

【性味归经】 味苦、甘，性温；归脾、胃经。

【功用主治】 健脾益气，燥湿利水，止汗，安胎。用于脾虚食少，腹胀泄泻，痰饮眩悸，水肿，自汗，胎动不安。

【常用量】 9～60g，2025版《中国药典》用量：6～12g。

《神农本草经》称之为术，主治“风寒湿痹，死肌痉、疸、止汗、除热消食”。

《药鉴》：“除湿益燥，和中益气，利腰脐间瘀血，除胃中邪热。利水道、有除湿之功，强脾胃，有进食之效。”

肿瘤治疗：肿瘤患者多正虚邪盛，晚期以正虚为主，徐振晔教授善用大剂量（30～60g）生白术伍川椒目、葶苈子、龙葵、猫人参等治疗癌性胸腔积液；多用生白术配伍猪苓、大腹皮治疗癌症腹水。肿瘤患者多有大便不畅属脾胃气虚者，往往不可苦寒攻下，此时用大剂量生白术，运脾通便，取得满意效果。将生白术用于运脾通便，其起源可以追溯至《伤寒杂病论》第174条原文：“伤寒八九日，风湿相搏，身体疼烦，不能自转侧，不呕不渴，脉浮虚而涩者，桂枝附子汤主之。若其人大便硬，小便自利者，去桂加白术汤主之。”因脾为湿困，脾阳不运，致使肠胃与膀胱传化失常，去通阳利尿之桂枝，加健脾益气之白术，使之复行运化之职，为胃行其津液，故可濡润肠道而大便自通。故《药性论》云：“能健脾胃，生津液”。李东垣所谓“治病必求其源，不可一概用牵牛巴豆之类下之”。便干结者，阴不足以濡之，然从事滋润，而脾不运化，脾亦不能为其行津液，终属治标。重用白术，运化脾阳，实为治本之图。

现代药理研究：生白术有利尿、降血糖、强壮补虚、抗凝血、扩张血管、促进胃肠蠕动等作用。在肿瘤方面，实验研究表明，白术挥发油中的中性油对食管癌细胞有明显抑制作用；白术挥发油对肺癌A549和宫颈癌HeLa细胞生长皆有明显抑制作用，且呈现剂量依赖性；单细胞凝胶电泳实验结果表明白术挥发油对肿瘤细胞DNA有损伤作用；白术多糖对H22肝癌小鼠的肿瘤有明显抑制作用。

4. 灵芝

【性味归经】 味苦、甘，性温；归心、肺、肝、肾经。《神农本草经》曰“赤芝苦，平”“紫芝甘，温”。

【功用主治】 补气安神，止咳平喘。用于心神不宁，失眠心悸，肺虚咳喘，虚劳短气，不思饮食。

【常用量】 9～30g，2025版《中国药典》用量：6～12g。

《本草纲目》二十八卷·菜部记载：“灵芝性甘平，无毒，久服甚益人。明目，补肝气，安精魂，久食轻身不老延年。”

肿瘤治疗：灵芝多用于肿瘤虚证，因其性味平和，能补益，能提高肿瘤患者的免疫力。徐振晔教授临证常将黄芪、黄精与灵芝三药相须配伍，肺肾同治起到“金水相生”的作用。既可补气润肺，又可滋肾填精，益气养精扶正，用于肺癌的治疗。目前，灵芝作为药物已被《中国药典》收载，同时它又是国家批准的新资源食品，无毒副作用，可以药食两用。

现代药理研究：灵芝的主要活性成分有灵芝三萜、灵芝多糖、甾体、蛋白质、核苷等多类化合物，其抗肿瘤机制主要涉及调节免疫、诱导肿瘤细胞凋亡和自噬、抑制肿瘤细胞转移及抗氧化等。

5. 蛇六谷

【性味归经】 味辛，性温；有毒；归肺、肝、脾经。

【功用主治】 化痰散积，行瘀消肿。用于咳嗽、乳痈、疝气、积滞、跌打损伤、丹毒、痈肿等。

【常用量】 15～30g。

《本草会编》谓其治腮痈。《医林纂要》谓其去肺寒，治痰嗽。《草木便方》谓其化食，消陈积，癥聚，久疟。《四川中药志》谓其烧熟捣绒，敷火疗疮。《江西草药》谓其解毒消肿。

肿瘤治疗：蛇六谷是上海地区的特色抗肿瘤药物之一。其常用剂量为 15～30g，在处方中常作为君药或臣药，起软坚散结、清热解毒的作用，常用于治疗胆囊癌、胰腺癌、肺癌、乳腺癌、恶性淋巴瘤、食管癌、胃癌、肝癌、乳腺癌、直肠癌等。当肿瘤发生转移时，尤其是脑转移、骨转移时，往往重用蛇六谷。

徐振晔教授在多年临证中善用蛇六谷，作为化痰散结消肿之要药，用于治疗肺癌、脑胶质瘤、乳腺癌等实体肿瘤；国医大师刘嘉湘教授用蛇六谷治疗肺癌及恶性淋巴瘤等，为治疗痰瘀胶结病症之必用品；陆德铭教授在乳腺癌术后治疗中善用蛇六谷，临床认为转移患者“虚甚邪亦实”，故扶正的同时不能忽视祛邪，务必使邪尽毒清，否则余邪未尽，易死灰复燃，强调“病重药亦重”，常用蛇六谷 30g（无须久煎）。如有远处转移则用量达 60g，以毒攻毒。

需要注意的是，蛇六谷有一定的毒性，不宜生服，内服不宜过量。若患者误食生品及炮制品，或过量服用，可出现舌及咽喉灼热，痒痛难耐，甚至咽喉肿胀等中毒症状，因此，患者应在临床医生的指导下服用蛇六谷，并注意定期复查。

现代药理研究：蛇六谷的抗肿瘤作用也得到了基础研究的证实。实验研究发现：蛇六谷的主要成分为魔芋甘露聚糖（KGM），具有抗肿瘤作用，蛇六谷水煎剂具有明显的抑制小鼠肿瘤生长的作用，抑瘤率为 40%～50%，且呈剂量依赖性。其发挥抗肿瘤作用的机制，与诱导细胞凋亡和影响细胞周期有关。蛇六谷促进胃癌细胞凋亡基因的表达，对胃癌细胞的增殖具有明显的抑制作用。蛇六谷醇提取物、石油醚萃取物和乙酸乙酯萃取物具有一定的抑制肝癌细胞增殖的作用。

6. 白花蛇舌草

【性味归经】 味微苦、甘，性寒；归胃、大肠、小肠经。

【功用主治】 清热解毒，消痈散结，利水消肿。主肺热喘咳、咽喉肿痛、肠痈、疖肿疮疡、毒蛇咬伤、热淋涩痛、水肿、痢疾、肠炎、湿热黄疸、癌肿等。

【常用量】 30～60g。

《广西中药志》记载：“治小儿疳积，毒蛇咬伤，癌肿。”

肿瘤治疗：白花蛇舌草广泛应用于消化、呼吸及血液等系统恶性肿瘤，尤其是胃癌、食管癌、直肠癌、肺癌、恶性淋巴瘤、子宫颈癌、卵巢癌、膀胱癌、肝癌、鼻咽癌等。在辨证的基础上取其解毒散结作用以抗肿瘤，对于肿瘤初发正气未衰者，通常与七叶一枝花、半边莲、藤梨根、肿节风、蛇莓、蜀羊泉等解毒散结中药配伍，对于肿瘤晚期正气不足者，通常与人参、党参、黄芪、白术等扶正类中药配伍。

现代药理研究：白花蛇舌草含三萜类、熊果酸、齐墩果酸等多种成分，其中三萜类具有良好的抗肿瘤效果。熊果酸、齐墩果酸能抑制肉瘤 S180 株生长，亦是抗肿瘤的有效成分。白花蛇舌草中的豆甾醇、齐墩果酸、熊果酸、对位香豆酸等可刺激网状内皮系统增生，加强吞噬细胞的能力，增强小鼠和人杀伤细胞对肿瘤细胞的特异性杀伤活性，增强 B 细胞抗体的产生，并增强单核细胞对肿瘤细胞的吞噬功能。其中的多糖具有增强免疫活性的作用，糖蛋白物质能显著增强小鼠脾细胞的增殖活性，并通过刺激机体的免疫系统抑制肿瘤生长。而其所含总黄酮具有增强机体特异性免疫功能和非特异性免疫功能的作用，从而间接增强人体抗肿瘤功能。

7. 半枝莲

【性味归经】 味辛、苦，性寒；归肺、肝、肾经。

【功用主治】 清热解毒，化瘀利尿。用于疔疮肿毒，咽喉肿痛，跌仆伤痛，水肿，黄疸，蛇虫咬伤。

【常用量】 15～30g，2025 版《中国药典》用量：15～30g。

《广西药用植物图志》记载“消炎，散瘀，止血。治跌打伤，血痢”。

《江西草药》记载“清热解毒，消肿止痛”。

《南京民间草药》记载“破血通经”。

肿瘤治疗：用于胃癌、食管癌、肝癌、胆囊癌、鼻咽癌、喉癌等多种恶性肿瘤。治疗胃癌常与半边莲、白花蛇舌草等配伍；治疗食管癌常与刘寄奴、蒲公英、黄药子等配伍；治疗肝癌、胆囊癌常与七叶一枝花、山慈菇等配伍；治疗鼻咽癌、喉癌常与龙葵、石上柏、山豆根等配伍。

现代药理研究：半枝莲含有生物碱、黄酮类苷、甾体及酚类、鞣质等，对肉瘤 S180、艾氏腹水癌、脑瘤 22 等均有一定抑制作用，对急性粒细胞白血病细胞有轻度的抑制作用。半枝莲含药血清能抑制体外血管生成，不仅小管数目减少，而且管腔不完整，其机制可能与阻断内皮细胞迁移、下调 VEGF 蛋白表达有关。半枝莲多糖与环磷酰胺共用可以通过上调 TNF-α 产生更好的肿瘤杀伤效果，通过下调 VEGF 能抑制肿瘤血管的生成。半枝莲多糖可提高荷瘤鼠脾脏指数，能够提高 S180 荷瘤小鼠 T 淋巴细胞的百分数，具有一定的免疫增强作用，从而间接抑制肿瘤生长。

8. 蜈蚣

【性味归经】 味辛，性温；有毒；归肝经。

【功用主治】 息风镇痉，攻毒散结，通络止痛。用于肝风内动，痉挛抽搐，小儿惊风，中风口㖞，半身不遂，破伤风，风湿顽痹，偏正头痛，疮疡，瘰疬，蛇虫咬伤。

【常用量】 3～6g，2025 版《中国药典》用量：3～5g。

《神农本草经》记载其“主啖诸蛇虫鱼毒，温疟，去三虫”。《名医别录》记载其“疗心腹寒热结聚、堕胎、去恶血”。《本草纲目》记载其“治小儿惊厥风搐，脐风口噤，丹毒，秃疮，瘰疬，便毒，痔漏，蛇伤”。

肿瘤治疗：常用治脑瘤、鼻咽癌、肝癌、乳腺癌等癌瘤中属瘀毒内蕴，或见肝风内动者；对多种肿瘤引起的疼痛也有一定止痛作用。本品有毒，临床需谨慎，应用过程中常与其他中药配伍，可配伍全蝎、鳖甲、僵蚕等以攻毒散结。用于肿瘤引起的疼痛，可单用外敷，也可研粉吞服，也可与全蝎、僵蚕、川芎等共用。徐振晔教授善用本品配合制川草乌、自然铜、骨碎补治疗骨转移所致骨质破坏、骨痛等，疗效极佳。脑瘤或脑转移癌多用本品攻毒散结抗肿瘤。

现代药理研究：蜈蚣组织提取物对人胃癌 823、人肝癌 H22、人肝癌 HepG2、人宫颈癌 SiHa、人宫颈癌 HeLa 等多种肿瘤细胞生长具有抑制作用，可阻滞肿瘤细胞周期，诱导肿瘤细胞凋亡，其作用机制与调控 Bax 和 Caspase-3 介导的线粒体信号传导途径有关。并可间接抑制血管生成，蜈蚣多糖蛋白复合物具有显著的抗血管生成活性，能显著抑制裸鼠 Bel-7404 移植瘤的生长，其机制与降低血管内皮细胞生长因子（VEGF）和促血管生成素 2（Ang-2）表达抑制肿瘤血管生成有关。

9. 桃仁

【性味归经】 味苦、甘，性平；归心、肝、大肠经。

【功用主治】 活血祛瘀，润肠通便，止咳平喘。用于经闭痛经，癥瘕痞块，肺痈肠痈，跌仆损伤，肠燥便秘，咳嗽气喘。

【常用量】 6～12g，2025 版《中国药典》用量：5～10g。

《神农本草经》谓其“主瘀血，血闭癥瘕，邪气，杀小虫”。《名医别录》谓其“止咳逆上气，消心下坚，除卒暴击血，破癥瘕，通脉，止痛”。

肿瘤治疗：徐振晔教授善用本品治疗瘀血腰痛、便秘等，并伍用杏仁、芦根、枇杷叶等治疗瘀热咳嗽；钱伯文常使用桃仁配合理气药治疗肿瘤，因肿块是肿瘤的主要表现，它的形成主要是由于气滞血瘀、痰火互结、湿毒积聚等原因所致。如《医宗金鉴》在论述乳腺癌时，提出了气滞与癌肿形成的关系，说：“乳癌由肝脾两伤、气郁凝结而成。”《灵枢・水胀》说“癖而内著，恶气乃起，息肉乃生”，提出湿毒、湿聚的秽恶之气蕴郁于机体，日积月累，亦为形成肿块的诱发因素之一。在临床上，不论是容易摸到的一些体表的肿核肿块，或者是不易发现的体内深部的包块肿物，当出现疼痛时，其症大多已是中晚期，这些患者多为虚中夹实之证，既有正气之虚，又有肿块之实，在治疗时常遇到攻下正不支、补之邪益盛的困境，因此常采用渐消缓散的方法，促使肿块逐渐消散。另外随着癌肿的迅速生长，压迫或侵犯神经末梢或神经干，或并发梗阻、继发感染等原因，到了中晚期常出现进行性疼痛，甚至产生顽固、持续性剧痛。祖国医学对此解释为“不通则痛，通则不痛”。由于肿瘤患者所表现的肿与痛两者有着因果关系，而且肿与痛的病机也相类似，往往都因气滞血瘀、痰凝、毒壅、正虚不荣等多种因素交织而成，所以在治疗上消肿止痛往往同时使用，成为治疗肿瘤的重要法则之一。

现代药理研究：桃仁蛋白为桃仁中的大分子物质，药理活性主要为增强免疫力和抗肿瘤，还具有抗炎作用。桃仁蛋白具有提高免疫力和抗肿瘤的作用。相关研究表明桃仁蛋白的免疫调节作用是通过降低血清中 IL-2、IL-4 两种细胞因子的水平来实现的。桃仁蛋白还具有显著的抗肿瘤作用，该作用是通过增强树突状细胞抗原递呈功能与影响相关基因的表达来实现的；也有研究表明桃仁蛋白 A 通过抑制细胞周期蛋白 B1，使肿瘤细胞分裂停留于 G2 期，从而抑制肿瘤细胞的增殖以实现抗肿瘤作用，还可以抑制组织蛋白酶 D 的表达，从而抑制肿瘤浸润转移；还有研究显示桃仁蛋白的抗肿瘤作用是通过提高 IL-2、IL-4 水平实现的。

10. 干蟾皮

【性味归经】 味辛，性凉；有小毒；归心、肺、脾、大肠经。

【功用主治】 清热解毒，利水消肿，止咳化痰。用于痈疽、肿毒、瘰疬、肿瘤、疳积腹胀、慢性气管炎。

【常用量】 6～12g。

《本草纲目拾遗》谓其贴大毒，能拔毒、收毒。《浙江中药手册》载其为小儿五疳惊风药，又能利小便，消腹胀。

肿瘤治疗： 干蟾皮广泛用于肝癌、肺癌、乳腺癌、食管癌、胃癌、肠癌、子宫内膜癌、子宫颈癌、骨癌、甲状腺癌、皮肤癌等多种恶性肿瘤的治疗，也用于癌性疼痛的治疗。徐振晔教授常用本品治疗肺癌、胃癌、肝癌、胰腺癌等，并伍用蜂房、山慈菇、蛇六谷、七叶一枝花、石见穿、石上柏、夏枯草、天葵子等治疗多种实体恶性肿瘤。对于表浅的肿瘤或淋巴结转移灶，以及癌性疼痛，还可用新鲜蟾皮，挑破表面腺体颗粒，将蟾皮表面贴敷癌肿处皮肤上，但应注意局部及全身中毒及过敏反应。

目前华蟾素注射液、华蟾素片、华蟾素胶囊等干蟾皮制剂是水提加工而成，在治疗多种癌症方面具有显著疗效，如肝癌、肺癌及癌性疼痛等；同时在治疗白血病、慢性乙型肝炎、乙型病毒性肝炎等方面取得了显著的效果。

现代药理研究： 干蟾皮的提取物能够通过下调细胞周期相关蛋白的表达，诱导人肝癌细胞 HepG2 等多种肿瘤细胞阻滞，进而诱发凋亡。华蟾素为中华大蟾蜍皮的水溶性提取物，可显著升高正常与免疫抑制及致敏小鼠血清 IgG 的含量，对体液细胞及非特异性细胞免疫功能均有促进作用。

11. 石见穿

【性味归经】 味辛、苦，性微寒；归肝、脾经。

【功用主治】 活血化瘀，清热解毒，消肿止痛。用于治疗多种癌症，月经不调，痛经，经闭，瘰疬，疮肿，乳痈等症。

【常用量】 15～45g。

《本草纲目》谓其主骨痛，大风痈肿。《苏州本产药材》谓其治噎膈，痰饮气喘。《神农本草经》谓其主心腹积聚，通九窍。治诸血症，痈肿积块，妇人腹蕈。

肿瘤治疗： 临床上多用于治疗肺癌、胃癌、食管癌、直肠癌、肝癌、鼻咽癌等恶性肿瘤。常配以白花蛇舌草、半枝莲、半边莲等解毒散结、消痈止痛之药共奏抗癌之效。常与寻骨风、鸡血藤、姜黄等配合应用治疗气滞瘀阻型骨肉瘤或肿瘤骨转移。治疗妇科月经不调、痛经、经闭等症常配伍活血化瘀药延胡索、丹参、红花、益母草、鸡血藤等。徐振晔教授常用本品配伍石上柏、蛇六谷、山慈菇、蚤休、干蟾皮治疗肺癌；配伍蛇六谷、白花蛇舌草治疗乳腺癌等。

现代药理研究： 石见穿全草含甾醇、三萜类成分、氨基酸等，根含有水苏糖等，能抑制或杀灭艾氏腹水癌细胞，使患病小白鼠生存期显著延长，能增强实验动物的免疫功能。石见穿提取物固醇、熊果酸、氯仿部位是体外抗肿瘤作用的主要有效成分。其中熊果酸能有效抑制肉瘤 S180 株生长。

12. 石上柏

【性味归经】 味甘，性凉；归肺、大肠经。

【功用主治】 清热解毒，祛风除湿，止血。用于治疗各种癌症、肺炎、急性扁桃体炎、眼结膜炎、肝炎等炎症的治疗，以及咽喉肿痛、目赤肿痛等。

【常用量】 15～45g。

《全国中草药汇编》：单方一味，治疗肝炎病。“清热解毒，抗癌，止血。主治癌症、肺炎、急性扁桃体炎、眼结膜炎、乳腺炎”。

肿瘤治疗：多用于喉癌、鼻咽癌、肺癌、乳腺癌、食管癌、胃癌、肝癌、宫颈癌、肾癌等恶性肿瘤的治疗。国医大师刘嘉湘教授应用本品治疗各期肺癌。徐振晔教授治疗肺癌时常配伍石见穿、蛇六谷、干蟾皮、白花蛇舌草等；治疗鼻咽癌常配伍蛇莓、天葵子、生地黄、玄参等。

现代药理研究：石上柏中含有生物碱、植物甾醇、皂苷等，对 S180（小白鼠肉瘤）、U14（小白鼠宫颈癌）、L16（小白鼠白血病）模型有抑制作用，能延长肝癌小鼠的生存期，使小鼠的肾上腺皮质束状带增宽，并有增强机体代谢和网状内皮系统功能的作用。石上柏水提取液有阻断 EB 病毒在细胞内抗原表达的作用，使 EB 病毒抗体阳性者转阴。石上柏乙酸乙酯部位能显著抑制 HeLa 人宫颈癌细胞与 HepG2 肝癌细胞生长，对 S180 荷瘤小鼠抑制率为 43%。

13. 山慈菇

【性味归经】 味辛，性寒；有小毒；归肝、脾经。

【功用主治】 清热解毒，化痰散结。用于痈肿疔毒，瘰疬痰核，蛇虫咬伤，癥瘕痞块。

【常用量】 9～15g，2025 版《中国药典》用量：3～9g。

《本草拾遗》谓其疗痈肿疮瘘，瘰疬结核等，醋磨敷之。《本草纲目》谓其主疗肿，攻毒破皮，解诸毒蛊毒，蛇虫狂犬伤。《滇南本草》谓其消阴分之痰，止咳嗽，治喉痹，止咽喉痛。治毒疮，攻痈疽，敷诸疮肿毒，有脓者溃，无脓者消。

肿瘤治疗：临床上多用于恶性淋巴瘤、甲状腺癌、皮肤癌、宫颈癌、鼻咽癌、食管癌、胃癌等恶性肿瘤；痈疽疔毒、瘰疬痰核及甲状腺瘤、乳腺囊性增生、乳腺纤维瘤等。徐振晔教授用本品常配合石见穿、石上柏、蛇六谷、干蟾皮等治疗晚期肺癌；配合天葵子内服治疗甲状腺癌、恶性淋巴瘤。

现代药理研究：山慈菇有效成分具有抗肿瘤、抗血栓形成、降压、抗菌作用，对乙酰胆碱受体 M3 有阻断作用，对酪氨酸酶有激活作用，可能通过抑制血小板聚集影响造血功能。光慈菇、丽江山慈菇所含秋水仙碱等多种生物碱是抗癌有效物质，广泛用于多种癌症的治疗。

14. 龙葵

【性味归经】 味苦、微甘，性寒；有小毒；归肝、脾经。

【功用主治】 清热解毒，利水消肿。用于各种恶性肿瘤、咽喉肿痛、痈肿疔毒、小便不利、尿路感染等。

【常用量】 15～30g。

《唐本草》谓其“食之解劳少睡，去虚热肿”。《本草纲目》谓其“疗痈疽肿毒，跌扑伤损，消肿散血”。《食疗本草》谓其“主疗肿。患火丹疮，和土杵，敷之尤良”。《救荒本草》谓其“敷贴肿毒、金疮，拔毒”。《滇南本草》谓其“治小儿风热，攻疮毒，洗疥癞痒痛，祛皮肤风”。

肿瘤治疗：用于治疗肝癌、胃癌、膀胱癌、前列腺癌、肺癌、多发性骨髓瘤等。可配合蛇莓、白花蛇舌草、白英、蚤休、半边莲等药同用。常与蒲公英、半枝莲、石上柏、蛇莓等配伍治疗肺癌，配白花蛇舌草、猪苓、茯苓、泽泻、侧柏叶等治疗膀胱癌兼血尿的患者。常与山豆根、石上柏、山慈菇联用，治疗晚期鼻咽癌。也用于治疗咽喉肿痛，痈肿疔毒等症。徐振晔教授应用本品配合土茯苓、蛇莓等治疗泌尿系统恶性肿瘤；配合猫人参、川椒目、葶苈子、生白术等治疗恶性胸腹水。

现代药理研究：龙葵有效成分龙葵碱、澳洲茄碱、皂苷等，对小鼠子宫颈癌、肉瘤 S180、艾氏腹水癌转实体癌有抑制作用，通过杀伤增殖期肿瘤细胞，抑制癌细胞复制和转录能力，还能通过影响 p53 基因，诱导细胞凋亡；龙葵碱通过降低 Bcl-2/Bax，激活 Caspase-3 酶活性，诱导 HepG2 细胞凋亡，达到抗肿瘤作用；龙葵碱亦能通过抑制 PC-3 细胞增殖、诱导凋亡、活化 PC-3 细胞中 IκBα 蛋白及 Bcl-2 蛋白表达等机制发挥抗前列腺癌作用。

15. 土茯苓

【性味归经】 味甘、淡，性平；归肝、胃经。

【功用主治】 解毒，除湿，通利关节。用于梅毒及汞中毒所致的肢体拘挛，筋骨疼痛；湿热淋浊，带下，痈肿，瘰疬，疥癣。

【常用量】 15～60g，2025 版《中国药典》用量：15～60g。

《本草纲目》谓其“健脾胃，强筋骨，去风湿，利关节，止泄泻，治拘挛骨痛，恶疮痈肿，解汞粉、银朱毒”。《本草图经》谓其可“敷疮毒”。《本草备要》谓其“治筋骨拘挛，杨梅疮毒，瘰疬疮肿”。

肿瘤治疗：常用于治疗肾癌、膀胱癌、前列腺癌、胃癌、肝癌、恶性淋巴瘤、妇科肿瘤及肉瘤等多种恶性肿瘤，常配伍蛇莓、白花蛇舌草、半边莲、藤梨根等解毒散结中药使用。徐振晔教授常用本品配伍蜀羊泉、蛇莓、白花蛇舌草等治疗膀胱癌、肾癌、前列腺癌及妇科肿瘤等。

现代药理研究：土茯苓提取物琥珀酸、皂苷、总皂苷（SGR）对体外培养的 S180、H22 细胞均具有一定的细胞毒性，其中对荷瘤小鼠 S180 的抑制作用较明显。

16. 天龙

【性味归经】 味咸，性寒；有小毒；归肝经。

【功用主治】 祛风定痉，解毒散结。主治历节风痛、四肢不遂、惊痫、破伤风、痈疮、虚劳咳嗽、气喘咯血、中风瘫痪、淋巴结结核及癌肿。

【常用量】 3～9g。

《本草纲目》谓其“治中风瘫痪，手足不举，或历节风痛，及风痉惊痫，小儿疳痢，血积成痞，厉风瘰疬，疗蝎螫”。《四川中药志》谓其“祛风，破血积包块，治肿痛”。

肿瘤治疗：临床上用于治疗胃癌、肝癌、食管癌、肺癌等多种恶性肿瘤，以单药或中药复方应用为主，也可与西药化疗、放疗、介入治疗合并应用，疗效显著；治疗胃癌常配红藤、菝葜、藤梨根、野葡萄藤、白花蛇舌草等；治疗肝癌常配岩柏、蛇六谷、白花蛇舌草、半枝莲、半边莲等；治疗肺癌常配石见穿、石上柏、蛇六谷、干蟾皮等；由鲜壁虎、鲜金钱白花蛇、鲜蕲蛇三味动物药组成的金龙胶囊被广泛用于肝癌、食管癌、胃癌和NSCLC等恶性肿瘤的治疗；与硼砂、丁香、姜半夏、乳香、三七粉、皂角刺、全蝎等药物制成丸剂治疗晚期食管癌食管梗阻，可显著改善梗阻症状。

现代药理研究：天龙提取液对小鼠肿瘤组织的生长均有一定的抑制作用。鲜天龙液在体外能诱导 C6 胶质瘤细胞凋亡，抑制细胞增殖，是一种具有抗肿瘤作用的天然药物；鲜壁虎冻干粉可抑制 H22 小鼠肿瘤生长及血管生成；壁虎肽类成分对于乳腺癌、肺癌及卵巢癌均具有较好的抗肿瘤效果。而且天龙提取物具有增加骨强度的作用。

17. 蜂房

【性味归经】 味甘，性平；归胃经。

【功用主治】 攻毒杀虫，祛风止痛。用于疮疡肿毒，乳痈，瘰疬，皮肤顽癣，鹅掌风，牙痛，风湿痹痛及乳腺癌、肺癌、鼻咽癌、宫颈癌等恶性肿瘤。

【常用量】 9～30g，2025 版《中国药典》用量：3～5g。

《神农本草经》谓其“主惊痫瘈疭，寒热邪气，癫疾，肠痔”。《日华子本草》谓其“治牙齿疼，痢疾，乳痈，蜂叮，恶疮”。《本草纲目》谓其“露蜂房，阳明药也。外科齿科及他病用之者，亦皆取其以毒攻毒，兼杀虫之功耳”。

肿瘤治疗：蜂房长于以毒攻毒，消肿散结，临床上治疗乳腺癌常配蛇六谷、白花蛇舌草、石见穿；治疗肺癌常配石见穿、石上柏、蛇六谷、七叶一枝花等；治疗鼻咽癌常配夏枯草、天葵子、石见穿、山豆根等；治疗宫颈癌常配蜀羊泉、蛇莓、红豆杉等；江苏名医朱良春创制的消瘤丸由蜂房、全蝎、蛇蜕等组成，对癌肿有一定控制作用。钱伯文教授以蜂房配全蝎、乳香、没药等药物治疗早、中期宫颈癌。

现代药理研究：蜂房主要含有含黄酮、萜类、甾类等多种化学成分，具有抗炎、抗菌、抗肿瘤、镇痛等药理作用。研究表明，蜂房的抗肿瘤作用机制与肿瘤细胞生物合成有关，通过干扰细胞基因的复制、不可逆断裂等方式阻碍肿瘤细胞增殖；影响肿瘤细胞内信号通道的传导，增强细胞凋亡的始动基因，促进凋亡基因的表达，从而抑制肿瘤细胞的增殖；同时通过增强体内 B 细胞、T 细胞的活性，与单核细胞发挥协同作用，促进分泌具有生物调节作用的细胞因子，抑制或杀伤肿瘤细胞，同时提高机体免疫功能。研究提示蜂房提取物对 HepG2 细胞具有显著的抑制作用，显示出较强的抗肿瘤活性；某些成分有明显诱导白血病细胞凋亡、抑制白血病细胞增殖的作用。

18. 绞股蓝

【性味归经】 味甘、苦，性寒；归肺、脾经。

【功用主治】 健脾益气，化痰止咳，清热解毒。用于脾胃气虚，体倦乏力，纳食不佳，以及各类恶性肿瘤合并血脂偏高、脂肪肝。

【常用量】 15～30g，研末吞服，3～6g；亦可适量代茶服。

《临床中药辞典》谓其“化痰止咳，健脾理气，益气活血，生津止渴，解毒利湿”。

肿瘤治疗：临床上应用较多的是恶性肿瘤合并血脂高、脂肪肝者，治以降血脂，调节脂质代谢；脾虚气滞有嗳气、吞酸者，可配伍乌贼骨、煅瓦楞子等；脾虚气滞湿阻者配伍茵陈、郁金、茯苓等；治气虚血瘀胸部隐痛不适者，常与郁金、丹参、川芎等配伍；治气阴两虚所致的乏力、口咽干燥等症，可配伍太子参、南北沙参、天麦冬、山萸肉等；痰湿阻肺之咳嗽者，常配半夏、陈皮、生薏苡仁等。

现代药理研究：绞股蓝有明显的体内外抗肿瘤作用，对肝癌、肺癌、食管癌、子宫癌、腹水癌、血癌、皮肤癌等二十多种癌细胞有明显的抑制作用，而对正常细胞无毒副作用。有报道绞股蓝主要成分是绞股蓝皂苷，也含有多糖、黄酮类化合物等多种化学成分，并富含有机酸和多种微量元素。绞股蓝总皂苷可以通过上调 Bax、下调 Bcl-2 的表达诱导人肝细胞癌细胞 Huj-7 凋亡；绞股蓝提取物能有效发挥对肝细胞癌 Hep3B 的抗增殖作用，抑制肿瘤细胞生长。

19. 山豆根

【性味归经】 味苦，性寒；有毒；归肺、胃经。

【功用主治】 清热解毒，消肿利咽。用于食管癌、喉癌、鼻咽癌，以及火毒蕴结，乳蛾喉痹，咽喉肿痛，齿龈肿痛，口舌生疮。

【常用量】 3～6g，2025 版《中国药典》用量：3～6g。

《开宝本草》谓：“主解诸药毒，止痛。消疮肿毒，急黄发热咳嗽，杀小虫。”《本草求真》谓：“山豆根，功专泻心保肺，及降阴经火逆，解咽喉肿痛第一要药。”《本草经疏》谓：“山豆根，甘所以和毒，寒所以除热，凡毒必热必辛，得清寒之气，甘苦之味，则诸毒自解，故为解毒清热之上药。凡痛必因于热，毒解热散，则痛自止，疮肿自消。急黄，乃血热极所发，故必发热，热气上熏则发咳嗽。诸虫亦湿热所化，故悉主之，而多获奇效也。”《本草图经》谓：“采根用，今人寸截含之，以解咽喉肿痛极妙。”《本草备要》谓：“泻热解毒，去肺大肠风热，含之咽汁，止喉痛、齿肿、齿痛。”

肿瘤治疗：临床上，山豆根配伍白花蛇舌草等清热解毒类抗肿瘤药物，对肝癌、鼻咽癌、宫颈癌、膀胱癌、肺癌、喉癌、白血病都有一定的治疗效果，一般用量 3～6g/d，水煎服。治疗肝癌常配岩柏、干蟾皮、白花蛇舌草等；治疗膀胱癌常配土茯苓、苦参、蛇莓等；治疗肺癌常配石见穿、石上柏、蛇六谷等。

现代药理研究：山豆根水提取物对体外培养的人肝癌细胞增殖及代谢有抑制作用；对人 NSCLC 细胞（A549）具有抑制增殖和促进凋亡作用，能够使细胞周期停滞于 G0/G1 期；亦对人食管癌细胞株（Eca-109）有杀伤作用，对细胞分裂指数抑制率接近或达到 100%。山豆根中的金雀花碱对人宫颈癌细胞（HeLa）和人乳腺肿瘤细胞（MDA-MB-231）细胞系具有明显的细胞毒性作用；山豆根中所含的紫檀素、槐树素和红车轴草根苷、山槐树苷等对小鼠肉瘤 180 也有抑制作用。在调节机体免疫方面，山豆根可促进淋巴细胞转化，提高 T 细胞比值，激发或增强淋巴细胞的细胞解毒作用，调整巨噬细胞的吞噬功能；通过提高荷瘤小鼠血清中 TNF-α、干扰素-γ（INF-γ）、IL-2 的水平，显著抑制肝癌 H22 腹水瘤、S180 实体瘤的生长。

20. 七叶一枝花

【性味归经】 味苦，性微寒；有小毒；归肝经。

【功用主治】 清热解毒，消肿止痛，凉肝定惊。用于疔疮痈肿，咽喉肿痛，蛇虫咬伤，跌仆伤痛，惊风抽搐。

【常用量】 9～15g，2025 版《中国药典》用量：3～9g。

《日华子本草》谓其“治胎风搐手足，能吐泻瘰疬”。《滇南本草》言其“消诸疮，无名肿毒，利小便”。《本草汇言》谓其“凉血祛风，解痈毒之药也”。《广西民间常用草药》谓其“治耳内生疮热痛”。《浙江民间草药》谓其“治喉痹”。

肿瘤治疗：临床上，多用于肺癌、胃癌、肝癌、贲门癌、膀胱癌、脑瘤、骨髓炎、白血病、恶性淋巴瘤等多种恶性肿瘤。徐振晔教授常与蜂房、山慈菇、石见穿配合治疗肺癌。

现代药理研究：七叶一枝花的醇提取物对肝癌 HepG2 细胞、恶性胸腹水中原代肿瘤细胞有一定的杀伤作用。对小鼠肉瘤 S180、肉瘤 S37、实体型肝癌、艾氏腹水癌等均有抑制作用。

21. 天葵子

【性味归经】 味甘、苦，性寒；归肝、胃经。

【功用主治】 清热解毒，消肿散结。用于甲状腺癌、鼻咽癌、脑胶质瘤、脑转移瘤等恶性肿瘤及痈肿疔疮，乳痈，瘰疬，蛇虫咬伤。

【常用量】 15～30g，2025 版《中国药典》用量：9～15g。

《百草镜》谓：“清热，治痈疽肿毒，疔疮。”《本草求原》谓：“主内伤痰火，消瘰疬、恶疮。”《贵州民间方药集》谓：“清热解毒，平喘、定惊。”《湖南药物志》谓：“清热解毒，消肿止血，敷乳毒。”

肿瘤治疗：临床上，常用于脑瘤、鼻咽癌、甲状腺癌、恶性淋巴瘤等。治疗脑部肿瘤常配合天龙、蜈蚣、蛇六谷等，治疗鼻咽癌常配合蛇莓、石上柏、山豆根等，治疗甲状腺癌常配合白英、蛇莓等。徐振晔教授治疗脑瘤常用天葵子配合天龙、蛇六谷等。

现代药理研究：天葵子总生物碱对小鼠 S180 实体瘤具有抑制作用，体外实验表明天葵子总生物碱抗肿瘤作用可能与影响相关炎性因子的分泌，调节肿瘤炎性微环境有关。天葵子总生物碱中的季铵碱是抗肿瘤活性成分。

22. 全蝎

【性味归经】 味咸、辛，性平；有毒；归肝经。

【功用主治】 息风镇痉，通络止痛，攻毒散结。用于肝风内动，痉挛抽搐，小儿惊风，中风口㖞，半身不遂，破伤风，风湿顽痹，偏正头痛，疮疡，瘰疬。

【常用量】 内服：煎汤，2～5g；2025 版《中国药典》用量：3～6g。研末入丸、散，每次 0.5～1g。

《本草衍义》："蝎，大人小儿通用，治小儿惊风，不可阙也。有用全者，有只用梢者，梢力尤功。"《宝庆本草折衷》："续说云，张松谓蝎又治筋脉挛急，偏正头风，膀胱、胁腹、心膈、肩项及妇人血刺、诸气疼痛。《易简方》言痰涎壅盛，以蝎人三生饮中同煎服。及痈疖肉硬不破，多和药用，故知蝎非但理风，尤善疏气、豁痰、破疖也。"《医学衷中参西录》："蝎子，善入肝经，搜风发汗。治惊痫抽掣，中风口眼歪斜，或周身麻痹；其性虽毒，转善解毒，消除一切疮疡。为蜈蚣之伍药，其力相得益彰也。"均认为全蝎为解毒之品。

肿瘤治疗： 恶性肿瘤的产生是由于正气亏虚合并外邪侵袭，人体脏腑无法正常执行生理功能引起了机体代谢的紊乱，无形气机周身循行不畅，有形津血停滞聚集成为痰瘀，痰和瘀互相交结，久久不散，产生热邪，痰、热、瘀催化下成为癌毒。《灵枢·痈疽》云："血涩而不行，不行则卫气从之而不通……故热。"《金匮要略》曰："毒者，邪气蕴蓄不解之谓。"晚期肿瘤患者患病日久，久病成瘀。对于瘀毒明显的肿瘤患者，徐振晔教授常用虫类药，如全蝎、蜈蚣、僵蚕、地龙、土鳖虫等祛瘀活血、搜风解毒、剔络止痛。若病至后期，癌症转移至脑，以肝肾亏虚为主，伴痰、瘀、毒、风者，治疗时尚需配合培补肝肾，祛风化痰，祛瘀解毒之法，药如全蝎、蜂房、僵蚕等。而对于癌痛患者，全蝎也具有软坚散结、通络止痛的功效，达到抗癌又止痛之目的。可见，灵活应用性猛力专之虫类药，可以在多种肿瘤疾病的治疗中发挥重要作用。

现代药理研究： 现有研究发现，灌胃给予蝎尾提取物 500mg/kg，连续 7 天，可使接种小鼠肉瘤 S180 的瘤重较对照组显著减轻。东亚钳蝎毒 0.1mg/kg 和 0.3mg/kg 腹腔注射，连续 10 天，对艾氏腹水癌（EAC）小鼠的生存期有明显延长作用，对小鼠体重的增长有抑制作用。0.01%～0.25%蝎毒提取物对人大肠癌细胞体外生长有明显抑制作用。全蝎粗提取物在 10μg/ml 和 1μg/ml 剂量下，可使体外培养人宫颈癌传代 HeLa 细胞全部死亡脱壁。对 LA_{795} 肺腺癌带瘤小鼠，每日每只皮下注射 0.2mg，连用 10 天，在停药第 1 日和停药第 10 日时，肿瘤生长抑制率为 38.3%和 52.4%。此外，研究证明，全蝎和蜈蚣二者均可对 Lewis 肺癌小鼠产生抑瘤作用，其中效果最为明显的是高剂量组，甚至发现其与环磷酰胺的抑瘤作用相似。但同时对于小鼠的脾脏和胸腺免疫器官，全蝎高、中剂量组也出现较为明显的抑制效应，而全蝎低剂量组则无明显影响。

23. 丹参

【性味归经】 味苦，性微寒；归心、心包、肝经。

【功用主治】 活血祛瘀，调经止痛，除烦安神，凉血消痈。主治妇女月经不调，痛经，经闭，产后瘀滞腹痛，心腹疼痛，癥瘕积聚，热痹肿痛，跌打损伤，热入营血，烦躁不安，心烦失眠，痈疮肿毒。

【常用量】 内服：煎汤，5～15g，大剂量可用至 30g；2025 版《中国药典》用量：10～15g。

《本草经集注》：“丹参，时人服多眼赤，故应性热，今云微寒，恐为谬矣。”

《本草纲目》：“丹参色赤，味苦，气平而降，阴中之阳也，入手少阴、厥阴之经，心与包络血分药也。”《妇人明理论》云：“四物汤治妇人病，不问产前产后，经水多少，皆可通用。唯一味丹参散主治与之相同，盖丹参能破宿血，补新血，安生胎，落死胎，止崩中带下，调经脉。其功大类当归、地黄、芎、芍药故也。”《本草经疏》：“丹参，《本经》味苦，微寒。陶云：性热，无毒。观其主心腹邪气，肠鸣幽幽如走水，寒热积聚，破瘕除瘕，则似非寒药；止烦满，益气，及《别录》养血，去心腹痼疾，结气，腰脊强，脚痹，除风邪留热，久服利人，又决非热药，当是味苦平，微温。”

肿瘤治疗：丹参具有活血行气、通经止痛、清心除烦等功效。肿瘤患者因正气亏虚、毒邪蕴结、日久伤阴伤血，徐振晔教授在治疗中以益气健脾、养血养阴、化瘀导滞为主。丹参为主的活血化瘀药有通畅血脉、消散瘀滞的作用，“血为气之母”，人体血液通过生气、载气作用以改善血液的高凝状态，对病灶产生多方面的防治作用。将活血化瘀药应用于癌症的治疗中，可达到脾胃气血健旺、祛邪外出的目的；其次，活血化瘀也常同补气、养血、温经散寒、清热、行气等治法配合使用。此外，活血化瘀药能使血脉通畅，现代抗肿瘤药物可以更充分地进入病灶发挥作用。在临床上对患者精准辨证，选用丹参等活血化瘀药物进行治疗，是不可或缺的重要内容。

现代药理研究：丹参具有抗血小板聚集、抗血栓及抗肿瘤的功效。研究指出，在广西某肝癌高发区开展了口服丹参流浸膏片以预防原发性肝癌的实验流行病学研究。经过 5 年多的随访观察表明：实验组成员患肝癌的危险性低于对照组，差异有显著性意义。其保护率为 41%。口服丹参制剂能使已暴露于较强的肝癌危险因素的人群得到一定程度的保护。治疗晚期癌性疼痛。大剂量丹参注射液 20～40 ml 加入 10%葡萄糖 500ml 中静脉滴注，每日 1 次，15 天为 1 个疗程，治疗晚期癌性疼痛患者 15 例，疼痛缓解率达 93.3%（疼痛消失 80%，疼痛减轻 13.3%），无不良反应。姜剩勇等的一项研究表明丹参ⅡA（TanⅡA）磺酸钠在荷瘤裸鼠体内具有抗 CRC 的作用，这可能与其参与了促凋亡机制有关。樊善继发现 TanⅡA 既可以显著抑制 SW480 细胞株的生长增殖，也能够促进其凋亡，其凋亡作用与药物浓度呈正相关。一项临床研究表明复方丹参注射液可减轻肠癌患者因使用 5-FU 化疗所引起的消化道反应、骨髓抑制和肝肾功能损害等。

24. 威灵仙

【性味归经】 味辛、咸、微苦，性温；小毒；归膀胱、肝经。

【功用主治】 祛风除湿，通络止痛。主治风湿痹痛，肢体麻木，筋脉拘挛，屈伸不利，脚气肿痛，疟疾，骨鲠咽喉。并治痰饮积聚。

【常用量】 内服：煎汤，6～9g，治疗骨鲠咽喉可用至 30g；2025 版《中国药典》用量：6～10g。

《本草汇言》："威灵仙主风湿痰饮之疾。治中风不语，手足顽痹，口眼㖞斜及筋骨痛风，腰膝冷疼，肵髁酸痛，疠风酷毒，皮肤风痒，肾脏风壅，头风眩晕，脑漏流涕，伤寒瘴气，憎寒壮热，黄疸黑疸，冷热气胀，胃痛膈气，膀胱宿脓、宿垢、恶水，气利，脚气，痔疾，瘰疬，疥癣，妇人月闭，气血冲心，产后恶露不行，及大人暗风痫风，癫狂心风，小儿胎风脐风等证，并皆治之。大抵此剂宣行五脏，通利经络，其性好走，亦可横行直往。追逐风湿邪气，荡除痰涎冷积，神功特奏。"《本草纲目》有云："此物能疏人真气，稍涉虚者宜禁之，意可知矣。大凡一药具补泻两性，只宜于实，不宜于虚，只宜暂用，不宜久服。人知其泻之有功，而不知其补之无能。殊昧扶羸之理，益彰通治之害。"

肿瘤治疗：威灵仙具有祛风湿、通经络、消骨鲠的功效，《开宝本草》有言"威灵仙主诸风，宣通五脏，去腹内冷气，心膈痰水久积，癥瘕痃癖气块，膀胱蓄脓恶水，腰膝冷痛及疗折伤"。叶天士曾用威灵仙治疗噎食不下，咽喉噎塞，胸膈满痛之证。徐振晔教授认为针对肿瘤患者的处方中加入威灵仙，能够达到祛瘀解毒，消瘕痃癖块的作用。威灵仙除活血外，尚能通经络、消痰涎、散瘕。张士舜常用大黄、石见穿、桃仁、红花、蒲黄、五灵脂、穿山甲、威灵仙等以活血化瘀通络，其中威灵仙除活血外，尚能通经络、消痰涎。周维顺教授对于食管癌亦有独到的见解，对于吞咽困难者常加入刀豆子、威灵仙、丁香、柿蒂、半夏，对于食管上皮细胞中度增生者，周老喜用威灵仙、白花蛇舌草、山慈菇、干蟾皮。郁仁存教授治疗食管癌时，常使用威灵仙，认为威灵仙具有祛风湿、通经络、止痛、消痰涎、散癖积之功效。王忠民治双侧输卵管阻塞不通合并多发性子宫肌瘤，重用威灵仙40g，配鳖甲、桂枝、丹参、甲珠、水蛭、黄芪、香附、路路通，服56剂，肌瘤基本消失，认为加入威灵仙可以提高理气化瘀、通络消浊的作用。

现代药理研究：威灵仙具有镇痛、利胆、降脂、消炎、抗微生物等作用。在防治肿瘤方面，威灵仙提取物具有抑制肿瘤细胞生长与增殖、诱导肿瘤细胞凋亡、抑制肿瘤坏死因子产生、抑制信号通路激活等方面的作用。黄馨慧等选取SMMC-7721肝癌细胞，给予不同浓度的威灵仙提取物处理，经研究发现0.1mg/L威灵仙提取物给药后12h和24h可抑制细胞生长。不同浓度的威灵仙皂苷诱导急性早幼粒细胞白血病细胞株NB4细胞的凋亡，其作用机制可能与NB细胞周期阻滞有关。Sun等研究发现，威灵仙的三萜皂苷AR-6作用于体内外巨噬细胞和滑膜细胞19天后，能显著降低其产生的NO和TNF-α，抑制滑膜细胞增殖。并且口服AR-6能明显改善胶原诱导性关节炎（CIA）导致的大鼠足肿胀，其相关机制可能是AR-6抑制TNF-α、IL-1的活性和滑膜NF-κB p65亚基、COX-2的表达。

25. 透骨草

【性味归经】 味辛，性温。归肝、肾经。

【功用主治】 祛风除湿，舒筋活血，散瘀消肿，解毒止痛。主治风湿痹痛，筋骨挛缩，寒湿脚气，腰部扭伤，瘫痪，闭经，阴囊湿疹，疮疖肿毒。

【常用量】 内服：煎汤，9～15g。

《本草纲目》："治筋骨一切风湿，疼痛挛缩，寒湿脚气。"《山东中草药手册》："祛风湿，活血，止痛。"《四川常用中草药》："治风湿痹痛，难产，瘫痪，疮疡肿毒等症。"《内蒙古中草药》："治阴囊湿疹。"

肿瘤治疗：晚期恶性肿瘤患者化疗后常出现手足综合征，根据古籍记载可归为“血痹”“疮疡”范畴。《黄帝内经》记载：“血凝于肤者，为痹。”《金匮要略》曰：“血痹病从何得之？师曰：‘夫尊荣人骨弱肌肤盛，重因疲劳汗出，加被微风，遂得之。’”情志不畅、饮食不慎、起居无节等原因导致肿瘤患者脏腑阴阳失调、正气亏虚、痰瘀毒积聚于内，又化疗药物大多为寒毒之性，攻伐机体，损伤脾胃阳气。脾主四肢，四肢皆禀气于胃，若不得至经，必困于脾，中焦脾胃阳虚而不能温煦、温通所主四肢，阳气不能达于四肢末端，导致四末不温；筋脉失于温煦，不荣则痛，见手足肢节疼痛；阳虚寒凝，气血运行不畅，瘀血阻络，见手足皮肤色素沉着；经脉失养，手足麻木；瘀毒发于表，见疹色暗红；血瘀水停，血不利则为水，水湿溢于肌肤成水肿、水疱；湿、瘀、毒相互搏结脉络，日久则破溃、出血。透骨草辛、温，归肝、肾经，具有祛风除湿、通经活络、活血止痛的作用，能通达四肢阳气，以治疗手足皮肤麻木肿痛。此外，透骨草行气活血，通络化瘀，对癌痛和骨转移皆有奇效。

现代药理研究：透骨草具有抗炎镇痛、抗肿瘤、抗菌、抗氧化、杀虫等药理作用。透骨草主要通过抑制癌细胞增殖、分化、转移及诱导细胞凋亡等方式达到抗肿瘤作用。透骨草醇提物能通过下调 Bcl-2、Caspase-3 蛋白表达，上调 PUMA 蛋白表达，诱导细胞凋亡，抑制人肺癌 A549 细胞增殖活性。透骨草总生物碱能通过降低癌细胞中 RANKL/OPG，下调 p-ERK、p-JNK 的表达和抑制 OPG/RANK/RANKL 信号通路发挥抗乳腺癌骨转移和骨质病变的功效。体外实验发现角蒿酯碱对人原位胰腺癌细胞、人胰腺癌细胞、人非小细胞肺腺癌、人小细胞肺癌细胞均有中等程度的抑制活性，进一步表明生物碱具有抗癌活性。

26. 土鳖虫（䗪虫）

【性味归经】 味咸，性寒；有小毒；归肝经。

【功用主治】 破血逐瘀，续筋接骨。用于跌打损伤，筋伤骨折，血瘀经闭，产后瘀阻腹痛，癥瘕痞块。

【常用量】 内服：煎汤，3～10g；或浸酒饮；研末，1～1.5g。

《本草图经》：“张仲景治杂病方，主久瘕积结者，有大黄䗪虫丸，又大鳖甲丸中并治妇人药并用䗪虫，以其有破坚积，下瘀血之功也。”《本草经疏》：“䗪虫……治跌扑损伤，续筋骨有奇效。乃足厥阴经药也。夫血者，身中之真阴也，灌溉百骸，周流经络者也。血若凝滞，则经络不通，阴阳之用互乖，而寒热洗洗生焉。咸能入血软坚，故主心腹血积，癥瘕血闭诸证。血和而营卫通畅，寒热自除，经脉调匀，月事时至而令妇人生子也。”《本草崇原》：“《金匮》方中，治久病结积，有大黄䗪虫丸；又治疟痞，有鳖甲煎丸，及妇人下瘀血汤方并用之。今外科、接骨科亦用之。乃攻坚破积，行血散疟之剂也。”《长沙药解》：“䗪虫，善化瘀血，最补损伤，《金匮》鳖甲煎丸用之治病疟日久，结为癥瘕；大黄䗪虫丸用之治虚劳腹满，内有干血；下瘀血汤用之治产后腹痛，内有瘀血；土瓜根散用之治经水不调，少腹满痛。以其消癥而破瘀也。”

肿瘤治疗：土鳖虫有破血逐瘀、续筋接骨之功效。吴军教授重视扶正但强调攻毒祛邪应贯穿疾病始终，认为邪毒才是致病之根，且导致肿瘤的这种邪毒不同一般邪气，它具有难消散、易复发、易转移、易伤正气的特点，必须积极遏制其生长彻底驱除，邪去才能正安。攻毒祛邪的药物必须贯穿于肿瘤治疗的整个过程。土鳖虫入血分，兼逐瘀血、生新血之功，可使包块消散，有利正气恢复，延缓病情发展。

现代药理研究：土鳖虫具有强心、抗凝血、调脂、护肝等作用。近年来，药用土鳖虫抗肿瘤活性成分的研究取得了一定的进展，研究人员指出土鳖虫抗肿瘤有效成分为脂溶性脂肪酸、纤溶活性蛋白、多糖、多种提取物等。张东梅等发现地鳖虫活性蛋白对人舌癌细胞 Tea-8113 有直接杀伤和抑制肿瘤细胞增殖的作用，有较强的体外抗肿瘤活性。葛钢锋等研究发现，土鳖虫醇提物能有效抑制人肝癌细胞株和人胃癌细胞株的增殖，同时还能促进人肝癌细胞株的凋亡，并呈现一定的量效关系。李兴暖等将地鳖虫纤溶活性蛋白组分作用于体外培养的 HeLa 肿瘤细胞，发现肿瘤细胞周期被阻断在 G2/M 期，不能进行分裂生长，从而抑制肿瘤细胞的增殖，最终导致细胞凋亡。韩雅莉等采用流式细胞术检测土鳖虫纤溶活性蛋白对小鼠 S180 和 H22 实体瘤组织细胞凋亡的诱导作用，结果显示通过下调瘤细胞端粒酶活性，增加 Caspase-3 表达水平，从而达到诱导肿瘤细胞凋亡的目的。

27. 蛇莓

【性味归经】 味甘、苦，性寒；归肺、肝、大肠经。

【功用主治】 清热，凉血，消肿，解毒。用于感冒发热，咽喉肿痛，口疮，痢疾，黄疸，吐血，痄腮，痈肿疔疖，瘰疬，跌打肿痛，烫火伤。

【常用量】 9～15g，鲜品 30～60g。

《名医别录》记载："蛇莓，甘、酸，大寒，有毒。主胸腹大热不止。"《食疗本草》谓"主胸胃热气；主孩子口噤，以汁灌口中。"《本草纲目》记载"傅汤火伤，痛即止"。《伤寒类要》有云"治天行热盛，口中生疮：蛇莓自然汁，捣绞一斗，煎取五升，稍稍饮之"。

肿瘤治疗：目前蛇莓临床上广泛应用于肝癌、胃肠癌、胰腺癌、宫颈癌、卵巢癌、脑瘤、鼻咽癌、肺癌、乳腺癌、食管癌、膀胱癌、前列腺癌等多种恶性肿瘤的治疗。徐振晔教授认为，外来之邪与体内气滞、瘀血、痰湿相互胶结，郁而化火，日久酿生出癌毒。病灶局部病机以多种毒邪交结，阳气被郁，进而化火为关键，故针对局部病灶以清热解毒、消肿散结为治疗原则，使用时常配伍白花蛇舌草、石见穿、石上柏等。

现代药理研究：蛇莓具有较强的抗肿瘤、抗菌、促进免疫、降压、抑制中枢神经系统等作用。蛇莓水提浸膏灌胃，对小鼠肉瘤 S180、肝细胞癌 H22 和未分化肉瘤 S37 有抑瘤作用，体外可杀伤人体肝癌 BEL-7721、胃癌 SGC-7901、食管癌 ECA-109 细胞。其多糖部分对移植 S180 肉瘤小鼠有抗肿瘤活性。蛇莓石油醚和乙醚提取物在 Brine Shrimp 生物活性试验中也显示出抗癌活性。

28. 白英

【性味归经】 味甘、苦，性寒；归肝、胆、肾经。

【功用主治】 清热利湿，解毒消肿。主要用于湿热黄疸，胆囊炎，胆石症，肾炎水肿，风湿关节痛，妇女湿热带下，小儿高热抽搐，痈肿瘰疬，湿疹瘙痒，带状疱疹。

【常用量】 15～30g，鲜者 30～60g。

《神农本草经》中记载："白英，味甘，寒，无毒。主寒热，八疸，消渴，补中益气。"

《本草纲目拾遗》有云："白英，主烦热，风疹，丹毒，疟瘴寒热，小儿结热，煮汁饮之。"

肿瘤治疗：白英是临床常用的具有抗肿瘤活性的中药之一，对多种恶性肿瘤具有明显抑制作用，常用于肝恶性肿瘤、肺恶性肿瘤、胃恶性肿瘤、宫颈恶性肿瘤等，临床常以单味药或通过配伍组方治疗各类癌症，并取得了显著疗效。郁仁存教授使用清热解毒中药白英配伍其他药物，辨证施治治疗肺癌、肝癌、胃癌及乳腺癌，疗效显著。花宝金教授常用龙葵、白英和白花蛇舌草治疗症见发热、咳嗽、气喘或见癌性胸腹水的肺癌患者，效果较好。徐振晔教授常使用白英配伍龙葵、半枝莲和蛇莓等治疗恶性肿瘤热毒壅盛者。

现代药理研究：白英中发挥抗肿瘤作用的有效成分主要是白英生物碱，白英生物碱通过促进肿瘤细胞的凋亡、抑制肿瘤细胞的增殖、调控信号通路、抑制肿瘤新生血管生成、调节细胞免疫等多方面作用，发挥显著的抗肿瘤作用。此外在体外试验中，提取物 SL-c 和 SL-d 对人宫颈癌 JTC-26 细胞有明显抑制作用，8μg/ml 抑制率可达 100%，SL-b 也表现抑制作用，15μg/ml 抑制率可达 100%。

29. 猫人参

【性味归经】 味甘、淡，性凉；归肝经。

【功用主治】 清热，解毒，利湿，散结。主要用于夏季热，痈肿，疮疖，白带，麻风病。

【常用量】 30～60g。

《浙江民间常用草药》中记载："清热解毒。治痈、疖，白带，脓肿。"《全国中草药汇编》谓："治麻风病。亦用于试治癌症。"《浙江药用植物志》有云："治上呼吸道感染，夏季热。"

肿瘤治疗：猫人参主要分布于江苏、浙江、安徽等地，近年来为华东地区治疗各类消化道肿瘤的常用中草药，是该地区抗肿瘤处方中最常用的品种之一。徐振晔教授以清热解毒、消肿散结为治法时常用猫人参，同类药物还有露蜂房、干蟾皮、石见穿、石上柏、山慈菇、白花蛇舌草、七叶一枝花等。此外猫人参还可用于治疗恶性肿瘤合并胸腹水。

现代药理研究：猫人参乙醇提取试样在 Ames 系统试验中有抗 Trp-P-1 致突变活性的作用。猫人参注射液体外对培养的人肝癌细胞株 SMMC-7721、小鼠肝癌细胞株 H22、大鼠肝癌细胞株 CBRH-7919 有生长抑制作用。此外，猫人参醇提取物能调节自噬相关基因 LC3-Ⅱ、Beclin-1 的表达，抑制恶性转化的胃黏膜上皮细胞的增殖，促进其凋亡。

30. 川芎

【性味归经】 味辛，性温；归肝、胆、心包经。

【功用主治】 活血行气，祛风止痛。用于胸痹心痛，胸胁刺痛，跌仆肿痛，月经不调，经闭痛经，癥瘕腹痛，头痛，风湿痹痛。

【常用量】 9～15g，2025 版《中国药典》用量：3～10g。

《神农本草经》中描述川芎"味辛温，主中风入脑，头痛寒痹，筋挛缓急，金疮，妇人血闭无子"。《名医别录》记载川芎"除脑中冷痛，面上游风去来，目泪多涕唾，忽忽如醉，诸寒冷气，心腹坚痛，中恶卒急肿痛，胁风痛"。《日华子本草》中把川芎功效描述为“治一切风，一切气，一切劳损，一切血；补五劳，壮筋骨，调众脉，破症结，宿血，养新血，长肉；鼻洪吐血及溺血，痔瘘，脑痈，发背，瘰疬，瘿赘，疮疥及排脓，消瘀血”。《开宝本草》有云：“味辛，温，无毒。除脑中冷动，面上游风去来，目泪出，多涕唾，忽忽如醉，诸寒冷气，心腹坚痛，中恶，卒急肿痛，胁风痛，温中内寒。”

肿瘤治疗：徐振晔教授认为，气滞、热毒、痰湿之病机经久病发展，最终均可累及脉络并影响脉中血液运行而出现瘀血。同时气虚、血虚亦可导致血液运行乏力或无血可运而致瘀。正虚邪实、瘀血内结是癌症发生发展必经的病理过程，也是滞毒、痰毒、火毒结于体内，阴精、阳气耗伤的最终结果。治疗癌症瘀血内结时常用桃仁、丹参、川芎等。此外，川芎还可治疗癌症骨转移疼痛。

现代药理研究：川芎和川芎嗪能降低肿瘤细胞的表面活性，使它们不易黏附成团，而易于在血流中单个被杀灭，改变癌症患者的血液高凝状态，抑制癌细胞转移，提高肿瘤对放射的敏感性，减轻放射损伤，有较大的临床应用价值。川芎嗪能通过调控凋亡基因表达，促进肺癌细胞凋亡；通过下调 VEGF、HIF-1α 蛋白的表达，抑制 BMP/Smad/Id-1 信号通路，限制肿瘤血管的形成；通过降低 COX-2 的表达，阻断 Wnt/β-连环蛋白信号通路，抑制 PI3K/Akt/mTOR 通路，以阻止肿瘤细胞增殖、侵袭、转移；提高化疗药物的敏感性；调节细胞免疫功能，促使 Th1/Th2 状态逆转，发挥防治癌症的作用。

31. 忍冬藤

【性味归经】 味甘，性寒；归肺、胃经。

【功用主治】 清热解毒，疏风通络。主治温病发热，痈肿疔疮，风湿热痹。

【常用量】 15～30g，2025 版《中国药典》用量：9～30g。

《名医别录》：“主寒热身肿。”陶弘景：“煮汁以酿酒，补虚疗风。”《药性论》：“主腹胀满，能土气下澼。”《本草纲目拾遗》：“主热毒血痢水痢。”《履巉岩本草》：“治筋骨疼痛。”《滇南本草》：“宽中下气，消痰，祛风热，清咽喉热痛。”《本草纲目》：“治一切风湿气及诸肿毒，痈疽疥癣，杨梅恶疮，散热解毒。”

肿瘤治疗：临床上忍冬藤功善清热解毒抗癌，且有通络之功，治疗恶性肿瘤合并皮肤红肿瘙痒者，常可配伍白鲜皮、地肤子、当归等。亦可治疗恶性肿瘤合并风湿热痹患者，常配伍威灵仙、姜黄等。

现代药理研究：忍冬藤进行小鼠体内抑瘤实验及体外杀瘤细胞实验，结果显示忍冬藤抑瘤率＞30%，IC50 为 7.31mg/L，说明忍冬藤具有一定抗肿瘤作用。

32. 川乌

【性味归经】 味辛、苦，性热；有大毒；归心、肝、脾、肾经。

【功用主治】 祛风除湿、散寒止痛。主治风寒湿痹，关节疼痛，心腹冷痛，寒疝作痛。

【常用量】 6～12g，2025 版《中国药典》用量：1.5～3g，宜先煎、久煎。

《神农本草经》：“味辛，温。主中风，恶风洗洗，出汗，除寒湿痹，咳逆上气，破积聚，寒热。”《名医别录》：“消胸上痰冷，食不下，心腹冷疾，脐间痛，肩胛痛不可俯仰，目中痛不可力视，又堕胎。”《珍珠囊》：“去寒湿风痹、血痹。”

肿瘤治疗：川乌对肺癌和胃癌、肝癌等消化系统癌症等疾病均具有一定的治疗作用。且尤善治疗恶性肿瘤骨转移疼痛，取其温阳通络止痛之效，徐振晔教授认为骨转移疼痛的发生是机体以肾精亏虚为本，痰瘀、寒湿、癌毒为标的本虚标实的综合结果，基于此，徐振晔教授总结出了疗效确切，用药精炼的小复方——痛灵方，组成为制草乌、制川乌、骨碎补、淫羊藿、制蜈蚣等，共奏温肾健骨，活血化瘀，通络止痛之功，灵活运用于临床各种肿瘤骨转移疼痛的治疗。需要注意的是川乌有大毒且毒性易蓄积，故临床使用时煎药需先煎、久煎，剂量应从小剂量开始，且需中病即止，以保证用药的安全性。

现代药理研究：川乌提取物乌头碱可激活活性氧产生，导致细胞色素 C 从线粒体中释放增加，激发肝癌细胞凋亡，从而特异性抑制肝癌细胞增殖；乌头含药血清可诱导 Lewis 肺癌细胞分化，抑制细胞迁移，提高细胞琥珀酸脱氢酶活性，促进细胞间连接通讯，从而创造透阴转阳易化肿瘤治疗的微环境；川乌水煎液能显著抑制小鼠 Lewis 肺癌自发转移，亦能对小鼠中出现的移植性肿瘤前胃癌 FC 和肉瘤 S180 有抑制作用，在临床治疗晚期胃癌等消化系统恶性肿瘤时收到一定的效果；乌头碱通过线粒体途径抑制 QBC-939 细胞的增殖并诱导其凋亡，可用作抗胆管癌的潜在治疗剂。

33. 草乌

【性味归经】 味辛、苦，性热；有大毒；归心、肝、脾、肾经。

【功用主治】 祛风除湿，温经止痛。主治风寒湿痹，关节疼痛，心腹冷痛，寒疝作痛，麻醉止痛。

【常用量】 3～9g，2025 版《中国药典》用量：1.5～3g，宜先煎、久煎。

肿瘤治疗：草乌与川乌的功能主治基本相同，但草乌药力猛烈，毒性也较大，故常用于外敷镇痛，内服止痛时多用制川乌。临床常用于治疗恶性肿瘤骨转移疼痛，取其温阳通络止痛之效，常与制川乌、骨碎补、淫羊藿、炙蜈蚣等同用，共奏温肾健骨，活血化瘀，通络止痛之功。

现代药理研究：乌头生物碱制备的新型衍生物对人类肿瘤细胞系人脑胶质瘤细胞（A172）、肺癌人类肺泡基底上皮细胞（A549）、宫颈癌细胞（HeLa）和淋巴瘤细胞（Raji）的抗肿瘤特性，相较于天然生物碱，显示出抗增殖活性；乌头碱能诱导肝癌细胞（HepG2）、HeLa 和 A549 细胞凋亡，通过激活 p38 MAPK、死亡受体、线粒体和半胱氨酸蛋白酶（Caspase）依赖的凋亡通路发挥抗肿瘤作用；乌头 C19、C20 二萜类生物碱及其合成衍生物对肺癌（A549）、前列腺癌（DU145）、鼻咽癌细胞（KB）及多重抗药性鼻咽癌细胞（KB-VIN）细胞株具有抗肿瘤活性。

34. 急性子

【性味归经】 味微苦、辛，性温；有小毒；归肺、肝经。

【功用主治】 破血，软坚，消积。主治经闭，积块，噎膈，外疡坚肿，骨鲠不下。

【常用量】 3～10g，2025 版《中国药典》用量：3～5g。

《本草纲目》："治产难，积块，噎膈，下骨鲠，透骨通窍。"《本经逢原》："软坚，搜顽痰，下死胎。"《玉楸药解》："软坚，化骨，消癖，落牙。"《医林纂要》：

“解蛇虫毒。”《本草再新》：“治诸恶疮，败一切火毒。”《本草正义》：“治外疡坚块，酸肿麻木，阴发大症。研末熬膏贴患处，极能软坚消肿。”

肿瘤治疗：常用于治疗食管癌吞咽困难，进食梗阻，常与威灵仙配伍使用，二者均可治噎膈、消骨鲠，表明其有开通食管的作用，对缓解食管癌患者之吞咽困难，进食梗阻有一定疗效。

现代药理研究：从急性子中分离得到双萘呋喃-7,12-酮类化合物 balsaminone A 和 balsaminone B 对人肺癌 A549 细胞的生长具有较为显著的抑制作用，其生长抑制率随化合物浓度的提高而增强，具有明显的量效关系。

35. 佛手

【性味归经】 味辛、苦、酸，性温；归肝、脾、胃、肺经。

【功用主治】 疏肝理气，和胃止痛，燥湿化痰。主治肝胃气滞，胸胁胀痛，胃脘痞满，食少呕吐。

【常用量】 6～10g，2025 版《中国药典》用量：3～10g。

《本草纲目》：“煮酒饮，治痰气咳嗽。煎汤，治心下气痛。”《本草便读》：“佛手，理气快膈，唯肝脾气滞者宜之，阴血不足者，亦嫌其燥耳。”

肿瘤治疗：佛手，味辛、苦、酸，性温，归肝、脾、胃、肺经，功能疏肝理气、和胃止痛、燥湿化痰，临床上徐振晔教授常配伍八月札、木香、香附等，用于治疗胃癌、肝癌、乳腺癌，以及放化疗之后所导致的脾胃虚弱，恶心不欲食，胸胁胃脘疼痛等。

现代药理研究：佛手挥发油具有抑制 MDA-MB-435 癌细胞增殖的作用；低、中浓度的佛手挥发油诱导细胞凋亡且将细胞周期阻滞在 S 期和 G2/M 期，而高浓度的佛手挥发油引起细胞坏死；佛手能诱导荷瘤小鼠产生肿瘤坏死因子（TNF），提高 TNF 活性，使荷瘤机体自然杀伤细胞能力上升，也能够抑制小鼠 Lewis 肿瘤的局部肺转移，并能改善血小板聚集，调节血栓素 A2-前列环素平衡。广佛手也可改善荷瘤机体的高凝状态、增强荷瘤小鼠 IL-2 活性并调整 T 细胞亚群，从而发挥抗肿瘤的作用。

36. 香附

【性味归经】 味辛、甘、微苦，性平；归肝、脾、三焦经。

【功用主治】 理气解郁，调经，安胎。主治胁肋疼痛，乳房胀痛，疝气疼痛，月经不调，脘腹痞满疼痛，嗳气吞酸，呕恶，经行腹痛，崩漏带下，胎动不安。

【常用量】 5～10g，2025 版《中国药典》用量：6～10g。

《新修本草》中称“香附子”。《名医别录》中云：“主除胸中热，充皮毛，久服利人，益气，长须眉。”《新修本草》中云：“大下气，除胸腹中热。”《滇南本草》：“调血中之气，开郁气而调诸气，宽中消食，止呕吐，和中养胃，进食。”《医学入门》：“能去寒气及皮肤病疹，胸中虚热，消食下气，散邪逐瘀。”李东垣指出：“治一切气，霍乱吐泻腹痛，肾气膀胱冷气。”均认为香附乃疏肝理气之品。

肿瘤治疗：香附多用于妇科肿瘤。中医认为，妇科恶性肿瘤病位在胞宫、胞络，属中医学“癥瘕”“妇科癌病”等范畴。只有脏腑精血津液充盛，冲任气血转输充沛，胞宫才能发挥封藏蓄固的生理功能，使月事以时下，胎孕乃成，表现为藏泻互根互用，以“通”为治；反之，若通降失常，气血不和，冲任不固，变生痰瘀湿浊等病理产物，阻滞胞宫胞络，“不通”则病，则发生癥瘕积聚等妇科癌病。历代医家根据女子特殊的生理病理变化，“以通为用”，从“通”论治妇科癌病。因此，徐振晔教授早期就以“以通为用”治疗恶性肿瘤的观点，无论是五脏之病还是六腑之病，皆可从“通”论治，不必拘泥于“六腑以通为用”。在对妇科癌病的治疗上，其进一步丰富“通”法内涵，从整体出发，结合患者气血、阴阳、寒热及癌毒、痰浊、瘀血等情况进行辨治。妇科癌病患者多有情志不舒的表现，初期在气分，久则入血分，“气有余便是火”，气郁日久，化火动血、成瘀。故徐老师治之必以理气调血为基础，始终以“疏通气血”为要，使气畅血行，邪无所附，截断疾病的进一步发展。徐振晔教授临证辨治本病，肝气郁结者，则理气舒郁；气滞血瘀者，则理气活血化瘀；日久肝病犯土，侮其所胜，气虚血瘀者，则以理气健脾，养血活血为主。用药上，必是行气先于活血，治气辅以治血，气郁者，予香附、郁金、木香、青皮、枳实等理气行气；血瘀者，予三棱、莪术、丹参、桃仁、红花、赤芍、当归等活血化瘀；血瘀日久入络者，予水蛭、全蝎、蜈蚣、地鳖虫等破瘀消癥，通络散结；气血亏虚者，配合四君子汤、异功散、归脾汤等益气养血，恢复正气，总不离气血两端。一部分恶性肿瘤患者，尤其伴有骨转移者，有气滞、血瘀、瘀阻经络的表现，如嗳气、腹胀、疼痛、舌暗有瘀点等。当情志不舒，饮食失调，感受外邪，以及闪挫、劳伤等多种病因都会引起气的运行障碍导致气滞，引起气滞血瘀诸症。故徐振晔教授在组方过程中也十分注意气机调理在肿瘤治疗中的意义。常予柴胡、枳壳、乌药、陈皮、木香、小青皮、大腹皮、小茴香、丹参、当归、川芎、水蛭、天龙、地龙、蜈蚣等亦都是在中医辨证施治的原则下，根据气滞程度的轻重，血瘀部位不同而合理选用的，在活血化瘀药中加入调理气机药，使“气行则血行”，气通血活，疾病祛除。

现代药理研究：香附浸渍膏能够使动物的离体子宫平滑肌收缩，肌张力降低。香附挥发油有轻度雌激素样活性，可以使大鼠阴道上皮细胞完全角质化，这可能是它治疗月经不调的主要依据之一。香附提取物对大鼠发热有解热作用，并且能提高小鼠痛阈，低浓度时对蛙和兔等动物具有强心和减慢心率的作用。香附水煎剂对大鼠有较强的利胆作用，可促进胆汁分泌，提高胆汁流量。

37. 八月札

【性味归经】 味微苦，性平；归肝、胃、膀胱经。

【功用主治】 疏肝和胃，活血止痛，软坚散结，利小便。主治肝胃气滞，脘腹、胸胁疼痛，饮食不消，痢疾，疝气，腰痛，月经不调，痛经，瘿瘤，瘰疬，恶性肿瘤。

【常用量】 9～15g。

《崔禹锡食经》：“食之去痰水，止赤白下利。”《本草纲目拾遗》：“利大小便，宣通，去烦热，食之令人心宽，止渴，下气。”《食性本草》：“主胃口热闭，反胃不下食，除三焦客热。”《草木便方》：“滋阴，明耳目，治月瘕、劳伤，补精髓。”《南京民间药草》：“治腰痛。”《陕西中草药》：“疏肝益肾，健脾和胃。治消化不良，腹痛，泻痢，疝气，子宫脱垂。”《全国中草药汇编》：“治胃痛，睾丸肿痛，遗精，月经不调，白带。”《抗癌中药的临床效用》：“用于痰火胶结的瘿瘤、瘰疬等症。”

肿瘤治疗：八月札多用于肿瘤实证及妇科肿瘤。中医认为瘀血是妇科癌病发病的重要病因。《诸病源候论》中云“虚劳、吐血、癥瘕、积聚、月经病、带下病、产后病等皆与瘀血有关”。徐振晔教授常用通下瘀结法治疗妇科肿瘤。徐振晔教授对舌质略暗，腹胀痛的血瘀轻症，常用桃红四物汤、少腹逐瘀汤等活血化瘀，理气止痛，药用桃仁、红花、丹参、当归、川芎、五灵脂、牡丹皮、赤芍、牛膝等；若舌质紫暗，腹痛剧烈，出血色暗有血块的血瘀重症，常用三棱、莪术等破血消癥及全蝎、蜈蚣、水蛭、地鳖虫等虫类药物增强活血化瘀疗效，并用八月札、枳壳、青皮、木香等行气止痛药物，气血并调。又治瘀不独活血，祛瘀之中兼行气、补气、固元气，善用黄芪与活血药配伍，此乃意在抓住肿瘤患者多气虚的特点，补气行气，活血消癥，消无形之聚，除有形之邪。徐振晔教授不主张对介入治疗后患者立即使用活血药，以防降低局部介入治疗后组织中的血药浓度而影响疗效，并且结合患者状态调整活血药的用量，着眼于肿瘤患者“邪气盛则实，真气夺则虚”的特点，在处方中控制活血化瘀药物的占比和用量，体现“中病即止”的处方原则。徐振晔教授对于肺癌的治疗提出“益气养精，抑癌解毒法”，他认为滞毒以气机阻滞为主，多因情志内伤或气虚运行乏力所导致。虽然病情最为轻浅，却可郁而化火，化生热毒，也可阻滞津液正常输布代谢，凝津成痰，酿生痰毒，或阻碍血液运行，并与之结为瘀毒。若气机通畅，气的升降出入运转有序，则火热、痰湿、瘀血皆无处可滞，热毒、痰毒、瘀毒皆无处可生。因此徐教授在治疗肺癌时十分注重气机的通畅，常以八月札、柴胡、香附等疏肝解郁，理气宽胸，行气止痛。对于气滞表现不明显的患者，在施以益气养精法时，徐振晔教授也会配伍行气药物，以达到补而不滞的效果。

现代药理研究：八月札提取物具有抗肿瘤的功效。既往研究通过建立 H22 小鼠肝癌细胞移植瘤模型形成腹水瘤。造模成功后给予八月札醇提物，发现八月札醇提物对 H22 细胞移植瘤重量有明显减轻作用且没有明显副作用。另有研究显示八月札乙醇提取物含药血清可能通过抑制 BEL-7404 细胞的糖酵解途径中 HK2、PKM2 和 LDHA 酶的活性，抑制 Akt2 磷酸化，促进 cleaved PARP 和 cleaved Caspase-3 介导的细胞凋亡，从而抑制 BEL-7404 细胞增殖。

38. 枳壳

【性味归经】 味苦、辛、酸，性微寒；归脾、胃经。

【功用主治】 理气宽中，行滞消胀。用于胸胁气滞，胀满疼痛，食积不化，痰饮内停，脏器下垂。

【常用量】 3～9g，2025 版《中国药典》用量：3～10g。

《药性论》：“治遍身风疹，肌中如麻豆恶痒，主肠风痔疾，心腹结气，两胁胀虚，关膈拥塞。”《日华子本草》：“健脾开胃，调五脏，下气，止呕逆，消痰，治反胃，霍乱泻痢，消食，破结痃癖，五膈气，除风明目及肺气水肿，利大小肠，皮肤痒，痔肿可炙熨。”《开宝本草》：“主风痒麻痹，通利关节，劳气咳嗽，背膊闷倦，散留结，胸膈痰滞，逐水，消胀满，大肠风，安胃，止风痛。”《医学启源》：“治胸中痞塞，泄肺气。《主治秘要》云，其用有四：破心下坚痞一也；利胸中气，二也；化痰，三也；消食，四也。又云：破气。”《食物本草》：“治产后肠出不收。”《现代实用中药》：“治咳嗽，水肿，便秘，子宫下垂，脱肛。”

肿瘤治疗：枳壳常用于肿瘤实证，多与枳实配伍使用。和香附作用相似，妇科肿瘤及其他肿瘤患者出现气滞疼痛表现时常用。徐振晔教授临证辨治本病，肝气郁结者，则理气舒郁；气滞血瘀者，则理气活血化瘀；日久肝病犯土，侮其所胜，气虚血瘀者，则以理气健脾，养血活血为主。用药上，必是行气先于活血，治气辅以治血，气郁者，予香附、郁金、木香、青皮、枳实等理气行气；血瘀者，予三棱、莪术、丹参、桃仁、红花、赤芍、当归等活血化瘀；血瘀日久入络者，予水蛭、全蝎、蜈蚣、地鳖虫等破瘀消癥，通络散结；气血亏虚者，配合四君子汤、异功散、归脾汤等益气养血，恢复正气，总不离气血两端。朴炳奎教授治疗胃癌、结直肠癌常用药组：白术 15g、山药 15g、枳壳 10g、益智仁 15g；治疗卵巢癌、乳腺癌常用药组：北柴胡 12g、白芍 12g、枳壳 10g、紫草 12g。刘沈林教授常选大黄饮子、木香槟榔丸等加减，药如生地黄、玄参、木香、槟榔、枳壳、杏仁、郁李仁、黄芩、黄连等治疗肠癌术后表现阳结便秘者。此外，枳壳与枳实配伍作为辨病论治的用药入主方中可协同治疗患者气机不畅，从而增强其效用。

现代药理研究：枳壳用于治疗子宫脱垂，与服用补中益气汤组相比，疗效明显提高。枳壳与威灵仙配伍热熏患处或药液坐浴可治疗外痔，有效率可达 94%。枳壳还可用于治疗骨折后腹胀。

39. 枸杞子

【性味归经】 味甘，性平；归肝、肾经。

【功用主治】 滋补肝肾，益精明目，用于虚劳经亏，腰膝酸痛，眩晕耳鸣，阳痿遗精，内热消渴，血虚萎黄，目昏不明。

【常用量】 5～15g，2025 版《中国药典》用量：6～12g。

《本草经集注》：“补益精气，强盛阴道。”《药性论》：“能补益精诸不足，易颜色，变白，明目，安神，令人长寿。”王好古曰“主心病嗌干心痛，渴而引饮，肾病消中”（引自《本草纲目》）。《本草纲目》：“滋肾，润肺，明目。”《本草汇言》：“润肺生津，补肾添精。”《本草述》曰“疗肝风血虚，眼赤痛痒昏翳”“治中风眩晕，虚劳，诸见血证，咳嗽血，痿、厥、挛，消瘅，伤燥、遗精，赤白浊，脚气，鹤膝风”。

《本草经疏》：“若病脾胃薄弱，时时泄泻者勿入。”《本草汇言》：“如脾胃有寒痰冷癖，时作泄泻者勿入。”《药品化义》：“人参固气令精不遗，枸杞滋阴使火不泄，二品相须而用。”《得配本草》：“得麦冬，治干咳；得北五味，生心液；配椒、盐，理肾而除气痛，佐术、苓，补阴而不滑泄。”

肿瘤治疗：中晚期肺癌患者，禀赋薄弱，脏腑失调，虚久不复，“久病及肾”，肾中精气损耗，阴阳失调，况且肺癌发病以中老年人为多。随着化疗在肺癌治疗中的应用越来越广泛，化疗后患者常出现神疲乏力、腰膝酸软、头晕耳鸣、记忆力下降等精气两亏证。徐振晔教授常以黄精、熟地黄、山茱萸、女贞子、枸杞子配伍淫羊藿、杜仲治疗肺癌肾中阴阳两虚、肾精不足者，其中黄精、熟地黄、山茱萸、女贞子、枸杞子均为滋补肾中阴精之品；淫羊藿、杜仲则为温壮肾中元阳之药。如此阴阳相配，阴中求阳，阳中求阴；肾中阴精、阳气皆得以培补，生化无穷。

现代药理研究：枸杞多糖对小鼠T、B淋巴细胞因子有双向调节作用，且枸杞水浸液有明显的抗X线辐射作用。能延缓衰老，抑制肿瘤细胞的增殖，降低血脂，护肝、抗脂肪肝。能促进小鼠造血功能，增强小鼠耐缺氧能力，抗遗传物质损伤，降血糖、降压。

40. 旋覆花

【性味归经】 味苦，辛、咸，性微温；归肺、脾胃、大肠经。

【功用主治】 降气消痰，行水止呕。用于风寒咳嗽，痰饮蓄结，胸膈痞闷，咳喘痰多，呕吐嗳气，心下痞硬。

【常用量】 3～10g，2025版《中国药典》用量：3～9g，包煎。

《神农本草经》："主结气胁下满，惊悸，除水，去五脏间寒热，补中，下气。"《名医别录》："消胸上痰结，唾如胶漆，心胁痰水，膀胱留饮，风气湿痹，皮间死肉，目中眵䁾，利大肠，通血脉，益色泽。"《药性论》："主肋胁气，下寒热水肿，主治膀胱宿水，去逐大腹，开胃，止呕逆不下食。"《日华子本草》："明目，治头风，通血脉。"《汤液本草》："发汗、吐、下后，心下痞，噫气不除者宜此。"《医学入门》："逐水、消痰、止呕噎。"《医林纂要》："补心，通血脉，泄肺、降逆气。"

肿瘤治疗：旋覆花常与代赭石配伍，因旋覆代赭汤具降逆化痰，益气和胃之功。徐振晔教授常将其用于食管癌等消化系统肿瘤中气已伤，痰涎内生，胃失和降，痰气上逆之证。《金匮要略·五脏风寒积聚病脉证并治》说："肝着，其人常欲蹈其胸上，先未苦时，但欲饮热，旋覆花汤主之。"《金匮要略·妇人杂病脉证并治》："妇人则半产漏下，旋覆花汤主之。"古人对旋覆花功效最核心的认识当是"针对三焦凝滞坚结之疾"，皆能以"散结气，通血脉"为主。叶天士善用旋覆花汤化裁治百病，认为旋覆花汤具有辛通之用，推为"辛润通络"之祖方，首创辛润通络法，并在旋覆花汤的基础上悟出络病治法。吴鞠通精研张机与叶桂等前人经验，创制"香附旋覆花汤"。《温病条辨·伏暑》："伏暑、湿温胁痛，或咳，或不咳，恶寒，但潮热，或竟寒热如疟状，不可误认柴胡证，香附旋覆花汤主之。"因此现在多数医家采用香附旋覆花汤治疗肺癌术后咳嗽，效果显著。

现代药理研究：旋覆花能对抗组胺引起的小鼠支气管痉挛，增加急性肝功能衰竭小鼠的成活率，体外对阴道滴虫和阿米巴均具有杀虫作用，并且具有抗溃疡及利尿的作用。

41. 青陈皮

【性味归经】 味苦、辛，性微温；归肝、胆、胃经。

【功用主治】 疏肝破气，消积化滞。用于胁肋、乳房、胃脘胀痛，乳核，乳痈，疝气，食积，癥瘕积聚，久疟癖块。

【常用量】 9～18g，2025版《中国药典》用量：3～10g。

《本草图经》记载："主气滞，下食，破积结及膈气。"《医学启源》云："《主治秘要》云，其用有五：厥阴、少阳之分有病则用之，一也。破坚癖，二也。散滞气，三也。去下焦诸湿，四也。治左胁有积气，五也。"《本草纲目》记载："治胸膈气逆，胁痛，小腹疝气，消乳肿，疏肝胆，泻肺气。"《本草备要》记载："除痰消痞。治肝气郁结，胁痛多怒，久疟结癖。”《增订治疗汇要》记载：“解疗毒。”

肿瘤治疗： 肿瘤的发病与气机失调有着密切的关系，尤应责之于脾胃气滞和肝气郁结。对此历代医家也多有论述，如巢元方云“此由忧患所致……使塞而噎”。张从正在解释积聚的成因时也认为“忧思郁怒，气机不和，日久聚而成积”。钱伯文教授解释为“长期的情志抑郁不舒，肝气郁滞，可导致气机不畅，由气滞进一步导致血瘀、痰凝等一系列病理变化，致使肿瘤形成”。钱伯文教授根据《黄帝内经》“逸者行之”“结者散之”“木郁达之”的理论，将理气散结之法作为治疗肿瘤的基本方法之一，以调理气机，使人体气机通、血脉畅、脏腑功能协调，从而升降有权，出入有序，阴阳平衡，达到治疗目的。青陈皮是钱伯文教授治疗胃癌时常用的理气药，治气滞血瘀者常配伍丹参、赤芍、桃仁、红花、三棱、莪术等活血化瘀药；气滞痰凝者常配伍半夏、南星、昆布、海藻等化痰软坚药；气滞兼湿阻者常配伍苍术、白术、薏苡仁、茯苓等化湿利湿药；气滞兼气虚者常配伍黄芪、党参、甘草、白扁豆等药。

现代药理研究： 青陈皮具有调整胃肠功能、利胆、平喘、升压、抗肿瘤等作用。川陈皮素是青陈皮的重要活性成分，川陈皮素对肺癌、肝癌、前列腺癌等均具有治疗作用，主要通过阻滞细胞周期、促进细胞凋亡、抑制癌细胞转移、抑制血管生成等途径发挥抗癌作用，还能够增强临床化疗药的抗肿瘤活性，如比卡鲁胺和紫杉醇。

42. 川朴

【性味归经】 味苦、辛，性温；归胃、大肠经。

【功用主治】 行气导滞，燥湿，降逆平喘。用于食积气滞，腹胀便秘，湿阻中焦，脘痞吐泻，痰壅气逆，胸满喘咳。

【常用量】 9～18g，2025 版《中国药典》用量：3～10g。

《神农本草经》谓之：“主中风伤寒，头痛，寒热惊悸，气血痹，死肌，去三虫。”《名医别录》记载：“温中益气，消痰下气，疗霍乱及腹痛胀满，胃中冷逆及胸中呕不止，泄痢淋露，除惊，去留热心烦躁，厚肠胃。”《药性论》记载：“主疗积年冷气，腹内雷鸣，虚吼，宿食不消，除痰饮，去结水，破宿血，消化水谷，止痛。大温胃气，呕吐酸水。主心腹满，病人虚而尿白。”《萃金裘本草述录》记载：“温中散结气，除胀满，湿滞胃中，冷逆呕吐，腹痛泄利，寒湿霍乱，化水谷，解暑，利膈宽胸。”

《医学启源》：“若元气虚弱，虽腹胀，宜斟酌用之；误服，脱人元气，切禁之。《主治秘要》云：孕妇忌之。”

肿瘤治疗： 肿瘤的发病与气机失调有着密切的关系，尤应责之于脾胃气滞和肝气郁结。对此历代医家也多有论述，如巢元方云“此由忧患所致……使塞而噎”。张从正在解释积聚的成因时也认为“忧思郁怒，气机不和，日久聚而成积”。钱伯文教授解释为“长期的情志抑郁不舒，肝气郁滞，可导致气机不畅，由气滞进一步导致血瘀、痰凝等一系列病理变化，致使肿瘤形成”。徐振晔教授治疗肿瘤患者胸脘痞闷、舌苔白腻者，常用川朴配伍苍术、木香等辛烈之性燥湿健脾、升阳辟恶、理中宫之气滞。

现代药理研究： 厚朴具有抗胃溃疡、抗病原微生物、抗炎镇痛、抗肿瘤、抗凝等作用。厚朴酚、和厚朴酚及单萜基厚朴酚是 12-*O*-十四烷酰佛波醇-13-乙酸酯（TPA）诱导的

Epstein-Barr 病毒早期抗原（EBV-EA）活化作用的抑制剂。厚朴甲醇提取物和厚朴酚对体内二期致癌试验引起的对小鼠皮肤瘤有明显抑制作用。

43. 乌药

【性味归经】 味辛，性温；归脾、胃、肝、肾、膀胱经。

【功用主治】 行气止痛，温肾散寒。用于寒凝气滞，胸腹胀痛，气逆喘急，膀胱虚冷，遗尿尿频，疝气疼痛，经寒腹痛。

【常用量】 9～18g，2025 版《中国药典》用量：6～10g。

《开宝本草》记载："主中恶心腹痛，蛊毒，疰忤，鬼气，宿食不消，天行疫瘴，膀胱肾间冷气攻冲背膂，妇人血气，小儿腹中诸虫。"《日华子本草》记载："治一切气，除一切冷，治霍乱及反胃吐食，泻痢，痈疖疥癞，并解冷热，其功不可悉载。猫犬百病并可摩服。"《本草通玄》记载："理七情郁结，气血凝停，霍乱吐泻，痰食稽留。"《玉楸药解》记载："破瘀泄满，止痛消胀。"《医林纂要》记载："泄肺逆，燥脾湿，润命火，坚肾水，去内寒。"

肿瘤治疗：钱伯文教授根据《黄帝内经》"逸者行之""结者散之""木郁达之"的理论，将理气散结之法作为治疗肿瘤的基本方法之一，以调理气机，使人体气机通、血脉畅、脏腑功能协调，从而升降有权，出入有序，阴阳平衡，达到治疗目的。徐振晔教授治疗肿瘤也主张以通为用，常用乌药与槟榔、沉香、人参等配伍，治以理气散结，和胃降逆。

现代药理研究：乌药不仅具有抗炎镇痛、抗肿瘤、抗氧化等活性，还对血糖和血脂等有调节作用，对肾脏、肝脏等具有保护作用。晏润纬等发现，乌药挥发油对人食管癌细胞、人结肠癌细胞、人乳腺癌细胞、人前列腺癌细胞、人胃癌细胞、人胰腺癌细胞、人骨肉瘤的增殖均有抑制作用，与阳性对照药顺铂比较，乌药挥发油对人食管癌细胞和人胃癌细胞增殖的抑制作用尤为明显，IC50 均为 24.8μg/ml。Hwang 等发现，乌药中提取得到的 isolinderalactone 能够抑制 B 细胞淋巴瘤 2、survivin、X-连锁凋亡抑制蛋白表达，增加对 PARP、DNA 的损伤，并且在体内外均能增加 U-87 多形性胶质母细胞瘤的凋亡，从而抑制肿瘤的生长。Rajina 等发现，乌药中提取得到的 isolinderalactone 能够诱导卵巢癌细胞的死亡和线粒体超氧化物的产生。

44. 柴胡

【性味归经】 味苦、辛，性微寒；归肝、胆经。

【功用主治】 解表退热，疏肝解郁，升举阳气。用于外感发热，寒热往来，疟疾，肝郁胁痛乳胀，头痛头眩，月经不调，气虚下陷之脱肛、子宫脱垂、胃下垂。

【常用量】 6～18g，2025 版《中国药典》用量：3～10g。

《神农本草经》记载："主心腹，去肠胃中结气，饮食积聚，寒热邪气，推陈致新，久服轻身明目益精。"《名医别录》记载："除伤寒心下烦热，诸痰热结实，胸中邪逆，五脏间游气，大肠停积，水胀，及湿痹拘挛。亦可作浴汤。"《药性论》记载："治热劳骨节烦疼，热气，肩背疼痛，宣畅血气，劳乏羸瘦，主下气消食，主时疾内外热不解，单煮服良。"《日华子本草》记载："补五劳七伤，除烦止惊，益气力，消痰止嗽，润心肺。

添精补髓，天行温疾，热狂乏绝，胸胁气满，健忘。”《珍珠囊》记载：“去往来寒热，胆痹，非柴胡梢子不能除。”《滇南本草》记载：“伤寒发汗解表要药。退六经邪热往来，痹痿。除肝家邪热，痨热，行肝经逆结之气，止左胁肝气疼痛。治妇人血热烧经，能调月经。”《本草纲目》记载：“治阳气下陷，平肝、胆、三焦、包络相火，及头痛眩晕，目昏赤痛障翳，耳聋鸣，诸疟，及肥气寒热，妇人热入血室，经水不调，小儿痘疹余热，五疳羸热。”《本草备要》记载：“散十二经痈疽血凝气聚。”

肿瘤治疗：临床可用于肝癌、胰腺癌、肠癌、胃癌、胆囊癌、胆管癌等消化系统肿瘤的治疗。肿瘤发展过程中气血津液运行输布异常，致气滞血瘀，同时癌症患者心情多抑郁，使气郁更为突出。钱伯文强调治疗原发性肝癌需注意调理气机，并把调理气机作为治本之法，使用柴胡疏肝理气的同时，还应配合运用健脾益胃、活血化瘀、清热解毒、化痰祛湿。

现代药理研究：柴胡具有抗炎、解热、免疫调节、抗肿瘤的作用，还有保肝、抗胃肠道溃疡、降脂、抗菌抗病毒等作用。柴胡对腹水瘤细胞腺苷酸环化酶（AC）活性有升高作用，且柴胡浓度越高，作用越强。研究显示将柴胡通过口服给药途径用于新西兰纯种白兔，制备的中药血清中有抗癌效应的肿瘤坏死因子，以肝癌细胞作为靶细胞，可以使癌细胞坏死、裂解；用人宫颈癌（HeLa）细胞和肺腺癌细胞亦得到同样的结果，表明柴胡有抗肿瘤的作用。

（龚亚斌　赵晓珍）

二、药对配伍

1. 生黄芪、黄精

生黄芪味甘，性微温，归肺、脾经，功能补气升阳，固表止汗，利水消肿，生津养血，托毒排脓，敛疮生肌。在《神农本草经》中归为上品，“主痈疽，久败疮，排脓止痛，大风癞疾，五痔鼠瘘，补虚，小儿百病”。《本草新编》：“气薄而味厚，可升可降，阳中之阳也，无毒。专补气。”。《医学衷中参西录》：“黄芪不但能补气，用之得当，又能滋阴。”黄精味甘，性平，归脾、肺、肾经，功能补气养阴、健脾、润肺、益肾。《本草纲目》记载黄精“补诸虚，止寒热，填精髓”。两药相须配伍，脾肾同治，培补先后天之本起到益气养精之效。徐振晔教授认为手术及放化疗后脾气亏虚不能运化水谷精微，肾气亏虚不能固涩精微，患者出现乏力、腰膝酸软、纳差、消瘦等症状，常用黄芪补益元气，黄精滋补肾精，起到益气养精作用。

成人常用量：生黄芪 15～60g；黄精 15～30g。

2. 生黄芪、灵芝

生黄芪味甘，性微温，归肺、脾经，为补气要药，功能补气升阳，固表止汗，利水消肿，生津养血，托毒排脓，敛疮生肌。《本草求真》谓黄芪“入肺补气，入表实卫，为补气诸药之最，是以有耆之称”。灵芝是担子菌纲多孔科灵芝属真菌，包括赤芝、紫芝、薄树芝、白芝等品种，其中赤芝和紫芝是临床最常用的灵芝属真菌。灵芝味甘、微苦，性平，归心、肝、脾经，功能补气养血，养心安神，止咳平咳。《本草纲目》载赤芝“益心气，补中，增智慧，不忘”，紫芝“利关节，保神，益精气，坚筋骨，好颜色”。徐振晔教授临证常将黄芪与灵芝两药相须配伍，肺肾同治起到“金水相生”作用。既补气润肺，又滋肾填精。现代药理学研究显示，二药联用可以延长细胞寿命，提高细胞增殖能力。

成人常用量：生黄芪 15～60g；灵芝 15～30g。

3. 淫羊藿、骨碎补

淫羊藿味辛、甘，性温，归肝、肾经，功能温肾壮阳，强筋骨，祛风湿。《本草经集注》：“主治阴痿，绝伤，茎中痛，利小便，益气力，强志。坚筋骨，消瘰疬。”《日华子本草》：“治一切冷风劳气，筋骨挛急，四肢不仁，补腰膝，强心力，丈夫绝阳无子，女人绝阴无子，老人昏耄，中年健忘。”《本草纲目》记载淫羊藿“益精气，坚筋骨，补腰膝，强心力”。骨碎补味苦，性温，归肝、肾经，功能活血续伤，补肾强骨。《开宝本草》记载：“主破血止血，补伤折。”二者合用，温肾阳，强筋骨，益虚损，治疗恶性肿瘤患者腰背酸痛、腰膝酸软疗效颇佳。

成人常用量：淫羊藿 9～30g；骨碎补 9～30g。

4. 淫羊藿、仙茅

淫羊藿味辛、甘，性温，归肝、肾经，功能温肾壮阳，强筋骨，祛风湿。《日华子本草》“治一切冷风劳气，筋骨挛急，四肢不仁，补腰膝，强心力，丈夫绝阳无子，女人绝阴无子，老人昏耄，中年健忘。”《本草纲目》记载淫羊藿“益精气，坚筋骨，补腰膝，强心力”。仙茅味辛，性热，有毒，归脾、肝、肾经，功能温肾壮阳、强筋骨、祛寒湿、温脾止泻。《本草纲目》：“仙茅，性热。补三焦、命门之火药也。”《本草正义》：“仙茅乃补阳温肾之专药，亦兼能祛除寒痹，与巴戟天、仙灵脾相类，而猛烈又过之。”二者合用，温肾壮阳，强筋骨，祛寒湿、温脾阳止泻，治疗恶性肿瘤患者阳虚怕冷、腰膝酸软、冷泻腹痛等疗效较好。

成人常用量：淫羊藿 9～30g；仙茅 6～12g。

5. 炙蜈蚣、制川乌

蜈蚣味辛，性温，有毒，归肝经，功能息风止痉，攻毒散结，通络止痛。《本草纲目》：“小儿惊痫风搐，脐风口噤、丹毒、秃疮、瘰疬、便毒、痔漏、蛇瘕、蛇瘴、蛇伤。”蜈蚣力猛性燥，善走窜通达，息风镇痉功效较强，又攻毒疗疮，通痹止痛效佳。制川乌味辛、苦，性温；有大毒，归心、肝、肾、脾经，功能祛风除湿、散寒止痛。《本草纲目》：“主大风顽痹。”二药合用，温通宣痹，散结通络止痛力强，善治癌痛，徐振晔教授常用制蜈蚣、制川乌治疗恶性肿瘤骨转移，对骨转移疼痛有较好的止痛作用。现代药理学研究证实，蜈蚣、骨碎补对骨转移出现骨质破坏有修复作用，还可提高免疫力，起到扶正抗癌作用。

成人常用量：制蜈蚣 2～3 条；制川乌 6～12g。

6. 木香、川连

木香味辛、苦，性温，归脾、胃、大肠、胆、三焦经，功能行气止痛，为行气止痛之要药。黄连，在《神农本草经》中被列为上品，苦、寒，归心、肝、胃、大肠经，功能清热燥湿，泻火解毒，善除脾胃大肠湿热，为湿热泻痢要药，还善清心经实火。两药配伍效仿左金丸，将吴茱萸改为木香既可增加行气止痛，通泄腑气之功，又可避免有些患者服用吴茱萸后出现恶心呕吐不适。徐振晔教授将两药常用于肝郁脾虚胃热患者，可泻胃中湿热之火，又可疏肝理气散结。

成人常用量：木香 6～12g；川连 3～9g。

7. 知母、黄柏

知母味苦、甘，性寒，归肺、胃、肾经，功能清热泻火、滋阴润燥，《神农本草经》记载：主消渴热中，除邪气，肢体浮肿，下水，补不足，益气。主入肺经而长于泻肺热、润肺燥；兼入肾经而能滋肾阴、泻肾火、退骨蒸，用治阴虚火旺所致的骨蒸潮热、盗汗。

《用药法象》记载此药可“泻无根之肾火，疗有汗之骨蒸，止虚劳之热，滋化源之阴”。黄柏味苦，性寒，归肾、膀胱、大肠经，功能清热燥湿、泻火解毒、退热除蒸。《神农本草经》记载：“主五脏肠胃中结热，黄疸，肠痔，止泄利，女子漏下赤白，阴伤蚀疮。”本品清热燥湿，主入肾经而善泻相火、退骨蒸，用治阴虚火旺，潮热盗汗。

黄柏与知母两者相须为用，可增强滋阴降火之功。临床常用于肾病中阴虚火旺者，症见潮热、盗汗、五心烦热、腰膝酸软、小便短黄、大便干结、舌红少苔、脉细数。也常用于减轻大剂量激素副作用，症见面部或背部痤疮、失眠、烦躁等。

成人常用量：知母 9～15g；黄柏 6～12g。

8. 北沙参、山茱萸

山茱萸味酸、涩，性微温，归肝、肾经，功能补益肝肾、收敛固涩。《神农本草经》记载：“主心下邪气，寒热，温中，逐寒湿痹，去三虫。”本品酸微温质润，其性温而不燥，既可补益肝肾，收敛固涩，又为平补阴阳之要药。《药性论》谓其“止月水不定，补肾气，兴阳道，添精髓，疗耳鸣，……止老人尿不节”。

北沙参味甘、微苦，性微寒，归肺、胃经，功能养阴清肺、益胃生津，《本草汇言》引林仲仙医案：“治一切阴虚火炎，似虚似实，逆气不降，清气不升，为烦，为渴，为胀，为满，不食，用真北沙参五钱水煎服。”山萸肉可补益肝肾，填精髓；北沙参滋肺胃阴，二者相组合，体现了“金水相生”的理论，肺属金，肾属水，肺金与肾水为母子关系，生理、病理均相互影响。肺为水之上源，肾为水之下源，肺主通调水道，肾为水脏，主津液，二脏相互配合，共同调节人体水液代谢；肺主气，司呼吸，肾主纳气，二脏共同维持正常呼吸。二药合用是临床上常用于同时治疗肺阴虚和肾阴虚的方法。

成人常用量：北沙参 15～30g；山茱萸 9～30g。

9. 炙土鳖虫、桃仁

炙土鳖虫味咸，性寒，归肝经，功能破血逐瘀，续筋接骨。《神农本草经》记载：“行产后血积，折伤瘀血，重舌，木舌，小儿腹痛夜啼。”本品咸寒入血，主入肝经，性善走窜，可活血消肿止痛，续筋接骨疗伤；入肝经血分，可破血逐瘀而消积通经，多用于妇科恶性肿瘤。《本草经疏》谓：“治跌打扑损，续筋骨有奇效。乃厥阴经药也。”桃仁味苦、甘，性平，归心、肝、大肠经。《本草经疏》记载：“桃仁，行善破血，散而不收，泻而不补。”本品入心肝血分，善泻血滞，祛瘀力强；味苦能降肺气，有止咳平喘之功；富含油脂，能润燥滑肠。《珍珠囊》谓：“治血结、血秘、血燥，通润大便，破蓄血。”

二者皆为活血化瘀药，桃仁伍以咸寒软坚之土鳖虫以加强化瘀消积之功，且破而不峻，能行能和。

成人常用量：炙地鳖虫 6～12g；桃仁 6～15g。

10. 芦根、鱼腥草

芦根味甘，性寒，归肺、胃经，功能清热生津、除烦止呕。《神农本草经》记载“主消渴客热”；《金匮玉函》记载“治五噎膈气烦闷，吐逆不下食”。本品既能清透肺胃气分实热，又能生津止渴、除烦，可用治热病伤津，烦热口渴者；入肺经善清透肺热，用治肺热咳嗽；还可清热利尿，用治热淋涩痛。

鱼腥草味辛，性微寒，归肺经，功能清热解毒、消痈排脓、利尿通淋。可用于治疗肺痈吐脓，肺热咳嗽，热毒疮痈，湿热淋证。《本草经疏》记载："治痰热壅肺，发为肺痈吐脓血之要药。"《分类草药性》："治五淋，消水肿，去食积，补虚弱，消臌胀。"《本草纲目》记载："散热毒痈肿。"

芦根和鱼腥草都是清解肺热的良药，二者相组合，临床常用于治疗肺痈吐脓、肺热咳嗽、痰热壅肺。同时二者又有利尿通淋的作用，相伍可清膀胱湿热，可用于治疗热淋涩痛。

成人常用量：芦根 15～30g；鱼腥草 15～30g。

11. 木香、槟榔

木香味辛、苦，性温，归脾、胃、大肠、胆经。功能行气、调中、止痛，槟榔辛、苦、温，归胃、大肠经，功能行气利水、驱虫消积。木香善通行脾胃之滞气，为行气止痛之要药。《日华子本草》：木香"治心腹一切气，止泻，霍乱，痢疾，安胎，健脾消食。疗羸劣，膀胱冷痛，呕逆反胃"。《本草纲目》：槟榔"治泻痢后重，心腹诸痛，大小便气秘，痰气喘息。疗诸疟，御瘴疠"。两药配伍可行气化滞，消脘腹胀满，且能除里急后重。临床常用于晚期患者因食积内停、气机壅塞、郁而化热所致脘腹痞满胀痛、大便不通，舌红、苔黄腻，脉弦等。

成人常用量：木香 6～10g；槟榔 6～15g。

12. 丹参、酸枣仁

丹参味苦，性微寒，功能活血调经、凉血消痈、安神，酸枣仁味甘、酸，性平，功能养心安神、益肝敛汗，为安神要药。丹参味苦，性微寒，归心、肝经，功能活血调经、凉血消痈、安神，是中医最常用的活血化瘀药物之一。"一味丹参，功同四物"。丹参入药，始见于《神农本草经》，被列为上品。《滇南本草》：丹参"补心定志，安神宁心。治健忘怔忡，惊悸不寐"。《名医别录》：丹参"养血，去心腹痼疾结气，腰脊强，脚痹；除风邪留热，久服利人"。酸枣仁归肝、胆、心经，宁心安神作用较强，《名医别录》：酸枣仁"主烦心不得眠，脐上下痛，血转久泄，虚汗烦渴，补中，益肝气，坚筋骨，助阴气，令人肥健"。丹参活血安神，酸枣仁养心安神，二者养血活血并用，相辅相成，善治虚烦不寐。天王补心丹、复方丹参滴丸均有丹参、酸枣仁配合治疗虚烦不眠、心悸怔忡、健忘等。二者合用常用于各种实体性肿瘤伴有阴血亏虚夹瘀之健忘，失眠者。

成人常用量：丹参 15～30g；酸枣仁 9～15g。

13. 杏仁、枇杷叶

杏仁味苦，性微温，有小毒，归肺、大肠经。《本草易读》记载："止嗽下气。"《雷公炮制药性解》记载："主胸中气逆而喘嗽，大肠气秘而难便。"《本草通玄》记载："润肺燥，除风热，定咳嗽，散滞气，消食积，润大肠。"枇杷叶味苦，性微寒，归肺、胃经。《证类本草》记载："治肺气，润五脏，下气，止吐逆并渴疾。"《神农本草经疏》记载：

“性凉，善下气，气下则火不上升，而胃自安，故卒啘止也。其治呕吐不止，妇人产后口干，男子消渴，肺热咳嗽，喘息气急，脚气上冲，皆取其下气之功。”《本草新编》记载：“止阴虚之咳嗽。”《本草备要》记载：“治热咳、呕逆、口渴。”枇杷叶，主肺胃之病，取其下气之功，气下则火降痰顺，而呕逆、渴咳俱除矣。二者合用常用于肺癌及其他恶性肿瘤咳嗽患者。

成人常用量：杏仁 6～10g；枇杷叶 9～15g。

14. 桃仁、瓜蒌仁

桃仁味苦、甘，性平，归心、肝、大肠经，功能活血祛瘀，润肠通便，《神农本草经》记载：“主瘀血，血闭癥瘕，邪气，杀小虫。”本品入心肝血分，善泻血滞，祛瘀力强；味苦能降肺气，有止咳平喘之功；富含油脂，能润燥滑肠。《珍珠囊》记载：“治血结、血秘、血燥，通润大便，破蓄血。”瓜蒌仁味甘、微苦，性寒，功能清热化痰、润肠通便，《本草纲目》记载：“润肺燥，降火，治咳嗽，涤痰结，利咽喉，止消渴，利大肠，消痈肿疮毒。”

二者皆能通便，桃仁止咳平喘、活血通便，伍以瓜蒌仁清肺化痰、润肠通便以加强通便之功而不伤正。

成人常用量：桃仁 6～15g；瓜蒌仁 9～30g。

15. 丹参、葛根

丹参味苦，微寒。归心、心包、肝经。功能活血祛瘀，调经止痛，除烦安神，凉血消痈。《本草经疏》：“丹参，《本经》味苦，微寒。陶云：性热，无毒。观其主心腹邪气，肠鸣幽幽如走水，寒热积聚，破瘕除瘕，则似非寒药；止烦满，益气，及《别录》养血，去心腹痼疾，结气，腰脊强，脚痹，除风邪留热，久服利人，又决非热药，当是味苦平，微温。”葛根味甘，性平，归脾、胃经，为解表清热要药，功能解肌散热，升阳止泻，生津润燥，减轻肌肉疼痛。《本草纲目》谓葛根“入脾胃，和中益气，入表解肌，为解表清热诸药之要，是以有根之名”。葛根的独特之处在于其能够调和阴阳，平衡内外，既能清热解暑，又能补充体液，缓解疲劳，对于治疗外感风热、头痛发热、肌肉酸痛等症状有良好效果。同时，葛根在调节免疫、改善微循环等方面也显示出潜在的医疗价值。丹参活血化瘀，葛根解肌散热，两药配伍，既能疏通血脉，又能调和阴阳，共奏“血气同治”之功。现代药理学研究表明，丹参和葛根联合应用可以在多个层面发挥作用，如抑制肿瘤细胞的增殖，促进肿瘤细胞的凋亡，同时还能够减轻化疗和放疗的副作用，提高患者的生活质量。

成人常用量：丹参 15～30g；葛根 15～30g。

16. 川芎、桂枝

川芎味辛，性温，归肝、胆、心经，为活血化瘀要药，功能活血行气，祛风止痛，散寒解表。《神农本草经》谓川芎“主治血瘀、气滞，疏通经络，为调和血气诸药之佳，故有芎之称”。川芎以其独特的活血化瘀能力，常用于治疗由血瘀引起的各类疼痛症状，如痛经、头痛、风湿性关节痛等。桂枝味甘，性温，归心、肺、膀胱经，为解表散寒要药，功能发汗解表，温经止痛，调和营卫。《金匮要略》论桂枝“主治风寒表证，温经通脉，为解表散寒诸药之首，故有枝之名”。桂枝在中医中以其温通经络、调和营卫的特性，广泛用于治疗外感风寒，肩背肢体酸痛、心腹冷痛等症状。川芎与桂枝合用，在防治肿瘤方面可发挥独特的协同作用。川芎活血化瘀，行气止痛，而桂枝则温经散寒，调和营卫。二者联合，既能活血通络，又能温通经脉，共同增强机体的气血运行，提升身体的抗病能力。在治疗恶性肿瘤过程中，川芎与桂枝配伍能够有效缓解因肿瘤或其治疗引起的气血不畅、经络阻塞所导致的疼痛症状，如胸痛、腰背酸痛等。同时，这种配伍还有助于防治恶性肿瘤合并肺栓塞，对于改善恶性肿瘤患者的生活质量和延长生存期有积极意义。

成人常用量：川芎 15～24g；桂枝 6～9g。

17. 菟丝子、益智仁

菟丝子味辛、甘，性平；归肝、肾、脾经。功能补益肝肾，固精缩尿，安胎明目止泻，外用消风祛斑。《神农本草经》记载菟丝子“主续绝伤，补不足，益气力，肥健，汁去面䵟，久服明目，轻身延年”。《名医别录》描述：“养肌强阴，坚筋骨，主茎中寒，精自出，溺有余沥，口苦燥渴，寒血为积。”《本草汇言》谓：“补肾养肝，温脾助胃之药也。主男子阳道衰微，阴茎痿弱，或遗精梦泄，小便滑涩；治女人腰脊酸疼，小腹常痛，或子宫虚冷、带下淋沥，或饮食减少，大便不实，是皆男妇足三阴不足之证。”益智仁味辛、性温；归脾、肾经。功能为暖肾固精缩尿，温脾止泻摄唾。《开宝本草》描述：“治遗精虚漏，小便余沥，益气安神，补不足，安三焦，调诸气。夜多小便者，取二十四枚，碎，入盐同煎服。”《本草纲目》谓：“治冷气腹痛，及心气不足，梦泄，赤浊，热伤心系，吐血、血崩。”《本草备要》提到益智仁的功效：“能涩精固气，温中进食，摄涎唾，缩小便。治呕吐泄泻，客寒犯胃，冷气腹痛，崩带泄精。”二者同用，脾肾双补，能补肾壮阳，温脾止泻。治疗恶性肿瘤患者腰膝酸软、阳虚怕冷、尿频遗尿等疗效较好。

成人常用量：菟丝子 9～15g；益智仁 9～15g。

18. 知母、牡丹皮

知母味苦、甘，性寒；归肺、胃、肾经。功能清热泻火，滋阴润燥。《神农本草经》谓：“主消渴热中，除邪气，肢体浮肿，下水，补不足，益气。”《名医别录》谓：“疗伤寒，久疟，烦热，胁下邪气，膈中恶，及风汗内疸。”《药性论》谓：“主治心烦躁闷，骨热劳往来，生产后蓐劳，肾气劳，憎寒。虚损患人虚而口干，加而用之。”牡丹皮味苦、辛，性微寒，归心、肝、肾经。功能清热凉血，活血化瘀。《神农本草经》描述牡丹皮功效：“主寒热，中风瘈疭、惊痫邪气，除瘕坚瘀血留舍肠胃，安五脏，疗痈疮。”《名医别录》谓：“除时气头痛，客热，五劳，劳气，头腰痛，风噤，癫疾。”《药性论》谓：“治冷气，散诸痛。治女子经脉不通，血沥腰疼。”徐振晔教授认为癌症病灶局部病机为多种毒邪交结，阳郁化火伤阴，故针对瘤体局部以滋阴清火、解毒散结为治法，两药合用，共奏清热泻火，滋阴润燥之功。治疗恶性肿瘤患者阴虚发热、盗汗等疗效较好。

成人常用量：知母 9～15g；牡丹皮 9～15g。

19. 八月札、枳壳

八月札味微苦，性平；归肝、胃、膀胱经。功擅疏肝和胃，活血止痛，软坚散结，利小便。主治肝胃气滞，脘腹、胸胁疼痛，饮食不消，痢疾，月经不调，痛经，瘿瘤，瘰疬，恶性肿瘤。《崔禹锡食经》：“食之去痰水，止赤白下利。”《本草纲目拾遗》谓：“利大小便，宣通，去烦热，食之令人心宽，止渴，下气。”《食性本草》谓：“主胃口热闭，反胃不下食，除三焦客热。”《草木便方》谓：“滋阴，明耳目，治月瘕、劳伤，补精髓。”《陕西中草药》谓：“疏肝益肾，健脾和胃，治消化不良，腹痛，泻痢，疝气，子宫脱垂。”《抗癌中药的临床效用》谓：“用于痰火胶结的瘿瘤、瘰疬等症。”枳壳，味苦、辛、酸，性微寒；归脾胃经。功能理气宽中，行滞消胀。用于胸胁气滞，胀满疼痛，食积不化，痰饮内停，脏器下垂。《药性论》谓：“治遍身风疹，肌中如麻豆恶痒，主肠风痔疾，心腹结气，两胁胀虚，关膈拥塞。”《日华子本草》谓：“健脾开胃，调五脏，下气，止呕逆，消痰，治反胃，霍乱泻痢，消食，破结痃癖，五膈气，除风明目及肺气水肿，利大小肠，皮肤痒，痔肿可炙熨。”《开宝本草》谓：“主风痒麻痹，通利关节，劳气咳嗽，背膊闷倦，散留结，胸膈痰滞，逐水，消胀满，大肠风，安胃，止风痛。”《医学启源》谓：“治胸中痞塞，泄肺气。”二者共用，疏肝益肾，理气止痛，活血散结，于气分和血分上共奏奇效。

成人常用量：八月札 9～15g；枳壳 9～15g。

20. 生地黄、山茱萸

生地黄味甘、苦，性寒，归心、肝、肾经，功能清热凉血，生津润燥。《神农本草经》谓：“地黄，治折跌绝筋、伤中，逐血痹，填骨髓，长肌肉。作汤，除寒热积聚，除痹，生者尤良。”《药性论》谓：“解诸热，破血，通利月水闭绝，亦利水道。捣薄心腹，能消瘀血。病人虚而多热，加而用之。”《珍珠囊》谓：“凉心火之血热，泻脾土之湿热，止鼻中之衄热，除五心之烦热。”《眼科全书》云生地黄“散血，凉血，活血，生血，及凉心肾，治眼”。山茱萸味酸，性微温，归肝、肾经，功能补益肝肾，收敛固脱。《本草备要》谓：补肝肾，涩精气。《本草再新》谓：“益气养阴，补肾平肝，温中发汗，利小便，除寒气。”《神农本草经》谓：“主心下邪气，寒热，温中，逐寒湿痹，去三虫，久服轻身。”二者合用，平补肝肾，补而不腻，补肾益精，除痹化瘀，治疗恶性肿瘤患者肾虚夹瘀、肾阳不足、腰膝酸软等疗效较好。

成人常用量：生地黄 9～30g；山茱萸 9～30g。

21. 女贞子、熟地黄

女贞子味甘、苦，性凉，归肝、肾经，功能补益肝肾，清虚热，明目。《本草蒙筌》谓：“黑发黑须，强筋强力……多服补血去风。”《本草正》谓：“养阴气，平阴火，解烦热骨蒸，止虚汗，治消渴及淋浊，崩漏，便血，尿血，阴疮，痔漏疼痛。亦清肝火，可以明目止泪。”《医林纂要》谓：“坚补肾水，安养阳气。”熟地黄味甘，性微温，归肝、肾经，功能补血滋阴，益精填髓。古代医家王好古认为，熟地黄可用于“主坐而欲起，目琉琉无所见”之证，可见其滋养肝血之效显著。另有医家张锡纯在《医学衷中参西录》中高度体现出熟地黄具有滋补各个脏腑阴血不足的功效。二者合用，共同增强同补肝肾，填精生血之效，治疗恶性肿瘤患者阴虚发热、骨蒸潮热、腰膝酸软、盗汗、遗精等疗效较好，标本兼治。

成人常用量：女贞子 9～30g；熟地黄 15～30g。

22. 瓜蒌仁、枳实

瓜蒌仁甘苦微寒质润，归肺、胃、大肠经，功能清热化痰，润肠通便。《本草纲目》谓：“润肺燥，降火，治咳嗽，涤痰结，利咽喉，止消渴，利大肠，消痈肿疮毒。”枳实辛苦微寒，归脾、胃经，其气锐力猛，苦降下行，尤善破胃肠结气而消痞除积。《名医别录》谓：“除胸胁痰癖，逐停水，破结实，消胀满。”徐振晔教授在临床中常常二药合用，共奏下气润肠通便之功，适用于各种恶性肿瘤患者之痞满，大便秘结等症。

成人常用量：枳实 9～15g；瓜蒌仁 15～30g。

（龚亚斌　赵晓珍）

三、组药经验

徐振晔教授在治疗癌症时，主张不同部位的肿瘤辨病选用不同的解毒散结抗肿瘤药，针对性强，临床上收到较好的疗效。如治疗肺癌常选山慈菇、石见穿、七叶一枝花、蜂房、干蟾皮等；治疗肝癌常选用半枝莲、半边莲、岩柏等；治疗胃癌常选用野葡萄藤、藤梨根、菝葜、天龙等；治疗肠癌常选野葡萄藤、藤梨根、红藤、白花蛇舌草等；治疗肾癌常选土茯苓、龙葵、蜀羊泉、蛇莓等；治疗食管癌常选用石见穿、山豆根、急性子等；治疗乳腺癌常选用白花蛇舌草、石见穿、蛇六谷等。

这些组药辨病治疗，取得了一定的效果。相关药物介绍如下。

1. 肺癌常用组药：石见穿-重楼-蜂房-山慈菇

肺癌是最常见的恶性肿瘤之一。徐教授参考文献和临床经验认为肺癌的重要病机是精气亏虚和脾虚精亏，研制出益气养精、解毒散结的肺岩宁方和健脾养精、解毒散结的肺岩宁翼方，两方中常用重楼、蜂房、山慈菇、石见穿组药解毒散结，临床治疗肺癌疗效明显。

石见穿：味苦、辛，性微寒，归肝、脾经。具有活血化瘀、清热利湿和散结消肿之功效，现代研究表明抗肿瘤作用机制主要有抑制肿瘤细胞增殖和诱导肿瘤细胞凋亡、抑制肿瘤血管生成和抑制肿瘤细胞转移，具有免疫和细胞因子调节的功能，可增加肿瘤细胞对化疗药物的敏感性。

重楼：别名七叶一枝花。味苦，性微寒，归肝经。具有清热解毒、消肿止痛、凉肝定惊之功效。《本草从新》曰七叶一枝花“专理痈疽，除虫蛇毒”。《冯氏锦囊秘录》指出七叶一枝花“治惊痫，摇头弄舌，湿热发肿作疮，下三虫解百毒”。《神农本草》注释七叶一枝花的功用主治“主惊痫，摇头弄舌，热气在腹中，癫疾，痈疮，阴蚀，下三虫，去蛇毒”。现代研究表明：七叶一枝花抗肿瘤的主要活性物质甾体皂苷类——重楼皂苷具有抗肺癌转移作用。重楼总皂苷是重楼的粗提取物，具有提高药物疗效，减少不良反应等优势。对肺癌细胞A549细胞的增殖有较强的抑制作用，其通过调节凋亡蛋白的表达抑制A549细胞的增殖。

蜂房：味甘，性平。归胃经。具有祛风、攻毒、杀虫、止痛之功效，本草古籍《日华子本草》大略论述了蜂房的临床功用“治牙齿疼，痢疾，乳痈，蜂叮，恶疮”。《证类本草》记载蜂房的应用“主惊痫瘈疭，寒热邪气，癫疾，鬼精，蛊毒肠痔”。《本草崇原》记载蜂房“主祛风解毒，镇惊清热”。现代研究表明：蜂房对肝癌、胃癌有一定的抑制作用。

山慈菇：味甘、微辛，性凉；有小毒。具有清热解毒，化痰散结之功效。《景岳全书》记录山慈菇“治痈疡疔肿疮瘘，瘰疬结核，破皮攻毒，俱宜醋磨傅之……并治诸毒蛊毒，蛇虫狂犬等伤，或用酒调服，或干掺之。亦治风痰痫疾，以茶清研服，取吐可愈”。《本草新编》有摘录“消痈疽、无名疔毒、散隐疹、恶疮、蛇虫啮伤、治之并效……大约怪病多起于痰，山慈菇为消痰之圣药，治痰而怪病自可除也”。《滇南本草》记录了用山慈菇治病的经验：“治毒疮，攻痈疽，敷诸疮肿毒，有脓者溃，无脓者消。”恶性肿瘤治疗中常用药物约 453 种，其中山慈菇的使用频率最高，占 2/3。现代研究表明其抗肿瘤作用机制主要有细胞毒作用，诱导肿瘤细胞凋亡；抑制肿瘤细胞侵袭和迁移；调节机体免疫功能；抑制肿瘤组织血管生成等。

NSCLC 约占所有肺癌的 80%，约 75%的患者发现时已经处于中晚期。目前的治疗手段有手术、放化疗、分子靶向治疗、免疫治疗和局部介入治疗，中医药治疗也占据了不可或缺的地位：改善手术后患者的体质，抑制肿瘤的复发和转移，延缓分子靶向药物的耐药性，减轻放化疗的毒副作用，减轻免疫治疗的相关不良反应等。肺癌属于中医学“肺积”等范畴，肺为娇脏，由于正气虚损，邪毒乘虚入肺，肺之功能失调，气机不利，血行瘀滞，津液失于输布，痰凝气滞，瘀毒胶结，日久形成积块。从以上可以看出，徐老师常用的组药，或从古籍，或从现代研究，或从药物所含单体，都表明该类药物具有清热解毒之功效，瘀毒是肺积的病理产物，清热解毒法是根据“热者寒之”“温者清之”的治疗原则，针对肿瘤的热毒等证候而拟定的治疗方法，肺癌患者常出现坏死甚至并发感染的肿瘤相关性炎症反应，炎性反应微环境是促癌转移的重要因素，运用清热解毒中药组合可以有效地控制肿瘤相关炎性反应，一定程度上可达到控制肿瘤的目的。清热解毒中药组合有其独特的抗肿瘤作用，和中医独有的整体观念指导下的治疗相结合，治疗肺癌，尤其是进展期肺癌，可以有效抑制肿瘤生长，延长患者的生存期。

2. 小细胞肺癌常用组药：石见穿-七叶一枝花-红豆杉

在我国，小细胞肺癌每年发病人数 12 万～20 万。小细胞肺癌的特点是两高一低：恶性程度高、复发转移率高、5 年存活率低（＜5%）。石见穿和七叶一枝花在 NSCLC 临床应用广泛，同理，在小细胞肺癌也存在瘀毒胶结的临床特征。小细胞肺癌多见于男性，患者多有长期大量吸烟的生活习惯或者烟酒之类，在中医辨证体系属于痰浊、热毒的范畴。在辨证基础上投以清热解毒之品可以抑制肿瘤生长。红豆杉是从红豆杉树皮、针叶、枝叶和内生真菌中发现有潜在研究价值的二萜、木脂素、多糖成分或有效部位。药理研究表明，分离的活性成分或部位具有抑制前列腺癌、宫颈癌、肺癌、喉癌、胃癌、肝癌、舌鳞癌、恶性黑色素瘤、口腔表皮样癌、结肠癌、白血病、胰腺癌、鼻咽癌等相关癌细胞的作用，促进肿瘤细胞凋亡。石见穿、七叶一枝花和红豆杉组药联合可以有效控制小细胞肺癌的进展。

3. 肺癌脑转移常用组药：石上柏-七叶一枝花-蛇六谷-天葵子

肺癌脑转移发生率较其他恶性肿瘤高，可能由于肺毛细血管床自身的特点，20%～65%的肺癌患者会发生脑转移，肺癌脑转移的预后差，患者的自然生存时间平均仅为 1～2 个月，如何预防和针对性治疗是临床亟须解决的问题。有学者认为气机升降失调是肺癌脑转移的基本病机。对肺癌脑转移有了进一步认识，徐老师认为肺癌脑转移主要病机是气虚血瘀，常用补阳还五汤加减以益气祛瘀通络。徐老师认为肺癌脑转移一方面是正气亏虚，癌毒（热毒）过甚也是肺癌脑转移的病机所在。徐教授习用石上柏、七叶一枝花、蛇六谷、天葵子等药物，针对性应用于肺癌脑转移患者的治疗。七叶一枝花在前面已经论述，此处不再赘述。

石上柏：性凉，味甘、微苦涩。归肺、胃、肝经。疏风、清肺止咳，解毒止痛、消肿抗癌、利湿。属清热解毒药物。临床上常用于肺癌、肝癌、咽喉癌和消化道癌的治疗，同时对于脑转移效果良好。配合放化疗使用，可以起到减毒增敏的作用。药理研究表明对小白鼠肉瘤有较好的抑制作用。具有细胞毒作用、诱导癌细胞凋亡等抗癌药理作用。

蛇六谷：味辛，性温；有毒。有清热解毒、行瘀消瘤、软坚散结的功效。长期使用可能会有肝肾毒性，患者应每 2～3 个月定期复查肝肾功能。目前从蛇六谷中提取的石油醚萃取物、乙酸乙酯萃取物、魔芋葡甘露聚糖等具有明显的抗肿瘤活性；抗肿瘤机制为抑制肿瘤细胞增殖、诱导肿瘤细胞凋亡、抑制肿瘤细胞转移和调节机体免疫功能。同时对于脑转移效果良好。

天葵子：味甘、苦、辛，性寒。归肝、胃经。功能清热解毒，消肿散结。用于痈肿疔疮，乳痈，瘰疬，蛇虫咬伤，《滇南本草》云："散诸疮肿，攻痈疽，排脓定痛，治瘰疬，消散结核，治妇人奶结，乳汁不通，红肿疼痛，乳痈，乳岩坚硬如石，服之或散或消。"同时对于脑转移效果良好。

4. 脑胶质瘤常用组药：天葵子-蛇六谷-天龙-制南星

脑胶质瘤是指起源于神经胶质细胞和神经前体细胞的一类肿瘤，是最常见的颅内原发恶性肿瘤。约占所有脑肿瘤和中枢神经系统肿瘤的 30%，以及所有恶性脑肿瘤的 80%。临床主要症状包括头痛，局灶性神经功能障碍，癫痫发作。治疗手段上主要采用手术、放疗和化疗。脑胶质瘤的病位在脑，与肝、脾、肾等脏腑有关，痰、瘀、毒、虚为主要病理因素。中医辨证一般考虑督脉不足，髓海空虚，病之标，多考虑风痰上扰，痰瘀互结。治疗上多补脑填髓治本，化痰祛瘀治标。中医治疗临床资料汇总研究，通过信息化比对，表明脑胶质瘤的核心用药为半夏、全蝎、黄芪、天南星、石菖蒲、茯苓、川芎、蜈蚣、僵蚕 9 味药，治疗药物以辛温、归肝脾经者为多，辨证治疗之余，徐教授也有习用的组药，除天葵子、蛇六谷软坚散结抑瘤之外，善用天龙、蛇六谷。

蛇六谷：味辛、性寒，又名魔芋，李时珍在《本草纲目》中提到魔芋可以化痰散结、行瘀消肿。蛇六谷在中医药经典中并无明确记载，但是现代药理研究证实其具有诱导癌细胞凋亡、调节人体免疫功能、抑制癌基因表达、抗肿瘤血管生成等作用。

天龙：《本草纲目》谓其"味咸，性寒，有小毒"。归肝经。具有祛风通络散结之功效。治中风瘫痪，手足不举，或历节风痛，及风痉惊痫，小儿疳痢，血积成痞，疠风瘰疬，疗蝎螫。临床广泛应用于肝癌、肺癌、食管癌、乳腺癌等多种恶性肿瘤的治疗。药理学研究结果表明其发挥抗肿瘤的作用机制可能与抑制肿瘤细胞增殖分化、诱导肿瘤细胞凋亡、抑制肿瘤部位血管新生、调节肿瘤微环境及免疫调节作用有关。徐老师应用天龙，取其可以祛风通络、解毒散结。

5. 鼻咽癌常用组药：石上柏-蛇莓-山豆根

鼻咽癌是指原发于鼻腔顶部和侧壁的恶性肿瘤，是我国常见的头颈部恶性肿瘤，在我国主要集中于两广地区。临床表现有七大症状：鼻塞，涕血，耳鸣，听力减退，头痛，复视，面麻。古代中医文献中没有关于鼻咽癌的描述，只在常见的鼻咽部疾病如“失荣”“上石疽”等病症中有关于鼻咽癌的描述。徐振晔教授认为鼻咽癌的主要病机是人体气血阴阳亏虚，不能抵御外邪，加之鼻咽为气体进入人体的主要气道，易感受毒邪。正虚，邪气盘踞，毒热内蕴，痰瘀互结。徐教授在临床实践中习用石上柏、山豆根、蛇莓化痰散结消瘀。

山豆根：味苦，性寒，有毒。归肺、胃经。清热解毒，消肿利咽。用于火毒蕴结，乳蛾喉痹，咽喉肿痛，齿龈肿痛和口舌生疮。本品有毒，用量不宜过大。药理作用有抗炎、解热、抗肿瘤、保肝及抑菌。临床常用于急慢性喉炎、咽炎、急性扁桃体炎、肝炎和肿瘤。《本草害利》：苦寒泻心火，以保肺金，去大肠风热，解咽喉痛蛊毒，消诸肿疮疡，喘满热咳，泻热解毒，治热及所致之病。

蛇莓：味甘、苦，性寒。归肺、肝、大肠经。全草入药，治热病，惊痫，咳嗽，吐血，咽喉肿痛，痢疾，痈肿，疔疮，蛇虫咬伤，汤火伤。《名医别录》：主胸腹大热不止。《四川中药志》：凉血，通经。治惊痫寒热，疗咽喉肿痛。现代药理研究表明蛇莓具有细胞毒作用、诱导细胞凋亡、抗转移、类生物反应调节剂作用，以及抗肿瘤血管生成等抗癌药理作用。

6. 癌性胸腔积液常用组药：生白术-茯苓-桂枝-猫人参-龙葵-川椒目-葶苈子

癌性胸腔积液是肿瘤常见且难以控制的并发症，是疾病晚期的标志。临床上一旦出现恶性胸腔积液，则意味着疾病已到晚期，患者生活质量将显著下降。临床上常表现为咳嗽，胸痛等，治疗方式包括治疗性胸腔穿刺，胸腔闭式引流和胸腔内注射药物。治疗目的主要在于有效地控制胸腔积液，提高生存质量。癌性胸腔积液可归属于中医的悬饮范畴。《金匮要略》曰：“饮后水流在胁下，咳唾引痛，谓之悬饮。”徐教授认为癌性胸腔积液发生的总病机为正虚为本，水饮实为标。病变的发生主要责之于肺脏，正常的水液输布主要与肺、脾、肾三脏关系最为密切，在胸腔积液发病的过程中，肺、脾、肾三脏相互联系，互相影响。治疗癌性胸腔积液仍应遵从“健脾利水、泻肺利水、温阳利水、解毒利水”的原则，治疗上尤要重视肺脾肾的重要作用，肺脾肾三脏调和，阴邪自除。徐教授习用下述组药——生白术、桂枝、茯苓，颇为中意，其他数味中药，可以结合临床辨证，适当加以选用。

生白术：味苦、甘，性温，归脾、胃经。功能健脾益气、燥湿利水、止汗、安胎。《医学启源》记载白术“除湿益燥，和中益气，温中，去脾胃中湿，除胃热，强脾胃，进饮食，止渴，安胎”。《药性赋》记载白术“味甘，气温，无毒，可升可降，阳也。其用有四：利水道，有除湿之功，强脾胃，有进食之效”。徐教授主张治疗癌性胸腔积液生白术用量宜大。

茯苓：味甘、淡，性平，归心、肺、脾、肾经。甘能补益，淡可渗湿，甘可益脾养心。其淡渗力强，可利下窍，祛水湿。功能渗湿利水，健脾和胃，宁心安神。主治小便不利，水肿胀满，痰饮咳逆，呕吐，脾虚食少，泄泻，心悸不安，失眠健忘，遗精白浊。现代研究表明，茯苓的活性成分主要是茯苓聚糖、三萜类茯苓酸、茯苓素等，具有利尿、免疫调节、抗肝硬化、保护胃肠道、抗炎的药理作用。临床上广泛用于痰饮眩悸，水肿尿少等。

桂枝：味辛、甘，性温，归心、肺、膀胱经。功能发汗解肌，温通经脉，助阳化气，平冲降气。用于风寒感冒，脘腹冷痛，血寒经闭，关节痹痛，痰饮，水肿，心悸，奔豚。《医学启源》：“《主治秘诀》：去伤风头痛，开腠理，解表，去皮肤风湿。”徐老师临床桂枝配茯苓，桂枝辛甘温煦，善于助阳化水，茯苓健脾利水渗湿。二药相伍，通阳利水。适用于阳虚不运、水湿内停所致的痰饮水肿。

猫人参：味苦、涩，性凉，归肝、脾、胃、膀胱经。具有清热解毒、消肿、祛风除湿的功效，主治呼吸道感染、麻风病和痈肿疮疔等。现代药理研究提示其有抗肿瘤作用，其单体成分科罗索酸可以抑制肝癌细胞的增殖；对宫颈癌细胞有促进凋亡的作用；其有效部位体内实验表明总皂苷能够抑制肝癌细胞的体内转移；徐教授临床应用取其清热解毒、软坚消积的作用。

龙葵：味苦，性寒，归肝、胃经。具有清热解毒、活血、利水消肿等功效。主要可以治疗感冒发热，牙痛，慢性支气管炎，急性肾炎和乳腺炎等。临床应用以清热通利为用。利水消肿是其重要功效，可以加快人体内水分代谢，徐老师取其作用应用于治疗癌性胸腔积液。而且据相关药理学研究表明龙葵的生物碱、多糖等是其抗肿瘤的主要活性成分，对肿瘤细胞增殖有一定的抑制作用。

川椒目：味苦、辛，性温，归脾、胃、肺、肾、膀胱经。功能利水消肿，祛痰止咳，降气平喘，理中止痛，杀虫止痒。主治小便不利、水肿胀满、痰饮咳逆、哮喘、蛔虫病、脾胃寒证、湿疹瘙痒、阴痒等多种疾病。椒目色黑属水能制火，故专泻水降火，治肾气逆上喘急、妊娠水肿喘逆。《赤水玄珠》椒目散：治水泛于肺，肺得水而浮，故喘不得卧；川椒目（沉水者，略炒）为末，每一钱，姜汤调下。

葶苈子：味苦、辛，性大寒；归肺、膀胱经；具有泻肺平喘，利水消肿的功效。《神农本草经》：“主癥瘕积聚结气，饮食寒热，破坚逐邪，通利水道。”主治痰涎壅肺之喘咳痰多；肺痈；水肿；胸腹积水；小便不利；慢性肺源性心脏病；心力衰竭之喘肿；徐老师遵循古籍，治痰涎壅盛，喘息不得平卧，常配大枣以缓其性，如《金匮要略》葶苈大枣泻肺汤；以及治腹水肿满属湿热证的《金匮要略》己椒苈黄丸。药理研究显示两种葶苈子提取物均有强心利尿作用。对于表现为胸闷、气急明显的实证患者，用量宜大。

7. 止咳化痰常用组药：杏仁-芦根-桃仁-枇杷叶-鱼腥草

咳嗽有痰，临床颇为常见，五脏六腑令人咳、非独肺也，止咳化痰古今良方良药颇多，徐教授临床习用以下数味，辨证加入，其中二仁如杏仁和桃仁都有润肠之功，无寒凉之性，对于放化疗，尤其是肠道肿瘤，伤及阳气者，颇为适用，芦根甘寒生津，夏季应用，也是因时因地应用的良药，枇杷叶、鱼腥草对于偏热的患者，可以酌加，其中炒枇杷叶有止呕之功，是其特长。

杏仁：味苦，性微温；甜杏仁：味甘，性平，归肺、大肠经。具有降气、止咳、平喘、润肠、通便的功效。用于咳嗽气喘、胸满痰多、血虚津枯，肠燥便秘等症。《神农本草经》："主咳逆上气雷鸣，喉痹，下气，产乳金疮，寒心奔豚。"《药性论》："疗肺气咳嗽，上气喘促。"

芦根：味甘，性寒。归肺、胃经。具有清热泻火，生津止渴，除烦，止呕，利尿的功效。用于热病烦渴，肺热咳嗽，肺痈吐脓，胃热呕哕，热淋涩痛。《医林纂要》："能渗湿利水，疗肺痈。"《玉楸药解》："清降肺胃，消荡郁烦，生津止渴，除呕下食，治噎哕懊侬。"

桃仁：味苦、甘，性平。归心、肝、大肠经。具有活血化瘀，润肠通便，咳嗽气喘的作用。桃仁一味兼有破瘀止血和肃肺止咳二用。现代医学认为：活血化瘀可改善微循环，消除咽部充血水肿的状态。《食医心鉴》（又名《食医心镜》）：治上气咳嗽，胸膈痞满，气喘：桃仁三两，去皮、尖，以水一大升，研汁，和粳米二合，煮粥食。

枇杷叶：味苦，性微寒；归肺、胃经。具有清肺止咳，降逆止呕功效。《重庆堂随笔》："凡风温、温热、暑、燥邪在肺者，皆可用以保柔津而肃治节，香而不燥，凡湿温、疫疠、秽毒之邪在胃者，皆可用以澄浊而廓中州。本草但云其下气治嗽。"《医宗金鉴》：治肺热咳嗽，气逆喘急，可单用制膏服用，或配黄芩、桑白皮等通用。

鱼腥草：味苦，性微寒；归肺经。具有清热解毒，排脓消痈，利尿通淋功效。主治肺痈吐脓，痰热喘咳，热痢，痈肿疮毒，热淋。擅长清解肺热，为治疗肺痈之要药。常与桔梗、芦根等配伍治疗肺痈咳吐脓血及肺热咳嗽，痰黄而稠等症状。

8. 指端麻木常用组药：川芎-桂枝-全蝎

肢端麻木是肿瘤临床常见的症状，目前治疗各异，有研究把恶性肿瘤患者化疗后手足麻木的中医证型分为气虚血瘀证、气滞血瘀证、肝肾不足证、肝郁脾虚证、阳虚寒滞证 5 种，其中气虚血瘀证所占比例最大（38.6%），阳虚寒滞证占比最小（8.8%）。病性证素可分为 6 种：气滞、血瘀、寒、气虚、阴虚、阳虚。在病因病机方面，血痹、营卫不足及络病、化疗损伤人体正气均被认为是麻木出现的重要影响因素。按照中医辨证论治，采用针对性的治疗，徐教授习惯用以下数味中药，中药均性温或平，活血通络，功在所长。其中川芎上头目、下血海，桂枝疗血痹，取黄芪桂枝五物汤之意，全蝎，虫类药代表，钻剔四方。三药常组方应用，随症添加，临床有一定效果。数药功效分列如下。

川芎：味辛，性温。归肝、胆、心经。具有活血行气，祛风止痛功效。用于胸痹心痛，胸胁刺痛，跌仆肿痛，月经不调，经闭痛经，癥瘕腹痛，头痛，风湿痹痛。《本草要略》："味辛性温……东垣曰，下行血海，养新生之血。"

桂枝：味辛、甘，性温。归心、肺、膀胱经。具有发汗解肌，温通经脉，助阳化气，平冲降气的功效。用于风寒感冒，脘腹冷痛，血寒经闭，关节痹痛，痰饮，水肿，心悸，奔豚。《本草经疏》：实表祛邪。主利肝肺气，头痛，风痹骨节疼痛。

全蝎：味辛，性平。有毒。归肝经。具有息风镇痉，攻毒散结，通络止痛的功效。用于小儿惊风，抽搐痉挛，中风口㖞，半身不遂，破伤风，风湿顽痹，偏正头痛，疮疡，瘰疬。全蝎善行散走经脉，具有搜风通络止痛功效。能治多种原因引起的疼痛，尤其风湿痹痛等症。现代研究认为全蝎提取物可直接抑杀癌细胞，对下肢静脉血栓形成具有抑制作用。

9. 失眠常用组药：男性多选用珍珠母-酸枣仁-远志-生铁落；女性多选用甘麦大枣汤-酸枣仁-灯心草

失眠是当代社会的一个常见（疾病）症状，目前关于失眠的机制研究比较多，包括神经递质传递信号通路机制的研究；围绝经期失眠的单病种研究；按中医分类如肝郁化火型、痰湿内阻型等；中西医结合角度研究“肠道菌群失调”和“胃不和则卧不安”的相关性理论都进行了多层面的探索。但对失眠的认知目前仍不一致。徐老师认为肿瘤患者的失眠是一个多因素影响的疾患，包括性别因素，肿瘤侵袭和转移，手术、放化疗等肿瘤本身或者治疗引起。临床上治疗肿瘤性失眠必须是基于肿瘤的辨证思路基础上，兼顾临床对症治疗。徐老师认为失眠可归属于中医学“不寐”范畴，《足臂十一脉灸经》《阴阳十一脉灸经》《黄帝内经》《难经》中都有记载“不得卧”“目不瞑”等。不寐的病因错综复杂，核心病机在于阴阳失调。《灵枢·口问》言：“卫气昼日行于阳，夜半则行于阴，阴者主夜，夜主卧……阳气尽，阴气盛，则目瞑，阴气尽，而阳气盛，则寤矣。”徐老师在临床诊治中，根据肿瘤患者的病机特点：痰（阻）、郁（气）、虚（损）、瘀（结），依据阴阳学说，对男女患者的失眠予以不同的辨证治疗，选用不同的药物治疗。

酸枣仁：味甘、酸，性平。《雷公炮制药性解》：归心、脾、肝、胆四经。具有养肝，宁心，安神，敛汗的功效。临床治虚烦不眠，惊悸怔忡，烦渴，虚汗。《本草汇言》：酸枣仁，均补五脏，如心气不足，惊悸怔忡，神明失守，或腠理不密，自汗盗汗；肺气不足，气短神怯，干咳无痰；肝气不足，筋骨拳挛，爪甲枯折；肾气不足，遗精梦泄，小便淋沥；脾气不足，寒热结聚，肌肉羸瘦；胆气不足，振悸恐畏，虚烦不寐等症，是皆五脏偏失之病，得酸枣仁之酸甘而温，安平血气，敛而能运者也，提出了酸枣仁在临床治疗失眠的核心地位。对失眠患者均可选用。

珍珠母：味咸，性寒。归肝、心经。具有平肝潜阳，安神定惊的功效。《常用中草药图谱》记载治疗心悸失眠：珍珠母五钱至一两，远志一钱，酸枣仁三钱，炙甘草一钱五分。水煎服。《本草汇言》：镇心，定志，安魂，解结毒。珍珠母性偏寒，如《开宝本草》：“寒，无毒。”《本草经疏》：“病不由火热者勿用。”《脉学类编》：男子以阳为主，女子以血为本，非男女经脉有别也，从其阴阳，以察其盛衰也。徐老师结合珍珠母的性味和临床经验，诊治肿瘤患者失眠多选用珍珠母。

远志：味苦、辛，性温。归心、肾、肺经。具有安神益智，解郁的功效。临床治疗惊悸，健忘，梦遗，失眠等。如《药性论》论述远志：治心神健忘，坚壮阳道，主梦邪。对于临床失眠患者如心肾有火，阴虚阳亢者需忌服。依据男性的生理特点结合远志之功效，常应用于男性失眠患者。

生铁落：味辛，性凉。归肝、心经。具有平肝镇惊的功效。《神农本草经》论述“主风热，恶疮，疡，疽疮，痂疥，气在皮肤中”。《日华子本草》：“治惊邪癫痫，小儿客忤，消食及冷气，并煎汁服之。”《本草纲目》：“平肝去怯，治善怒发狂。”本品辛凉质重，入肝、心二经，能镇潜浮躁之神气，使心有所主，故有镇惊安神之功效。

灯心草：味甘、淡，性微寒，归心、肺、小肠经。有利水渗湿、利尿、清凉、镇静、清心经热的功效。用于心烦失眠，尿少涩痛，口舌生疮。《现代实用中药》记载：治失眠、心烦：灯心草六钱。煎汤代茶常服。临床徐老师常应用于心火偏旺型女性失眠患者，如患者除失眠外，伴有心烦易怒、烦躁不安、舌头偏红及小便黄、小便不利等症状，应用灯心草往往取得佳效。

甘麦大枣汤：为安神剂，具有养心安神，和中缓急之功效。主治脏躁。《金匮要略》论述：甘麦大枣汤，妇人脏躁喜悲伤，精神恍惚常欲哭，养心安神效力彰。脏躁一证是指五脏功能失调所致。本方所治证系因忧思过度，心阴受损，肝气失和所致。心阴不足，心失所养，则精神恍惚，睡眠不安，心中烦乱；方中小麦为君药，养心阴，益心气，安心神，除烦热。甘草补益心气，和中缓急（肝），为臣药。大枣甘平质润，益气和中，润燥缓急，为佐使药。临床治疗心烦不眠，可加百合、酸枣仁以养肝宁心。

10. 靶向药物引起的药疹常用组药：丹菊饮（牡丹皮-野菊花-赤芍）

药物不良反应是用药过程中常遇到的且十分困扰临床医生的问题，皮肤是药物不良反应最常累及的组织之一。药物不良反应累及皮肤称为“药物性皮炎”，即“药疹”。近年来，分子靶向药物在临床治疗肿瘤得到了广泛推广应用，使得多种肿瘤有了新的治疗选择，但其导致的皮肤等药物不良反应也较常见，如全身皮炎、痤疮、甲周炎、脱发等，较重者出现中毒性表皮坏死等，严重影响患者生活质量，甚至威胁生命。对于肿瘤治疗中应用分子靶向药物等导致的较为明确的药疹，特别是临床分级在 1～2 级，徐老师惯用丹菊饮：牡丹皮、野菊花、赤芍。

牡丹皮：味苦、辛，性微寒。归心、肝、肾经。具有清热凉血，和血消瘀之功效。《本草经疏》：牡丹皮，其味苦而微辛，其气寒而无毒，辛以散结聚，苦寒除血热，入血分，凉血热之要药也……痈疮者，热壅血瘀而成也。凉血行血，故疗痈疮。

野菊花：味苦、辛，性微寒。归心、肝经。具有疏风清热，消肿解毒之功效。主疗疮，痈疽，丹毒，湿疹，皮炎。《浙江中药手册》记载：野菊花排脓解毒，消肿止痛。治痈肿疔毒，天疱湿疮。

赤芍：味苦，性微寒。归肝经。具有清热凉血、散瘀止痛之功效。《中国药典》记载用于热入营血，温毒发斑，吐血衄血，目赤肿痛，肝郁胁痛，经闭痛经，癥瘕腹痛，跌仆损伤，痈肿疮疡。《滇南本草》：泻脾火，降气，行血，破瘀，……攻痈疮，治疥癞。《卫生易简方》描述赤芍：治一切痈疽发背，疖毒恶疮，用赤芍药、当归、甘草等分为末。每服二钱，温酒调下，不拘时。

以上三味药，均为苦、微寒之品，具有清热凉血活血、辛凉解表止痒的功效，对于药疹新发、疹色鲜红、舌质红、大便干的患者尤为适合，一症见即可，不必悉具，用量上有所调整即可，中病即止。

11. 骨转移癌痛常用组药：蜈蚣-制川乌-制草乌-透骨草

骨转移癌痛的病机以“正虚瘀阻”为特征。肾主骨生髓，由于机体气血亏损，肝肾不足，肾精不充，骨髓失养，癌毒乘虚循经入骨，积于筋骨，痰浊瘀血内生，侵犯经络，耗伤正气，肌腠肿胀，经脉受压，可致剧烈持久的疼痛。在临床实践中，徐老师根据“不通则痛、不荣则痛”的中医病机理论，对蜈蚣、制川乌、制草乌和透骨草这一组药积累了经验；虫类药通络止痛，制川乌和制草乌祛寒止痛；透骨草舒经活血、止痛，临床应用行之有效。

蜈蚣：味辛，性温。有毒。归肝经。具有息风镇痉，通络止痛，攻毒散结之功效。用于肝风内动，痉挛抽搐，风湿顽痹等。《医学衷中参西录》记载："蜈蚣，走窜主力最速，内而脏腑，外而经络，凡气血凝聚之处皆能开之。性有微毒，而转善解毒，凡一切疮疡诸毒皆能消之。"临床应用于疼痛患者，取得佳效。

制川乌：味辛、苦，性热。有大毒。归心、肝、肾、脾经。具有祛寒湿，散风邪，温经止痛之功效。《珍珠囊》记载：去寒湿风痹、血痹。治风寒湿痹，历节风痛，四肢拘挛……阴疽肿毒。《金匮要略》记载：治病历节不可屈伸，疼痛亦治脚气疼痛，不可屈伸。《太平圣惠方》记载：治风痹荣卫不行，四肢疼痛。对寒湿引起的疼痛，有明显的效果。

制草乌：味辛、苦，性热。有大毒。归心、肝、肾、脾经。具有搜风胜湿，散寒止痛，开痰，消肿之功效。《药性论》记载：能治恶风，憎寒，……主疗风温湿邪痛。《东医宝鉴》记载：治风湿麻痹疼痛，发破伤风汗。与制川乌有协同效应。

透骨草：味辛、苦，性温。归肝、肾经。具有祛风除湿，舒筋活血，止痛之功效。治风湿痹痛，筋骨挛缩等。《本草纲目》记载："治筋骨一切风湿，疼痛挛缩，寒湿脚气。"《山东中草药手册》记载："祛风湿，活血，止痛。"祛风寒湿之邪，通不通之痛。

12. 肿瘤相关抑郁常用组药：甘麦大枣汤-柴胡

《肿瘤相关抑郁中医诊疗专家共识》认为：肿瘤在其发生、诊断与治疗过程中，患者不仅要面临死亡的威胁、机体功能与社交能力的丧失，同时还伴有精神与心理的痛苦，如情绪低落、兴趣减退、悲观伤感、自罪观念等。这些心理疾病均降低了患者的生活质量，同时可能是导致癌症死亡率增加的一个独立的危险因素。肿瘤相关抑郁通常会与肿瘤相关痛苦症状（失眠、乏力、疼痛）交替出现，或被痛苦症状所掩盖，仅 5%～10%的患者能够被早期诊断并接受抗抑郁治疗。肿瘤相关抑郁状态在肿瘤临床中容易被忽略，尽管没有达到疾病标准，临床治疗易被忽视。而中医治疗肿瘤相关抑郁具有独特的优势。徐老师认为肿瘤相关抑郁属中医"郁证"范畴，多因心不藏神、七情无所主，或气机郁结致七情不调所致。在临床中善于临证观察，洞悉患者的需求，在肿瘤临床辨证治疗的基础上，佐以甘麦大枣汤和柴胡，临床疗效得以提升。

甘麦大枣汤：记载于《金匮要略》，为汉代张仲景所创，专治"脏躁"。"妇人脏躁，喜悲伤欲哭，像如神灵所作，数欠伸，甘麦大枣汤主之。"其病机因五志化火伤阴，致内脏阴液不足而发。具有养心安神，补脾益气之功效。徐彬在《金匮要略论注》中论述："小麦能和肝阴之客热，而养心液，且有消烦利溲止汗之功，故以为君；甘草泻心火而和胃，故以为臣；大枣调胃，而利其上壅之燥，故以为佐。盖病本于血，必为血主，肝之子也，心火泻而土气和，则胃气下达。肺脏润，肝气调，燥止而病自除也。补脾气者，火为土之母，心得所养，则火能生土也。"奠定了甘麦大枣汤在治疗肿瘤相关抑郁中的地位。

柴胡：味辛、苦，性微寒。归肝、胆、肺经。具有疏肝解郁、和解少阳的功效。如《药品化义》："柴胡，性轻清，主升散，味微苦，主疏肝。"《日华子本草》记载：补五劳七伤，除烦止惊，益气力，……胸胁气满，健忘。《本草正》："柴胡，用此者用其凉散，平肝之热。其性凉，故解寒热往来，肌表潮热，肝胆火炎，胸胁痛结，……肝经郁证。"

肿瘤相关抑郁多属于肝气郁结，少佐柴胡入方，可获奇效。

13. 肿瘤相关性贫血常用组药：女贞子-制首乌-熟地黄

肿瘤相关性贫血是指肿瘤患者在其疾病发展过程中或肿瘤治疗（如手术、化疗、放疗、靶向治疗、免疫治疗等）过程中发生的贫血，是恶性肿瘤常见的伴随疾病或并发症之一，30%～90%的肿瘤患者合并贫血，显著影响患者的生活质量及抗肿瘤治疗效果。并作为独立因素影响患者预后。肿瘤相关性贫血类似于中医学“血枯”“萎黄”“虚劳”“血虚证”等范畴，为提高和规范肿瘤相关性贫血的诊治水平，全国相关专家研讨，形成中医药防治专家共识。经专家充分讨论，一致建议采用“癌毒血枯病”作为其中医病名，并一致认为中医药治疗疗效肯定，具有中医特色和优势。中医认为肿瘤相关性贫血乃大病久病、久治不愈的基础上，加之药毒损伤，导致人体血虚精亏，临床多有面色无华、爪甲不荣、眩晕、心悸、胸闷、失眠等症状，病性总体以“虚”为主，常兼有血瘀、气滞等。病位在脾、肾，与肝脏密切相关。徐老师在临床中勤于实践，在中医药改善肿瘤相关性贫血中习用女贞子、制首乌、熟地黄三味组药，疗效甚优。

女贞子：味甘、苦，性凉。归肝、肾经。具有滋补肝肾，强腰膝，明目乌发之功效。《神农本草经》记载：主补中，安五脏，养精神，除百疾。久服肥健。《本草经疏》记载：女贞子，气味俱阴，正入肾除热补精之要品，肾得补，则五脏自安，精神自足，百病去而身肥健矣。其主补中者，以其味甘，甘为主化，故能补中也……累试辄验。《本草述》：女贞实，固入血海益血，而和气以上荣……即广嗣方中，多用之矣。徐教授临床应用于放、化疗后血红蛋白偏低的患者，贫血严重的患者则大剂量使用。但是对于脾虚患者应适当减轻剂量，或者配伍山药防治脾虚泄泻。

制首乌：味苦、甘、涩，性温。归肝、心、肾经。具有补肝益肾，养血祛风之功效。治肝肾阴亏，发须早白，血虚头晕等。李时珍《本草纲目》记载，首乌能“养血益肝，固精益肾，健筋骨，乌须发，为滋补良药，不寒不燥，功在地黄、天门冬诸药之上”。《开宝本草》云：“益气血，黑髭鬓，悦颜色，久服长筋骨，益精髓，延年不老。”目前多有制首乌合成的中药制剂，临床证实安全有效。

熟地黄：味甘，性微温。归肝、肾经。熟地黄滋阴补血，具有益精填髓，滋阴补血之功效。治阴虚血少，腰膝痿弱等。《珍珠囊》：大补血虚不足，通血脉，益气力。《本草纲目》：填骨髓，长肌肉，生精血，补五脏、内伤不足，通血脉，利耳目，黑须发，男子五劳七伤，女子伤中胞漏。《药品化义》：“熟地，藉酒蒸熟，味苦化甘，性凉变温，专入肝脏补血。”

14. 癌因性疲乏常用组药：黄芪-黄精-灵芝

美国国立综合癌症网络在2018年将癌因性疲乏（cancer-related fatigue，CRF）定义为一种痛苦的、持续的、主观的、有关躯体、情感或认知方面的疲乏感或疲惫感，与近期的活动量不符，与癌症或癌症的治疗有关，并且妨碍日常生活。CRF发病率高，疲乏为其核心症状，在中医多以“虚劳”“郁证”“百合病”“痿证”论治，诸多致病因素综合作用，导致癌症患者机体呈现“虚”“郁”交织的状态，辨证多以虚证及虚实夹杂证为主，疾病的发病部位多与肝、脾、肾等密切相关，虚证为本，往往兼夹瘀、痰、湿、热的表现。徐教授基于临床实际和肿瘤正气亏虚的大前提，从补虚入手，常常在辨证论治的前提下，加入以下几味药，形成自己独特的经验，多喜用黄芪、黄精、灵芝三味药，有良好的疗效，分述如下。

黄芪：味甘，性温。归脾、肺经。具有补气固表，利尿托毒，排脓，敛疮生肌的功效。用于气虚乏力，食少便溏，中气下陷，久泻脱肛，便血崩漏，表虚自汗，痈疽难溃，久溃不敛，血虚萎黄，内热消渴。李时珍曰："耆，长也。黄耆色黄，为补药之长，故名。"张锡纯《医学衷中参西录》论述：黄芪，性温，味微甘。能补气，兼能升气，善治胸中大气下陷。《神农本草经》谓主大风者，以其与发表药同用，能祛外风，与养阴清热药同用，更能息内风也。谓主痈疽、久败疮者，以其补益之力能生肌肉，其溃脓自排出也。表虚自汗者，可用之以固外表气虚。小便不利而肿胀者，可用之以利小便。妇女气虚下陷而崩带者，可用之以固崩带。为其补气之功最优，故推为补药之长，而名之曰耆也。临床应用于肿瘤患者，常常能明显改善患者的疲乏。

黄精：味甘，性平。归脾、肺、肾经。具有养阴润肺，补脾益气，滋肾填精之功效。主阴虚劳嗽，肺燥咳嗽，脾虚乏力，肾亏腰膝酸软，阳痿遗精，耳鸣目暗，须发早白，体虚羸瘦等。在古代文献中均有论述。《名医别录》：主补中益气，除风湿，安五脏。《日华子本草》：补五劳七伤，助筋骨，止饥，耐寒暑，益脾胃，润心肺。《滇南本草》：补虚添精。《本草纲目》：补诸虚，止寒热，填精髓，下三尸虫。《本经逢原》：黄精，宽中益气，使五脏调和，肌肉充盛，骨髓强坚，皆是补阴之功。黄精为补脾肺肾三脏的上品，古代名医华佗十分推崇黄精。临床上徐教授亦十分喜用黄精。

灵芝：味甘，性平。归心、肺、肝、肾经。具有补气安神，止咳平喘之功效。用于眩晕不眠，心悸气短，虚劳咳喘。《神农本草经》：紫芝味甘温，主耳聋，利关节，保神益精，坚筋骨，好颜色，久服轻身不老延年。《本草纲目》：疗虚劳。灵芝与黄精有协同功效，两者合用临床疗效佳。

三味药均为甘平之品，益气养精补虚，对于癌因性疲乏的肿瘤患者，三者合用临床疗效佳。

（赵晓珍　龚亚斌）

四、经验药对、组药有效组分的研究

（一）芪精多糖

芪精多糖来源于上海市名中医徐振晔教授治疗肿瘤化疗骨髓抑制的经验方剂双黄升白方。双黄升白方临床研究应用已 30 余年，疗效可靠，无明显不良反应发生，其临床疗效优于常用中药制剂，与GM-CSF升高白细胞的作用相似，对症状的改善则优于GM-CSF，费用约为其 1/10。基础研究则显示，该药对骨髓造血细胞及其生长微环境均具有保护和促进恢复的作用，并且，该药对细胞周期具有双重调控作用，即能在促进骨髓造血细胞增殖的同时抑制肿瘤细胞增殖。双黄升白颗粒的临床疗效与作用特点为解决临床缺乏安全经济有效的治疗肿瘤化疗骨髓抑制药物的难题带来了希望。然而，研究也显示，双黄升白颗粒具有一定的疗效关系，服用总体积限制了该药疗效的充分发挥。因此，我们在上海市科学技术委员会、国家中医药管理局、国家自然科学基金等多项资金资助下，对双黄升白颗粒的主要成分进行了深入研究，发现黄芪、黄精为该方剂的主要药味，其中主要有效组分为黄芪多糖与黄精多糖，其组合制剂具有与总方剂相似的疗效及作用机制，同时，在同等剂量的前提下，颗粒总体积较饮片总体积明显缩小。进一步深入研究，将其开发为临床新药，可为临床提供一种高效、低毒、经济的治疗肿瘤化疗骨髓抑制的药物，这不仅符合我国国情，也有助于发挥祖国医药的优势，推动中医药事业的发展。

1. 药学研究

制剂工艺：药物提取采用水提醇沉法，方法简单易行，提取率较高，所用方法试剂安全无害，其中黄精提取工艺已申报专利。成型工艺选择片剂，且经过条件的考察符合新药研发及《中国药典》规定的标准。对制备工艺进行中试放大试验，提取纯化工艺、制剂成型工艺、压片性状和质量都确实可行。

质量标准：确定了切实可行的质量标准，起草了药品标准草案，对芪精多糖片的质量把关和使用期提供了重要依据。

稳定性研究：对三批中试药品进行了室温留样观察试验、加速稳定性试验考察项目检验，根据检测结果暂定芪精多糖片在 24 个月内稳定，适合批量生产。

2. 药效药理研究

在前期研究基础上，以环磷酰胺建立化疗骨髓抑制模型，分为空白组、模型组、治疗组，以芪精多糖进行干预，常规检测外周血细胞、骨髓有核细胞数评价其疗效；流式细胞仪检测 CD34、Sca 双阳性细胞计数骨髓造血干细胞数量评价其对造血干细胞的调控作用；观察病理、超微结构变化以明确其对造血微环境的影响；采用酶联免疫吸附（ELISA）法检测血清 HSPG 变化以明确对细胞外基质的影响；ELISA 法检测血清中 SDF-1α、SCF、N-cadherin、OPN 等骨髓造血因子的改变以明确其对骨髓基质细胞分泌干细胞造血因子的影响；FQ-PCR 法检测 Wnt、β-catenin、Notch1-4 明确对造血干细胞生长微环境信号通路的影响。

结果：治疗组白细胞、骨髓有核细胞数、造血干细胞数量高于模型对照组；治疗组骨髓结构较模型组完整，破坏程度较轻，细胞相对完整；治疗组血清中 SCF、SDF-1α 表达高于模型组，N-cadherin、OPN、HSPG 表达未见明显差异；骨髓中 Notch1、Notch2、Notch3、Wnt、β-catenin 表达均高于模型对照组，Notch4 治疗组与模型组未发现差异。

结论：芪精多糖具有良好的升高化疗骨髓抑制小鼠白细胞的作用，其作用机制与调控造血干细胞造血因子及 Wnt、Notch 信号通路有关。

3. 安全性评价

1）观察大鼠灌胃受试物芪精多糖片后的毒性反应及死亡情况，初步考察药物的安全性。方法：选用 Wistar 大鼠 40 只，雌雄各半。给药组大鼠按最大给药浓度 0.45g/ml，最大容量 20ml/kg，单次给药，对照组按等容量给予纯水。观察各组大鼠的体重、摄食、活动、精神状态、排便、有无死亡等，连续 14 天。结果：大鼠经口灌胃芪精多糖后，未见明显异常反应。在随后的观察期内，两组大鼠均未见异常反应，大鼠活动、精神状况良好，大、小便如常。试验结束时动物进行大体解剖，肉眼观察心脏、肺脏、肾脏、肝脏、脾脏、胃肠道等内脏，两组大鼠均正常，未发现有出血点、水肿等情况。观察期内各组大鼠无一死亡。与对照组相比，给药组大鼠体重、平均摄食量未见明显差异。结论：大鼠经口灌胃芪精多糖的最大给药量为 9g 粉/kg（相当于 101.16g 生药/ kg）。约相当于人临床单日剂量（g/kg）的 123 倍。

2）观察小鼠灌胃受试物芪精多糖片后的毒性反应及死亡情况，初步考察药物的安全性。方法：选用 ICR 小鼠 40 只，雌雄各半。随机分为对照组和给药组，每组 20 只。给药组小鼠按最大给药浓度 0.45g/ml，最大容量 40ml/kg，单次给药，对照组按等容量给予纯水。观察各组小鼠的体重、摄食量、活动、精神状态、排便、有无死亡等，连续 14 天。结果：小鼠经口灌胃芪精多糖后，未见明显异常反应。在随后的观察期内，两组小鼠均未见异常反应，小鼠活动、精神状况良好，大、小便如常。试验结束时动物进行大体解剖，肉眼观察心脏、肺脏、肾脏、肝脏、脾脏、胃肠道等内脏，两组小鼠均正常，未发现有出血点、水肿等情况。观察期内各组小鼠无一死亡。与对照组相比，给药组小鼠体重、平均摄食量未见明显差异。结论：小鼠经口灌胃芪精多糖的最大给药量为 18g 粉/kg（相当于 202.32g 生药/kg）。约相当于人临床单日剂量（g/kg）的 247 倍。

（王立芳）

（二）芪灵多糖

1. 黄芪多糖 + 灵芝多糖、顺铂及联合用药对 3LL 小鼠肺癌细胞系细胞增殖的影响

MTT 染色显示，随着培养时间的延长，对照组 3LL 细胞的增殖率增高，而各用药组 3LL 细胞的增殖率则逐步下降。培养 24h、48h 和 72h 后，各用药组的 OD 值均显著低于对照组（$P<0.05$），顺铂组的 OD 值随着培养时间的增加低于中药组，中药＋顺铂组的 OD 值与顺铂组相比亦有极显著下降（$P<0.05$），表明黄芪多糖＋灵芝多糖配伍联合顺铂与中药或顺铂单药相比能明显加强对肿瘤细胞增殖的抑制作用。

2. 透射电镜观察 3LL 小鼠肺癌细胞系细胞凋亡

透射电镜实验显示，对照组细胞器和细胞核结构清晰，核膜完整，胞内无空泡。中药组和顺铂组细胞皱缩，体积变小，胞质内空泡较多，细胞核体积变小，核膜下染色质边集、浓聚，呈现凋亡表现。中药＋顺铂组的细胞染色质固缩并凝结成块，分布无规律，边界不清，聚集在核膜周边呈新月状或环状小体，细胞质浓缩，内质网变疏松并与胞膜融合，形成空泡；该组凋亡比较严重，细胞核裂解为碎块，产生凋亡小体。

3. 黄芪多糖 + 灵芝多糖、顺铂及联合用药对 3LL 小鼠肺癌细胞系细胞周期分布的影响

细胞周期分布显示，中药＋顺铂组 G1 期细胞百分含量显著低于对照组、中药组和顺铂组（$P<0.05$）；中药组和顺铂组组间 G1 期细胞百分含量未达到显著性差异（$P>0.05$）。中药组、顺铂组及中药＋顺铂组与对照组比较，G2 期细胞百分比均有显著增高（$P<0.05$）；中药组和顺铂组出现阻滞细胞分裂于 G2 期，显著抑制细胞分裂。中药＋顺铂组 G2 期细胞显著高于中药组及顺铂组（$P<0.05$），显示黄芪多糖＋灵芝多糖联合顺铂能显著阻滞细胞分裂于 G2/M 期，且在 G1 期前出现凋亡峰。

4. 黄芪多糖 + 灵芝多糖、顺铂及联合用药对 3LL 小鼠肺癌细胞系细胞凋亡的影响

Annexin Ⅴ-FITC 细胞凋亡实验可采用的检测设备有流式细胞仪、荧光显微镜或其他荧光检测设备。Annexin 是一类钙离子依赖的磷脂结合蛋白，其广泛分布于真核细胞细胞质内，参与细胞内的信号转导。Annexin Ⅴ能够选择性结合磷脂酰丝氨酸（phosphatidylserine，PS）。磷脂酰丝氨酸的主要分布部位在细胞膜与细胞质相邻的一侧，即细胞膜内侧，在细胞凋亡发生的早期，磷脂酰丝氨酸可转移至细胞表面，即细胞膜外侧。磷脂酰丝氨酸外翻是细胞凋亡的重要特征，通过 Annexin Ⅴ-FITC，即带有绿色荧光的荧光探针 FITC 标记的 Annexin Ⅴ，可使用流式细胞仪或荧光显微镜简单而直接地检测到，故应用 Annexin Ⅴ检测细胞早期凋亡具有极高的灵敏度。本 Annexin Ⅴ-FITC 细胞凋亡实验中呈现红色荧光的细胞为采用碘化丙啶染色的坏死细胞或凋亡晚期丧失细胞膜完整性的细胞。由于坏死细胞细胞膜的完整性已经丧失，Annexin Ⅴ-FITC 也能够渗入细胞质内，与位于细胞膜内侧的磷脂酰丝氨酸相结合，从而使坏死细胞呈现绿色荧光。实验结果显示，

对照组细胞凋亡率为（1.77±0.39）%，中药组细胞凋亡率为（9.42±0.76）%，顺铂组细胞凋亡率为（16.36±0.77）%，中药+顺铂组细胞凋亡率为（29.57±2.41）%。经统计分析，对照组凋亡率显著低于其他各处理组（$P<0.05$）；中药组和顺铂组凋亡率显著高于对照组（$P<0.05$），但显著低于中药+顺铂组（$P<0.05$）；中药+顺铂组凋亡率达到最大值，显著高于其他各处理组（$P<0.05$）。

5. 黄芪多糖+灵芝多糖、顺铂及联合用药对小鼠肿瘤组织细胞凋亡的影响

为验证黄芪多糖+灵芝多糖联合顺铂对荷瘤小鼠的体内抑瘤作用，我们采用 Tunnel（凋亡）法对各组荷瘤小鼠肿瘤组织进行凋亡检测，实验结果显示，对照组肿瘤组织偶见凋亡细胞，中药组、顺铂组及中药+顺铂组肿瘤组织中凋亡细胞（棕色）数量均较对照组明显增加（$P<0.05$）。顺铂组凋亡细胞较多，而中药+顺铂组肿瘤组织见凋亡细胞数量最多，且显著高于顺铂组（$P<0.05$），显示黄芪多糖+灵芝多糖联合顺铂较单用中药或顺铂具有更强诱导肿瘤组织细胞凋亡的能力。

6. 黄芪多糖+灵芝多糖、顺铂及联合用药对 Bcl-2 及 Caspase-3 蛋白表达的影响

实验结果显示，对照组的 Bcl-2 阳性表达高于其他各组，中药+顺铂组低于其他组，顺铂组 Bcl-2 阳性表达低于中药组，而对照组的 Caspase-3 阳性表达明显低于其他各组，中药+顺铂组 Caspase-3 阳性表达明显高于其他组，顺铂组 Caspase-3 阳性表达高于中药组。Bcl-2 阳性表达与 Caspase-3 阳性表达恰呈相反趋势。综上所述，黄芪多糖+灵芝多糖联合顺铂能够更加有效地抑制 3LL 细胞 Bcl-2 阳性表达和升高 Caspase-3 阳性表达，以此来有效抑制 3LL 细胞的增殖和诱导 3LL 细胞凋亡。

实验结果显示，Bcl-2 阳性细胞在各组中数量及表达强弱不一。对照组阳性细胞数量较多，阳性信号表达强，呈棕褐色；中药组和顺铂组阳性细胞数较少，呈棕黄色；中药+顺铂组阳性细胞数最少，阳性信号表达较弱，呈浅黄色。经统计学分析，中药+顺铂组肺癌细胞 Bcl-2 阳性率极显著高于对照组（$P<0.01$），并显著高于中药组及顺铂组（$P<0.05$）。Caspase-3 阳性细胞在各组中数量及表达强弱不一。对照组阳性细胞数量较少，阳性信号表达弱，呈浅黄色；中药组和顺铂组阳性细胞数稍多，呈棕黄色；中药+顺铂组阳性细胞数较多，阳性信号表达较强，呈棕褐色，经统计学分析，中药+顺铂组 Caspase-3 阳性率极显著高于其他各组（$P<0.01$）。综上所述，黄芪多糖+灵芝多糖联合顺铂能够更加有效地抑制小鼠肿瘤组织中 Bcl-2 阳性表达和升高 Caspase-3 阳性表达，以此来有效抑制肿瘤细胞的增殖并诱导其凋亡。

7. Western-Blot 检测黄芪多糖+灵芝多糖、顺铂及联合用药对凋亡相关蛋白、细胞周期相关蛋白及信号通路相关蛋白表达的影响

Western-Blot 结果显示，经药物干预后，对照组 Bcl-2、Cyclin D1、NF-κB p65、P-Akt 蛋白表达量显著高于其他组（$P<0.01$），中药+顺铂组的 Bcl-2、Cyclin D1、NF-κB p65、P-Akt 蛋白表达量显著低于其他组（$P<0.01$），顺铂组 Bcl-2、Cyclin D1、NF-κB p65、P-Akt 蛋白表达量低于中药组（$P<0.01$），四个组中 Akt 的表达量无显著性差异（$P>0.05$）。

对照组 Caspase-3、p53 蛋白表达量显著低于其他组（$P<0.01$），中药＋顺铂组的 Caspase-3、p53 蛋白表达量显著高于其他组（$P<0.01$），表明黄芪多糖＋灵芝多糖能够辅助顺铂降低 Bcl-2 蛋白表达、升高 Caspase-3 蛋白表达，以诱导肿瘤细胞凋亡；通过降低 Cyclin D1 蛋白表达，影响肿瘤细胞周期；并通过影响 p53 蛋白、NF-κB p65、Akt 和 P-Akt 等蛋白表达以调控相关信号转导通路。实验结果显示，对照组 Bcl-2、Cyclin D1 蛋白表达量显著高于其他组（$P<0.01$），中药＋顺铂组的 Bcl-2、Cyclin D1 蛋白表达量显著低于其他组（$P<0.01$），且显著低于顺铂组（$P<0.05$），顺铂组 Bcl-2、Cyclin D1 蛋白表达量低于中药组（$P<0.01$）。对照组 Caspase-3、p53 蛋白表达量显著低于其他组（$P<0.01$），中药＋顺铂组的 Caspase-3、p53 蛋白表达量显著高于其他组（$P<0.01$）。提示黄芪多糖＋灵芝多糖能有效辅助顺铂降低 Bcl-2、Cyclin D1 蛋白表达，升高 Caspase-3、p53 蛋白表达。

8. Real-time PCR 检测黄芪多糖＋灵芝多糖、顺铂及联合用药对凋亡相关 mRNA、细胞周期相关 mRNA、信号通路相关 mRNA 表达的影响

Real-time PCR 结果显示，对照组 Bcl-2、Cyclin D1、NF-κB p65、Akt 的 mRNA 表达量显著高于其他组（$P<0.01$），中药＋顺铂组的 Bcl-2、Cyclin D1、NF-κB p65、Akt 的 mRNA 表达量显著低于其他组（$P<0.01$），顺铂组 Bcl-2、Cyclin D1、NF-κB p65、Akt 蛋白表达量低于中药组（$P<0.01$）。对照组 Caspase-3、p53 的 mRNA 表达量显著低于其他组（$P<0.01$），中药＋顺铂组 Caspase-3、p53 的 mRNA 表达量显著高于其他组（$P<0.01$）。实验结果提示黄芪多糖＋灵芝多糖联合顺铂能够降低 Bcl-2、Cyclin D1、NF-κB p65、Akt 的基因表达，升高 Caspase3、p53 的基因表达，由此影响相关蛋白的合成，以诱导肿瘤细胞凋亡；影响肿瘤细胞周期；并通过影响相关信号转导通路，从而促进肿瘤细胞凋亡。

实验结果显示，对照组 Bcl-2、Cyclin D1 mRNA 表达量显著高于其他组（$P<0.01$），中药＋顺铂组的 Bcl-2、Cyclin D1 mRNA 表达量显著低于其他组（$P<0.01$），顺铂组 Bcl-2、Cyclin D1 mRNA 表达量低于中药组。对照组 Caspase-3、p53 mRNA 表达量显著低于其他组（$P<0.01$），中药＋顺铂组的 Caspase-3、p53 mRNA 表达量显著高于其他组（$P<0.05$）。提示黄芪多糖＋灵芝多糖联合顺铂能显著抑制 Bcl-2、Cyclin D1 基因表达，并使 Caspase-3、p53 基因表达增高，影响相关蛋白合成，从而促进肿瘤细胞凋亡、影响细胞周期。

9. 黄芪多糖＋灵芝多糖、顺铂及联合用药对荷瘤小鼠免疫功能的影响

实验结果显示，顺铂组的 $CD3^+$、$CD4^+$、NK 细胞水平均极显著低于对照组（$P<0.01$），$CD8^+$水平高于对照组，中药＋顺铂组的 $CD3^+$、NK 细胞水平均显著高于顺铂组（$P<0.05$ 或 $P<0.01$），而中药组的 $CD3^+$、$CD4^+$/$CD8^+$及 NK 细胞均显著高于对照组（$P<0.05$），其 $CD8^+$显著低于其余各组。实验表明黄芪多糖＋灵芝多糖配伍具有升高 $CD3^+$、$CD4^+$及 NK 细胞的作用，且能够显著帮助化疗后小鼠提升体细胞免疫功能，有效缓解化疗后免疫功能下降。

（郭毅峻）

（三）芪灵蟾片

“益气扶正”类中药作为天然的免疫调节剂，具有减轻毒副作用、增强化疗药物敏感性及不易产生耐药或降低耐药的显著优势，是选择性地靶向 TAM 的理想方案。然而，大复方成分复杂、质量难以控制，药效平缓、服用量大，且作用靶点广泛、机制尚不明确，由 2～5 味单体、组分或中药组成的中药精选小复方，实现了处方“少而精”的科学筛选，具有良好的应用前景。上海市名中医徐振晔教授运用中医药防治恶性肿瘤 40 余年，针对肺癌提出“精气亏虚、癌毒内结”学说。其临床获益显著的经验方“肺岩宁”的精选小复方芪灵蟾，制剂工艺以黄芪多糖、灵芝多糖、华蟾酥毒基、脂蟾毒配基的转移率和提取率为指标，药物配比优选（按照实验室考察得到的提取纯化工艺进行中试，计算黄芪、灵芝多糖提取物及干蟾皮提取物的质量配比为 175：175：17）、制剂工艺优化、成分明确、质量稳定、安全可靠。其中，黄芪、灵芝扶正抑瘤，其主要有效成分黄芪多糖、灵芝多糖具有良好的抗肿瘤、调节免疫的作用；干蟾皮攻毒抗癌、软坚散结，其主要脂溶性成分蟾毒配基类，大量现代药理研究证实具有明显的、安全可靠的抗肿瘤作用。综上，由 3 类中药的有效成分黄芪多糖、灵芝多糖、华蟾酥毒基和脂蟾毒配基组合而成的组分制剂芪灵蟾片发挥“益气养精，解毒散结抗癌”的功效。

1. 药学研究

（1）生产工艺研究

进行黄芪多糖、灵芝多糖、中华蟾蜍有效组分的提取；确定制剂处方，选择合适剂型与包装材料，进行制剂质量和稳定性研究；制备工作对照品，用于质量控制、含量测定等；制备合格、足量的样品供质控、制剂、药效学及安全性评价等分析测试用；中试工艺研究。

（2）质量研究

按照《中国药典》《上海市中药饮片炮制规范》《中药、天然药物中试研究的技术指导原则》等文献标准，完成中药材质量标准的制订，包括确定药材的来源（确定药材的产地、品种、采收季节及产地加工方法）、性状、理化、显微鉴别及薄层鉴别；完成中药制剂质量标准制订，包括性状（对药品的色泽等进行描述），鉴别（建立药品指标成分薄层鉴别方法），检查（进行水分、溶化性、装量差异、微生物限度等检查），含量测定（建立药品指标成分含量测定方法）；完成辅料质量标准制订，根据《中国药典》规定制订辅料的质量标准。

（3）药品标准草案制订

根据质量研究及文献查询，起草药品标准草案并给予相关说明，提供药品标准物质及有关资料。

（4）药物稳定性研究

对至少三批中试规模以上的样品按《中国药典》规定的方法进行 0、1、2、3、6 个月的加速试验，同时进行 0、3、6、12、18 个月的长期试验，考察项目为水分、粒度检查、性状（吸潮、软化）、鉴别、微生物限度检查、指标成分含量测定等，以此来确定有效期。

2. 药理药效研究

（1）药效研究

采用肺癌 Lewis 荷瘤小鼠模型，以顺铂为阳性对照药物，分成模型组、DDP 组、治疗组，经过药物干预，通过观察抑瘤率、肺转移灶发生率、生存期验证芪灵蟾片的抗肿瘤疗效。

1）实验各组药物干预对荷瘤小鼠生存质量的影响：模型组、DDP 组小鼠生存质量最差，随着瘤体的生长出现毛发脱落、聚集、反应迟缓和进食量减少等现象，其余实验各组小鼠生存质量相对较好。芪灵蟾片高、中、低剂量实验组之间小鼠生存质量无明显差异，在毛发脱落、聚集、反应和进食量方面无明显区别。

2）实验各组荷瘤小鼠生存期统计：DDP 组、灌服中药各实验组荷瘤小鼠中位生存期均明显长于模型组（$P<0.05$），特别是芪灵蟾片中、高剂量组比 DDP 组有着更长的中位生存期，且有统计学意义（$P<0.05$）。

3）实验各组荷瘤小鼠肿瘤的重量及抑瘤率：DDP 组平均瘤重最小，抑瘤率最高为 46.40%；与模型组比较，DDP 组、治疗组各组瘤重都有不同程度的下降，且有统计学意义（$P<0.05$）；与 DDP 组比较，治疗组各组平均瘤重高于 DDP 组（$P>0.05$）；芪灵蟾片中、高剂量组抑瘤率在各中药组中最高（34.57%、28.71%）。

4）实验各组荷瘤小鼠肺转移灶数及肺转移抑制率：与模型组比较，DDP 组，芪灵蟾片高、中、低剂量组平均肺转移结节数都有不同程度的下降，且有统计学意义（$P<0.05$），与 DDP 组比较，芪灵蟾片高、中、低剂量组平均肺转移结节数小于 DDP 组，且有统计学意义（$P<0.05$）；其中芪灵蟾片中剂量组肺转移抑制率最高为 62.50%。

（2）药理研究

通过体内实验综合分析芪灵蟾片调控肺癌微环境中 TAM 的极化，并明确芪灵蟾片调控肺癌微环境的作用规律及靶点。

1）PCR 检测 MMP-2、MMP-9、TGF-β、NF-κB p65 mRNA 的表达：发现 DDP 组，芪灵蟾片低、中、高剂量组在细胞中的表达减低，其中芪灵蟾片中、高剂量组与模型组比较有统计学意义（$P<0.05$），低剂量组仅 MMP-2 与模型组比较有统计学意义。而 DDP 组，芪灵蟾片低、中、高剂量组细胞中 STAT3 的表达与模型组比较无明显变化（$P>0.05$）。

2）WB 检测 MMP-2、MMP-9、NF-κB p65、p-STAT3 表达：与模型组比较，DDP 组，芪灵蟾片低、中、高剂量组 MMP-2、MMP-9、NF-κB p65、p-STAT3 的表达均明显降低，芪灵蟾片中、高剂量组较模型组差异有统计学意义（$P<0.05$），低剂量组除 MMP-2 外，余均与模型组无区别（$P>0.05$）。

通过体外实验观察以“益气养精、解毒散结”立法的中药有效组分制剂芪灵蟾片对肺癌相关巨噬细胞的趋化，以及 M1 或 M2 表型极化的影响，以探索其抗肿瘤、重塑肿瘤免疫微环境的作用靶点，为后续深入挖掘其作用机制奠定基础，为靶向 TEM 的中成药研发或中药精选小复方的现代化研究提供思路。

1）采用间接接触式共培养方法，以 LLC-CM 模拟 TME，通过旁分泌的可溶性细胞因子发挥作用，体外诱导 RAW264.7 分化为肺癌相关巨噬细胞，通过形态观察、活性检测及使用特征性的 mRNA 标志物区分极化状态并鉴定表型。

2）采用 CCK-8 法筛选芪灵蟾片作用于 RAW264.7 的最大无毒浓度。

3）采用细胞划痕实验检测芪灵蟾片对 TAM 的水平趋化的影响：与 SFM 处理组比较，LLC-CM 处理组 TAM 的水平趋化率明显提高（$P<0.01$），且划痕边缘细胞形态定向空白区域伸展；与 LLC-CM 处理组比较，芪灵蟾片干预组 TAM 的水平趋化率明显降低（$P<0.001$）。

4）采用 Transwell 实验检测芪灵蟾片对 TAM 的垂直趋化的影响：与 SFM 处理组比较，LLC-CM 处理组 TAM 的垂直趋化个数明显增多（$P<0.001$），且完全穿过 Transwell 膜的细胞形态伸展，体积（包括胞核）增大，胞核、胞质染色深。与 LLC-CM 处理组比较，芪灵蟾片干预组 TAM 的垂直趋化个数明显减少（$P<0.001$），且细胞形态较小（可能细胞尚未完全穿膜，固定染色导致正在穿膜的细胞停止穿膜），胞核、胞质染色浅。

5）各组细胞 M1、M2 表型相关 mRNA 表达的比较：与 SFM 处理组比较，LLC-CM 处理组 M1 表型相关 mRNA CD86、MHCⅡ的表达比例上调（$P<0.05$、$P<0.001$），M2 表型相关 mRAN CD206、CD163 的表达比例明显上调（$P<0.001$、$P<0.001$）；与 LLC-CM 处理组比较，芪灵蟾片干预组 CD86、MHCⅡ的表达比例明显上调（$P<0.001$、$P<0.05$），CD206、CD163 的表达比例明显下调（$P<0.001$、$P<0.001$）。

6）各组细胞 M1、M2 表型标志性蛋白表达的比较：与 SFM 处理组比较，LLC-CM 处理组 M1 表型标志性蛋白 CD86、MHCⅡ的阳性表达比例上调（$P<0.05$、$P<0.001$），M2 表型标志性蛋白 CD206、CD163 的阳性表达比例明显上调（$P<0.001$、$P<0.001$）。与 LLC-CM 处理组比较，芪灵蟾片干预组 CD86 的阳性表达比例明显上调（$P<0.001$）、MHCⅡ的阳性表达比例无统计学意义（$P>0.05$），CD206、CD163 的阳性表达比例明显下调（$P<0.001$、$P<0.001$）。

结论：芪灵蟾片在体外可抑制 TAM 的趋化及调控表型极化。

3. 安全性评价

采用小鼠、大鼠两种动物进行急性毒性研究，动物灌服芪灵蟾溶液，观察对机体可能产生的毒性反应及其严重程度，停药恢复情况；提供小鼠、大鼠无毒性反应剂量和毒性反应剂量；为药效学研究、长期毒性研究及临床试验设计等提供参考。在本实验条件下，SD 大鼠单次口服灌胃给予 3.5 g/kg、7 g/kg 和 14 g/kg 的芪灵蟾片提取物，各给药组动物均存活到实验结束，除#206 和#208 动物颈部背侧毛发稀疏（第 13～15 天）、#402 动物右眼周围有干性物质（第 5～6 天）外，其余动物均未见异常。各剂量组雌雄动物给药后体重稳定增长，耗食量未见异常。大体解剖后脏器肉眼观察无异常。

结论：经口灌胃芪灵蟾片提取物的最大给药量为 14g 粉/kg（相当于 224.61g 生药/kg），约相当于人临床单日剂量（g/kg）的 374 倍。

（殷书敏　方　丹）

五、肺岩宁方中主要有效成分重楼皂苷通过激活干扰素基因激活因子通路调控巨噬细胞极化触发抗肿瘤免疫的实验研究

（一）研究背景

干扰素基因激活因子（STING）是天然免疫反应中的一个关键分子，它在检测细胞内DNA和启动抗病毒反应中发挥核心作用。近年来，研究发现STING通路也在抗肿瘤免疫中扮演重要角色，这使得以STING为靶点的治疗策略成为肿瘤研究领域的一个热点。

巨噬细胞是肿瘤微环境中的主要细胞类型之一。它们可以通过吞噬肿瘤细胞和激活免疫反应来抑制肿瘤生长，但在某些情况下，也可能促进肿瘤的生长和转移。因此，如何调节巨噬细胞的功能是肿瘤治疗的关键。

肺岩宁方是上海市名中医徐振晔教授治疗肺癌的经验方，龙华医院院内制剂，重楼是方中重要的抗癌药物，重楼皂苷（PP Ⅶ）是重楼的主要有效成分，经体内外实验证实具有抗肿瘤作用。

本研究探讨了STING控制的天然免疫途径在有效的抗肿瘤适应性免疫启动中的重要性。虽然巨噬细胞在抗肿瘤免疫反应中扮演关键角色，但确定这种转化的事件及STING在这个过程中的宿主内在作用仍有争议。我们的研究报告了STING信号如何作为主导巨噬细胞转化基因表达模式的关键开关，以解除免疫抑制。同时，我们发现调控上述机制是重楼皂苷抗肿瘤的机制之一。

（二）研究方法

本研究使用了包括细胞毒性实验、基因表达分析、免疫印记、流式细胞术、免疫荧光、酶联免疫吸附实验和免疫组化分析等实验技术来评估PP Ⅶ对巨噬细胞转化和免疫激活的影响。

（三）主要研究结果

1. PP Ⅶ介导的巨噬细胞转化

PP Ⅶ显著增强了IFN-γ诱导的iNOS（主要M1标记）在RAW264.7细胞中的表达（在THP-1中不表达），并增强了IFN-γ诱导的PD-L1产生。此外，PP Ⅶ还能够抑制IL-4诱导的CD206表达，这是M2型巨噬细胞的主要标志。这些结果表明PP Ⅶ能够促进巨噬细胞向M1型的极化，这对于激活抗肿瘤免疫反应至关重要（图5-1）。

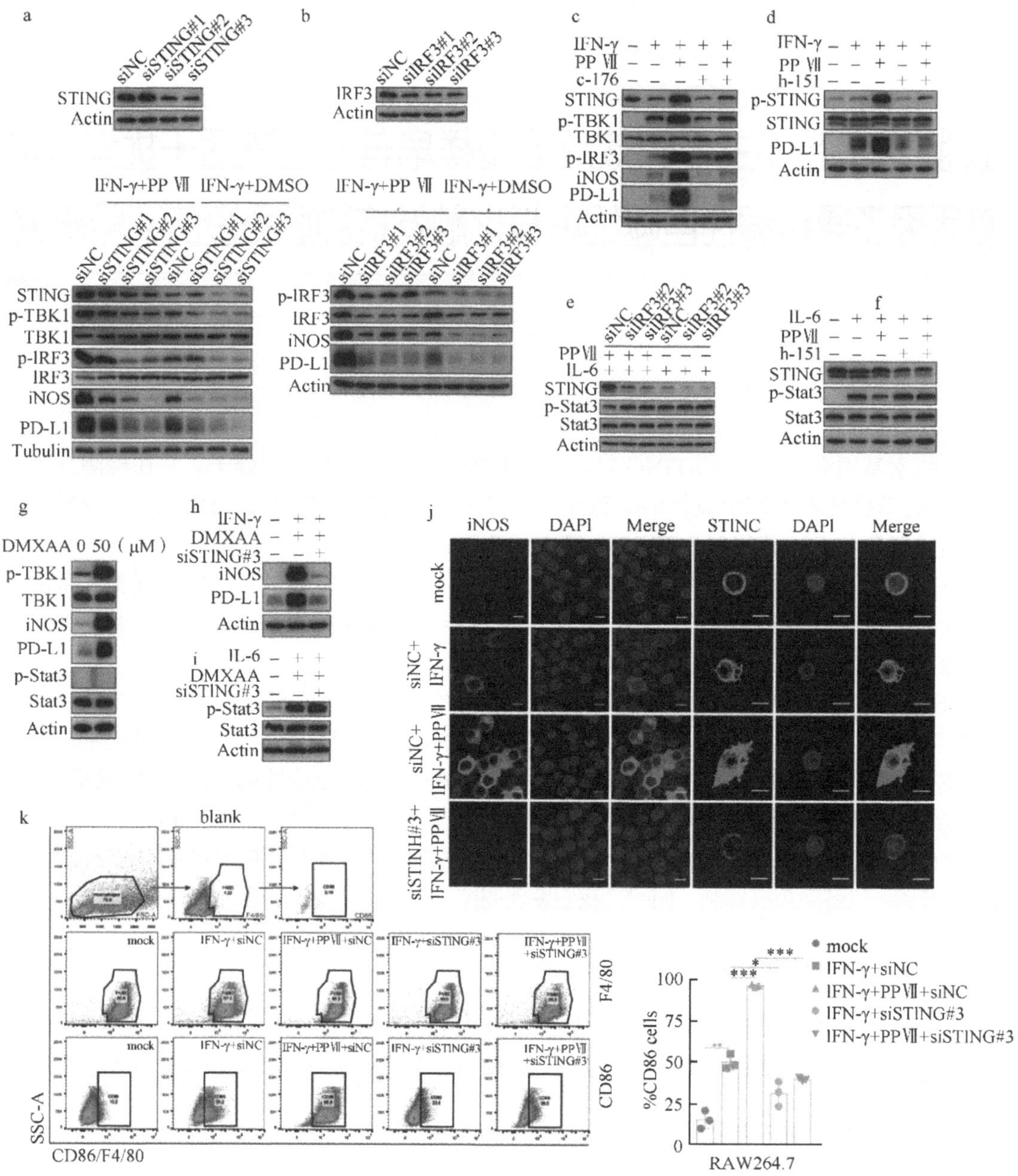

图 5-1 PP Ⅶ介导的巨噬细胞转化

（a-j）用 siSTING 和 siIRF3 转染 RAW264.7。48h 后，在 PP Ⅶ不存在或存在的情况下，用 IFN-γ 或 IL-6 刺激细胞，并通过免疫印迹进行分析（a，b，e）。RAW264.7 和含有或不含 PP Ⅶ的 THP-1 用指定的抑制剂预处理，然后按 a 中的方法刺激（c，d，f）。用 DMXAA 处理 RAW264.7 3h（g）。siSTING 转染的 RAW264.7 在上述刺激前用 DMXAA 处理（h，i）。siSTING 转染的 RAW264.7 用 PP Ⅶ预处理 3h 或不处理，用 IFN-γ 诱导。两次实验中的一次共聚焦图像具有代表性（j）。比例尺为 10μm。通过对刺激的指示细胞进行 FAC 分析，确定 CD86 的表达（k）。数据以两个独立实验的一式三份样本的平均值+ SD 表示。

***$P<0.001$，**$P<0.01$，*$P<0.05$，ns 无显著性

2. PP Ⅶ对细胞因子和趋化因子表达的影响

PP Ⅶ处理显著提高了巨噬细胞的 IFNβ、Ccl5、Cxcl9 和 Cxcl10 基因的表达，这些化学因子是 $CD8^+$ T 淋巴细胞趋化的关键介质。PP Ⅶ还显著增强了巨噬细胞中 IFN-γ 诱导的一系列免疫刺激基因（ISG）的表达（图 5-2）。

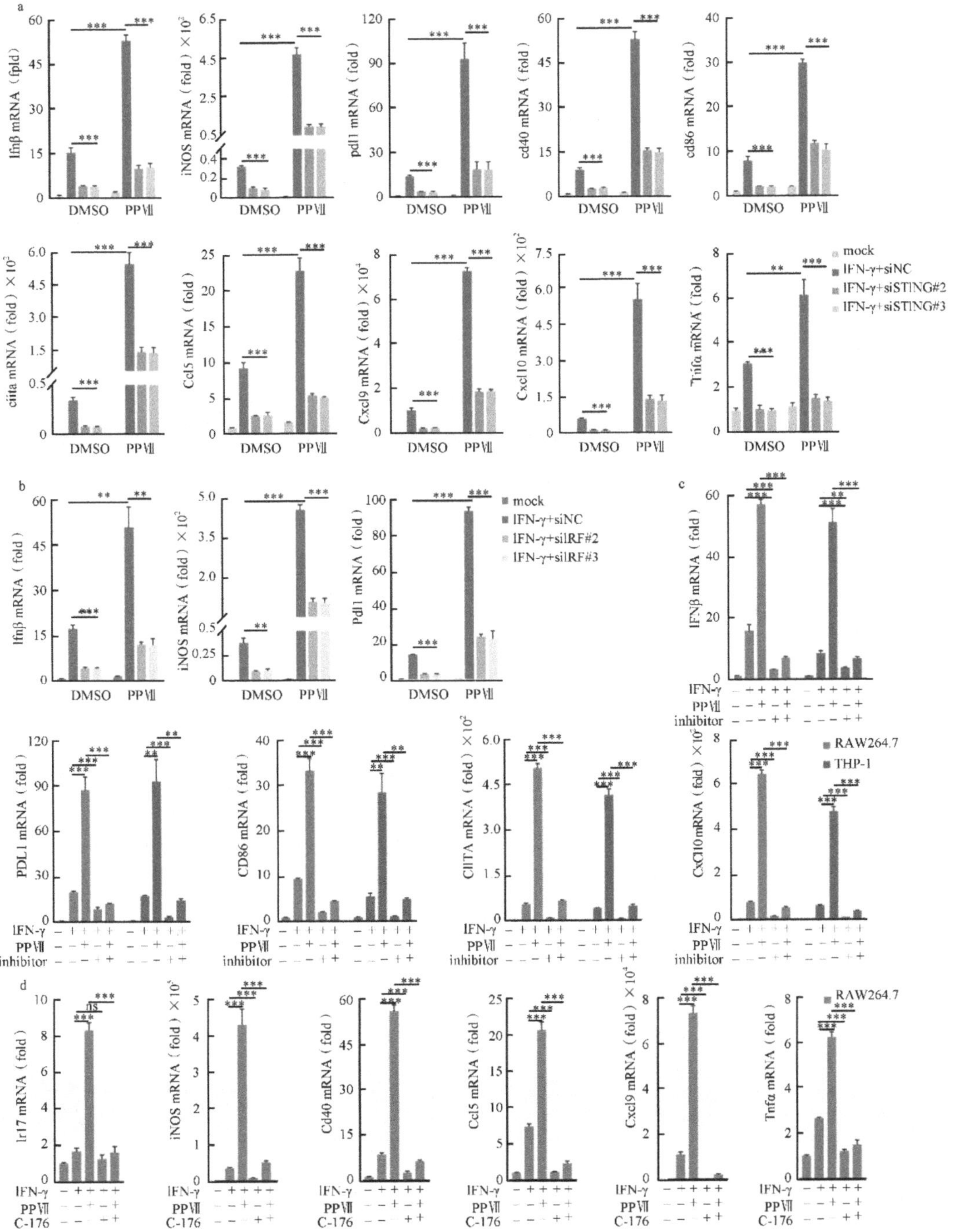

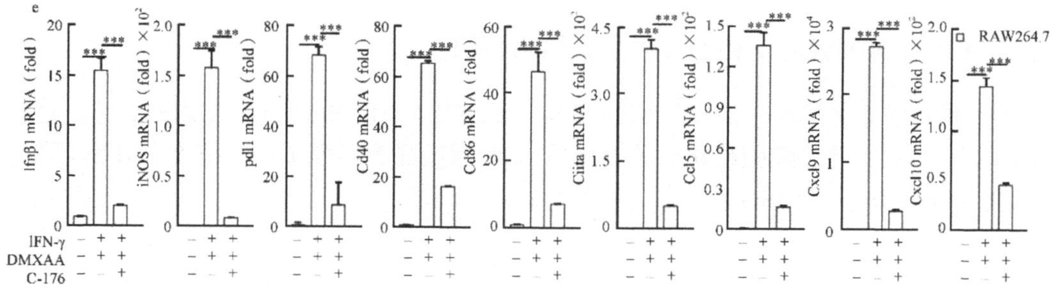

图 5-2 PP Ⅶ对细胞因子和趋化因子表达的影响

siSTING（a）和 siIRF3（b）转染的 RAW 264.7 用或不用 PPⅦ预处理，并用 IFN-γ引物进行 RT-qPCR 分析。（c-e）RAW 264.7 和 THP-1 分别用 C-176 和 H-151 预处理，然后在存在或不存在 PPⅦ的情况下用 IFN-γ进行引发（c，d）。经 DMXAA 预处理的 RAW 264.7 经抑制剂孵育后用 IFN-γ进行引发（e）。两次独立实验的三重重复 RT-qPCR 分析结果以平均值±SD 表示。

***$P<0.001$，**$P<0.01$，*$P<0.05$，ns 无显著差异

3. PP Ⅶ处理的巨噬细胞分泌的细胞因子对肿瘤细胞的影响

PP Ⅶ添加后，对 IFN-γ 的反应中，RAW264.7 和 THP-1 细胞中 IFNβ、Cxcl9 和 Cxcl10 蛋白的产生增加，而 IL-10 和 TGFβ 蛋白的分泌被抑制（图 5-3a、图 5-3b）。

4. PP Ⅶ处理的巨噬细胞对肿瘤细胞的影响

PP Ⅶ处理的巨噬细胞上清通过抑制 EMT 抑制肿瘤细胞的侵袭和转移（图 5-3c～图 5-3i）。

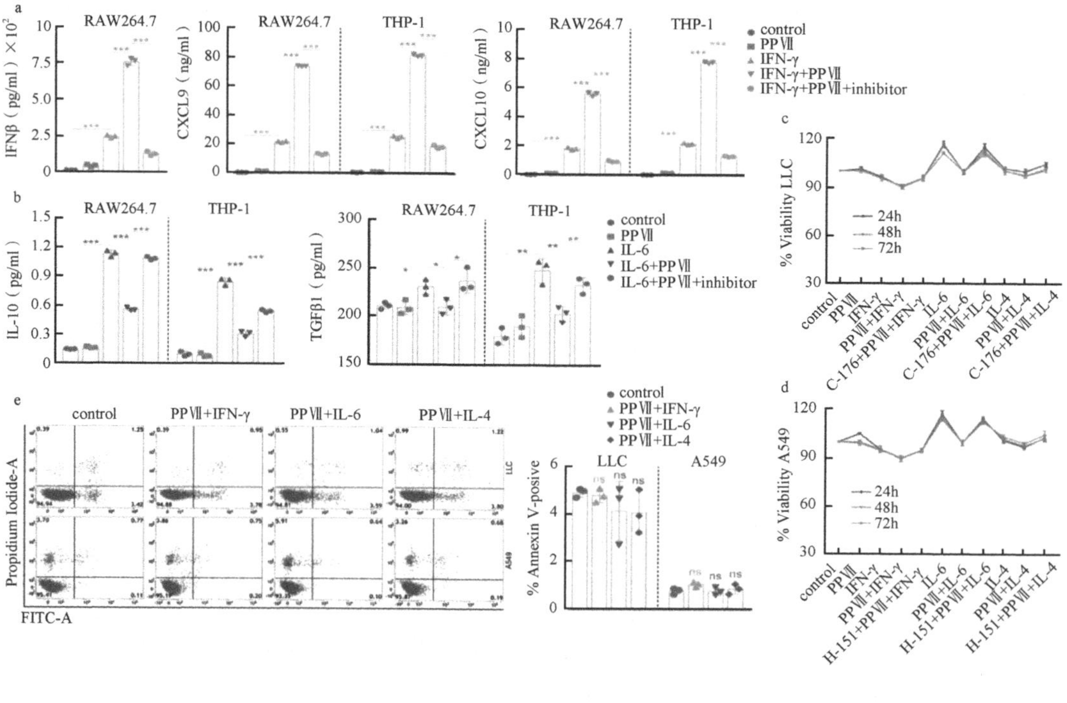

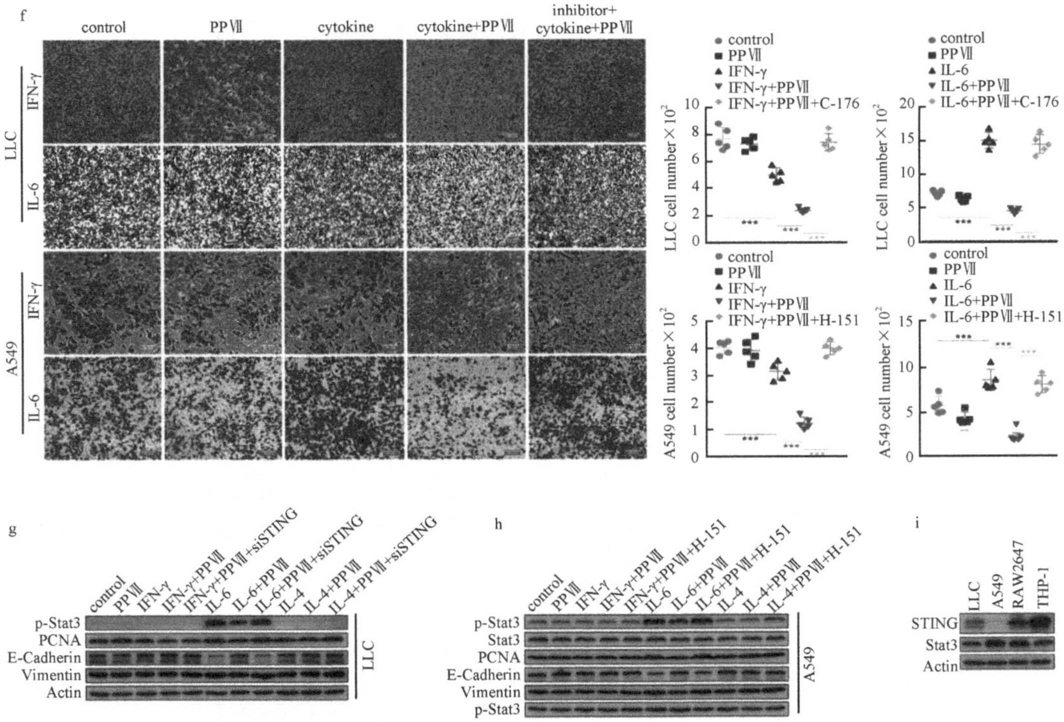

图 5-3　PP Ⅶ处理的巨噬细胞对肿瘤细胞的影响

用抑制剂预处理的 RAW264.7 和 THP-1，在存在或不存在 PPⅦ的情况下，用 IFN-γ（a）和 IL-6（b）刺激。细胞因子分泌经 ELISA 鉴定，并以两次实验中三个重复样品的平均值±SD 表示。***$P<0.001$，**$P<0.01$，*$P<0.05$。LLC（c）和 A549（d）分别与所示巨噬细胞基质（CM）孵育 24、48、72 h。细胞活力经 CCK8 鉴定，并以两次实验中一个代表性实验中三个重复样品的平均值±SD 表示。所示巨噬细胞 CM 对 24h 细胞死亡的影响，通过 LLC 和 A549 细胞凋亡率来评估（e）。数据显示为三份样本的平均值±SD。PPⅦ引发的巨噬细胞通过调节 STAT3 串扰影响肿瘤细胞的侵袭。（f－i）LLC 和 A549 与指示的巨噬细胞基质（CM）在 24 h 内孵育。侵袭能力通过 Transwell 实验评估，并以三个重复样本的五个随机区域的平均值±SD 表示（f）。（f）为两个实验中一个实验的代表性显微照片。比例尺表示 50 或 100 μm。***$P<0.001$。（g，h）对按上述方法处理 24 h 的 LLC 和 A549 进行免疫印迹分析。（i）为指示细胞的免疫印迹分析。（g，h，i）为两个实验中一个实验的代表性印迹

5. PP Ⅶ对肺癌皮下移植瘤小鼠模型的抗肿瘤作用

使用 PP Ⅶ处理的 C57BL/6 小鼠模型显示，PP Ⅶ诱导了 $CD8^{+}$T 细胞的浸润和抗肿瘤效应，PP Ⅶ显著诱导肿瘤消退，但当与 C-176 联合使用时，PP Ⅶ的持久抗肿瘤效果被抑制，表明这与 STING 激活相关（图 5-4）。

（四）讨论

这项研究揭示了巨噬细胞如何桥接天然和获得性免疫系统以触发抗肿瘤反应。此外，研究还提出了 PP Ⅶ和 DMXAA 作为 STING 激动剂的不同作用模式，并讨论了 PP Ⅶ在抗肿瘤和抗病毒免疫疗法中的潜在应用。本研究提出了 PP Ⅶ在增强抗肿瘤免疫中的作用，

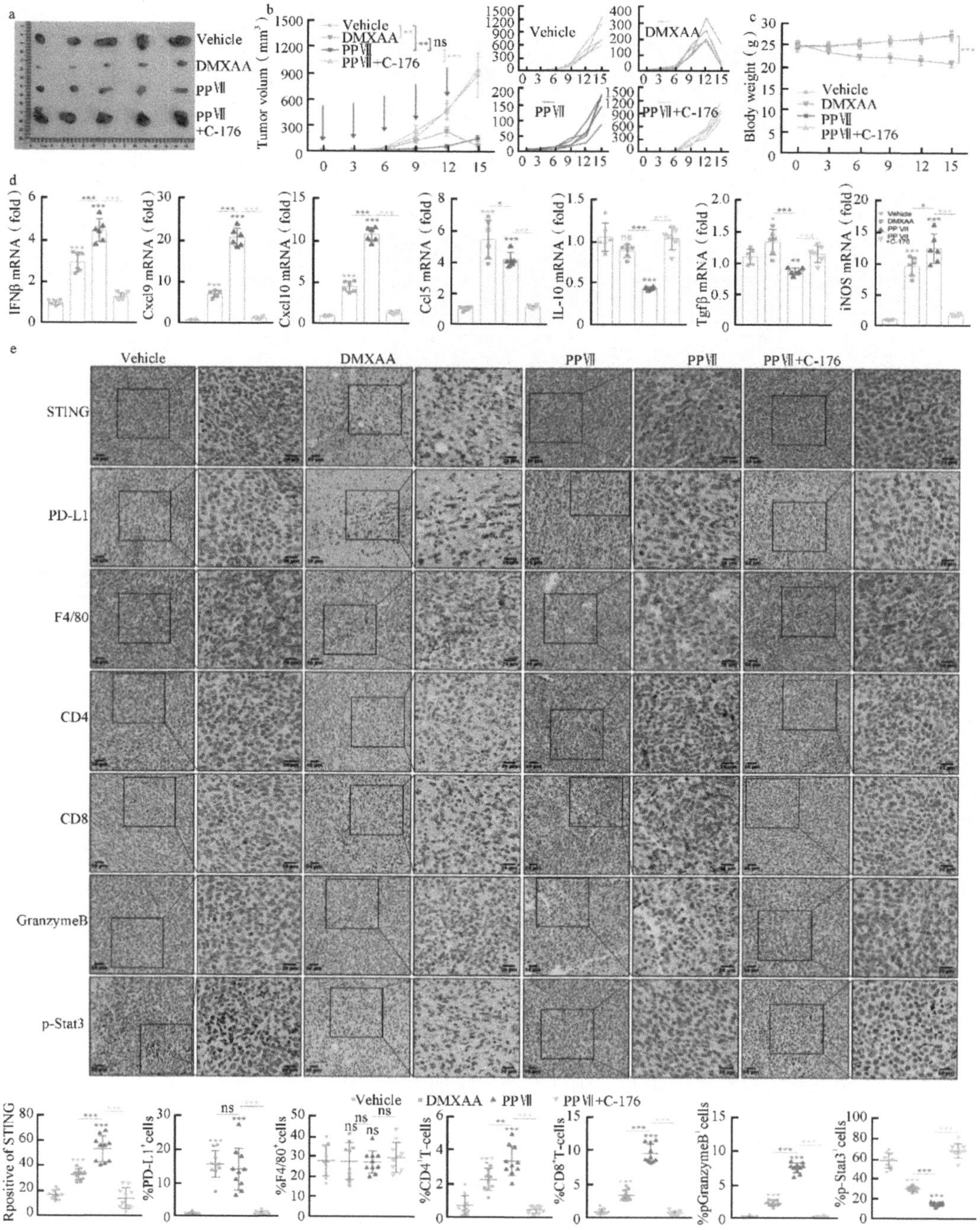

图 5-4 PP Ⅶ对肺癌皮下移植瘤小鼠模型的抗肿瘤作用

（a-d）对罹患 LLC 肿瘤的 C57BL/6 小鼠（每组 5 只）分别肌内注射载体、DMXAA（15mg/kg）、PP Ⅶ（7.5 mg/kg）或 PP Ⅶ和 C-176 的复方制剂（每只小鼠 750 毫微摩尔）。开始治疗后第 15 天，从肿瘤小鼠身上提取的肿瘤大体外观（a）。在指定时间点测量肿瘤体积（b），并显示每种治疗方法的单个肿瘤体积（b）。小鼠体重如（c）所示。通过 qPCR 分析接受指定治疗的 LLC 肿瘤的组织切片（d）。数据以两只小鼠六个样本的平均值+ SD 表示。***$P<0.001$，**$P<0.01$，*$P<0.05$，ns 无显著性意义。PP Ⅶ可诱导 $CD8^+$ T 细胞浸润并使肿瘤内的 STAT3 转录失活依赖于 STING（e）。（e）所示肿瘤的 IHC 分析，显示为三组小鼠三个样本中 10 个随机视野的平均值+标度，显示一张代表性图。刻度线表示 20 或 50 μm。***$P<0.001$，**$P<0.01$，*$P<0.05$，ns 无显著性差异

并指出 PP Ⅶ可能有助于提高 PD-L1 表达，从而有利于免疫检查点阻断疗法。这为结合 PP Ⅶ与抗 PD-L1 疗法克服抵抗性提供了科学依据。同时，由于 STING 信号通路也是主要的天然抗病毒途径，本研究暗示了 PP Ⅶ在抗肿瘤和抗病毒免疫疗法中的潜在应用。

（五）结论

这项研究通过对 PP Ⅶ作用机制的深入分析，揭示了其在肺癌治疗中的潜力。PP Ⅶ通过激活 STING 通路，调节巨噬细胞的转化和功能，从而促进了抗肿瘤免疫反应。这些发现不仅加深了我们对巨噬细胞在肿瘤微环境中作用的理解，而且为开发新的抗肿瘤疗法提供了重要的见解。

（于璟璐）

医案精选

一、肺癌医案

医案一　右肺腺癌伴双肺、胸膜、淋巴结转移

陆某，女，70岁。初诊日期：2019年9月19日。

主诉：右上肺癌伴双肺、胸膜、淋巴结转移ⅣA期。

现病史：2018年4月16日胸部CT提示右肺上叶肺癌伴双肺转移可能。纵隔肺门淋巴结增大。右侧胸膜多发结节，右侧胸腔积液。右肺上叶病灶直径57.3mm。右肺可见数枚结节。右侧胸膜多发结节，右侧胸腔积液。胸腔积液病理见少量异形细胞，倾向腺癌。出院诊断：右肺上叶腺癌。cT4N2M1a（右侧胸膜）ⅣA期。ECOG：1分。基因检测（2019年6月10日）：EGFR21外显子突变。曾服靶向药，后因耐药于2019年7月31日停药。2019年7月31日开始化疗。未手术治疗。

刻诊：咳嗽，偶有咯痰，夜间偶有怕冷，稍有口干，纳可，夜寐佳，二便尚调。舌暗红，有瘀斑，苔薄白，脉弦细。

诊断：中医：肺岩（精气亏虚，癌毒流窜证）。

　　　西医：右肺上叶腺癌cT4N2M1a（右侧胸膜）ⅣA期。

治则：培土生金，理气化痰，解毒散结。

方药：抗瘤增效减毒方。

处方：生黄芪30g，苍术9g，川连6g，黄精30g，灵芝15g，七叶胆15g，川芎15g，陈皮9g，杏仁9g，芦根30g，枇杷叶12g，鸡内金12g，白扁豆12g，淫羊藿12g。14剂。

双黄升白颗粒，每次一包，每日2次。

二诊（2020年6月10日）：患者以此方出入服用至化疗结束，顺利完成化疗。2020年6月1日开始口服阿法替尼。服用10天，出现口腔溃疡，恶心呕吐，大便溏，头部皮疹瘙痒，夜寐可，纳一般。咳嗽，白色泡沫痰，大便3次/日。舌暗红，有瘀斑，苔白，脉细。方药：肺岩宁翼方加减。

处方：党参15g，白术12g，石见穿30g，七叶一枝花12g，蜂房9g，山慈菇12g，黄精30g，灵芝15g，淫羊藿15g，生黄芪30g，川芎15g，白扁豆30g，鸡内金12g，生甘草9g，板蓝根30g，煨诃子12g，牡丹皮12g，赤芍9g，野菊花9g，葎草15g。

三诊（2021年1月6日）：右肺腺癌伴多发转移，ⅣA期两年半。靶向治疗。目前口服阿法替尼加贝伐珠单抗。症见咳嗽，晨起少量痰，鼻黏膜出血干燥。胃纳一般，大便2～3次，稀薄，动则心慌。舌质紫暗，有瘀斑瘀点，苔少，脉细。

处方：上方去川芎，加怀山药15g，茜草15g，芦根15g，改生甘草为炙甘草9g。

按：该患者为肺腺癌伴广泛转移（双肺、胸膜、淋巴结转移），ⅣA期。患者发现较晚，已经失去手术机会。因此，徐教授综合考虑，采用分阶段治疗的方案，有机结合西药

治疗，显著提高了患者的生存质量，延长了生存期。患者初诊时处于西药化疗期，随着化疗疗程的增加，出现了纳差便溏的毒副作用，我们用徐教授的经验方抗瘤增效减毒方加味以益气固本，健脾止泻，佐以清热和胃，降逆化痰。配合双黄升白颗粒防治化疗骨髓抑制，为患者完成化疗保驾护航。待其化疗结束后我们便开始第二阶段的抗肿瘤治疗，徐老师使用肺岩宁翼方加减，在益气养精的基础上加强抗肿瘤中药的使用，针对肺癌，徐老师的经验用药是石见穿 30g，七叶一枝花 12g，蜂房 9g，山慈菇 12g，灵芝 15g。临床常根据患者耐受情况，酌情加减。因该患者基因检测提示 EGFR 有突变，故完成化疗 8 个疗程后开始使用阿法替尼＋贝伐珠单抗靶向治疗。其间出现了严重的皮肤黏膜毒副反应，如严重的口腔溃疡，皮肤疮疹、瘙痒等，徐老师加用生甘草和大剂量板蓝根清热解毒、止痛生肌；针对皮肤疱疹，加用赤芍、牡丹皮、野菊花、葎草以凉血解毒止痒。

该患者为肺癌晚期伴多处转移，ⅣA 期，在不能手术切除病灶的情况下，中西医结合，保证了患者顺利完成化疗，接续靶向治疗，有效提高了生活质量，延长了生存期。

（史海霞）

医案二　右肺腺癌脑、骨转移

王某，女，72 岁。初诊日期：2019 年 1 月 31 日。

主诉：发现右肺腺癌伴脑、骨转移 3 周。

现病史：患者于 2019 年 1 月 10 日胸部 CT 检查示右肺上叶占位。1 月 17 日行肺穿刺活检，病理提示腺癌。基因检测：EGFR 21 外显子 L858R 错义突变。骨 ECT 提示第 5 前肋转移可能；头颅磁共振提示右侧顶叶、左侧小脑半球病灶，转移可能性大，右侧枕部脑膜瘤，两侧额顶叶皮髓交界处多发缺血灶。患者未行手术、放化疗及靶向治疗。血生化：CEA 111.64ng/ml，CA125 99.7ng/ml，CA199 51.92U/ml，CY21-1 4.1U/ml。

刻诊：咳嗽，痰中带血丝，色鲜红，量少（住院时做了止血的对症处理），口干欲饮，面部潮红。纳可，便调。舌淡红，苔微黄，脉细。

诊断：中医：右肺岩（精气亏虚，癌毒流窜证）。

　　　西医：右肺腺癌伴脑、骨转移。

治则：益气养精，养阴清火，解毒散结。

处方：太子参 15g，白术 12g，茯苓 15g，杏仁 9g，芦根 30g，黄芩 9g，枇杷叶 12g，生薏苡仁 30g，石见穿 30g，石上柏 30g，蛇六谷 30g，天葵子 30g，黄精 30g，七叶胆 15g，灵芝 15g，知母 9g，生黄芪 50g，鸡内金 12g，北沙参 15g。14 剂。

二诊（2019 年 3 月 17 日）：阵发性烘热明显，夜间潮热，盗汗。咳嗽减轻。痰血不顺。咽部不适。纳可便调。舌淡红，苔剥、腻，脉弦细。

处方：生地黄 15g，北沙参 15g，山萸肉 12g，杏仁 9g，芦根 30g，石见穿 30g，石上柏 30g，蛇六谷 30g，天葵子 30g，知母 15g，黄柏 9g，牡丹皮 12g，碧桃干 30g，七叶胆 15g，生黄芪 30g，鸡内金 12g，地骨皮 12g。28 剂。

三诊（2019 年 4 月 14 日）：药合度，盗汗止，烘热减轻，纳可，眠安，二便调。舌淡红，苔薄，脉弦细。

处方：上方去碧桃干、地骨皮，黄柏改 6g，北沙参改 30g，七叶胆改 24g，加赤芍 12g。

28剂。

四诊（2019年6月13日）：烘热继续缓解。纳可，眠安，二便调。舌淡红，苔少，脉弦细。

处方：上方去黄柏，加泽泻15g。14剂。

五诊（2019年6月23日）：症平，纳可痰少。目糊多眵，舌淡红，苔厚，脉弦细。

处方：生地黄15g，北沙参30g，山萸肉12g，石见穿30g，石上柏30g，蛇六谷30g，天葵子30g，生黄芪30g，鸡内金12g，七叶胆24g，知母9g，青葙子12g。28剂。

按：恶性肿瘤是慢性消耗性疾病，该患者初诊即已发生脑和骨转移，提示病程日久，正气渐虚。病久入肾，损伤肝肾阴津，阴不制阳，虚阳上越，故见口干欲饮，面部潮红；病久入血，损伤肺络，故见咳嗽，痰中带血。阴虚热毒流窜，故见舌淡红，苔微黄，脉细。徐老师以肺岩宁翼方为基础加减；以益气养阴之太子参易四君子之党参，减其燥热，加北沙参益气健脾养阴；使用大剂量黄芪联合黄精、灵芝益气养精；知母清虚热，黄芩清实热，黄芩并能联合杏仁、芦根、枇杷叶清热宣肺、止咳化痰；鸡内金健脾化滞；在益气养精基础上选用石见穿、石上柏、蛇六谷、七叶胆解毒抑瘤，针对脑转移加用天葵子清热解毒、消肿散结。二诊患者咳嗽减轻，阴虚症显——夜间潮热盗汗、舌苔花剥，遂改用增液汤联合知母、黄柏、牡丹皮、碧桃干清热凉血，滋阴止汗。药合度，三诊即盗汗止，烘热减轻，纳可，眠安，二便调。舌淡红，苔薄，脉弦细。患者症情平稳，随证调方，随访至今，带瘤生存，且生活自如。

（史海霞）

医案三　右肺巨大低分化鳞状细胞癌纵隔、肺门、锁骨上淋巴结转移

胡某，男，65岁。初诊日期：2019年2月13日。

主诉：发现肺癌1月余。

现病史：患者因咳嗽1个多月就诊，2019年1月3日胸部CT示右肺上叶后段占位，右肺上叶癌性淋巴管炎。PET/CT报告示右肺上叶后段巨大不均匀肿块伴FDG摄取环形增高，考虑肺癌（肿块与右肺门及邻近胸膜关系密切）；伴右肺上叶阻塞性炎症并部分癌性淋巴管炎改变；右侧肺门、纵隔及右锁骨上多发淋巴结肿大转移。右侧胸腔少量积液。胃窦壁稍厚，FDG摄取轻度增高，考虑慢性炎症性改变，建议胃镜复查。脊柱退行性改变，全身骨骼骨髓腔FDG摄取增高，请结合临床。目前PD-1治疗中，未予放化疗及手术。考虑联合中药治疗。

刻诊：咳嗽，咯痰不畅，纳可。舌质淡，苔白厚，脉弦。

诊断：中医：右肺岩（阳虚湿阻证）。

　　　西医：右肺上叶后段低分化鳞状细胞癌 T4N3Mx；侵犯右肺门、胸膜；纵隔、肺门、锁骨上淋巴结转移。

治则：益气养精，化痰宽胸，解毒散结。

处方：党参15g，白术9g，茯苓15g，杏仁9g，黄芩9g，生薏苡仁30g，瓜蒌皮15g，石见穿30g，石上柏30g，蛇六谷30g，女贞子15g，制首乌15g，黄精30g，灵芝15g，淫羊藿15g，生黄芪30g，炙鸡内金12g。14剂。

二诊（2019 年 3 月 6 日）：目前 PD-1 治疗，时有胸闷，纳可眠安，二便调。舌淡红，苔白，脉细。

处方：上方加旱莲草 30g，当归 9g。14 剂。

三诊（2019 年 5 月 29 日）：胸部放疗结束。稍畏寒怕冷，纳食略转佳，夜眠安，大便 2 日一行，小便 3 次/晚，较前明显减少。舌淡，苔少，脉细。

处方：肺岩宁方去干蟾皮、蜂房，七叶一枝花改 9g，加山萸肉 15g，北沙参 15g，鸡内金 12g。14 剂。

双黄升白颗粒，每次一包，每日 3 次。

四诊（2019 年 6 月 26 日）：放疗后 4 周，效佳。PD-1 治疗后，效不佳。右上臂肿痛，活动不利，右足跟痛，血压不稳。舌红，苔薄，脉细。

处方：上方加川芎 15g，桂枝 9g，全蝎 3g，生甘草 9g。14 剂。

按：该患者为老年男性，为右肺上叶后段低分化鳞癌伴多处转移。肺鳞癌由于生长相对缓慢，早期易被忽视。鳞癌的西医治疗可选择放化疗及免疫治疗，放疗相对较敏感。该患者就诊时已发展为巨大肿块且伴有阻塞性肺炎及淋巴管炎，且有淋巴结及骨转移，病情较重，预后较差，已不具备手术指征。加之年老体弱，不耐化疗，故放弃手术及放化疗，在尝试免疫治疗的同时，寻求中医治疗。初诊见咳嗽咳痰，考虑与阻塞性肺炎有关，舌淡苔白厚提示正气亏虚，脾不健运而为湿困。故治拟益气养精，化痰宽胸，解毒散结。方以肺岩宁翼方去桃仁、干蟾皮，加杏仁、瓜蒌皮化痰止咳、理气宽胸；黄芩、薏苡仁清化中焦湿热；女贞子、制首乌补肾生髓，养血生精。二诊患者咳嗽减轻，舌苔厚腻较前减轻，时有胸闷。开始 PD-1 治疗，略调方继服。三诊患者刚结束放疗，咳嗽咳痰缓解，稍畏寒，胃纳欠佳，夜眠安，大便 2 日一行，小便 3 次/晚，较前明显减少。舌淡，苔少，脉细。仍为气阴两虚之证，中焦湿热已清，改为肺岩宁方去干蟾皮、蜂房，七叶一枝花改 9g，加山萸肉、北沙参、鸡内金益气养精，解毒散结。四诊患者诉右上臂肿痛，活动不利，考虑放疗后遗症，PD-1 治疗结束，疗效不佳，而服中药至今，诸多不适症状缓解，生活质量显著改善，继续观察。

（史海霞）

医案四 左肺低分化腺癌

史某，男，60 岁。初诊日期：2012 年 4 月 18 日。

主诉：左上肺低分化腺癌 8 年。

现病史：患者于 2011 年 11 月 24 日于江苏省肿瘤医院行左上肺楔形肿块切除，术后病理：低分化腺癌。术后化疗 4 个疗程（培美曲塞二钠+顺铂）。末次化疗时间为 2012 年 2 月 26 日。2012 年 2 月 15 日至 3 月 19 日行放疗。

刻诊：刀口处自觉隐痛，口干欲饮，纳可，大便调。舌质淡红，苔少，脉细。

诊断：中医：左上肺肺岩（气阴两虚证）。

西医：左上肺低分化腺癌术后。

治则：益气养精，化瘀止痛，解毒抗瘤。

处方：党参 15g，白术 12g，茯苓 15g，杏仁 9g，芦根 30g，石见穿 45g，石上柏 45g，蛇六谷 30g，桃仁 15g，灵芝 15g，七叶胆 15g，黄精 30g，生黄芪 30g，山萸肉 9g，木香

9g，鸡内金 12g，炒谷麦芽各 30g。28 剂。

二诊（2012 年 5 月 9 日）：左胸隐痛仍有，纳可，眠安，皮肤痒。舌质淡红，苔少，脉细。

处方：上方去七叶胆、木香，加苦参 15g，野菊花 9g，白鲜皮 15g，赤芍 15g，徐长卿 30g，炒谷麦芽改各 15g。35 剂。

三诊（2012 年 6 月 12 日）：5 个疗程化疗已结束。偶咳嗽，皮肤痒，纳可，便调。舌质淡红，苔少黄腻，脉细。

处方：党参 15g，白术 9g，茯苓 15g，杏仁 9g，黄芩 15g，枇杷叶 9g，板蓝根 30g，生薏苡仁 30g，石见穿 30g，石上柏 30g，白花蛇舌草 30g，野菊花 12g，牡丹皮 12g，白鲜皮 30g，生黄芪 30g，赤芍 15g，川连 6g，炒谷麦芽各 15g。28 剂。

四诊（2012 年 8 月 21 日）：皮肤痒，稍有咳嗽，皮肤痒减轻。纳可，便调，舌质淡红，苔少，脉细。

处方：党参 15g，白术 12g，茯苓 15g，杏仁 9g，芦根 30g，石见穿 30g，石上柏 30g，蛇六谷 30g，山豆根 9g，赤芍 15g，乌梅 9g，蝉蜕 9g，生黄芪 30g，白鲜皮 24g，野菊花 9g，黄精 30g，炒谷麦芽各 15g。56 剂。

五诊（2013 年 3 月 13 日）：药合度，舌质淡红，苔少，脉细。

处方：党参 15g，白术 12g，茯苓 15g，杏仁 9g，芦根 30g，石见穿 30g，石上柏 30g，蛇六谷 30g，山豆根 9g，桃仁 9g，黄精 30g，灵芝 30g，生黄芪 30g，淫羊藿 15g，白扁豆 30g，鸡内金 12g，木香 9g。63 剂。

六诊（2015 年 4 月 15 日）：上个月体检结果较前无明显变化，手心热，稍有咳嗽咳痰，舌质淡红，苔少，脉细。

处方：上方山豆根改 12g，加北沙参 12g。56 剂。

七诊（2018 年 3 月 3 日）：药合度。舌质淡红，苔根厚，脉细。

处方：太子参 15g，白术 12g，茯苓 15g，石见穿 30g，石上柏 30g，蒲公英 30g，山豆根 9g，生薏苡仁 30g，北沙参 15g，川连 3g，陈皮 9g，生黄芪 30g，七叶胆 15g，白扁豆 30g，鸡内金 12g。56 剂。

八诊（2019 年 1 月 9 日）：药合度，手术部位不适。舌质淡红，苔少，脉细。

处方：太子参 15g，白术 12g，茯苓 15g，石见穿 30g，石上柏 30g，蒲公英 30g，山豆根 9g，生薏苡仁 30g，北沙参 30g，八月札 9g，生黄芪 30g，川芎 24g，七叶胆 15g，白扁豆 30g，鸡内金 12g。56 剂。

该患者随访至今 10 余年，不影响工作，生活自如。

按：肺癌是起源于肺部支气管黏膜和腺体的恶性肿瘤，是发病率和死亡率增长最快，对人群健康和生命威胁最大的恶性肿瘤之一。该患者初诊时，为左上肺低分化腺癌术后，并进行了 4 次化疗和放疗。患者自觉刀口处隐痛，口干欲饮，纳可便调，舌质淡红，苔少，脉细。放化疗易伤机体正气，放疗为热毒，易伤阴液，故患者出现口干欲饮；舌脉为气阴两虚之征。虽津液有伤，正气尚耐攻，故徐老师在健脾理气、益气养精的基础上用大剂量石见穿、石上柏、蛇六谷解毒抗瘤，以预防复发转移。三诊患者继续化疗后出现皮肤瘙痒，考虑化疗副作用，此时当以扶正气为主，遂减少解毒抗瘤药物用量，加苦参、野菊花、白鲜皮、赤芍祛风止痒对症处理。待化疗结束，正气恢复，再加大解毒抗瘤药物用量，体现了徐教授分阶段治疗肺癌的诊治思路。该患者随访 10 余年，定期复查，未见复发转移，工作、生活自如。

（史海霞）

医案五　右肺腺癌Ⅲa 期

毛某，男，56 岁。初诊日期：2018 年 5 月 16 日。

主诉：右肺上叶腺癌 T1cN2M0 Ⅲa 期。

现病史：患者于 2017 年 4 月行右肺上叶切除术，术后病理：腺癌术后 GP 方案化疗 4 次，放疗 25 次；基因检测 EGFR21 外显子突变，免疫组化：TTF-1+少量，NapsinA（–），P40（–），CK5/6（–）。

刻诊：咳嗽黄痰，量少质黏，咽痒，纳可，二便调，食后腹胀，无腰膝酸软。舌质淡红，苔少，有裂纹，脉细数。

诊断：中医：肺岩（气阴两虚证）。

西医：右肺上叶腺癌 T1cN2M0 Ⅲa 期。

治则：益气养阴，扶正抗癌。

处方：太子参 15g，白术 12g，茯苓 15g，杏仁 9g，芦根 30g，八月札 15g，石见穿 30g，石上柏 30g，蛇六谷 30g，蒲公英 30g，黄精 30g，绞股蓝 15g，黄芪 30g，北沙参 15g，鸡内金 12g，炒谷芽 15g，炒麦芽 15g，枇杷叶 12g。水煎服，每日 1 剂。

二诊（2018 年 11 月 28 日）：入睡困难，干咳轻度，痰少，黄白相间，纳可，二便畅。舌质红，苔薄，脉缓。

处方：黄芪 30g，太子参 15g，杏仁 9g，山海螺 30g，枇杷叶 12g，石见穿 30g，石上柏 30g，蛇六谷 30g，蒲公英 30g，黄精 30g，绞股蓝 15g，北沙参 30g，山茱萸 15g，淫羊藿 15g，灯心草 6g，酸枣仁 15g，鸡内金 12g。水煎服，每日 1 剂。

三诊（2019 年 7 月 10 日）：右肺上叶腺癌术后，无明显不适，咳嗽不明显，偶有白痰，纳可，眠安，便调。舌质淡红，苔薄，脉细数。

处方：北沙参 30g，天冬 12g，麦冬 12g，山茱萸 15g，杏仁 9g，芦根 30g，枇杷叶 12g，石见穿 30g，石上柏 30g，蛇六谷 30g，山慈菇 15g，绞股蓝 15g，黄芪 30g，灵芝 15g，鸡内金 12g，八月札 15g，黄精 30g，干蟾皮 6g，生白术 9g，怀山药 15g。水煎服，每日 1 剂。

四诊（2020 年 10 月 14 日）：就诊 3 年，近期复查，未见病灶及转移灶，偶有咳嗽，大便次数偏多，咳痰少量。舌质淡红，苔薄，脉细缓。

处方：北沙参 30g，天冬 12g，麦冬 12g，山茱萸 15g，石上柏 30g，蛇六谷 30g，石见穿 30g，七叶一枝花 9g，绞股蓝 15g，灵芝 15g，黄精 30g，生白术 9g，黄芪 30g，佛手 9g，怀山药 30g，鸡内金 12g，蒲公英 15g。水煎服，每日 1 剂。

按：该患者为肺腺癌Ⅲa 期患者，晚期肺癌 5 年生存率只有 20%左右，该患者经过化疗后证见气阴两虚，舌质淡红，苔薄，咳痰量少。徐老师治以太子参、白术、茯苓、北沙参、天麦冬益气养阴；黄芪、黄精、灵芝、山茱萸、白术、山药益气填精、健脾益肾，肺脾肾同补，以治虚之本。抗肿瘤防复发一如既往地应用石见穿、石上柏、山慈菇、蛇六谷、七叶一枝花、蒲公英、鱼腥草等以清肺化痰、解毒散结。诸药共用，起到扶正抗瘤的作用。后续随访 6 年余，该患者一直坚持中药治疗，未见复发转移，基本维持正常，继续随访，以观后效。

（史海霞）

医案六　左肺鳞癌全切除术后

吕某，男，71 岁。初诊日期：2019 年 10 月 6 日。

主诉：左肺鳞癌全切除术后，手术部位剧痛 1 月余。

现病史：患者于 2019 年 9 月行左肺全切除术后，病理：鳞癌，肿块大小 4.5cm×3.5cm×3.5cm，淋巴结 2/17，PET/CT 未见转移病灶，9 月 25 日化疗 1 次。

刻诊：手术部位剧烈疼痛，曲马多服用后效果不佳，影响睡眠。偶有咳嗽、乏力，纳差，大便干结，依赖灌肠通便，眠差。舌淡，苔白微腻（代诊照片）。

诊断：中医：肺癌（精气亏虚，癌毒流窜证）。

西医：左肺鳞癌，左肺全切术后淋巴结转移 pT3N1M0 Ⅲa 期。

治则：益气养精，扶正解毒。

处方：黄芪 30g，制苍术 9g，黄连 6g，杏仁 9g，芦根 30g，鱼腥草 30g，瓜蒌仁 30g，枳实 15g，黄精 30g，灵芝 15g，绞股蓝 15g，蒲公英 30g，生甘草 9g，鸡内金 12g，炒谷麦芽各 15g，制大黄 9g，炙蜈蚣 3g。14 剂，每日 1 剂，水煎服。

二诊（2019 年 11 月 17 日）：神疲乏力好转，咳嗽痰少，饮食稍好转，偶有酸痛不适，睡眠较前好转，大便可，怕冷，舌质淡红，苔薄白腻，脉细弦。

处方：黄芪 30g，黄精 30g，炒白术 12g，山茱萸 15g，灵芝 15g，淫羊藿 15g，山慈菇 12g，瓜蒌仁 30g，枇杷叶 12g，制大黄 9g，八月札 15g，鸡内金 12g，蜈蚣 3g，桃仁 15g，生甘草 9g。14 剂，每日 1 剂，水煎服。

三诊（2020 年 4 月 12 日）：阵发冷感，头晕，左侧胸部胀痛轻度，胃纳差，腰酸，双下肢乏力，大便日一行，眠尚可。舌淡红，少苔，脉细。

处方：黄芪 30g，黄精 30g，炒白术 12g，山茱萸 15g，灵芝 15g，淫羊藿 15g，山慈菇 12g，石见穿 30g，蜂房 9g，七叶一枝花 9g，知母 12g，杏仁 9g，芦根 30g，瓜蒌仁 30g，鸡内金 12g，藿香 9g，女贞子 15g，黄连 6g。14 剂，每日 1 剂，水煎服。

按：该患者年事已高，复经手术与化疗，更伤正气。初诊见大便不通，疼痛剧烈，与手术后创伤、炎症反应、气血受损等均有关系。肺与大肠相表里，手术及化疗损伤，导致三焦气机不畅，故予以通便止咳，扶正增效抗毒，配合化疗，体现了在化疗期间以抗瘤增效，对症治疗为主，针对顽症，徐老师擅用虫类药，搜风剔络、力量峻猛，直达病所。本案选用炙蜈蚣，息风止痉、解毒散结、通络止痛，用于解毒、治疗各种疼痛。三诊时痛止，大便通畅，症情基本平稳，予以扶正抗瘤，止咳治疗。体现了吾师分阶段治疗肺癌的学术思想，疾病的不同阶段，病机不同，治疗亦当有别。

（史海霞）

医案七 左上肺腺鳞癌术后，靶向治疗中

李某，女，45岁。初诊日期：2019年4月10日。

主诉：左上肺腺鳞癌10个月，双肾上腺可疑转移。

现病史：患者于2018年7月发现肺占位，后化疗4次。2019年2月行左肺上叶手术切除，病理：左上肺腺鳞癌，pT2N2M0，基因检测表明EGFR19外显子缺失突变，2018年8月予以靶向药物（吉非替尼）治疗。2019年3月复查B超示右肾上腺占位，CT示双肾上腺多发软组织密度结节，考虑转移。

刻诊：稍有咳嗽，大便尚可，偶有疲劳感。舌质红，苔薄，脉数。

诊断：中医：肺岩（肺脾两虚证）。

西医：左上肺腺鳞癌，pT2N2M0，双侧肾上腺转移可能。

治则：益气健脾，化痰散结。

处方：肺岩宁方（生黄芪30g，黄精30g，石见穿30g，蜂房9g，山慈菇15g，灵芝15g，淫羊藿15g）去干蟾皮、七叶一枝花、桃仁，加蛇六谷30g，白术9g，山萸肉15g，鸡内金12g，陈皮9g，炙甘草9g。28剂，水煎服，每日1剂。

二诊（2019年5月12日）：诉咳嗽仍有，咽喉不利，易呛咳，痰少，晨起较甚，眠可，疲劳感时有。舌质红，苔薄，脉缓。

处方：上方加杏仁9g，芦根30g，枇杷叶12g，北沙参15g。28剂。

三诊（2019年7月7日）：患者症情基本平稳，目前靶向药物治疗中。刻诊：右胁痛，眠差，纳可，二便调。舌质红，有齿痕，少苔，脉缓。

处方：生黄芪30g，白术9g，石见穿30g，七叶一枝花9g，山慈菇15g，蜂房9g，干蟾皮6g，淫羊藿15g，黄精30g，灵芝15g，山萸肉15g，生甘草9g，鸡内金12g，桃仁9g。56剂，水煎服，每日1剂。

四诊（2019年11月10日）：诉口干，易干咳，眠差，纳可，便畅，眠差。舌质淡红，苔厚，脉缓。复查腹部B超：双肾上腺肿块，右腹膜淋巴结肿大。口服奥希替尼。

处方：上方加北沙参12g。56剂，水煎服，每日1剂。

按：肺腺鳞癌属于肺癌的一种，患病比例较低，以右肺上叶多发。早期通常因无症状而不易被发现。该患者初诊即已见淋巴结转移，符合流行病学特点。患者初诊时已经经过了化疗、靶向治疗、手术等治疗手段，致使肺脾气虚，运化失司，不能布散精微，营养周身，故见有疲劳感。徐老师治以益气养精，化痰散结之经验方肺岩宁方加减治疗。患者正气不足，恐干蟾皮、桃仁碍胃，故暂时减去。二诊患者见晨起咳嗽少痰，咽喉不利，为肺阴虚，加用北沙参养阴益肺，杏仁、芦根、枇杷叶化痰止咳。杏仁、芦根、枇杷叶为徐教授习用咳痰药组，杏仁质润，富含蛋白质、脂肪、矿物质和维生素，可药食两用，具有降气祛痰、止咳、平喘、润肠通便等功能。现代药理研究表明，苦杏仁中的苦杏仁苷具有抑制和杀死癌细胞的作用。芦根甘、寒，具有清热生津、除烦、止呕、利尿等功能，可用治热病烦渴、胃热呕吐、肺热咳嗽、肺痈吐脓、热淋涩痛。枇杷叶苦寒，可清肺止咳，降逆止呕。现代药理研究发现枇杷叶醇提取物具有抗肿瘤活性，其枇杷叶三萜酸能抑制MMP-2和MMP-9的活性和表达，抑制肺癌等癌细胞转移和扩散。徐教授临证40余年，辨证精当，选药组方精炼，往往选取可一举多得的药物组方，此小组合仅是一例。患者三诊正气渐复，

遂加强抗肿瘤力量，徐老师用肺岩宁全方加山萸肉补肾养精，解毒散结，鸡内金健脾化滞，生甘草缓急止痛。

（史海霞）

医案八 右肺腺癌脑转移

齐某，女，63岁。初诊日期：2017年7月20日。

主诉：右肺腺癌脑转移。

现病史：患者于2016年12月2日于肿瘤医院行右下肺叶切除＋纵隔淋巴结清扫术。术后病理：中分化腺癌，乳头型为主。肿瘤大小1.7cm×1.8cm×1.4cm，脉管内癌栓（+），支气管周围淋巴结（1/3）。免疫组化：TTF1（+），EGFR（+），CK7（+），Ki-67（+）。基因检测：EGFR21外显子突变。术后化疗4次，方案：顺铂＋培美曲塞。末次化疗时间：2017年3月。

刻诊：夜寐不安，纳可，大便调，头晕，目少糊，时有烘热，口干不欲饮。质淡红，苔少，脉细。

诊断：中医：肺岩（气阴两虚，癌毒流窜证）。

西医：右肺腺癌术后。

治则：益气养精，解毒散结。

处方：肺岩宁翼方去党参、淫羊藿，加丹参30g，葛根30g，女贞子15g，生地黄15g，山茱萸15g，酸枣仁24g，珍珠母30g，八月札15g，知母9g，鸡内金12g。14剂。

二诊（2017年8月22日）：药合机，头少晕，潮热。舌质淡红，苔少，脉细。

处方：生黄芪30g，黄精30g，蜂房9g，蛇六谷30g，石见穿30g，丹参30g，葛根30g，女贞子24g，山萸肉15g，生熟地黄各15g，知母12g，珍珠母30g，酸枣仁30g，夜交藤30g，八月札12g，川芎15g，柴胡9g，炒山栀9g。7剂。

三诊（2018年11月8日）：胃纳差，痰中偶有带血，潮热，口干，夜寐差。舌红，苔薄黄，脉弦细。

处方：肺岩宁翼方去干蟾皮、淫羊藿，加七叶胆15g，知母9g，佛手9g，鸡内金12g，夜交藤3g，炙甘草9g，淮小麦30g，大枣9g。14剂。

四诊（2019年1月17日）：2018年11月复查，发现脑转移（右额叶结节，直径1.3cm）。于当月行伽马刀治疗。诉：乏力，口干，微咳，头胀，五心烦热，舌淡红，苔少，脉细。

处方：生黄芪30g，太子参15g，白术12g，杏仁9g，芦根15g，石见穿30g，石上柏30g，蛇六谷30g，天葵子30g，川芎15g，桃仁12g，北沙参15g，山萸肉15g，知母12g，灯心草6g，珍珠母30g，当归9g，泽泻30g，鸡内金12g，白芷15g。14剂。

五诊（2019年5月9日）：2018年11月发现脑转移，行伽马刀治疗。2019年1月复查，右额叶病灶稍缩小，左侧枕叶又见一结节灶（0.4cm）。2019年1月起口服吉非替尼靶向治疗，靶向治疗1个月后复查，脑部两病灶均较前增大（1.4cm，0.7cm），2019年3月改为奥希替尼口服，2个月后复查示脑部两病灶均明显缩小。刻诊：夜寐差，胸闷，胃纳可，无头痛，潮热，干咳无痰，大便1～2次/日，时溏，口干多饮。舌质淡红，苔少，脉细。

处方：肺岩宁翼方去干蟾皮、淫羊藿、桃仁，加天葵子 30g，杏仁 9g，芦根 15g，枇杷叶 12g，当归 9g，仙茅 9g，炙甘草 9g，淮小麦 30g，大枣 9g，北沙参 30g，知母 9g，鸡内金 12g。14 剂。

六诊（2020 年 5 月 10 日）：2019 年 8 月 20 日复查头颅增强 MRI 示右侧额部脑表面见 0.3cm×0.35cm 强化结节灶。胸部 CT：左肺上叶见条索钙化影，边界欠清；右肺下叶基底段见条片状高密度影。2019 年 10 月 18 日复查头颅 MRI 和胸部 CT，与前片相仿；2020 年 4 月复查与前片变化不大。奥希替尼已服用 14 个月。病情稳定，脑部病灶缩小，大便 3 次/日，考虑奥希替尼副作用。时感烘热，夜寐差，入睡难，易醒，口干，皮肤瘙痒，有抓痕。舌质淡红，苔少，脉细弦。

处方：肺岩宁方去蜂房，淫羊藿改 12g，加知母 9g，白扁豆 30g，赤芍 9g，牡丹皮 9g，野菊花 9g，鸡内金 12g，炙甘草 9g，北沙参 15g，淮小麦 30g，大枣 9g，酸枣仁 15g。7 剂。

按：中晚期肺腺癌较易发生脑转移。该患者初诊时为术后化疗 4 个疗程结束。术后病理提示脉管内见癌栓，并有支气管周围淋巴结（1/3）转移。“脾气虚则成岩”，患者罹患肺岩，又经历手术和化疗，重伤精气，气阴不足，阴阳两虚而不交，虚阳上扰故时有烘热，夜寐不安。精血亏虚不能上荣则见头晕、目糊等症。精气亏虚则见舌质淡红，苔少，脉细。徐老师治以益气养精、滋阴补血、解毒散结之法，方选经验方肺岩宁翼方去党参、淫羊藿，去其燥热。方中石见穿、石上柏、蛇六谷解毒散结抗肿瘤；生黄芪、黄精、灵芝、女贞子、生地黄、山茰肉补肾生髓，滋阴补血；生地黄、知母凉血清虚热；丹参、葛根活血通络，上荣头面，珍珠母、酸枣仁镇静安神；八月札、鸡内金理气消食，共奏益气养精、健脾理气、补肾生髓、凉血清热、解毒散结之效。患者基因检测发现 EGFR21 外显子突变，但未予重视，常规化疗 4 个疗程后未予继续治疗。2 年后发现脑转移，即行伽马刀治疗脑部转移灶，但疗效较差，未控制疾病进展，后复查提示脑部病灶进展，给予吉非替尼靶向治疗，1 个月后病情评估继续进展，遂更换为三代靶向药奥希替尼，2 个月后复查病灶缩小，定期复查至今，病灶稳定，无新增病灶出现。患者初诊以来，坚持中药治疗，徐老师始终以顾护脾胃，滋补脾肾为先，在此基础上加用抗肿瘤之品，根据其病情变化增减抗肿瘤中药的使用，徐老师治疗脑部肿瘤，擅长使用天葵子、天龙、桃仁化瘀通络、解毒散结，若有头痛者，则加用炙蜈蚣通络止痛。后期患者更换靶向药后出现皮肤毒副作用，徐教授以小复方赤芍、牡丹皮、野菊凉血解毒、祛风止痒以缓解靶向药毒副作用。患者坚持服用中药并随访至今，生活自如。

（史海霞）

医案九　左肺小细胞肺癌放化疗后

林某，男，36 岁。初诊日期：2019 年 9 月 1 日。

主诉：小细胞肺癌放化疗后。

现病史：2018 年年底发现肺癌，胸部 CT：左肺下叶软组织肿块伴肺门、纵隔淋巴结肿大，TBB：左 B10 菜花样新生物堵塞，病理：小细胞肺癌。放化疗后，末次化疗时间：

2019年3月30日。

刻诊：稍有咳嗽，痰中带血丝，左侧背胸有刺痛，头晕乏力，四肢冷感，纳差，眠差，口腔溃疡散在，大便日行1次。舌质偏红，苔薄黄，脉细数。

诊断：中医：肺癌（阴阳两虚证）。

西医：左肺小细胞肺癌。

治则：益气养阴，解毒抗癌。

处方：党参15g，制苍术9g，茯苓15g，杏仁9g，黄芩9g，枇杷叶9g，八月札15g，佛手15g，黄连6g，生薏苡仁30g，女贞子15g，黄精30g，灵芝15g，石见穿15g，石上柏15g，山慈菇15g，生黄芪30g，淫羊藿12g，鸡内金12g，炒谷麦芽各15g，生甘草9g。28剂，每日1剂，水煎服。

二诊（2019年10月20日）：小细胞肺癌1年，化疗4次，胸部放疗30次，头晕耳鸣，疲劳纳差，入睡困难，易醒。动则汗出少量。腹胀，大便不畅，稍有咳嗽，痰血缓解。胸部CT（9月27日）：左肺下叶条索状软组织肿块较前缩小，结节较前缩小，WBC 5.3 $\times 10^9$/L，RBC 3.04 $\times 10^{12}$/L，Hb106g/L。舌质淡，苔白根厚，脉缓。

处方：党参12g，白茯苓15g，黄连6g，八月札15g，枳壳15g，木香9g，佛手15g，香附9g，黄精30g，灵芝15g，黄芪30g，北沙参15g，鸡内金12g，炒谷麦芽各15g，红豆杉3g，生甘草9g，白术9g，仙鹤草30g，景天三七30g。14剂，每日1剂，水煎服。

三诊（2020年4月20日）：脚底麻，双膝关节酸痛，久坐背痛，怕热，乏力怕冷，稍有胸闷，胃胀，稍有反酸，大便2次，欠实，矢气频。舌暗红，苔中心白薄腻，脉细弱。

处方：肺岩宁翼方去干蟾皮，加杏仁9g，黄芩15g，枇杷叶12g，鸡内金12g，炒谷麦芽各15g，木香9g，黄连6g，紫苏梗15g，白螺蛳壳30g，七叶一枝花12g。28剂，每日1剂，水煎服。

四诊（2020年5月24日）：怕热，新发口腔溃疡，干咳少痰，胃脘轻度不适，身体消瘦，纳少，大便畅。舌质淡，苔少，脉细。

处方：党参12g，白术9g，白茯苓15g，杏仁9g，芦根15g，石见穿30g，石上柏30g，红豆杉3g，生薏苡仁30g，木香9g，黄连6g，白螺蛳壳30g，七叶一枝花9g，赤芍9g，牡丹皮9g，野菊花9g，黄芪30g，枳实15g，紫苏梗15g，生甘草9g。14剂，每日1剂，水煎服。

按：本案为左肺下叶小细胞肺癌伴肺门、纵隔淋巴结转移。因早期未发现，此时已失去手术机会，且患者年轻，应积极治疗。小细胞肺癌对放化疗相对比较敏感。患者持续化疗结合放疗，另寻求中医治疗。初诊见咳嗽，痰中带血丝，左侧背胸有刺痛，头晕乏力，四肢冷感，纳差，眠差，口腔溃疡散在提示化疗已戕伐正气，导致气阴两虚。故治拟益气养精，化痰止血，解毒散结。方以肺岩宁翼方去桃仁、干蟾皮，加杏仁、枇杷叶化痰止咳、理气宽胸；黄芩、生薏苡仁、川连、苍术清化中焦湿热。二诊患者继续化疗4次结束，放疗30次结束。复查胸部CT提示病灶较前缩小。热毒伤阴，出现轻度贫血，头晕耳鸣寐艰，动则汗出等症。治以益气养阴，健脾理气，补肾养血，加红豆杉针对小细胞肺癌解毒抑瘤。三诊患者于疫情缓解后马上复诊，症见脚底麻，双膝关节酸痛，久坐背痛，怕热，乏力怕冷，稍有胸闷，胃胀，稍有反酸，大便2次，欠实，矢气频。舌暗红，苔中心白薄腻，脉细弱。仍为气阴两虚之证，中焦湿热已清，以肺岩宁方加减益气养精，解毒散结。徐教授认为，晚期癌症患者，或是放化疗后患者体虚为甚。治当扶正为主，从而改善患者症状，提高患者生活质量。在临床用药上，徐教授重视精气的补益及脾胃的顾护，方中用生黄芪大补元气，淫羊藿、黄精、桂枝温阳补肾，鸡内金顾护脾胃，党参、白术、茯苓、北沙参益气养阴，以达阴平阳秘，调理气机，滋其气血生化之源的效果。该患者随访4年余，基本维持正常生活、工作，继续随访，以观后效。

（史海霞）

医案十 左肺小细胞肺癌，放化疗不能耐受

吴某，女，60岁。初诊日期：2010年8月9日。

主诉：左肺小细胞肺癌3个月，化疗后。

现病史：患者于2010年3月因咳嗽，检查发现左肺占位，于肺科医院确诊为小细胞肺癌，行EP方案化疗3次，末次化疗时间：2010年6月4日，放疗1次，因身体不能耐受而停止。为进一步诊治就诊。

刻诊：神疲、乏力，左胸闷不适，胃脘嘈杂，大便调，口淡纳差，睡眠可。舌质淡，苔薄白，脉细数。

诊断：中医：肺岩（气阴亏虚证）。

西医：小细胞肺癌。

处方：太子参30g，白术9g，茯苓15g，生黄芪30g，黄精30g，灵芝15g，木香9g，黄连6g，生薏苡仁30g，川芎30g，鱼腥草30g，板蓝根15g，忍冬藤30g，炒谷麦芽各15g。

每日1剂，水煎服。

双黄升白颗粒，每次1袋，每日3次。

二诊（2011年11月29日）：下肢沉重酸胀，腹泻，1～2次/日，少畏寒，舌淡，苔薄白，脉细缓。

处方：党参15g，白术9g，茯苓15g，生黄芪30g，黄精30g，灵芝15g，淫羊藿15g，仙茅15g，石见穿30g，石上柏30g，蛇六谷30g，泽泻15g，鸡内金12g，炒谷麦芽各15g。水煎服，每日1剂。

三诊（2013年2月25日）：少口干，胃脘不适时有，偶有头晕，纳可，眠安，二便调。舌淡，苔薄，脉细。

处方：党参15g，白术12g，白茯苓15g，女贞子15g，生黄芪30g，黄精30g，灵芝15g，淫羊藿15g，石见穿30g，石上柏30g，蛇六谷30g，地骨皮15g，八月札15g，陈皮6g，鸡内金12g，木香6g。水煎服，每日1剂。

四诊（2017年2月22日）：稍觉乏力，左胸夜间压迫感，下肢冷，偶有抽搐，纳可，眠安，二便调。舌淡，苔薄，脉细。复查胸部CT：基本正常。

处方：太子参15g，白术12g，白茯苓15g，白芍15g，生黄芪30g，黄精30g，川芎15g，桂枝9g，石见穿30g，石上柏30g，白花蛇舌草30g，鸡内金12g，木香6g。每日1剂，水煎服。

五诊（2018年1月31日）：稍感乏力，动则汗出，纳可，眠安，二便调。舌淡，苔薄，脉细。

处方：生黄芪 30g，党参 15g，石见穿 30g，石上柏 30g，蒲公英 30g，蜂房 9g，丹参 15g，八月札 15g，淫羊藿 15g，黄精 30g，天麻 9g，鸡内金 12g，炙甘草 9g。每日 1 剂，水煎服。

按：小细胞肺癌是肺癌中较为常见的一种类型，对化疗比较敏感，但容易复发、发生远端转移。肺为娇脏，不耐寒热，更不耐燥，性喜清肃柔润。癌毒攻肺，耗气伤阴，故见神疲乏力，胸闷不适；肺肾之阴相互滋生，肺阴虚可损及肾阴，肾阴虚亦不能上滋肺阴，且久伤胃阴而致胃中嘈杂不适；舌质淡，苔薄，脉细数均为气阴两虚之征。治拟益气养阴，解毒散结。经益气养精、补肺益肾、抑癌解毒中药治疗，病情稳定。徐教授认为，预防复发转移，不宜过度应用抗癌中药，否则更损伤精气，阴阳失衡，而致复发转移。扶正即可以祛邪，而适度的抗癌又可帮助精气的恢复，调整阴阳平衡。在扶正与抗癌这一矛盾之中，徐教授更强调补精气、补肺益肾，通过提高机体自身的防御能力，达到防御肿瘤复发转移的目的。该患者化疗 3 次，因不耐受未完成放疗，长期中药治疗，9 年未见转移复发，症情平稳。

（史海霞）

医案十一　左下肺腺鳞癌，骨转移疼痛

陈某，男，72 岁。初诊日期：2020 年 11 月 25 日。

主诉：左下肺腺鳞癌伴多发转移，cT2N2M1（骨）Ⅳ期。

现病史：2019 年 7 月 13 日胸部 CT 示左肺软组织团块影，直径 4cm。肺门及纵隔淋巴结肿大；第 5 肋骨转移。左下肺穿刺病理：腺鳞癌，以鳞癌为主。基因检测（2019 年 8 月 22 日）：EGFR（–）MET14 外显子跳跃突变。2019 年 7 月 23 日开始化疗，方案：多西他赛＋帕博利珠单抗×5 次。唑来膦酸骨治疗每月 1 次。2019 年 10 月 23 日至 11 月 21 日行重离子放疗 22 次，出院后行帕博利珠单抗单药治疗 3 次，效差。末次时间：2020 年 1 月 22 日。2020 年 4 月 10 日 PET/CT：左肺下叶致密影，直径 3.75cm×3cm，内部见空洞，纵隔及肺门见多发淋巴结转移；左侧第 5 后肋转移，双侧胸腔积液。2020 年 4 月 29 日开始口服克唑替尼，病灶未见改变，疼痛加剧。2020 年 10 月 19 日复查 CT：纵隔淋巴结增大，胸腔积液。2020 年 10 月 23 日予培美曲塞二钠＋贝伐珠单抗＋顺铂化疗 1 次。2020 年 11 月 23 日入院拟行安罗替尼治疗。

刻诊：乏力，纳差，左侧胸背痛，右半身多汗，大便秘结，2～3 天一行。气急气喘，口干欲饮，手脚怕冷，夜卧手脚时伸出被外。质淡红，苔少，脉细。

诊断：中医：肺岩（精气亏虚，癌毒流窜证）。

西医：左下肺腺鳞癌伴骨转移。

治则：益气养精，养阴清热，解毒散结，温经止痛。

处方：北沙参 15g，天麦冬各 12g，山萸肉 15g，杏仁 9g，芦根 30g，枇杷叶 12g，石见穿 30g，七叶一枝花 15g，蜂房 9g，生黄芪 30g，炙麻黄 6g，白芥子 15g，桂枝 9g，制川草乌各 9g，瓜蒌仁 30g，知母 12g，鸡内金 12g，自然铜 9g。14 剂，每日 1 剂，水煎服。

蟾乌巴布膏外用。

二诊（2020 年 12 月 9 日）：2020 年 12 月 1 日复查血常规示 WBC 15.38×10^9/L，CRP

23.02g/L，RBC 4.50×10^{12}/L，Hb 117g/L，PLT 450×10^{9}/L。胸痛基本缓解，稍有胸胀胸闷，动辄气喘，乏力，纳谷欠馨，夜眠时烘热。舌淡红，苔少，脉细。

处方：上方去自然铜，加川芎 15g，女贞子 15g，制首乌 15g。14 剂。

三诊（2021 年 1 月 6 日）：胸部稍觉胀闷，偶感乏力，纳可，夜寐欠安，时有烘热，大便稍有欠畅。舌淡红，苔少，脉细。2021 年 1 月 3 日复查血常规：WBC 3.38×10^{9}/L，RBC 3.50×10^{12}/L，Hb 121g/L，PLT 367×10^{9}/L。

处方：北沙参 15g，天麦冬各 12g，山萸肉 15g，石见穿 30g，七叶一枝花 15g，蜂房 9g，生黄芪 30g，川芎 15g，桂枝 9g，桃仁 15g，枳实 15g，瓜蒌仁 30g，知母 12g，鸡内金 12g，七叶胆 15g。14 剂。

按：针对癌性骨痛，WHO 提出了癌症痛的三阶梯用药原则，该方法能使 70%～90%的癌症痛得到一定程度的控制。近年来，唑来膦酸的应用使骨转移患者得到了一定的骨保护。唑来膦酸是一种第三代含氮双膦酸盐药物，其能抑制骨吸收，使得骨活动受限，诱导骨细胞死亡，其能与骨结合，使得破骨细胞对矿化骨及软骨吸收受到抑制，同时还能起到抑制肿瘤细胞释放刺激因子的作用，防止破骨细胞活动增强，抑制骨钙的释放。采用静脉滴注的方式给药后药物在骨骼中浓集，被骨骼中的破骨细胞吸收，并滞留在细胞质中，使得破骨细胞的活性得以抑制，起到抗吸收的效果，缓解及延迟肿瘤引起的溶骨性改变情况，减少骨转移引发的病理性骨折的发生，能有效缓解患者的骨痛情况。

本案例徐老师应用阳和汤加减治疗癌性骨痛效验。阳和汤出自清代王洪绪《外科证治全生集》，由熟地黄 30g，肉桂（去皮，研粉）3g，麻黄 2g，鹿角胶 9g，白芥子 6g，姜炭 2g，生甘草 3g 组成。具有温阳补血，散寒通滞功效，用治寒凝湿滞所致阴疽、贴骨疽、脱疽、流注、痰核、鹤膝风等属于阴寒证者。我们在养阴清热、解毒散结的基础上，加用麻黄，宣通经络与诸温和药配合，可以开腠里，散寒结，引阳气由里达表，通行周身；白芥子利气豁痰，温中散寒，通络止痛；桂枝、制川草乌祛风除湿、温经止痛；煅自然铜散瘀止痛，接骨续筋。综观全方，补血与温阳并用，化痰与通络相伍，益精气，扶阳气，化寒凝，通经络，温阳补血以治本，化痰通络以治标。二诊患者胸痛明显减轻，配合蟾乌巴布膏外用，胸痛基本缓解，西药止痛药停用，也由此能减轻便秘。此案例不同于徐老师平日常用之骨痛灵方治疗癌性骨痛，师言："遣药组方当根据辨证结果，紧扣病机，选药组方才能药到病除。"

（史海霞）

医案十二 右肺腺癌术后脑转移

李某，男，73 岁。初诊日期：2019 年 9 月 1 日。

主诉：肺癌术后 3 年，发现脑转移 1 年余。

现病史：患者于 2016 年发现右下肺占位，于当地中心医院手术治疗，术后病理：腺癌。术后化疗 4 次。化疗后未继续治疗。2018 年体检发现脑部转移瘤可能，予头部放疗，口服吉非替尼、埃克替尼。今年 8 月昏迷、晕倒一次，头颅磁共振：左侧颞叶结节灶较前增大，中线受压；胸部 CT：右肺门增大，骨扫描阴性。血常规：红细胞 4.12×10^{12}/L，血红蛋白 134g/L。

刻诊：患者无明显头痛头晕，今年8月昏迷一次，癫痫样发作。目前仍有脑水肿。全身酸痛，胸背痛明显。流涎、口角㖞斜。无咳嗽吐痰，纳可，二便畅，眠可。舌淡红，苔薄白，脉弦细。

诊断：中医：肺癌术后脑转移（髓海不足，痰瘀阻络证）。

西医：肺癌术后脑转移。

治则：益气养精，化瘀通络。

处方：黄芪50g，当归12g，石见穿30g，石上柏30g，七叶一枝花9g，山慈菇12g，川芎15g，丹参24g，葛根30g，黄精30g，灵芝15g，淫羊藿15g，白术12g，白芍15g，甘草9g，车前子30g，鸡内金12g。28剂。

二诊（2019年9月23日）：症情好转，仍有流口水，口角㖞斜。脱水剂治疗10天。口服安罗替尼 12mg，一日一次。头颅磁共振：多发缺血灶，病灶有缩小。稍觉怕冷，大便欠实，2～3次。舌质淡红，苔少黄，脉弦滑。治则：益气健脾软坚散结。

处方：太子参15g，白术12g，茯苓15g，石见穿30g，石上柏30g，七叶一枝花9g，天葵子30g，丹参24g，葛根30g，郁金15g，黄精30g，灵芝15g，淫羊藿15g，生黄芪50g，车前子30g，泽泻30g，陈皮9g，白扁豆15g，鸡内金12g，生甘草9g，佛手12g。28剂。

三诊（2019年10月20日）：病情好转，流口水、口角㖞斜好转，排气多，皮肤色黑，纳可，二便畅，眠安。舌质淡红，苔白，脉弦。2019年10月17日颅脑磁共振：左侧颞叶转移瘤较前缩小，水肿范围减轻。口服安罗替尼反应大。主要为皮损，脚底脓包，疼痛，血压升高，脚底痛不可触地。

处方：上方去陈皮，白扁豆改24g，加全蝎3g，天麻12g，钩藤18g。28剂。

四诊（2019年12月1日）：因靶向药副作用不耐受停药，11月13日复查头颅磁共振：左侧颞叶囊实性占位，51mm×41mm×56mm，较2019年10月17日片肿瘤增大，周围水肿；左侧基底节区见结节，直径5mm。轻度脑萎缩，双侧额顶叶、半卵圆中心及右侧基底节区多发缺血灶，脑白质疏松。鼻窦轻度炎症，鼻咽部黏膜稍增厚。11月12日胸部CT：右肺术后，右肺中下叶多发斑条状密度增高影，较前大致相仿或略有减少，右肺门增大，建议胸部CT增强扫描。右肺下叶少量慢性炎症，较前略减少，右侧胸腔少量积液，双侧胸膜轻度增厚。冠脉钙化，肝内囊性病变。11月14日重新口服安罗替尼8mg，一日一次，暂无不良反应，经治疗神志清，纳可，眠安，血压偏高，大便日行。舌质淡红，苔稍黄，脉细。

处方：肺岩宁方加钩藤15g，天麻9g，鸡内金12g，生甘草9g。42剂。

按： 肺癌脑转移一般出现在肺癌中晚期，以腺癌最多见，患者预后极差，自然中位生存期仅1～2个月，具有一定难治性。该患者肺癌术后进行了4次化疗，提示有一定转移风险，但患者未继续进一步做任何预防性治疗。2年后发现脑部转移，予局部放疗和靶向治疗，先后使用吉非替尼和埃克替尼，效差，求诊于吾师。初诊症见全身酸痛，胸背尤甚，流涎、口角㖞斜为肿瘤占位引起的症状，舌淡红，苔薄白，脉弦细为气阴两虚之证。徐老师予肺岩宁方加川芎、葛根、丹参改善脑部供血，车前子利水以减轻脑水肿，芍药甘草汤以缓解身痛症状。二诊患者病情减轻，更换安罗替尼后脑肿瘤病灶有所缩小，治以健脾益气，软坚散结，加用天葵子以加强抑制脑部肿瘤，加泽泻加强利水作用以进一步减轻脑水肿，减轻压迫症状。三诊时流涎、口角㖞斜症状缓解，但靶向药毒副反应剧烈，患者肢端皮疹严重，足底脓包，痛不可触地。治予上方加全蝎、天麻、钩藤通络止痛，以缓解靶向药的毒副反应。四诊患者诉因不能耐受靶向药毒副反应而停药，结果停药后脑部肿瘤病灶进展，后减少剂量继续服用，配合中药治疗，症情平稳，目前仍在随访治疗中，静观后效。

（史海霞）

医案十三　右肺腺癌术后，左肺转移

张某，女，69岁。初诊日期：2019年8月5日。

主诉：右肺腺癌术后2年余，Ⅲb期，左肺GGN。

现病史：患者于2017年5月行右肺癌切除术，病理：腺癌，术后分期为Ⅲb期。行AC化疗4次，末次时间：2017年9月。2019年7月复查发现左肺转移，基因检测提示EGFR 19del。2019年7月起口服吉非替尼靶向治疗及贝伐珠单抗抗血管生成治疗（21天周期）。

刻诊：胃胀，稍有反酸，头晕，恶心、呕吐，后颈部酸胀不适。大便稀，2次/日。夜眠差，入睡难，眠浅易醒。口稍苦，面部皮疹，瘙痒。怕冷。夜间脚抽筋。舌淡红，少苔，脉细。

诊断：中医：肺岩（脾肾阳虚，瘀毒互结证）。

西医：右肺腺癌术后，Ⅲb期，左肺转移。

治则：益气养精，健脾理气，凉血解毒。

处方：黄芪30g，七叶一枝花9g，淫羊藿15g，炒白术9g，山慈菇15g，黄精30g，山茱萸15g，石见穿30g，灵芝15g，北沙参15g，黄连6g，木香9g，八月札15g，鸡内金12g，佛手15g，白扁豆30g，炒白芍24g，甘草9g，赤芍9g，牡丹皮9g，野菊花9g，葎草15g。14剂，水煎服，每日1剂。

二诊（2019年9月15日）：有胃下垂病史，嗳气腹胀，口苦、嘈杂、反酸，大便稍结。面部皮疹略减轻，仍有瘙痒。晨起怕冷，舌质淡红，苔少，脉细。

处方：柴胡9g，升麻12g，八月札15g，木香9g，川连6g，瓦楞子30g，瓜蒌仁15g，黄芩15g，白术9g，当归9g，蒲公英30g，白花蛇舌草30g，北沙参30g，天麦冬各15g，生黄芪30g，川芎15g，鸡内金12g，乌药9g，赤芍9g，牡丹皮9g，野菊花9g，葎草15g。14剂，水煎服，每日1剂。

三诊（2019年10月20日）：面部皮疹缓解，瘙痒减轻。口苦减，口干，胃反酸少许，进食胃胀减轻，大便不爽，手脚冷，背心冷，腰酸。舌淡红，少苔，脉细。

处方：上方去乌药，瓦楞子改15g，北沙参改15g，加菟丝子15g，桂枝9g，川断30g。14剂，水煎服，每日1剂。

按：靶向药物在肿瘤治疗中的应用日益广泛，其中的表皮生长因子受体抑制剂（epidermal growth factor receptor inhibitors，EGFRI）已经成为治疗NSCLC、结直肠癌、头颈部恶性肿瘤、乳腺癌等各种晚期实体瘤的一线或二线药物。EGFRI能选择性拮抗肿瘤生长和生存关键的EGFR信号通路，从而控制肿瘤细胞增殖、迁移、黏附及血管生成，促进肿瘤细胞凋亡。但由于EGFR信号通路对皮肤发育与生理功能也至关重要，因此EGFRI

在发挥抗肿瘤效应的同时，也常给患者带来各种皮肤不良反应，患者可能被迫减量或停药而影响疗效，甚至可危及生命。该患者为右肺腺癌术后，左肺 GGN，因使用靶向药物吉非替尼联合免疫治疗贝伐珠单抗后出现面部皮肤毒副反应，表现为皮疹、瘙痒，程度为轻中度，但明显影响患者生活质量，加之患者既往有胃下垂病史，消化道反应也比较重，结合舌苔脉象，患者为阴阳两虚，皮肤瘀毒结聚之证，徐教授用肺岩宁方去干蟾皮、蜂房，加北沙参养阴；香连丸加佛手、八月札清热化湿，理气消胀；鸡内金、白扁豆健脾止泻；芍药甘草汤解痉缓急；赤芍、牡丹皮、野菊花、葎草凉血散瘀，清热解毒，利湿止痒。二诊患者消化道反应明显减轻，面部皮疹减轻，因有胃下垂病史，腹胀嗳气，胃嘈杂反酸，改补中益气汤提升中气，因便结加瓜蒌仁润肠通便，余宗前法。三诊患者皮疹瘙痒明显缓解，胃胀反酸亦明显减轻，阳虚怕冷症见，遂加菟丝子、桂枝、川断温补肾阳继续调理。靶向药物的皮肤毒性反应临床较常见，严重时可能被迫减量或停药而影响疗效，甚至可危及生命。因此针对此药物毒性研究相应的治疗方法意义重大。我们采用中药小复方赤芍、牡丹皮、野菊花、葎草，通过凉血散瘀，清热解毒使患者皮疹瘙痒症状明显缓解，为靶向治疗保驾护航，保证了中西医结合治疗恶性肿瘤的疗效，值得临床推广。

（史海霞）

医案十四　左肺上叶腺癌术后多发转移

郜某，男，53 岁。初诊日期：2019 年 7 月 19 日。

主诉：左肺上叶腺癌术后 10 月余，多发转移。

现病史：患者 2018 年 9 月于上海胸科医院行左肺上叶切除＋系统性淋巴清扫术，术后病理：浸润性腺癌，侵犯脏层胸膜弹力板，肺尖后段原位癌，未见淋巴结转移。pT2N0M0，Ⅰb 期。2019 年 5 月 24 日复查示 CA199 升高，CT 检查：两肺多发粟粒影及小结节，疑转移，左侧颌下、纵隔及肺门多发淋巴结肿大，左侧少量胸腔积液，肝脏转移可能。分期：r-T0N3M1（肝？肺）。

刻诊：腰膝酸软，偶有胃痛，时感气急，怕热、动则汗出。大便调，纳谷可，夜眠差。舌红有齿痕，苔薄黄腻，脉细。

诊断：中医：肺岩（肺肾两虚，湿毒流窜证）。

西医：左肺上叶腺癌，r-T0N3M1（肝？肺）。

治则：益气养精，补肺益肾，抑癌解毒。

处方：党参 15g，白术 12g，茯苓 15g，杏仁 9g，黄芩 9g，桃仁 9g，薏苡仁 30g，木香 3g，川连 3g，石见穿 30g，重楼 9g，山慈菇 15g，蛇六谷 30g，佛手 9g，黄精 30g，七叶胆 15g，生黄芪 30g，鸡内金 12g，桑寄生 15g，独活 15g，川牛膝 15g。28 剂，水煎服，每日 1 剂。

二诊（2019 年 10 月 6 日）：口服靶向药治疗中，末次服药时间 2019 年 9 月 19 日。现皮肤干燥，双上肢多发红疹，压之不褪色、不痒。气短症状好转，纳可，时有腹泻，眠差易醒。舌质红，苔薄，脉缓。

处方：肺岩宁方加白扁豆 30g，生甘草 9g，北沙参 15g，鸡内金 12g，垂盆草 30g，佛手9g，赤芍9g。28剂，水煎服，每日1剂。

三诊（2020年1月5日）：口服靶向药治疗中，皮疹、皮肤干燥减轻，时有牙龈出血，外感流涕，偶有血样涕流出。纳可、便畅、眠安。舌质红，苔薄，脉缓。今日复查结果：肺部与以前大致相同，左侧胸腔积液消失，化验指标示肝、肾功能正常，血常规及电解质正常。

处方：上方去垂盆草，加白茅根30g，大枣9g。28剂，水煎服，每日1剂。

按：肺癌属于中医学的“肺积”“痞癖”“息贲”“胸痛”等范畴。如《难经·论五脏积病》说：“肺之积曰息贲。”金元李东垣治疗肺积的息贲丸（厚朴、黄连、干姜、桂、巴豆霜、白茯苓、川乌头、人参、川椒、桔梗、紫菀、白豆蔻、陈皮、青皮、京三棱、天冬），所治之证颇似肺癌症状。明代张景岳《景岳全书·虚损》说：“劳嗽，声哑，声不能出或喘息气促者，此肺脏败也，必死。”这同晚期肺癌的临床表现相同，并明确指出预后不良。《杂病源流犀烛·积聚癥瘕痃癖痞源流》所提到的“邪积胸中，阻塞气道，气不宣通，为痰，为食，为血，皆得与正相搏，邪既胜，正不得而制之，遂结成形而有块”，则说明肺中积块的产生与正虚邪侵，气机不通，痰血搏结有关。该患者初诊见复发转移，可见为正气亏虚，癌毒流窜。正气虚责之于肺脾肾。肺为气之主，肾为气之根，脾为后天之本、气血生化之源。三脏虚则水液运化代谢障碍，酿湿生痰，痰浊又成为新的病理产物阻滞气血运行，气滞血瘀，加之痰浊壅塞，日久形成肿块。早期未发现，则继续流窜，故见肺、肝转移。患者见气急，怕热、动则汗出，为肺气虚，腰膝酸软，夜眠差为肾阴虚；而胃痛，舌红有齿痕，苔薄黄腻为脾虚中焦湿热之象。徐教授治疗恶性肿瘤一向重视脾胃，常用香连丸加佛手、八月札健脾理气；该患者舌苔薄黄腻，徐老师用三仁汤加减清化中焦湿热；四君子益气健脾；生黄芪、黄精益气养精，桑寄生、独活、川牛膝补肾健腰；石见穿、七叶一枝花、山慈菇、蛇六谷清热解毒，软坚散结，抑制癌毒流窜。全方配伍，标本兼顾，扶正解毒，健脾理气，补肾养精，兼清湿热。患者服药后诸症减轻，中焦湿热得清；但由于服用靶向药，重伤正气，出现皮肤红疹瘙痒等毒性反应，遂予肺岩宁方加赤芍、北沙参活血祛风解毒以改善靶向药毒副反应。三诊患者皮肤反应即明显向愈，复查提示病灶稳定，胸腔积液消失。唯因外感而流涕见血，遂加白茅根清热凉血。患者随访半年来，病情稳定，随证加减调方，发挥了中医药抑瘤解毒的主导作用，又为西医治疗保驾护航、减毒增效，提高了患者的生活质量。继续随访，以观后效。

（史海霞）

医案十五　左肺腺癌Ⅲa期，驱动基因表达阴性

杨某，女，79岁。初诊日期：2022年11月15日。

现病史：患者于2022年8月中旬因咳嗽胸痛至医院就诊发现肺部占位。2022年8月24日至上海肺科医院进一步行PET/CT检查：左肺下叶后基底段长径约33mm肿块，MT可能性大；左肺下叶背段斜裂旁、左肺下叶基底段结节，转移可能大，左肺门及纵隔淋巴结转移可能性大；两肺小结节。2022年8月31日行支气管镜活检，病理：纵隔4R、7组淋巴结：腺癌，基因检测：ALK-，EGFR-，KRAS-，MET-，RET-，ROS1-，BRAF-，微卫星稳定型，TMB：2mut/Mb。于2022年10月22日起行安罗替尼（8mg，每日1次，口

服，第1～14天，3周为一周期）靶向治疗2个疗程。2022年11月23日复查胸部CT：左肺下叶团片影，较前片部分有吸收；两肺多发小结节，较前片新增，左肺下叶后基底段结节。患者既往类风湿关节炎病史20余年，长期使用托珠单抗治疗，后因确诊肺癌后停用该药。靶向治疗期间患者出现大便带血，考虑患者安罗替尼疗效不佳且毒副反应大，故停止靶向治疗，患者遂至徐振晔教授处寻求中医药治疗。

刻诊：神疲乏力，全身疼痛游走不定，干咳少痰，口干、腰酸明显，胃纳可，时有反酸，小便可，大便干结，4～5日1行，夜寐差。舌红少苔，脉细略数。

诊断：中医：肺癌（气阴两虚，癌毒内结证）。

西医：肺恶性肿瘤，腺癌，c-T3N1M0Ⅲa期。

治则：益气养阴，宣肺润肠，攻毒止痛。

处方：北沙参30g，天麦冬各12g，熟地黄15g，女贞子30g，杏仁9g，芦根15g，枇杷叶9g，瓦楞子30g，佛手12g，木香9g，黄连3g，石见穿30g，重楼9g，蜂房9g，肉苁蓉15g，淫羊藿15g，黄芪30g，瓜蒌仁30g，枳实15g，鸡内金12g。

二诊（2023年2月2日）：患者乏力改善明显，全身游走性疼痛控制可，咳嗽较前减轻，仍有口干，稍有腰酸，胃纳佳，无明显反酸，小便可，大便3日1行，质偏干，夜寐欠佳，多梦易醒。舌红苔白，脉数。2023年2月1日复查胸部CT：原左肺下叶团片影吸收，两肺多发小结节，较前片变化不大。

处方：北沙参30g，天冬12g，麦冬15g，女贞子30g，熟地黄30g，木香9g，川连3g，八月札15g，瓦楞子30g，石见穿30g，重楼15g，蜂房9g，肉苁蓉15g，淫羊藿15g，黄芪30g，瓜蒌仁30g，枳实15g，鸡内金12g，当归12g，酸枣仁15g。

三诊（2023年8月12日）：患者日常起居无明显乏力，疼痛控制可，偶有咳嗽，口干改善明显，胃纳佳，小便可，大便1～2日1行，夜寐欠佳，心烦多梦。舌质红，苔白，脉数。患者2023年4月11日、2023年7月19日复查胸部CT，均提示两肺多发小结节，较前相仿。

处方：北沙参30g，天冬15g，麦冬15g，女贞子30g，八月札15g，茯苓15g，石见穿30g，七叶一枝花15g，蜂房9g，肉苁蓉15g，黄芪30g，瓜蒌仁30g，枳实15g，佛手12g，生白术30g，黄精30g，灵芝15g，地黄30g，生山楂15g，鸡内金12g，酸枣仁15g，灯心草6g，知母9g。

按：该患者既往类风湿关节炎病史20余年，长期使用托珠单抗治疗，后因确诊肺癌后停用该药。根据患者基因检测结果选用安罗替尼靶向治疗后疗效不佳并出现便血故停药。后患者仅口服中药，类风湿关节炎的疼痛及肺癌均得以控制。初诊时患者阴液亏虚症状明显，口干、干咳、大便干结、腰酸等提示患者肺、肾、肠多脏腑阴液不足，其中肺与大肠相表里，故徐振晔教授选取北沙参、天麦冬配合杏仁、瓜蒌仁，以润肠、润肺；同时以芦根、枇杷叶、枳实宣肺通腑，清散肺肠内之痰浊邪实，达到肺肠同治的目的，体现宣白承气汤方义。针对肾阴不足，则在补养肺阴的基础上配伍女贞子、肉苁蓉共奏金水相生之效，同时两药均能润肠通便，并加熟地黄、淫羊藿阳中求阴。此外不忘顾护脾胃运化功能，调理气机以通为用。后患者肺肠阴液得复，脾胃健运，脏腑气机通畅，痰浊邪实无源可生，无处可聚，影像学检查提示肺内团块影吸收。患者病理诊断明确，两肺结节仍在，同时类风湿关节炎疼痛明显，故选取重楼、蜂房两味攻毒散邪能力较强并具有止痛功效的药物，以期能够稳定患者肺内癌肿及类风湿关节炎导致的疼痛。

（吴时礼　高红芳）

医案十六　左肺腺癌Ⅲb期，驱动基因表达阴性

黄某，男，55岁。初诊日期：2021年3月9日。

现病史：患者于2019年6月出现咳嗽，痰中带血，查胸部CT：左肺下叶占位，进一步查PET/CT：左肺下叶内前基底段结节（2.9cm×2.0cm×2.3cm，SUVmax=13.1），左肺下叶外基底段胸膜下肿块（2.0cm×3.1cm×3.1cm，SUVmax=6.97），左肺门（10L、11L）多发肿大淋巴结（大者3.4cm×3.3cm）。2019年7月3日行穿刺，病理：（左下肺）腺癌；基因检测：EGFR、ALK、ROS-1、RET、MET均阴性。2019年7月5日起行AP方案化疗6个疗程，末次时间：2019年11月26日。2019年12月24日、2020年1月15日行A单药维持化疗2个疗程。2020年1月15日至4月24日行左胸部放疗（60Gy，30Fx）。后患者定期复查，病情稳定。近期复查：2020年12月10日胸部CT示左肺下叶肺癌（1.1cm），左肺门淋巴结增大，左肺放射性肺炎。骨扫描：未见明显异常。头颅MRI：未见明显异常。

刻诊：乏力气喘，咳嗽咳痰，痰色黄质稠，胸痛，胃纳一般，二便调，夜寐差，多梦易醒。舌淡红，苔少，脉细无力。

诊断：中医：肺积（肺肾精亏证）。

西医：支气管肺癌原发性周围型左肺下叶腺癌c-T3N2M0 Ⅲb期。

治则：益气养精，补肺益肾，抑癌解毒。

处方：生黄芪30g，白术9g，黄精30g，灵芝15g，淫羊藿15g，山萸肉15g，山慈菇9g，蜂房9g，石见穿30g，重楼9g，干蟾皮6g，苦杏仁9g，芦根30g，桂枝9g，丹参30g，炙甘草9g，淮小麦30g，大枣6g，酸枣仁15g，远志12g，鸡内金12g。

二诊（2021年4月6日）：患者乏力气喘稍好转，咳嗽咳痰稍减，痰色黄质稠，胸痛仍作，纳欠佳，便调，夜寐渐安，多梦易醒。舌淡红，苔少，脉细无力。证治同前。

处方：原方去干蟾皮、丹参，改白术12g，淫羊藿24g，山慈菇15g，加川芎15g，茯神15g，牡丹皮12g。

三诊（2021年5月5日）：患者乏力气喘好转，咳嗽咳痰，痰色黄质稠量减，口干，纳可，便调，夜寐渐安，多梦得缓。舌淡红苔少，脉细。证治同前。

处方：原方去桂枝，加玉竹9g，枇杷叶12g。

随访至今，病情稳定。

按：考其病史，患者中晚期肺癌，多程放化疗后，精气耗伤，肺失宣肃，肾不纳气，故初诊见乏力、气喘诸症；脾为生痰之源，肺为贮痰之器，脾胃失司，肺气上逆，故症见咳嗽咳痰等症。“气无形不能结块，结块者，必有形之血也”，瘀血内阻，癌毒内结，不通则痛，故症见胸痛。“思虑伤脾，脾血亏虚，经年不寐”，患者久病思虑伤脾，气血生化乏源，无以养心安神，故症见夜寐差，多梦易醒。查患者舌淡红，苔少，脉细无力，综合四诊，当属“肺积，肺肾精亏证”。徐老师以肺岩宁方加减治疗此证。初诊时，在肺岩宁方中减蛇六谷、女贞子、八月札、薏苡仁，加用重楼、干蟾皮抑癌解毒，苦杏仁降气平

喘，芦根化痰止咳，桂枝、丹参活血通络，炙甘草、淮小麦、大枣、酸枣仁、远志健脾养心安神。二诊时患者诸症皆稍缓，唯胸痛未减，胃纳欠佳，加用川芎活血行气止痛，上方去干蟾皮、丹参。至三诊时，患者乏力气喘好转，脉象虽细但有力，但久咳伤阴，故加用玉竹养阴润肺。后随证加减，带瘤生存，病情稳定。

（胡紫洁　徐中菊）

医案十七　右肺中央型小细胞肺癌Ⅳ期

李某，男，79岁。初诊日期：2022年9月11日。

主诉：确诊右肺中央型小细胞肺癌Ⅳ期10天。

现病史：患者于2022年8月18日因“咯血”查PET/CT示右肺中上叶多发团块状高密度影，FDG摄取增高，支气管狭窄部分闭塞，右肺中上叶部分不张实变，双肺气肿，纵隔及双侧肺门多发淋巴结，纵隔向右偏移，右侧胸腔积液。8月23日行支气管镜：乳头状鳞状细胞原位癌，Ki-67（35%+）。9月2日紫杉醇+卡铂+信迪利单抗化疗联合免疫治疗。其间恶心、呕吐、腹痛、便秘。

刻诊：消瘦，面色暗沉，胸部隐痛，偶有咳嗽，咳痰量少，恶心，嘈杂，呃逆，纳差，便溏结不调。舌淡暗，苔浊腻，脉细弦。

辅助检查：9月7日血常规示WBC 5.94×10^9/L，Hb 109 g/L，PLT 236×10^9/L。

诊断：中医：肺积（精气亏虚，痰毒蕴肺证）。

　　　西医：右肺中央型小细胞肺癌Ⅳ期。

治则：益气养精，燥湿化痰，解毒散结。

处方：党参15g，苍白术各9g，茯苓15g，杏仁9g，鱼腥草30g，枇杷叶12g，陈皮9g，半夏9g，生薏苡仁30g，石见穿30g，七叶一枝花9g，蜂房9g，黄精30g，灵芝15g，生黄芪30g，藿香9g，大枣9g，鸡内金12g，白扁豆15g。28剂，水煎服，200ml，每日2次。

二诊（2022年10月9日）：患者信迪利单抗每3周一次治疗中，肺栓塞治疗后，神疲乏力，咳嗽，咳痰难，右膝痛，烘热，胃纳改善，舌淡红，苔薄，脉细。

处方：上方去苍术、藿香、大枣、白扁豆，改炒白术12g，加淫羊藿12g，桑寄生15g，秦艽12g，知母9g。28剂，水煎服，200ml，每日2次。

三诊（2023年2月26日）：患者信迪利单抗每3周一次治疗中，查Hb 124 g/L，神疲乏力，咳嗽，偶有腰痛，面色晦暗，舌淡红，苔薄，脉细。

处方：上方改淫羊藿15g，去陈皮、半夏、桑寄生、秦艽、知母，加桔梗9g，麦冬12g，山茱萸12g，绞股蓝30g，枳实12g，瓜蒌皮15g，女贞子12g。14剂，水煎服，200ml，每日2次。

四诊（2023年9月24日）：患者免疫治疗中，乏力改善，咳嗽，活动后气促，舌淡红，质胖边有齿痕，苔薄黄，脉细。

处方：上方改淫羊藿12g，加蒲公英30g，金荞麦30g，去桔梗、麦冬、山茱萸、绞股蓝。28剂，水煎服，200ml，每日2次。

患者目前仍在门诊随访中，采取免疫治疗联合中药综合治疗，随访胸部CT病灶未进展。

按：患者为高龄老人，基础肺功能差，又经化疗免疫治疗，中土衰败，痰毒蕴肺，处于病进正馁的状态，徐老师治疗该类患者，一是重视脾胃，培土生金，二是培元固本，金水相生，研制肺岩宁翼方辨证与辨病兼顾，补虚攻邪，张弛有度。全方太子参、炒白术补气健脾以实土，配合大剂生黄芪"甘温纯阳"，《名医别录》载其"补丈夫虚损，五劳羸瘦"，补脾肺之气，又可载药周行，无所不达；肾藏精，为先天之本，久病必及肾，药物攻伐亦损肾，故以黄精、灵芝、淫羊藿滋肾精、温肾阳，水火既济，阴阳并补，补而不腻；配伍石见穿、七叶一枝花、蜂房散结消癌，药简力专。治疗该患者恐淫羊藿助热故去之，同时以苍术、茯苓、陈皮、半夏、生薏苡仁燥湿化痰，理气利水；杏仁、鱼腥草、枇杷叶清热化痰，肃降肺气；藿香、大枣、鸡内金、白扁豆醒脾开胃，消食利水，整方仿二陈、平胃之辈，以脾胃健而痰湿邪气不能久伏而散立意，欲救其子，必先实母，补土为先而佐以化痰散结之品，乃克有道。二诊患者腻苔已化，胃纳改善，可知中焦脾运渐复，此时徐老师逐步加重补肾生水以助肺阴，去苍术诸药，增炒白术之量继守图功，而膝痛，烘热，提示邪毒药毒郁久化热，加用桑寄生、秦艽、知母平补肝肾，清热通络止痛。至三诊患者单药免疫维持治疗，神疲乏力，腰痛，面色晦暗，皆为气血不足、肝肺肾亏损之象，邪正相持，加用麦冬、山茱萸、绞股蓝、女贞子，同气相求，直入命门，补肾以生气血，佐以桔梗、枳实、瓜蒌皮调畅胸中气机以复肺气。四诊患者乏力改善，咳嗽气喘，当知久病虚嗽气喘，责之气虚而生风痰，肾亏气不归原之本虚，癌毒夹痰浊壅塞气道之标实，急则治其标，故去桔梗、麦冬、山茱萸、绞股蓝，减淫羊藿用量，加用蒲公英、金荞麦加强清热解毒散结之力。纵观患者整个治疗过程，徐老师始终抓住患者为高龄老人，无法手术，又有药毒攻伐的特点，以大队健脾补肾、益气养血之品，配伍小队清热解毒，散结化痰之品，兼以理气肃肺，体现其治脾肾不独治肺，而正所以治肺之法。

（张琦君）

医案十八　左肺小细胞肺癌化疗后严重骨髓抑制

顾某，男，66岁。初诊日期：2023年5月28日。

主诉：左肺上叶中央型肺癌化疗后1月余。

现病史：2022年11月23日CT示左上肺中央型肺癌可能，伴阻塞性改变，纵隔、左肺门、左侧腋窝淋巴结增大。11月29日纤维支气管镜：低分化癌，支持小细胞。免疫组化：CK+，TTF-1+，Ki-67 85%+，CD56+，Syn+，TNSM1+，12月5日行EP方案化疗1个疗程，2023年2月20日至4月17日卡铂联合依托泊苷联合阿替利珠单抗治疗4个疗程，末次化疗出现Ⅳ°骨髓抑制，白细胞、血小板减少，高热，恶心，对症处理。

刻诊：略乏力，腰酸，双足畏寒，纳可，便调，夜寐易醒，夜尿3～4次。舌淡，苔黄腻，脉细。

辅助检查：5月25日血常规示WBC 7.34×10^9/L，Hb 101 g/L，PLT 374×10^9/L。

诊断：中医：肺积（精气亏虚，痰毒内蕴证）。

西医：左肺上叶中央型小细胞肺癌。

治则：化疗期间益气养精，清热化湿；平素益气养精，燥湿化痰，散结消瘤。

处方一（化疗期间）：生黄芪30g，黄精30g，灵芝15g，苍术9g，黄连6g，绞股蓝15g，木香9g，瓜蒌仁30g，枳实15g，鸡内金12g，大枣9g。7剂，水煎服，每日1剂。

处方二（平素）：太子参15g，炒白术12g，石见穿30g，七叶一枝花12g，蜂房9g，黄精30g，灵芝15g，淫羊藿12g，生黄芪30g，苍术9g，黄连6g，生薏苡仁30g，陈皮9g，枳实15g，鸡内金12g，大枣9g，女贞子15g。14剂，水煎服，每日1剂。

二诊（2023年9月24日）：自诉咳嗽，晨起明显，咳痰黏，动则气促，畏寒，纳可，便调，寐安，舌淡，苔黄厚腻。已化疗7个疗程，第五疗程复查CT提示病灶已消失。

处方：上方去生薏苡仁、枳实、鸡内金、大枣、女贞子，加杏仁9g，芦根30g，鱼腥草30g，枇杷叶12g，紫菀15g，山慈菇12g，焦楂曲各15g。14剂，水煎服，每日1剂。

三诊（2023年10月8日）：10月7日超声示左侧锁骨上区见淋巴结8mm×4mm。咳嗽减少，咳白色泡沫痰，动则气促，稍口苦，畏寒减轻，纳可，便调，寐安，舌红，苔浊腻。

处方：上方去紫菀，加制半夏9g，茯苓15g，金荞麦30g，生薏苡仁30g。14剂，水煎服，每日1剂。

患者现精神状态改善明显，定期病灶评估稳定，目前门诊随访中。

按：徐老师擅长以“益气养精”为主分阶段治疗晚期肺癌。针对该患者化疗联合免疫治疗后出现的骨髓抑制、乏力、腰酸、双足畏寒、恶心、舌淡、苔黄腻、脉细等精气亏虚、湿热中阻的表现，徐老师在化疗期间选用“抗瘤增效减毒方”加减，以益气养精、清热化湿和胃立法。方中生黄芪、黄精、灵芝药对益气养精，补气生血；苍术、黄连药对清热燥湿，健脾和胃，一补一泻，补大于泻。酌情加用绞股蓝增强益气健脾之效；木香、瓜蒌仁、枳实理气通便；鸡内金、大枣消食和胃。整体化疗期间治疗以扶助正气，调和脾胃为主，使机体在化疗及免疫药物治疗后的副作用中获得最大程度的恢复，帮助患者完成后续治疗。化疗结束后采用中药攻补兼施之法，预防残余癌细胞“死灰复燃”，处方以太子参、炒白术补气健脾；生黄芪、女贞子益气养血；黄精、灵芝、淫羊藿补肾填精、阴阳并补；苍术、黄连、生薏苡仁清热燥湿；陈皮、枳实理气导滞；石见穿、七叶一枝花、蜂房解毒散结；鸡内金、大枣消食和胃。在患者治疗结束机体功能逐步恢复的过程中，加重攻坚散结及理气导滞药物的用量，同时脾肾同治，气血兼顾，辅助正气恢复的同时也不放松对肿瘤细胞的抑制治疗，使机体向正复邪去状态调整，二诊患者评估病灶消失即是佐证。

（张琦君）

医案十九　左肺腺癌脑、骨转移

刘某，女，43岁。初诊日期：2021年6月15日。

主诉：左肺腺癌脑、骨转移半年余。

现病史：2020年12月16日查及左肺腺癌脑、骨转移，基因检测EGFR21+。2020年12月23日MTA+DDP+雷替利株单抗+贝伐珠单抗一线治疗，评估SD。2021年5月31日吉西他滨+DDP+安罗替尼二线治疗，评估脑、骨转移SD。

刻诊：肩胛骨、腋下、颈部疼痛加重，头晕，阵发烘热潮热，汗出，纳差，便秘，夜寐欠安。舌质淡暗，有瘀斑，苔少，脉细。

诊断：中医：肺积（精气亏虚，中焦湿热证）。

西医：左肺腺癌脑、骨转移。

治则：益气养精，清热解毒。

处方：生黄芪 30g，苍术 9g，黄连 6g，黄精 30g，灵芝 15g，绞股蓝 15g，木香 9g，瓜蒌仁 30g，枳实 15g，女贞子 30g，鸡内金 12g，炒谷麦芽各 15g，制首乌 15g，桃仁 12g，大枣 9g，知母 12g，碧桃干 15g。14 剂，水煎服，每日 1 剂。

二诊（2021 年 8 月 28 日）：8 月 17 日开始口服奥希替尼＋安罗替尼，口腔溃疡，牙龈出血，腰腿酸软，纳差，夜寐欠安，舌暗红，苔薄白，脉细。

处方：上方去苍术、黄连、木香、瓜蒌仁、枳实、炒谷麦芽、制首乌、桃仁、碧桃干，改知母 9g，加太子参 15g，炒白术 12g，石见穿 30g，七叶一枝花 12g，蜂房 9g，淫羊藿 15g，淮小麦 30g，炙甘草 9g，板蓝根 30g，酸枣仁 15g，灯心草 6g。28 剂，水煎服，每日 1 剂。

三诊（2022 年 7 月 17 日）：出现脑水肿，脑部放疗＋替莫唑胺＋贝伐珠单抗，奥希替尼＋安罗替尼口服，头晕乏力，肩背畏寒，中脘胀闷，晨起咳痰，纳差，大便干结，每日 1 行，夜寐欠安，舌暗瘀斑，苔薄，脉细。辨证：气虚血瘀，毒犯脑髓。治则：补气活血，解毒通络。

处方：原方去知母、炒白术、蜂房、淫羊藿、板蓝根，改生黄芪 40g，加当归 9g，地龙 12g，天葵子 30g，生白术 12g，茯苓 15g，珍珠母 30g，枳实 15g，桃仁 15g，炒谷麦芽各 15g，佛手 15g，制香附 9g。14 剂，水煎服，每日 1 剂。

四诊（2022 年 10 月 16 日）：MRI 提示脑转移灶较前缩小，头晕消失，口腔溃疡，肩痛，畏寒，纳差，大便稀溏，舌暗有瘀斑，苔薄白，脉细。

处方：太子参 15g，炒白术 12g，石见穿 30g，七叶一枝花 12g，蜂房 9g，黄精 30g，灵芝 15g，淫羊藿 15g，生黄芪 30g，木香 9g，黄连 6g，白扁豆 15g，板蓝根 15g，连翘 15g，生甘草 9g，鸡内金 12g，女贞子 15g，三七 6g，知母 9g，酸枣仁 15g，透骨草 15g。28 剂，水煎服，每日 1 剂。

患者后长期门诊随访，骨痛加重，加用蜈蚣 3g，骨碎补 15g，川芎 24g；口干、干咳、苔少，加麦冬 12g，北沙参 30g，随症加减。

按：徐老师擅以“精气理论”辨治肺癌全程，他指出肺癌的形成过程是机体内部邪正斗争相互消长的过程，其发病大多由于机体之正气亏损，然后外邪乘虚侵入，致痰癖凝结成癌等一系列病理变化的结果。肿瘤发生骨转移归咎于肾精不足，气血耗伤，络脉失养，致使骨中络脉痹阻而发为骨痹。肿瘤发生脑转移则多由于气虚血瘀及肾精亏少，脑髓不足。本案例中，患者肺癌伴脑、骨转移，经化疗、免疫治疗、靶向治疗后评估病灶稳定，伴头晕，骨痛明显，阵发烘热潮热，汗出，纳差，便秘，夜寐欠安等气血亏虚，阴虚内热，湿热中阻表现，徐老师以生黄芪、黄精、灵芝、绞股蓝、女贞子、制首乌、碧桃干、知母补气养血，滋阴清热；苍术、黄连、木香、瓜蒌仁、枳实、桃仁、鸡内金、炒谷麦芽、大枣清热利湿，和胃通腑。二诊患者开始双靶治疗，出现纳差，口腔溃疡，牙龈出血等消化道副作用，以及腰腿酸软，夜寐不安等肝肾阴血亏耗，虚热内生的表现，此时徐老师酌情调整用药，以太子参、炒白术、生黄芪补气健脾；黄精、灵芝、淫羊藿、绞股蓝、女贞子、酸枣仁补益肝肾精血；淮小麦、炙甘草、大枣、灯心草、知母泻心火，清虚热；石见穿、七叶一枝花、蜂房散结消癌；板蓝根清热，鸡内金和胃对症处理。三诊患者出现脑水肿，头晕乏力，肩背畏寒，舌暗有瘀斑，苔薄，脉细，辨为气虚血瘀，毒犯脑髓，此时，徐老师选用补阳还五汤加减补气活血，药如生黄芪、当归、地龙、桃仁等；四君子汤加减健脾和胃，药如太子参、生白术、茯苓、炒谷麦芽、鸡内金等；甘麦大枣汤及酸枣仁汤加减养肝安神，药如淮小麦、大枣、炙甘草、女贞子、酸枣仁、珍珠母等；枳实、佛手、制香附理气解郁；石见穿、重楼、天葵子散结消癌。四诊患者脑转移病灶稳定，徐老师则以自拟肺岩宁翼方（太子参、炒白术、石见穿、七叶一枝花、蜂房、黄精、灵芝、淫羊藿、生黄芪等）加减益气养精，解毒散结为主治疗，并根据症情变化加减，加用透骨草、蜈蚣、骨碎补、三七、川芎等补肾强骨，通络止痛等药物治疗骨转移。纵观患者治疗全过程，徐老师均从益气养精扶正着手，由虚致实是病之始，虚实夹杂是病之渐，而由实致虚是病之进，或补气活血，或补益肝肾，或清利中焦，或散结消癌，均是出于对肺癌疾病本质的深刻认识。

（张琦君）

医案二十　左肺腺癌骨转移

张某，女，45岁。初诊日期：2019年7月7日。

主诉：左下肺腺癌骨转移半年余。

现病史：2019年年初查及左下肺腺癌伴骨转移，未手术，口服阿来替尼5月余。

刻诊：神疲乏力，头晕，畏寒，大便1～2日1行，纳可，寐安。舌淡，苔薄，脉细。

诊断：中医：肺积（精气亏虚，癌毒内蕴证）。

西医：左下肺腺癌骨转移 T1aN2M1b Ⅳ期。

治则：益气养精，解毒散结。

处方：生黄芪30g，炒白术9g，石见穿30g，七叶一枝花9g，山慈菇15g，干蟾皮6g，女贞子15g，淫羊藿15g，骨碎补15g，山茱萸9g，黄精30g，灵芝15g，当归9g，鸡内金12g，八月札15g，北沙参30g，大枣9g。28剂，水煎服，每日1剂。

二诊（2021年1月17日）：Hb 105 g/L。PET/CT示左肺肿瘤已灭活，右第5肋、左前7肋、右第8肋、双第10肋后及肩胛骨密度增高，代谢轻度增高。乏力，畏寒，嗳气，肩背酸痛，肋骨压痛，大便日行1次，舌淡红，苔少，脉细。现阿来替尼治疗及唑来膦酸抑制骨破坏治疗。治则：益气养血，补肾填精。

处方：上方去山慈菇、当归、八月札，改淫羊藿12g，女贞子30g，骨碎补30g，北沙参15g，加太子参15g，熟地黄30g，制香附9g，怀山药15g，桂枝9g，川牛膝15g，阿胶9g。28剂，水煎服，每日1剂。

三诊（2022年2月20日）：复查胸部CT示右肺中上叶及左肺数枚小结节，较2021年9月增多，大者直径3.1mm。口干，月经量偏多，Hb 101 g/L，骨痛减轻，纳可，舌淡红，苔薄白，脉细。

处方：上方去山茱萸、北沙参、桂枝、川牛膝、阿胶，改女贞子15g，怀山药30g，加旱莲草15g，石斛15g，木香9g，乌药9g，山慈菇12g。28剂，水煎服，每日1剂。

患者后随访CT病灶较前相仿，仍口服阿来替尼未发生耐药，门诊随访。

按：随着靶向药物在肺癌临床中的应用，使越来越多患者生存受益，有学者认为靶向药物属于大燥大热之品，长期靶向治疗的肺腺癌患者可出现阴损及阳、阴阳俱虚的证候表现，病灶在肺，但因靶向治疗损伤脾胃而出现腹泻、便秘、纳呆等表现，久病伤肾则出现乏力、畏寒、腰酸、潮热等表现，病始阴虚内热，全程见燥性伴随，后兼杂气滞、血瘀、痰等实性病理因素，表现为虚实夹杂。本例患者肺腺癌骨转移行长期阿来替尼靶向治疗，徐老师以益气养精、解毒散结法从肺脾肾三脏而治，与诸多临床研究结论相符。患者首诊以神疲乏力，头晕畏寒等脾肾阳虚表现为主，徐老师施以生黄芪、炒白术、黄精、山茱萸、女贞子、灵芝、淫羊藿、骨碎补、当归、北沙参等补肾健脾，益气养血，阴阳并补；石见穿、七叶一枝花、山慈菇、干蟾皮解毒散结；八月札、鸡内金、大枣理气和胃。二诊患者左肺病灶已灭活，轻度贫血，肩背酸痛，骨痛加剧，徐老师在上方基础上加大女贞子用量配合熟地黄、阿胶以增滋阴养血之力；加大骨碎补用量配合川牛膝以增补肾强骨之力；调整淫羊藿用量配合桂枝温通经脉；加用太子参、怀山药以增益气健脾之力。三诊患者复查CT提示病灶活动，骨痛减轻，伴口干，月经量偏多，提示气血渐复，但阴虚有化热之势，邪实有复燃之态，故去山茱萸、川牛膝、北沙参、桂枝、阿胶，减少女贞子用量，以怀山药配合旱莲草、石斛滋阴生津；木香、乌药理气导滞；山慈菇解毒散结。整个治疗过程，结合药物对脾胃的影响、病灶的进退、骨痛程度等诸多病情变化进行调整，体现了中医联合靶向治疗的互补作用，实现精准化、个体化、持续化的治疗理念，患者治疗4年余，未出现耐药性，体现了中西医结合治疗的优势。

（张琦君）

医案二十一　右肺腺癌，右侧胸腔积液

闵某，女，72岁，初诊日期：2020年12月20日。

患者2018年10月因咳嗽咳痰查胸部CT示右肺占位。2018年10月18日行右肺穿刺，病理：非小细胞癌，倾向腺癌。2018年10月19日进一步查PET/CT：①右肺中上叶不规则团片影（6.3cm×3cm），MT 不除外；②右肺门糖代谢增高淋巴结（15mm）；③右肺胸膜下散在小结节（6mm），右肺中叶索条灶，右侧胸腔积液。2018年10月20日基因检测均（–）。2018年11月1日至2019年2月18日行AC方案化疗4个疗程（培美曲塞二钠815mg+卡铂450mg），疗效评价：PR。2019年3月28日至2020年5月22日行A单药（培美曲塞二钠815mg）化疗13个疗程。疗效评价：SD。后定期随访，至2020年10月17日龙华医院复查胸部CT：右肺中叶占位，右侧胸膜转移；右肺下叶团片影伴肺不张，较前新发。右侧胸腔积液较前增多。2020年10月基因检测：EGFR p.G719D（exon18）突变丰度0.2%。于2020年10月28日起口服吉非替尼靶向治疗（250mg，每日1次）。2020年11月30日胸部CT：右中肺占位，右侧胸膜转移，胸腔积液，右肺中下叶大部分不张；右肺门及纵隔内见淋巴结稍增大；较2020年10月17日片，胸腔积液增多。

刻诊：乏力，胸闷，动则气促，口干，出虚汗，胃纳一般，二便调，夜寐欠安。舌红，苔少，脉细数。

诊断：中医：肺癌（气阴两虚、饮停胸胁证）。

西医：肺恶性肿瘤原发性周围型腺癌，右肺中上叶c-T4N2M1a（胸膜）Ⅳa期。

治则：益气养阴，解毒散结，泻肺平喘。

方药：沙参麦冬汤合悬饮宁方合牡蛎散加减。

处方：北沙参 30g，天麦冬各 12g，生白术 30g，茯苓 15g，桂枝 9g，葶苈子 30g，猫人参 45g，龙葵 15g，生黄芪 30g，黄精 30g，石见穿 30g，山慈菇 15g，七叶一枝花 9g，川椒目 15g，浮小麦 15g，麻黄根 15g，煅牡蛎 30g，灯心草 6g，枣仁 15g，鸡内金 12g。

14 剂，水煎服，早晚各一次。

患者自觉乏力、胸闷症状较前好转，后继续于门诊抄方。

二诊（2021 年 2 月 4 日）：患者胸闷气促减轻，口干缓解，汗出仍多，伴潮热，二便可，寐可。舌红，苔少，脉细数。治则：滋阴清热，解毒散结，泻肺平喘。方药：沙参麦冬汤合悬饮宁方加减。

处方：北沙参 30g，天麦冬各 12g，生白术 30，茯苓 15，知母 9g，黄柏 9g，桂枝 9g，葶苈子 30g，猫人参 60g，龙葵 15g，生黄芪 30g，黄精 30g，石见穿 30g，山慈菇 15g，七叶一枝花 9g，川椒目 15g，碧桃干 15g，灯心草 6g，枣仁 15g，鸡内金 12g。

上方继服 1 个月后，症状较前明显减轻，行 B 超示胸腔积液量减少，可维持日常生活。

三诊（2021 年 4 月 15 日）：患者无明显潮热盗汗，时有腰膝酸软。

处方：原方加淫羊藿 15g，仙茅 9g。

患者服上方 2 周后腰酸得以减轻，睡眠改善。患者症情平稳，长期以此为基础方于门诊随访，临证稍作加减，其间患者感寒咳嗽咳痰，痰白质稠，原方加杏仁 9g、枇杷叶 12g、鱼腥草 30g，症情好转后再据实际情况加减应用。

按：本患者为晚期肺癌，胸膜转移伴大量胸腔积液，病程日久，气虚不能生血，阴虚不能制阳，气血生化乏源，故而出现倦怠乏力；阴虚耗伤津液，体虚卫外不固则阴液外泄，故而出现口干、虚汗；素体肺气不足，肺失宣肃，饮停胸胁，症见胸闷、动则气促；脾胃虚弱，运化失常，导致胃纳欠佳；阴虚则阳亢，阴不入阳出现失眠、入睡困难等症状；结合舌脉，舌红，苔少，脉细数均为气阴两虚之证，当以益气养阴、解毒散结、泻肺平喘为治则。该患者曾行化疗近 2 年，化疗药峻猛，正气已伤，脏腑功能减退，外邪稍袭，即致转移，故而出现恶性胸腔积液，当以扶正为主，兼以祛邪。该方以沙参麦冬汤为基础方，取其益气养阴之意，方中北沙参养阴清肺、益胃生津，正如《中药志》所云“养肺阴，清肺热……治虚劳发热，阴伤燥咳，口渴咽干”。配合天麦冬，共奏养阴生津、清肺润燥之效。悬饮宁方为徐教授治疗恶性胸腔积液的经验方，化裁自“苓桂术甘汤”“已椒苈黄丸”“葶苈大枣泻肺汤”三方，生白术健脾利水，《药鉴》有言“利水道、有除湿之功”，葶苈子利水散结，《本草正义》谓之“定逆止喘，利水消肿”，二药合用，消水之力增强。茯苓利水渗湿，桂枝温阳化饮，川椒目行气利水，猫人参、龙葵清热解毒又利尿消水，诸药合用，共奏泻肺平喘、行气利水之效。浮小麦、麻黄根、煅牡蛎、生黄芪出自“牡蛎散”，治以益气固表、敛阴止汗，化疗、靶向治疗后之虚汗出可用此方化裁。同时生黄芪、黄精亦为徐教授常用之药对，生黄芪补益元气、黄精滋补肾精，寓脾肾同补，先后天兼顾之意。石见穿、山慈菇、七叶一枝花清热解毒、软坚散结，为治疗肺癌常用药。枣仁味酸性敛，可宁心安神，又可敛汗生津，针对患者体虚多汗、心烦失眠起到双重作用。灯心草既可清心火，又可利小便，对患者心烦失眠、胸闷气促亦起到双重作用。全方以益气养阴、解毒散结为主，辅以泻肺平喘，治方严谨，用药精而不繁，力争攻邪不伤正，扶正不留邪，患者服后乏力、胸闷气急症状较前明显好转。

二诊时患者胸闷气促减轻，口干缓解，汗出仍多，伴潮热，夜寐好转。患者汗出仍多，同时出现了潮热症状，考虑患者此次阴虚内热，去煅牡蛎、麻黄根、浮小麦，加知母、黄柏、碧桃干。《本草纲目》曰："知母之辛苦寒凉，下则润肾燥而滋阴，上则清肺金而泻火，乃二经气分药也；黄柏则是肾经血分药，故二药必相须而行，昔人譬之虾与水母，必相依附。"知母黄柏作为常用药对相须为用，添益滋阴降火之功，配合碧桃干，加强滋阴敛汗之效。

三诊时患者无明显潮热盗汗，出现腰膝酸软。徐教授认为，肾藏精为先天之本，老年患者天癸渐衰，应补肾精，方中加入二仙补肾阳强筋骨，温补肾阳又不失于燥烈，滋肾柔肝而不寒凉滋腻，共奏温补肾阳，滋阴降火之功。

（钦敬茹）

医案二十二 右肺低分化癌

倪某，男，61岁。初诊日期：2020年12月24日。

患者于2019年3月因咳嗽低热查CT提示肺部占位，2019年3月8日行PET/CT：右肺上叶MT（21mm×17mm）伴同叶（9mm×7mm）及右肺门、纵隔淋巴结转移可能，肺穿刺病理：少量异形细胞，倾向低分化癌。基因检测：EGFR（－）、ALK（－）、ROS1（－）、B-raf（－）、K-ras（－）。2019年3月16日至7月3日行IC方案化疗4次（伊立替康114mg d1，d8＋卡铂748mg d1）。2019年8月14日复查胸部CT：右肺上叶实性结节影，长径12mm，与前相仿。后长期随访，肿块逐渐增大，至2020年9月2日胸科医院PET/CT：右肺上叶软组织肿块影（3.9cm×2.8cm），FDG代谢增高，考虑恶性病变化疗后仍代谢活跃。两肺上叶内多发小结节，FDG代谢不同程度增高，考虑肺内转移瘤。两侧锁骨上、纵隔多组、右肺门、右侧叶间淋巴结肿大，最大直径2.6cm，FDG代谢异常增高，考虑多发淋巴结转移。故于2020年9月2日起口服安罗替尼（10mg，每日1次）靶向治疗。服药后肺部肿块较前缩小，但患者自觉双下肢麻木乏力，口服安罗替尼3个疗程后减量至8mg，患者仍觉下肢麻木乏力无法缓解故来诊我院。

刻诊：肢体乏力，畏寒，腰膝酸软，两脚麻木，抽筋，胃纳可，时有反酸烧心，二便调，夜寐可。舌淡红，苔薄白，脉细。

诊断：中医：肺岩（精气亏虚证）。

西医：肺恶性肿瘤原发性周围型右肺上叶低分化癌 c-T4N3M0 ⅢB期。

治则：益气养精，温经通络，软坚散结。

方药：肺岩宁颗粒合补阳还五汤加减。

处方：肺岩宁颗粒（黄芪、制黄精、蜜麸炒白术、制山茱萸、淫羊藿、山慈菇、蜂房、石见穿、砂炒干蟾、重楼、灵芝），当归12g，生黄芪30g，地龙12g，白芍24g，川芎15g，桂枝9g，全蝎3g，木香9g，川连3g，鸡内金12g，甘草9g。每日1剂，水煎服，分2次服用。

上方连服1个月后，患者乏力好转，故予原方续服，门诊定期随访。

二诊（2021年1月26日）：乏力较前好转，腰酸腰痛减轻，脚软麻木仍有，时有抽筋，无明显反酸烧心、胃部不适等不适，晨起咳嗽有痰，二便可。舌淡红，苔薄白，脉细。

处方：原方去木香、川连，加芦根 15g，杏仁 9g，枇杷叶 9g。

患者服用 2 周后，咳嗽减轻，再予 2 周巩固。

三诊（2021 年 3 月 24 日）：脚软乏力较前好转，脚麻抽筋仍有，无明显咳嗽咳痰，大便干，2 日一行，胃纳差。舌淡红，苔薄白，脉细。

处方：原方去芦根、枇杷叶、杏仁，当归加量至 15g，白芍加量至 30g，川芎加量至 30g，桂枝加量至 15g，加川牛膝 30g，瓜蒌仁 30g，制大黄 15g，枳实 15g。

患者服药 1 个月后自觉脚麻抽筋症状较前明显好转，后长期门诊随访，继服原方加味，病情稳定。

按：《黄帝内经》云“丈夫八岁，肾气实，发长齿更……八八，天癸竭，精少，肾脏衰，则齿发去，形体皆极”。肾中精气，是机体生命活动之本，对机体各方面的生理活动均起着极其重要的作用。该患者 61 岁，正值天癸竭，肾脏衰之阶段，猝然罹患肺癌，经多番化疗加之靶向治疗导致正气大伤，阳气虚衰，久病及肾，进一步加剧了肾精的损耗，内忧外患之下而致精气亏虚之证，出现腰膝酸软、肢体乏力；肾阳虚衰不能温煦，有形寒肢冷之貌；机体气血不足，推动无力，四末缺少气血濡养，以致麻木之感，严重者导致转筋抽搐。针对这一证型，徐教授提出调补精中之气，益气养精，抑癌解毒这一重要的治疗原则，研制出成药肺岩宁颗粒，该方由黄芪、制黄精、蜜麸炒白术、制山茱萸、淫羊藿、山慈菇、蜂房、石见穿、砂炒干蟾、重楼、灵芝组成，是徐教授根据“天癸”理论、“金水相生”理论及“精气”理论而生。方中黄芪与白术合用，共补肺脾肾之虚；黄精和灵芝共用，既补气润肺，又滋肾填精；山茱萸可补益肝肾、填精髓，淫羊藿可温肾壮阳、强筋骨，两药合用，增强补肾填精之功效；蜂房、干蟾皮、石见穿、山慈菇、重楼清热解毒、软坚散结，诸药合用，攻补兼施，共奏奇功。此外，针对患者下肢麻木，当温经通络，采用补阳还五汤加减，重用生黄芪，补益元气，当归活血通络而不伤血，地龙、全蝎通经活络，力专善行，川芎辛温升散，可行气活血，桂枝温经通脉，能助阳化气，患者时有抽筋，改赤芍为白芍，增加养阴柔筋止痛之效。重用补气药，配合少量活血药，气旺则血行，瘀去则络通，合而用之，则气旺、瘀消、络通，诸症向愈。患者胃部不适，加木香、川连清热燥湿、泻火解毒，再加鸡内金顾护胃气，甘草调和诸药。

二诊患者乏力较前好转，腰酸腰痛减轻，脚软麻木仍有，时有抽筋，晨起咳嗽有痰。患者已无胃部症状，去木香、川连，加芦根、杏仁、枇杷叶以化痰止咳。患者服用 2 周后，咳嗽减轻，再予 2 周巩固治疗。

三诊患者自觉脚软乏力较前好转，脚麻抽筋仍有，大便干，2 日一行，胃纳差。患者已无咳嗽咳痰症状，去芦根、枇杷叶、杏仁；大便干硬，予瓜蒌仁、制大黄、枳实通便。此时脚麻抽筋虽较前好转，但仍未完全缓解，可加大药量增强力道，当归增至 15g，白芍增至 30g，川芎增至 30g，桂枝增至 15g，并加入川牛膝，在原方温阳补气、消瘀通络的基础上，加强逐瘀通经，通利关节之功，后患者脚麻抽筋症状较前明显好转，后长期于门诊随访，随症加减。

（钦敬茹）

医案二十三 左肺小细胞肺癌左肺全切术后脑转移放疗后

唐某，男，51岁。初诊日期：2004年12月9日。

患者于2024年9月确诊左肺小细胞肺癌伴脑转移。行头颅放疗1个疗程后，于2004年10月19日在中山医院行“左全肺切除术”，术后病理：（左全肺）小细胞肺癌，切端阴性，支气管淋巴结4枚均阴性。10月20日头颅MRI：左侧小脑半球小结节强化灶，转移不除外，建议随访（放疗后）。术后于11月8日、12月7日行两次化疗（方案不详），化疗中胃肠道反应较大，伴明显脱发。

刻诊：恶心纳差，乏力，无咳嗽咳痰，口干，偶有汗出，手术刀口处板滞不适感，大便干结，寐安，舌质淡红，苔少黄，脉细。

诊断：中医：肺岩（湿热中阻、腑气不通证）。

西医：肺恶性肿瘤原发性中央型小细胞癌 pT2N0M1a（脑）Ⅳ期。

治则：健脾燥湿，清热和胃，理气通腑。

处方：姜川连6g，姜半夏15g，姜竹茹9g，生薏苡仁30g，陈皮9g，制苍术9g，枳实15g，瓜蒌仁30g，川朴9g，北沙参30g，生甘草9g，鸡内金15g，炒谷麦芽各30g。水煎300ml，每日1剂，分两次饭后半小时口服。

上方服用1周，患者胃肠道反应减轻，食欲尚可，拟继行化疗，嘱患者化疗期间服用，如有不适随诊。

二诊（2005年1月10日）：患者放疗中，刻诊：胸脘作闷，口干欲饮，脉细，苔白腻。治则：宽胸开结，燥湿和胃，益气养阴。

处方：柴胡15g，枳壳30g，八月札20g，陈皮9g，生薏苡仁30g，藿佩梗各30g，制苍术9g，北沙参30g，麦冬15g，姜竹茹9g，太子参30g，天葵子30g，延胡索30g，鸡内金15g，炒谷麦芽各30g。水煎300ml，每日1剂，分两次饭后半小时口服。

上方服用2周后患者胃脘渐舒，原方续服。

三诊（2005年3月17日）：患者化疗中，白细胞$2\times10^9/L$，刻诊：脘腹胀满，气急，大便可，苔黄腻，脉细。

处方：上方加川朴12g，姜川连9g，木香15g，生甘草9g。

四诊（2005年5月23日）：患者拟行放疗，刻诊：口苦，大便调，苔黄腻，脉细。

处方：姜川连6g，姜半夏15g，制苍术9g，生薏苡仁30g，枳壳15g，藿佩梗各24g，茯苓15g，八月札15g，佛手15g，太子参15g，鸡内金15g，炒谷麦芽各30g，炙甘草9g，荜澄茄6g。水煎300ml，每日1剂，分两次饭后半小时口服。

五诊（2005年7月18日）：今日放疗结束，脉细数，口干。中医诊断：肺岩（气阴两虚证）。治则：益气健脾，养阴解毒散结。

处方：太子参15g，白术9g，茯苓15g，川石斛15g，北沙参15g，八月札15g，枳壳15g，生薏苡仁30g，七叶一枝花15g，天葵子30g，生黄芪30g，鸡内金15g，炒谷麦芽各30g。水煎300ml，每日1剂，分两次饭后半小时口服。

其间患者放疗部皮肤出现瘙痒、疼痛，去川石斛、枳壳，加白鲜皮15g，延胡索30g，石见穿30g，蜂房9g。后患者胸腹部皮肤溃烂，流脓水，原方加皂荚刺9g，地丁草30g，蒲公英30g，赤芍15g，玄参15g，后溃烂皮肤逐渐愈合，患者后续每2～3月看诊一次，随症微调。

六诊（2007 年 12 月 10 日）：患者心电图示供血不足，纳可，大便每日 1～2 次，腰酸，稍感乏力，口不干。舌质淡红，苔少，脉细。中医诊断：肺岩（肺肾两虚兼心胸血瘀证）。治则：健脾补肾，活血化瘀。

处方：太子参 15g，白术 12g，茯苓 15g，蛇六谷 30g，天葵子 30g，石上柏 30g，七叶一枝花 15g，石见穿 30g，八月札 15g，赤芍 15g，生黄芪 40g，川断 30g，丹参 30g，降香 9g，鸡内金 12g，怀牛膝 15g。水煎 300ml，每日 1 剂，分两次饭后半小时口服。

患者 3 个月后复诊，诉 NSE 19.31ng/ml，夜间口稍干，大便调，腰稍酸，稍乏力，咳嗽有痰，痰黏稠，舌质淡红，苔少，脉细，原方加淫羊藿 15g，山萸肉 15g，北沙参 15g，杏仁 9g，鱼腥草 30g。咳痰好转后去杏仁、鱼腥草，继服该方。

七诊（2009 年 12 月 7 日）：乏力，晨起口干，稍有怕热，舌质红，苔少，脉细。中医诊断：肺岩（气阴两虚证）。治则：益气养阴，解毒散结。

处方：北沙参 30g，天麦冬各 15g，山萸肉 15g，杏仁 9g，鱼腥草 30g，石见穿 30g，石上柏 30g，天葵子 30g，蛇六谷 30g，七叶一枝花 15g，水蛭 6g，瓜蒌皮 15g，生黄芪 50g，淫羊藿 15g，生山楂 15g，黄精 30g。水煎 300ml，每日 1 剂，分两次饭后半小时口服。

其间大便干结去瓜蒌皮，加瓜蒌仁 30g，枳实 12g，干蟾皮 6g。2011 年 5 月复查胸部 CT 示右肺小结节，胸口痛，改石见穿 45g，石上柏 45g，加干蟾皮 9g，灵芝 24g。随后 10 年间患者每年复诊 1～2 次，随证微调，长期坚持服药。

八诊（2024 年 4 月 11 日）：夜间口干，咳嗽少痰，夜尿 3～4 次。舌质淡红，苔少，脉细。中医诊断：肺岩（气阴两虚证）。治则：益气养阴，解毒散结。

处方：北沙参 30g，天麦冬各 15g，山萸肉 15g，石见穿 45g，石上柏 45g，蛇六谷 30g，干蟾皮 9g，天葵子 30g，桃仁 9g，八月札 9g，黄精 30g，灵芝 30g，七叶胆 15g，枸杞子 15g，淫羊藿 15g，生黄芪 50g，瓜蒌仁 30g，生地黄 15g，芦根 15g，菟丝子 15g，益智仁 15g，鸡内金 12g。

患者随诊至今，精神甚佳，语声洪亮，未发现复发转移，生存期长达 20 年之久。

按：小细胞肺癌是具有高侵袭性的恶性肿瘤，与 NSCLC 相比，倍增速度更快、生长分数更高，更早出现广泛转移。确诊时常处于临床晚期，局限期与广泛期患者诊断后的中位生存期分别为 15～20 个月和 8～13 个月，20%～40%的局限期患者与不到 5%的广泛期患者可存活 2 年，5 年生存率分别为 10%～13%与 1%～2%。由此可见，小细胞肺癌生存期短，5 年生存率低，在全国乃至世界范围内都是治疗的难题。放化疗是其常用治疗手段，即使少部分小细胞癌获得手术机会，术后化疗仍是必须的治疗方式。对中医来说，肺癌是整体疾病的局部表现，整体属虚，为气血阴阳不足，精气亏虚；局部属实，为癌毒结聚，久踞胸中，发为癌肿。正所谓“正气存内，邪不可干”，当扶正抗癌。徐振晔教授认为，中医治疗恶性肿瘤应分阶段用药，结合患者的治疗手段辨证论治、遣方用药。

第一阶段：西医化疗“祛邪”，中药益气养精，减毒增效，防止化疗伤正。

患者确诊时为疾病中晚期，久病正气已伤，体质虚弱，加之术后化疗 2 次，正气尚未恢复，“邪毒”正盛。“四季脾旺不受邪”，患者脾胃虚衰，脾失健运，湿邪或湿热之邪留恋中焦，以消化道症状为主，则出现恶心纳差，大便干结，为脾虚痰气阻滞之证，苔白腻，脉细亦为之佐证。此时应以健脾燥湿，清热和胃，理气通腑为治则，扶正为主，谨慎祛邪。苍术，气味辛烈，强胃健脾，发谷之气，能径入诸药，疏泄阳明之湿，通行敛涩。黄连，清中焦湿热，燥湿和胃止呕，其性苦寒，姜制后寒性减轻，配合温燥之苍术，燥湿而不伤阴，苦寒而不败胃。对化疗引起的脾胃失和起到运脾化湿和胃的作用。姜半夏降逆止呕、温中化痰，姜竹茹清热化痰，除烦止呕，与苍术、川连合用，共奏和胃降逆之功。生薏苡仁、陈皮健脾化湿，枳实、瓜蒌仁、川朴理气通便，收到良好的疗效。

二诊患者放疗中，可能因放射性肺炎出现胸闷气急等症状，亦会引起消化道反应，此时患者胸脘作闷，当宽胸开结、燥湿化痰。《神农本草经》论柴胡“主心腹肠胃结气，饮食积聚，寒热邪气，推陈致新”，方中用柴胡，疏肝解郁，调和肝脾，配合破气行痰消积之枳壳，疏肝理气之八月札，活血行气止痛之延胡索，共消胸痞胀满、胃脘疼痛。三诊、四诊亦同理，患者化疗后出现脘腹胀满等消化道症状，多用健脾燥湿和胃，疏肝理气之药，常配伍佛手、木香、八月札、瓜蒌仁等药。

第二阶段：放化疗结束，中药扶正祛邪并重，抗肿瘤生长转移。

患者历经放化疗，杀死肿瘤细胞的同时，抑制免疫，破坏机体调控功能，导致正气亏虚、脏腑功能减退，可能残存的肿瘤细胞会“死灰复燃”，易于生成转移瘤。此阶段务必扶正补虚、祛邪解毒并用，以预防复发转移。患者五诊时已结束放疗，肺气亏虚，方选四君子汤加减，取其健脾补中之意，气足脾运，饮食倍进，则余脏受荫。太子参为补气养阴佳品，《饮片新参》谓其“补脾肺元气，止汗生津，定虚悸”。白术《医学启源》有云“除湿益燥，和中益气，温中”，茯苓甘淡，渗湿泻热，三药合用，共补肺脾之虚。川石斛能补肾益精，也能滋阴养血、养胃阴。七叶一枝花，又名重楼，其清热解毒、软坚散结之力强，天葵子清热解毒、消肿散结，为抗肿瘤之要药。诸药合用，攻补兼施，共奏奇功。

六诊患者体质逐渐恢复，可加大祛邪之力，加用蛇六谷、石上柏、石见穿等清热解毒，消肿散结。患者心电图提示供血不足，伴有腰酸等症，予丹参、降香活血化瘀，疏经通络，补气药配伍活血药，气旺则血行，瘀去则络通，合而用之，则气旺、瘀消、络通，诸症向愈。

七诊出现口干、稍有怕热。患者病程日久，气虚不能生血，阴虚不能制阳，气血生化乏源，故而出现倦怠乏力；阴虚耗伤津液，体虚卫外不固则阴液外泄，故而出现口干；结合舌脉，舌红，苔少，脉细数均为气阴两虚之证，当以益气养阴，解毒散结。该方以沙参麦冬汤为基础方，取其益气养阴之意，方中北沙参养阴清肺、益胃生津，正如《中药志》所云“养肺阴，清肺热……治虚劳发热，阴伤燥咳，口渴咽干”。配合天麦冬，共奏养阴生津、清肺润燥之效。同时生黄芪、黄精亦为徐教授常用之药对，生黄芪补益元气、黄精滋补肾精，寓脾肾同补，先后天兼顾之意。石见穿、石上柏、蛇六谷、七叶一枝花清热解毒、软坚散结，为治疗肺癌常用药。山萸肉、淫羊藿“补命门，益精气，坚筋骨”，黄精“补诸虚，……填精髓”，补肾益精，滋补肺脾肾之阴虚，三药合用，寓“阴中求阳”“阳中求阴”之义，阴阳并补。八诊（2024 年 4 月 11 日）鉴于小细胞肺癌恶性程度高，且患者系广泛期小细胞肺癌脑转移姑息放疗后，复发转移的概率仍然很高，考虑患者身体恢复较快，体质较佳，故加大清热解毒散结药物的剂量：石见穿 45g，石上柏 45g，蛇六谷 30g，干蟾皮 9g，天葵子 30g。患者服用此方后，症状明显缓解，长期以此为基础方，10年间每年复诊1～2次，随证微调，患者至今仍存活，复查未发现复方转移，生存期长达20年。

（钦敬茹）

医案二十四　左肺腺癌，阿来替尼靶向治疗

张某，女，45岁。初诊日期：2019年7月7日。

主诉：确诊肺癌5年余。

现病史：患者于2019年1月体检查胸部CT示左下肺结节，大小9～10mm；肺部感染。后2019年1月至上海肺科医院查PET/CT示：左下肺9～10mm结节，左肋FDG代谢升高。肺穿刺病理：肺腺癌。上海市肺科医院诊断为“肺恶性肿瘤左肺下叶腺癌C-T1aN2M1b（左第8肋）ⅣA期”。基因检测示：ALK突变阳性，遂2019年2月起服用阿来替尼靶向治疗。现为求进一步治疗来徐教授门诊就诊。

刻诊：骨痛，口干，乏力，头晕，畏寒怕冷，月经不调，胃纳可，大便1～2次/日，舌淡红，苔薄白，脉细。

诊断：中医：肺岩（精气亏虚证）。

西医：肺恶性肿瘤，左肺下叶腺癌 C-T1aN2M1b（左第8肋）ⅣA期。

治则：益气养精，补肺益肾，抑癌解毒。

处方：生黄芪30g，白术9g，石见穿30g，七叶一枝花9g，山慈菇15g，干蟾皮6g，女贞子15g，淫羊藿15g，骨碎补15g，山茱萸15g，黄精30g，灵芝15g，当归9g，鸡内金12g，八月札15g，北沙参30g，大枣9g。28剂。

二诊（2019年8月18日）：患者口干减轻，骨痛减轻，偶有胃反酸嗳气，小便黄，大便日解，夜间易醒，舌淡红，苔薄，脉细。目前口服阿来替尼靶向治疗中。

处方：上方加麦冬12g，川芎15g，泽泻15g，制香附9g，瓦楞子15g，黄柏9g，茵陈15g。28剂。

三诊（2019年9月15日）：患者双下肢无力，酸胀感明显，下肢沉重感，骨痛不明显，纳可，大便畅，夜寐可，舌淡红，苔薄白，脉缓。近期复查：2019年9月11日PET/CT示左肺肿瘤已灭活，双侧胸腔内少量积液。血常规示Hb 113g/L。

方药：肺岩宁方加女贞子15g，骨碎补15g，生白芍9g，鸡内金12g，茵陈15g，制香附9g，北沙参15g，当归9g，炒谷芽15g，炒麦芽15g。28剂。

患者后续以本方加减，基本2～3个月来徐老门诊调整中药，定期复查胸部CT、PET/CT，症情稳定。

按：本例患者确诊时已发现有骨转移，疾病已属晚期。患者先天禀赋不足，长期操劳致使体内正气不足，外感毒邪，体内阴阳失衡，气滞血瘀邪毒凝聚成块，日久而成气虚毒滞之证，古人云“壮人无积，虚人则有之”“积之成也，正气不足，而后邪气踞之”。肺癌骨转移患者临床表现多为转移处骨痛、胸闷气喘、乏力。患者初诊主要症状为骨痛，口干，乏力，头晕，畏寒怕冷，月经不调，舌淡红，苔薄白，脉细。

徐教授认为：本病当属虚实错杂，以肺肾两虚、阴阳不调为主，肺主气，肾藏精，肺肾两虚，则精气两亏。肺为气之主、肾为气之根，肺肾两虚则摄纳无权，气浮于上，导致

气急气喘；肾精亏虚，生髓无力，不能上充于脑，髓海失养，则神疲乏力，头晕耳鸣；肾主骨，腰为肾之府，肾精亏虚，则腰膝酸软；肾精不足，脾胃失养，运化失司，则食欲不振，纳谷不馨；精不化气，津不上承则口干少饮；精气亏虚，固表无力则自汗盗汗、畏寒怕冷。舌质淡或淡红，苔薄白，脉细无力，均为肺肾两虚之象。病性为本虚标实。日久正气愈衰，易伤及脾肾，临床诸症而生，预后不佳。《素问·三部九候论》“虚者补之”和《素问·至真要大论》“损者益之”是益气养精法的立论法则。徐教授认为，预防复发转移不应过度使用抗癌中药，否则更损伤精气，阴阳失衡，易发生复发转移。扶正即可祛邪，而适度的抗癌又可帮助精气的恢复，调整阴阳平衡。在扶正与抗癌这一矛盾中，徐教授更强调补益精气，补肺益肾，通过提高机体自身的防御能力，达到抗肿瘤复发转移的目的。

首诊方中生黄芪、黄精、白术、灵芝益气养精，白术，《本草通玄》云：白术，补脾胃之药，更无出其右者。黄芪，《汤液本草》云“黄芪实卫气，是表药；益脾胃，是中州药；治伤寒迟脉不至，补肾元，是里药”。《本草纲目》记载：黄精“补诸虚，填精髓，平补气血而润”。黄芪为补气之要药，黄精气阴双补，长于补阴，二者相配伍共奏滋肾阴、养肾气之功。配以淫羊藿、山茱萸、女贞子补肾益精，并予八月札理气活血使诸补益之品不致壅塞气机，患者余邪未清，予山慈菇、石见穿、干蟾皮、七叶一枝花抑癌解毒软坚散结，鸡内金消食健胃调和诸药。病程日久伤及肺阴，予北沙参养阴生津，骨转移骨痛予骨碎补活血止痛，当归、大枣活血补血。

患者病程日久阴虚导致内热，热迫冲任，冲任不固则月经不调，情志不舒肝火犯胃则反酸嗳气，湿热下注则小便黄赤，故二诊予黄柏、茵陈、泽泻清虚热利湿保肝，香附、川芎行气调经。瓦楞子制酸止痛。《镇南本草》云：“（香附）调血中之气，开郁，宽中，消食，止呕吐。”《日华子本草》记载：“（川芎）治一切劳损，一切血，补五劳，行气开郁，活血止痛，对经闭、难产等有效。”香附、川芎均为血中气药，擅调血理气，既疏肝木郁滞又兼散表邪，亦能行气和血。

骨转移疼痛是目前肺癌骨转移患者临床最为常见的并发症。骨转移疼痛给患者带来焦虑情绪，干扰患者正常生活，因此缓解骨转移疼痛是提高骨转移疼痛患者生存质量的关键。作为祖国传统医学，中医药在治疗骨转移疼痛方面有独特优势，中医药无成瘾性且无耐药性。从整体观念出发辨证施治，中药不仅可以有效缓解疼痛，改善患者总体健康状态，并且能够减轻止痛药带来的毒副作用。徐教授认为补肾强骨、活血化瘀、通络止痛是治疗骨转移疼痛的治则。常用中药为淫羊藿、骨碎补、炙蜈蚣、制川乌、制草乌等。骨碎补具有活血止痛，续筋接骨，温补肾阳，强筋健骨的作用。

（吴新鸿 梁 芳）

医案二十五 左肺腺癌术后，脑、骨转移，伏美替尼靶向治疗

张某，女，44岁。初诊日期：2022年1月16日。

主诉：左肺腺癌术后近6年，脑、骨转移2年余，pT1cN2M0 ⅢA期，r-T1cN2M1c ⅣB期。

现病史：患者于2018年6月7日行左肺上叶切除术，术后病理：浸润性腺癌（大小2.8cm×2cm），沿肺泡腔扩散（SATS+），LN+（1/19），pT2N1M0，ⅢA期。基因检测

提示 EGFR 19del。术后口服吉非替尼 2 年，末次服用时间：2020 年 9 月。2021 年 3 月查 PET/CT 发现脑转移、骨转移（髂骨）。遂行脑部放疗 10 次，并予全身化疗联合抗血管生成制剂（贝伐珠单抗）治疗 9 个月，因副作用太大（化疗后呕吐、癫痫）停止化疗，末次化疗时间：2021 年 11 月 19 日。后再行基因检测，EGFR T790M。2021 年 12 月起外院予行伏美替尼靶向治疗＋骨保护治疗至今。

既往史：化疗时发癫痫失忆，目前口服抗癫痫药物控制。

刻诊：记忆力减退，头痛，化疗后闭经，胃纳一般，偶有胃痛，呕吐，大便日解，口干喜饮。舌淡红，少苔，脉细。

诊断：中医：肺岩（气阴两虚证）。

西医：肺恶性肿瘤，左肺上叶腺癌，r-T1cN2M1c（脑、骨）ⅣB 期。

治则：益气养阴，补肺益肾，抑癌解毒。

处方：肺岩宁翼方加北沙参 15g，木香 9 g，鸡内金 12 g，姜半夏 9 g，淮小麦 30 g，炙甘草 9 g，大枣 9 g，酸枣仁 15 g。21 剂。

二诊（2022 年 2 月 7 日）：病史同前。末次复查：2021 年 11 月 11 日 MRI 示左侧髂骨斑片异常信号，结合病史考虑骨转移瘤。刻诊：头痛好转，入睡困难，舌淡红，苔少，脉细。

处方：上方去木香，加灯心草 6g，麦冬 12g，酸枣仁 15g，香附 9g，佛手 12g。28 剂。

三诊（2022 年 3 月 6 日）：病史同前。末次复查：2022 年 2 月 17 日胸部 CT 示左肺癌术后，较 2021 年 11 月 9 日老片相仿，右肺上叶微小结节（2.0mm）；2022 年 2 月 17 日头颅 MRI：颅内多发转移可能，较前相仿。刻诊：起床后头晕，入睡困难，易醒。舌质稍偏红，苔少，脉弦。

处方：肺岩宁翼方加天葵子 30g，麦冬 12g，淮小麦 30g，炙甘草 9g，大枣 9g，酸枣仁 15g，夜交藤 30g，白扁豆 15g，鸡内金 12g，灯心草 6g，北沙参 15g。28 剂。

患者后续以本方加减，基本 2～3 个月来徐老门诊调整中药，定期复查。末次复查：2023 年 5 月 4 日骨 ECT 示左髂骨异常代谢增高灶，考虑转移所致。2024 年 2 月 26 日头颅 MRI：颅内多发转移较前相仿，右侧额顶颞部硬膜下积液。患者目前症情稳定。

按：脑部是肺癌最常见的远处转移部位之一。肺癌发生脑转移以腺癌多见，其次为小细胞肺癌。肺癌脑转移临床分期属于Ⅳ期，患者预后差，自然平均生存时间仅 1～2 个月。肺癌脑转移患者主要有头痛、呕吐、记忆力下降等症状，其中头痛大多为首发症状，且具有夜间和晨起加重特征；其临床症状表现多取决于转移灶部位及水肿的范围。肺癌脑转移的常规治疗以全脑放疗为主。虽然经过治疗，可以延长其生存期，但放射性射线因其“火热毒邪”的特征耗伤机体，会引起放射性脑病、脑水肿、脑坏死等不良作用；而接受化疗的患者由于“药毒”损伤脏腑气血，会引起骨髓抑制等不良作用。同时从临床实际应用来看，放化疗后，患者病情得到暂时缓解后仍易复发。

中医药结合治疗肺癌转移，在抑制肿瘤生长、改善临床症状、提高生活质量、延长生存期等方面具有优势，放化疗期间及恢复期进行中医药治疗，对放化疗有一定的协同增效作用，可防止复发及转移，消除不良作用，还可扶正祛邪，具有标本兼治的功效。

本例患者首诊时主要症状为记忆力减退，头痛，偶有胃痛，呕吐，口干喜饮。患者肺癌晚期脑转移、骨转移放化疗后，素体亏虚，放化疗后津液亏损，胃肠道津液不足，失于濡润，津液不能上承，则口燥咽干。大便日久不解气不通，秽浊之气不得下泄而反上逆，阴液不足燥热内生，故可见头晕、口臭、神疲乏力之症。脏腑功能失调，脑供血不足，心热内浊，扰乱心神，肾阴不足，神疲乏力。观患者舌淡红，苔少，脉细，四诊合参，徐教授认为：本病当属虚实错杂，以肺肾两虚、阴阳不调、气阴两虚为主，故治疗当标本兼治，补益肺肾，养阴润燥，解毒散结。首诊方用香砂六君子汤合甘麦大枣汤、沙参麦冬汤加减。

香砂六君子汤出自《古今名医方论》卷一引柯韵伯方。具有疏补化痰之功效。主治气虚肿满，痰饮结聚，脾胃不和，变生诸证者。方中太子参益气健脾，补中养胃为君；臣以白术健脾燥湿；佐以茯苓渗湿健脾；木香芳香醒脾，理气止痛；半夏化痰湿，消痞散结，使以甘草调和诸药。全方扶脾培土生金治本，理气散结，兼化痰湿，和胃散寒，标本兼顾。

甘麦大枣汤出自张仲景《金匮要略·妇人杂病脉证并治》，该方治疗妇人脏躁，方中药物药性平和，能解郁缓急，养心气，益心阴，泻心火，安心神，甘麦大枣汤主以味甘浓而质厚，长于补血而入脾，有“脾经血分药”之称的大枣，厚脾生血，以滋心主之血枯，盖脾生血，心主血者也。甘草“生用则气平，补脾胃不足”者也，并助入心具甘润滋养之功的小麦润燥和血，盖血虚脏枯，脏躁甚则神躁扰之亦甚也。三药合用，主以补脾生血以养心，次以滋濡润燥以缓急。此方为补脾生血，养心敛神，润燥缓急之剂也。

患者余邪未清，故方中加入蜂房、七叶一枝花以抑癌解毒，软坚散结，徐教授认为精气同源，晚期肺癌正虚以肺肾精虚为主，故以灵芝肺脾肾同补，益气养精，淫羊藿补肾壮阳。患者证见肺胃阴虚，故以北沙参、太子参养肺胃之阴，润燥生津，并以酸枣仁养心安神，鸡内金调和诸药。

另：本例患者脑转移并发癫痫，癫痫病从脏腑病机立论与心脾肝脏关系至为密切，心藏神，主血脉，外伤或高热诸因素可使心血暗耗，脉络瘀阻，神不守舍；脾主运化，脾虚则精微不布，痰涎内结；肝主疏泄，肝郁化火，阳升风动，触及积痰，肝风夹痰涎上扰，阻塞清窍，发为癫痫。虽然癫痫的症状较为复杂，但神志失常与脏躁有相似之处，可以借用甘麦大枣汤加味治疗癫痫病。中医治疗以辨证施治，三因制宜为本，本例患者继 2022 年 1 月出现转移后行中西医结合治疗，病情稳定至今，可见中医药在防止肿瘤复发转移、控制疾病进展上具有优势。

（吴新鸿）

医案二十六　驱动基因阴性肺腺癌

郑某，男，64 岁。初诊日期：2022 年 3 月 22 日。

主诉：确诊右肺腺癌 1 年余，乏力 1 周。

现病史：2021 年 4 月患者体检时发现右上肺肿块，PET/CT 示右肺上叶尖段团块影，最大截面约 4.93cm×4.55cm，考虑恶性；右肺门两枚淋巴结明显肿大，考虑转移性病变。经病理穿刺确诊为低分化肺腺癌，基因检测均未见突变。2021 年 4 月 7 日至 10 月 16 日于胸科医院行 AP 方案联合贝伐珠单抗治疗 4 次，AP 方案联合 PD-1 卡瑞利珠单抗治疗 2 次，其间针对右上肺及右肺门淋巴结转移灶放疗 30 次，治疗后复查肺上叶占位（2.5cm×2.6cm），疗效评价：PR。2022 年 1 月患者因感染新冠后自觉咳嗽气喘加重，查胸部 CT 示肺上、下叶炎症并实变（6.3cm×4cm），较 2021 年 10 月进展，遂于胸科医院行吉非替尼靶向治疗 2 个疗程，2022 年 3 月 22 日末次复查示右肺上叶片状实变影（范围 6.4cm×4.2cm），原右肺上叶病灶被掩盖（图 6-1）。患者靶向药疗效欠佳且无法继续耐受西医治疗，遂寻求进一步中医药治疗。

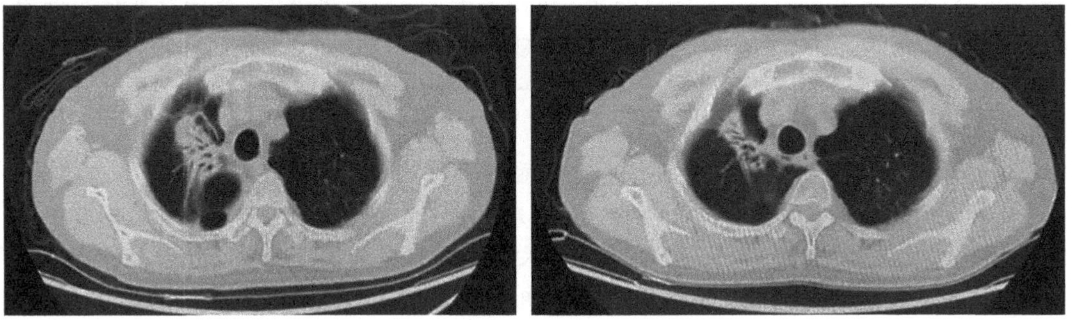

图 6-1 胸部 CT

左（初诊时）：2022 年 3 月 22 日；右（末次复查时）：2023 年 8 月 23 日

刻诊：乏力明显，气喘，干咳少痰，口渴，纳可，寐差，舌淡红，苔少，寸关尺脉细无力。

诊断：中医：肺岩（肺脾气阴两虚证）。

西医：肺恶性肿瘤原发性周围型右肺上叶腺癌 c-T2bN1M0 Ⅱb 期。

治则：益气养阴，解毒散结。

处方：太子参 15g，黄芪 30g，白术 15g，茯苓 15g，山药 15g，五味子 9g，麦冬 12g，北沙参 12g，陈皮 9g，炙麻黄 6g，半夏 9g，天南星 9g，射干 12g，半枝莲 15g，山慈菇 9g，白花蛇舌草 15g，酸枣仁 30g，合欢皮 15g，灵芝 15g，远志 12g，灯心草 6g，莲子 15g，鸡内金 15g，谷麦芽各 15g。每日 1 剂，水煎，早晚分服。

二诊（2022 年 6 月 30 日）：患者疫情期间居家坚持服用中药治疗 3 个月余，乏力、干咳气喘、寐差较前均缓解，胃纳可，但近半月余夜尿频数，舌淡，苔薄白，脉细小滑。辨证证型：肺脾气阴两虚，兼肾阳不固。治则：益气健脾，补肾通络，解毒散结。

处方：上方去炙麻黄、射干，加菟丝子 15g，桑螵蛸 9g，乌药 9g，金樱子 15g。每日 1 剂，水煎，早晚分服。

三诊（2022 年 12 月 20 日）：近半年患者坚持中药治疗，精神状态较前明显好转，症情平稳，生活质量良好。其间 2022 年 12 月 7 日胸科医院复查胸部 CT：右肺上叶片状实变影，双肺上叶多发肺大疱，所示较前大致相仿。咳嗽、寐差、夜尿较前缓解，近期大便干结，3～4 天一行，舌见少量瘀点，脉细涩。辨证证型：肺脾气阴两虚兼见瘀阻经络。治则：益气养阴生津，解毒散结化瘀。

处方：太子参 15g，黄芪 30g，白术 15g，茯苓 15g，山药 15g，五味子 9g，麦冬 12g，北沙参 12g，陈皮 9g，半夏 9g，制南星 9g，半枝莲 15g，山慈菇 9g，白花蛇舌草 15g，金樱子 15g，八月札 12g，丹参 30g，火麻仁 30g，瓜蒌仁 30g，鸡内金 12g，谷麦芽各 30g。

每日 1 剂，水煎，早晚分服。

四诊（2023 年 4 月 10 日）：患者继续中药维持治疗，症情稳定，1 个月前重感冒后，现仍咽中自觉有痰难咯，痰白质黏，动则气促，舌淡苔白，脉细小滑。辨证证型：肺脾肾三脏俱虚。治则：益气健脾，补肾通络，解毒散结。

处方：上方加旋覆花 12g，代赭石 15g，浙贝母 18g。每日 1 剂，水煎，早晚分服。

五诊（2023 年 8 月 23 日）：患者持续中药维持治疗，症情稳定，精神状态良好，乏力、气短、干咳、夜尿频数较前缓解，夜寐安，纳尚可。舌淡红苔薄白，脉细无力。2023 年 8 月 23 日胸科医院胸部 CT 复查：右肺上叶片状实变影，范围约 4.3cm×2.2cm；双肺上叶多发肺大疱，所示较前大致相仿。末次随访时间：2023 年 11 月 15 日。辨证证型：肺脾气阴两虚。治则：益气养阴，解毒散结。

处方：太子参 15g，黄芪 30g，白术 15g，茯苓 15g，山药 15g，五味子 9g，麦冬 12g，南北沙参各 12g，陈皮 9g，半夏 9g，浙贝母 18g，半枝莲 15g，山慈菇 9g，白花蛇舌草 30g，红豆杉 3g，蜂房 6g，金樱子 15g，鸡内金 12g，谷麦芽各 30g。每日 1 剂，水煎，早晚分服。

按：根据 2023 年全球癌症统计报告，肺癌仍是发病率与死亡率最高的癌种之一；2022 年中国肺癌新发病例 82.8 万，死亡病例 65.7 万，均位居我国所有癌种的第 1 位，患者 5 年生存率仍低于 20%，主要与肺癌早期无症状，65%以上的患者发现时已是中晚期，失去了手术机会有关。这类患者主要依靠放化疗、靶向药物及免疫治疗等现代医学，虽然这些现代药物有了良好的进展，但耐药后复发与无法耐受的毒副反应一直是无驱动基因肺癌患者治疗亟待解决的难题。本病案患者虽属中期但已丧失了手术机会，先后尝试过几乎所有的现代医学治疗，在每次的化疗、放疗、免疫治疗、靶向治疗后，肺部病灶均得到一定程度的缩小或保持稳定，但伴随的毒副反应也严重损害了患者的身体，使其机体平衡破坏，越来越无法耐受治疗；尤其当复发或转移时，无有效的治疗方案可选，是目前中晚期肺癌患者面临的普遍且复杂的临床问题。

中医认为肺癌属“肺积”“积聚”等范畴。《素问遗篇·刺法论》曰：“正气存内，邪不可干。”《素问宣明论方·积聚总论》：“五脏之气虚……故留稽不行，遂成积聚。”《医宗必读·积聚篇》：“积之成也，正气不足，而后邪气踞之。”《诸病源候论·积聚候》曰：“积聚者，由阴阳不和，腑脏虚弱，受于风邪，搏于脏腑之气所为也。”由此中医从整体观出发，认为肺癌的病机是正气亏虚为本，加之邪毒外侵，稽留日久，阴阳失调而致的全身属虚、局部属实的疾病。患者年近古稀，加之经过长期现代药物治疗，肺脏虚弱，气阴耗伤；肺金虚弱，肺失宣降，上累脾土；脾者后天之本、气血生化之源，脾土不运，生成痰饮水湿，日久则气滞血瘀；脾失所养，虚久不复，“久病及肾”、“金水相生”，进而肾中精气损耗，膀胱气化无力，阴阳失调。故以“补肺健脾，益气养阴，解毒散结”立法，方中以四君子汤为基础方培土生金，联合黄芪“为补气要药”、山药、莲子、陈皮补肺健脾；麦冬、五味子、北沙参养阴生津；麻黄、半夏、天南星、射干止咳化痰，宣肺平喘；桑螵蛸、金樱子、菟丝子固精缩尿，温补肾阳；白花蛇舌草、半边莲、山慈菇、红豆杉攻毒消肿，散结抗癌；酸枣仁、合欢皮、灵芝、远志、灯心草、莲子宁心安神、化痰散结，鸡内金、谷麦芽健脾行气，消食和胃，顾护胃气。诸药合用，共奏补益肺脾肾为本，兼解毒散结抗癌之效，补而不助邪，攻而不伤正，攻补相宜，以调整机体阴阳平衡，俾使肿瘤稳定甚或缩小，并抗转移。

中医诊病注重辨病与辨证相结合，强调扶正与祛邪相结合。患者不进行任何西医治疗，但肿块仍在体内，属于“正虚”与“邪盛”并存，治疗当“扶正”与“祛邪”相结合。二诊时，患者乏力、干咳症状有所缓解，但夜尿频数，夜寐欠安。肾者先天之本，司膀胱气化开阖，年近古稀，先天将竭，又有脾土不运，失后天所养，故肾气亏虚，膀胱气化无力，则见夜尿频数，故配伍桑螵蛸、乌药、金樱子、菟丝子固肾缩尿。患者天癸竭，加之癌毒侵袭日久，肺脾气虚，病久及肾，心肾不交，阴阳失调，心神不安。《景岳全书·不寐》云：“盖寐本乎阴，神其主也，神安则寐，神不安者则不寐。”故用四君子汤补益脾胃，加酸枣仁、合欢米、莲子养心安神，以调整脏腑气血阴阳平衡。三诊时，患者症见大便干结，舌脉有少许瘀象，予丹参一味“功同四物”益气活血，治疗因血瘀气滞导致的胸闷胸痛，同时配伍八月札等理气药，使气行则血行，气行则痰消。此外，“肺与大肠相表里”，腑气不通，影响肺的肃降，而肺气不降，津液不能下达，可见大便干结，肺气虚弱，推动无力，可见大便艰涩，3～4 日一行，故用火麻仁、瓜蒌仁通腑降气，润肠通便。四诊时患者新冠后遗症咽部仍时有痰堵难咯感，动则气促，予上方加旋覆花、代赭石降逆下气化痰，益气和胃，旋覆代赭汤源于《伤寒论》，可解心下痞硬以除噫气，君为旋覆花除痰以下气，臣为代赭石沉降而镇虚气。

同时，中医以“调整阴阳平衡”之法贯穿始终。《诸病源候论·积聚候》曰：“积聚者，由阴阳不和，腑脏虚弱，受于风邪，搏于脏腑之气所为也。”将积聚的产生归于阴阳不和、脏腑虚弱、感受外邪、内外合邪。恶性肿瘤在变化过程中，患者所处的病理阶段不同，正邪力量对比和阴阳消长状况各异，治疗上应遵《素问·至真要大论》“谨察阴阳所在而调之，以平为期”。目前肿瘤的各种现代疗法都有各自的适应证和局限性，如手术的创伤、放化疗、免疫靶向药的毒副反应均可影响患者的正气，造成气血亏虚，津液损耗，概称为“失衡”。在经过一段时间合理、有效的中医药治疗后，机体的气血、阴津、阳气可在一定程度上得以复原，具体表现为患者气短乏力、干咳、寐差胃纳等症状明显好转，舌质由红、红绛等转变为正常的淡红色，舌苔由腻等恢复为正常的薄苔，此时患者处于另一个病理阶段，即已达到一个新的阴阳平衡状态。

《素问·生气通天论》指出：“阴平阳秘，精神乃治，阴阳离决，精气乃绝。”恰当适时地调整阴阳变化，是治疗恶性肿瘤的关键。益气养阴、补肺益肾、益气健脾等法都是调整阴阳的具体体现。调整阴阳还要与祛邪相结合，根据患者各自的具体情况，注意掌握好扶正与祛邪的尺度，才能获得较好的疗效。肺癌的形成过程是机体内部邪正斗争相互消长的过程，发病大多由于机体之正气亏损，后外邪乘虚侵入，痰瘀凝结成癌等一系列病理变化的结果，如《黄帝内经》所说“正气存内，不可干”“邪之所凑，其气必虚”。结合该患者，在经历化疗、放疗、免疫、靶向等系列治疗后，机体正气亏虚，痰毒血瘀，无法耐受进一步西医治疗，故纯中药治疗时以扶正为主，与祛邪长期并用，防治肿瘤的生长和转移。由此可见，阴阳平衡法实际上是对辨证与辨病结合、扶正与祛邪结合等治则的概括，是“扶正治癌”理论的深化和延伸。截至末次随访日期 2023 年 8 月 23 日，患者单纯中药维持治疗无进展生存期（PFS）达到 17 个月，不亚于现代医学，充分体现了中医“扶正治癌”理论在临床实践中的应用价值。

（杨　佳）

医案二十七 左肺腺癌，EGFR 19 外显子罕见缺失插入突变

徐某，女，46 岁。初诊日期：2021 年 7 月 15 日。

主诉：发现左肺恶性肿瘤 1 年余，伴乏力 1 个月。

现病史：患者 2019 年 11 月无明显诱因下出现胸痛，至当地医院检查发现左肺上叶结节（1.4cm×1.7cm），后至空军总医院行 PET/CT 检查：①左肺多发结节，左侧胸腔积液，代谢活性增高，考虑恶性；②肝脏多发结节，考虑转移；③全身多发骨转移。于空军医院行肺穿刺活检：腺癌，中分化，腺泡型。基因检测：EGFR19 外显子缺失突变。于 2019 年 12 月 12 日在北京医院局麻下行经皮穿刺肝转移瘤微波消融术。并于 2019 年 12 月 13 日开始一线口服吉非替尼 250mg，每日 1 次靶向治疗。吉非替尼靶向治疗 8 个月后于协和医院复查 PET/CT（2020 年 8 月 21 日）：左肺上叶尖后段轻度代谢增高结节（0.8cm×0.7cm），SUVmax5.4，肝右叶无明显代谢活性稍低密度灶，左侧耻骨轻度代谢性稍高密度灶，SUVmax2.2，左肺门及纵隔 6 区轻度代谢增高淋巴结，大者 1.5cm，SUVmax2.8，不除外转移淋巴结治疗后可能，第 12 胸椎局限性代谢增高，性质待定，建议随访。考虑靶向治疗效果尚可，续行靶向治疗。至 2021 年 3 月 17 日复查 PET/CT（全景医学）：①左肺癌靶向药物治疗后：左肺上叶尖后段不规则结节状软组织密度病变，FDG 代谢异常增高（1.1cm×0.9cm×1.4cm），SUVmax5.6，考虑局部肿瘤存活，伴左侧颈部胸锁乳突肌内侧、左侧颌下间隙、纵隔内血管前间隙左侧、左肺门淋巴结转移；左侧髂骨翼（SUVmax6.9）、左侧耻骨、左侧第 7 后肋骨转移，胸骨柄体交界部位可疑骨转移；肝右前叶多处结节状低密度影，代谢呈稀疏减低（2.5cm×1.3cm×1.2cm），考虑消融术后改变，未见肿瘤存活；躯干及脑部未见高代谢肿瘤。②左肺上叶条索影，考虑炎性病变。③盆腔囊性密度改变，考虑良性病变。患者口服吉非替尼至 2021 年 4 月，出现耐药，疗效评价：PD（疾病进展），PFS（无进展生存期）16 个月。2021 年 4 月 12 日北京医院复行基因检测（石蜡包埋组织；二代基因测序）：基因组变异：EGFR EX19p.E746_s752delinsV；突变频率 22.2%；阿法替尼（A 级）、达可替尼（A 级）、厄洛替尼（A 级）、吉非替尼（A 级）、埃克替尼（A 级）、奥希替尼（A 级）提示敏感；点突变：EGFR 19 外显子 p.E746_S752delinsV（22.2%）、TP53 p.L194R（12.8%）、LRP1B p.P1164T（6.3%）、NOTCH3 p.D1860N（5.1%）、PIK3CA（2.6%）；肿瘤突变负荷：TMB-L；微卫星不稳定性 MSS。调整用药，暂停吉非替尼，改予二线奥希替尼 80mg，每日 1 次靶向治疗。2021 年 7 月 10 日于当地复查：CA1993176.77 IU/ml，SCC 2.1ng/ml，余正常；白细胞 2.8×10^9/L，胸部 CT：①左肺上叶尖后段结节，大小约 17mm×13mm，增强后中度强化；②双肺多发结节；③双肺散在纤维灶；④所见肝内多发小囊肿。患者肺部病灶较前进展，CA199 升高明显，遂于 2021 年 7 月 10 日停用奥希替尼（PFS 3 个月）。

刻诊：神疲乏力，气短懒言，胸闷胸痛，周身疼痛，咳嗽无痰，无口干口苦，腰膝酸软，畏寒肢冷，夜寐尚可，舌质淡红，苔薄白，脉细无力。

诊断：中医：肺岩（精气亏虚证）。

西医：支气管恶性肿瘤原发性周围型左上肺腺癌 c-T1cN3M1c（多发骨、肝）Ⅳb 期，肝脏射频消融术后，EGFR 19 外显子罕见缺失插入突变。

治则：益气养精，解毒散结。

方药：肺岩宁方加减。

处方：生黄芪 30g，白术 9g，石见穿 30g，蜂房 9g，重楼 9g，山慈菇 15g，干蟾皮 9g，山茱萸 15g，骨碎补 15g，淫羊藿 15g，黄精 30g，灵芝 15g，炙蜈蚣 3g，煅自然铜 9g，透骨草 15g，香附 9g，杏仁 9g，芦根 15g，枇杷叶 9g，鸡内金 12g，甘草 9g，山药 15g。28 剂。

嘱若胃部不适，可去干蟾皮。

二诊（2021 年 8 月 12 日远程）：2021 年 8 月 11 日（台前新区医院）复查 CA-199648.2 IU/ml，较前明显下降。各症状缓解，体力恢复，建议患者至我科行进一步中西医结合抗肿瘤治疗，予续前药，拟安排住院。

三诊（2021 年 9 月 8 日住院）：入院后复查，2021 年 9 月 7 日肿瘤指标：细胞角蛋白 19 片段 3.96 ng/ml（0～3.3ng/ml），CA15360.4IU/ml（≤24 IU/ml），CA1991973IU/ml（≤30 IU/ml），CA50＞500IU/ml（＜25 IU/ml），CA24231.4IU/ml（＜20 IU/ml），余肿瘤指标正常。胸部增强 CT：左肺上叶恶性占位（约 1.9cm），左肺尖小结节（大小约 4mm），请对照老片，随访。右肺下叶少许间质改变，左肺底肺大疱。见肝脏多发低密度灶。上腹部增强 MRI：肝转移瘤微波消融术后改变（左叶外侧段、右叶囊状无强化灶，较大直径约 18mm），局部未见明显活性；肝囊肿、左肾微小囊肿。拟于 2021 年 9 月 9 日起行 AP 化疗＋贝伐珠单抗治疗，2021 年 9 月 8 日行唑来膦酸骨保护治疗。刻诊：乏力，左髂骨疼痛，咳嗽少痰，气短，胃纳可，小便可，大便溏薄，夜寐尚安，舌淡红，苔薄白腻，脉濡细。中医诊断：肺岩（精气亏虚兼湿热中阻证）。治则：益气养精，解毒散结，清热化湿和胃。方药：抗瘤增效减毒方加减。

处方：生黄芪 30g，制苍术 9g，川连 6g，黄精 30g，灵芝 15g，绞股蓝 15g，白扁豆 15g，木香 9g，鸡内金 12g，石见穿 30g，透骨草 30g。7 剂。

四诊（2021 年 9 月 14 日出院时）：化疗后 2021 年 9 月 12 日复查血常规、肝肾功能均正常，化疗后第一天稍有恶心呕吐，乏力倦怠，纳谷不馨、腰酸腿软，大便难行，咳嗽痰黏，舌淡红，苔薄白腻，脉濡细。中医诊断：肺岩（精亏脾虚，湿毒内结证）。治则：益气健脾，化湿解毒。方药：肺岩宁翼方加减。

处方：黄芪 30g，党参 15g，白术 12g，茯苓 15g，石见穿 30g，蛇六谷 30g，山慈菇 12g，淫羊藿 15g，黄精 30g，灵芝 15g，骨碎补 15g，杏仁 9g，芦根 30g，枇杷叶 12g，枳实 15g。21 剂。

后患者定期住院完成 4 个疗程化疗、定期行护骨治疗及中医药抗肿瘤治疗，目前疾病控制稳定。

按： 肺癌是我国死亡率最高的癌症。NSCLC 占肺癌的 85%，大约 70%的患者在确诊时已属Ⅲ～Ⅳ期，我国肺癌的 5 年总生存率仅 18%。虽然现阶段对于肺癌的治疗方法、治疗设备、技术取得了长足进步，但患者疾病预后表现仍相对较差。15%～30%的肺癌患者携带有表皮生长因子受体（epidermal growth factor receptor，EGFR）敏感性突变位点，中国大陆地区 NSCLC 患者 EGFR 基因突变比例约为 30%，其中女性、腺癌、非吸烟者的突变比例更高。其中 93%的 EGFR 常见突变发生在外显子 19 和 21，外显子 19 缺失突变和外显子 21 的 L858R 突变尤其频繁（44.8%和 39.8%）。以表皮生长因子受体酪氨酸激酶抑制剂（EGFR tyrosine kinase inhibitor，EGFR-TK）为主的靶向药物的应用，使 NSCLC 患者的治疗得以突破性进展。携带有 EGFR 敏感性突变位点的患者对于 EGFR-TKI 的有效率接近 70%。

本病例患者两次基因检测结果分别是 EGFR 19 外显子缺失突变（19del）、19 外显子缺失插入突变（19delins）。EGFR 19 外显子缺失突变指 EGFR 第 19 号外显子中 E746 至 A750 之间的短框内缺失，此外还有多种不同的 EGFR 19del 突变亚型，不同的 EGFR 19del 突变亚型的患者，使用 EGFR-TKI 的疗效不尽相同。缺失突变（del）指与参考序列相比，一个或多个碱基缺失的现象，如 c.2052delA，表示与参考序列相比，第 2052 位发生 A 的缺失。缺失插入突变（19delins）指与参考序列相比，一个或多个碱基被其他碱基所取代的现象，如 p.E746_s752delinsV，表示与参考序列相比，第 746_s752 位缺失了一个碱基，同时缺失的碱基被 V 取代。2020 年 EJC 杂志发表了首个针对 EGFR 19 外显子罕见突变的大型回顾性研究，该研究分析了 EGFR 19 外显子罕见突变和常见突变接受 EGFR-TKI 治疗的疗效差异。研究中发现共 26 种罕见的 EGFR19delins 突变形式，其中有 10 种突变亚型在任何期刊和 COSMIC 数据库中均未报告，这 26 种突变亚型中有三类突变占比较高，分别是 L747_P753delinsS 突变率 33.1%(42/127)，L747_A750delinsP 突变率 23.6%(30/127)，E746_S752delinsV 突变率 12.6%(16/127)。研究数据表明一代 EGFR-TKI 治疗罕见 EGFR 19delins 突变的 PFS 显著延长，但奥希替尼二线治疗罕见 EGFR 19delins 罕见突变的 PFS 更差。

基因突变种类繁多，运用靶向药疗效差异明显，原因尚需进一步研究及探讨，且易发生耐药，现代医学对此亦缺乏有效的防治措施，因此挖掘中药复方制剂或有效成分具有显著的临床价值和社会价值。

肺癌属于中医学“息贲”“肺积”等证，其产生是由于正气内虚，邪毒侵袭，肺失宣降，气不布津，聚而成痰，痰凝气滞，瘀阻肺络，痰瘀互结，日久形成积块。《黄帝内经》中论述“正气存内，邪不可干”“邪之所凑，其气必虚”，《外证医案汇编》指出“正气虚则成岩”，《医宗必读·积聚篇》“积之成者，正气不足，而后邪踞之”。《杂病源流犀烛》所说“邪积胸中，阻塞气道，气不得通，为痰……为血，皆邪正相搏，邪既胜，正不得制之，遂结成形而有块”。国医大师刘嘉湘教授在国内率先提出了运用“中医扶正法治疗恶性肿瘤”的学术思想，认为肿瘤患者正虚是形成肺积的内在依据，也是病情发展、演变的关键所在，虚为病之本，实为病之标，癌肿是全身性疾病的局部表现。中医药抗肿瘤治疗可调节免疫，稳定缩小瘤体，改善症状，提高生活质量及延长生存期，配合靶向治疗能够减轻毒副反应，提高治疗效果。

吾师徐振晔教授，从事恶性肿瘤中医、中西医结合治疗与研究工作 40 余年，具有丰富的临床经验和颇深的学术造诣。徐教授推崇张景岳的“精气”理论，认为以上古代文献中的“虚”即指精亏气虚神弱。张景岳云“命门者，为水火之府，为阴阳之宅，为精气之海，为死生之窦”“气归精……精能生气”，正说明了“精气互根”的妙理；“阴阳互根”“精气互生”“善治精者，能使精中生气；善补气者，能够气中生精”。中医五行学说认为金水相生理论说明肺与肾在生理和病理上密切相关，“肺为气之主，肾为气之根”，二者共同完成呼吸运动，“肺为水之上源”“肾为水脏”，二者共同参与水液代谢。

徐教授秉承国医大师刘嘉湘教授学术思想，结合现代肺癌患者年龄发病特点、临床证候的改变及中医五行“金水相生”和张景岳补肾学术思想，提出了肺癌治疗的精气理论。

徐教授认为，肾中精气激发协调五脏功能，在维持功能平衡中起重要作用，肾中精气内寓真阴真阳，是一身阴阳之根本，阴阳交融是肾中精气的特点，也是五脏功能协调的保证。因此运用益气养精法治疗肺癌，将益肾固本、抗癌解毒作为治疗中晚期肺癌的重要法则。重视机体正气，强调益气养精，虽然扶正则积自消，但过补亦助邪，毕竟癌毒积久，须解毒散积，以扶正不助邪、消积不伤正，攻补结合，调整体内环境，促使阴平阳秘，防治癌毒扩散。由此研制了益气养精、抑癌解毒的肺岩宁方，正因为肺岩方的组方抓住了这一病变发展的主要矛盾，因而在临床上取得较为满意的治疗效果。肺岩宁方主要由生黄芪、黄精、灵芝、七叶一枝花、山慈菇、山萸肉、白术、淫羊藿等药物组成。以生黄芪、黄精益气养精为君药；山茱萸、淫羊藿、灵芝、白术补肾健脾为臣药，山茱萸、淫羊藿阴阳互根的药对正是刘嘉湘教授的经验；山慈菇、干蟾皮、蜂房、七叶一枝花抑癌解毒为佐药。

本例肺癌患者诊断时已发生全身多处转移，为正虚邪实之证，加之西医靶向、射频消融等治疗，人体正气进一步受损，正不胜邪，病情进展。初诊时患者神疲乏力，气短懒言，腰膝酸软，畏寒肢冷，舌质淡红，苔薄白，脉细无力，系精气两虚、肺肾两虚之象，证属“肺积之精气亏虚证”，治疗当益气养精、解毒散结，方选肺岩宁方加减。方中生黄芪、黄精为君，以补肺脾之气，养肺肾之阴；白术、山萸肉、淫羊藿、灵芝为臣，以益气养精，补肾添髓；蜂房、石见穿、七叶一枝花、山慈菇、干蟾皮为佐使，以清热解毒，抗癌散结。其中，扶正组用药选用黄芪、黄精、白术、山萸肉、淫羊藿、灵芝健脾补肾，益气养精，平衡阴阳。生黄芪甘、微温，为补气要药，《名医别录》谓之“补丈夫虚损，五劳羸瘦”，《本草求真》谓“人肺补气，人表实卫，为补气诸药之最，是以有耆之称”，药理研究证明其能提高免疫系统功能，具有抑癌作用。黄精性味甘平，“补诸虚，……填精髓”（《本草纲目》），补肾益精，滋补肺脾肾之阴虚，白术健脾益气、燥湿利水。生黄芪与黄精合用，共补肺脾肾之虚。生黄芪与白术合用，增强益气健脾之效。淫羊藿，“补命门，益精气，坚筋骨”（《本草备要》），补肾壮阳，山萸肉“壮元气，秘精”（《雷公炮炙论》），补精助阳，二药与黄精并用，寓“阴中求阳”“阳中求阴”之义，阴阳并补。灵芝，能够滋补强壮，益气血，补精储，同时兼有止咳化痰之效力。《本草纲目》记载“赤芝，益心气，补中，增智慧，不忘”“紫芝，利关节，保神，益精气，坚筋骨，好颜色”。抑瘤解毒组用药酌情选用石见穿、七叶一枝花、蜂房、山慈菇、干蟾皮等，根据患者病情轻重和疾病所处阶段，徐老师常酌情据病机辨证选用，再结合患者就诊当时的临床表现，加减应用，对症处理，常常疗效显著，使患者生活自如。七叶一枝花清热解毒、消肿止痛，露蜂房有祛风止痛、攻毒消肿、杀虫止痒之效，石见穿活血化瘀、清热利湿、散结消肿，山慈菇功能清热解毒、化痰散结。石见穿、七叶一枝花、蜂房、山慈菇合用可攻毒消肿，散结抗癌。干蟾皮味苦，性凉，有毒，归心、肺、脾、大肠经，有清热解毒、利水消肿功效，其解毒抗癌力强，有一定保肝作用，用于偏邪实的肿瘤患者。患者咳嗽无痰，加杏仁、芦根、枇杷叶清热化痰、生津止咳。杏仁辛则散邪，苦则下气，温则宣滞行痰，凡肺经风寒、疮疡均可调治；“气有余便是火”，火起则痰生，芦根专入肺胃，清肺降火，善清心肺、清上焦热，热解则肺之气化行；枇杷叶专入肺，是泻肺降气、清肺治火止嗽要药；患者骨转移致身痛明显，选用骨碎补、蜈蚣、透骨草、煅自然铜，骨碎补功同其名，具有补肝肾强筋骨、续伤镇痛的作用；加用蜈蚣等虫类药以攻毒散结、通络止痛；透骨草祛风除湿、舒筋活血、散瘀止痛，《本草经疏》曰：“自然铜乃入血行血、续筋接骨之要药也。”选用煅自然铜既起到活血通络止痛的作用，又有养骨之意，一药多效，既扶正又祛邪。香附调畅气机，鸡内金调和脾胃，共为佐药。诸药合用，共奏益气养精、解毒散结之效，补而不助邪，攻而不伤正，攻补相宜，俾使肿瘤稳定甚或缩小，并抗复发转移。

二诊，因辨证准确用药得当，患者肿瘤指标明显下降，各症状缓解，体力恢复，建议患者至我科行进一步中西医结合抗肿瘤治疗，予续前药。

三诊，患者住院 1 周拟行化疗，患者精气亏虚则乏力；脾为生痰之源，肺为贮痰之器，脾气亏虚，水湿不运，聚湿成痰，肺失清肃亦可聚湿成痰，致肺气上逆，故气短、咳嗽咳痰；脾虚湿盛则大便溏薄；痰湿重阻则苔白腻，舌淡红，脉濡细；四诊合参，证属“肺积精气亏虚兼湿热中阻证”，予中药每日 1 剂，拟益气养精、解毒散结、清热化湿和胃，方选抗瘤增效减毒方加减。方中生黄芪补益肺脾，黄精补益肺肾，二药合用，共奏益气养精、抗癌散结之效，同为君药。现代医学认为，黄芪具有升高白细胞、提高免疫系统功能并有抑制肿瘤生长的作用，黄精可以增强机体对肿瘤细胞的免疫力，并能够刺激淋巴细胞转化为杀瘤细胞，这与中医学认为其具有扶正与抗癌兼顾的功效相契合。灵芝，能够滋补强壮，益气血，补精髓，同时兼有止咳化痰之效力。方中灵芝为臣，与君药黄芪、黄精同用，在补肾生髓、益气养精扶正的同时，寓补于攻，兼祛其邪。制苍术、姜川连合用共为佐使药，系运脾化湿之要药，朱丹溪曰“苍术治湿，上、中、下皆有可用……故苍术为足阳明经药，气味辛烈，强胃健脾，发谷之气，能径入诸药，疏泄阳明之湿，通行敛涩”，张景岳《本草正》“苍术，其性温散，故能发汗宽中，调胃进食”。姜川连可以清化中焦湿热，和胃止呕，《名医别录》谓其“主治五脏冷热，久下泄澼，脓血，止消渴、大惊、除水，利骨，调胃，厚肠，益胆，治口疮”。根据临床经验发现，姜川连对化疗引起的脾胃失和能够起到运脾化湿和胃的功效。绞股蓝健脾益气，化痰止咳，清热解毒，《临床中药辞典》谓：“化痰止咳，健脾理气，益气活血，生津止渴，解毒利湿。”另加白扁豆健脾化湿，木香行气调中，鸡内金消食健胃，石见穿清热解毒抗肿瘤，透骨草祛风除湿、舒筋活血、散瘀止痛。诸药共奏益气养精、解毒散结、清热化湿和胃之功。“脾为后天之本，肾为先天之本”，通过补后天而益先天，补益中药进一步发挥作用的同时又不因滋腻阻碍脾胃影响药物的吸收，这是抗瘤增效方有别于其他化疗期间往往单用补益之品的治疗法则而具备的独到之处。

四诊，经化疗后患者复查血常规、肝肾功能均正常，无骨髓抑制及肝肾功能受损，化疗后第一天稍有恶心呕吐，近日纳谷不馨、腰酸腿软，患者因化疗后及疾病本身的痰毒胶结致脾失健运，水谷精微不能布散，肢体失养，则乏力倦怠；脾失运化，消化吸收迟滞，故纳谷不馨；肾气不足则腰膝酸软；气血不荣则舌质淡，苔薄白腻，脉濡细亦为佐证，四诊合参，证属“肺积，精亏脾虚，湿毒内结证”，治以益气健脾、化湿解毒，予肺岩宁翼方加减。方中黄芪补气升阳，党参补中益气，共为君药，黄精、灵芝补益肺肾，白术补气健脾，茯苓利水渗湿，共为臣药。其中党参、白术、茯苓乃四君子汤之主药，四君子汤益气健脾，药味皆平和之品，温而不燥，补而不峻，故名四君子汤，适度施力，从“君子致中和”的古义，生黄芪、黄精、灵芝皆为肺岩宁翼方中之主药，旨在益气养精，补益肺脾二脏，兼顾益肾精。石见穿、蛇六谷、山慈菇清热解毒、消肿散结，淫羊藿温阳补肾，骨碎补补肝肾、强筋骨，杏仁、芦根、枇杷叶清热化痰，枳实消食导滞，共为佐使。

李东垣在《脾胃论》中强调了脾胃在生化元气中的作用，认为脾胃为元气之本，“脾胃之气既伤，而元气亦不能充，而诸病之所由生也”。徐振晔教授经过多年临床经验总结发现，肺癌患者化疗时多数出现神疲乏力、腰膝酸软、食纳不馨、舌苔腻等精气亏虚、湿热中阻证候，化疗后脾胃受伤，常出现神疲乏力、纳谷不馨、恶心呕吐、腰酸腿软等脾肾两虚的症状。据此吾师提出了中医药分阶段结合化疗治疗晚期肺癌的学术观点和治疗方案，在化疗期间，以益气养精兼运脾清热、化湿和胃为治则，研制了抗瘤增效减毒方，主要由生黄芪、黄精、灵芝、绞股蓝、制苍术、川连组成；化疗结束后，以益气养精兼补益肺脾、顾益肾精为治则，予肺岩宁方或肺岩宁翼方，肺岩宁方主要由生黄芪、黄精、灵芝、七叶一枝花、石见穿、山慈菇、山萸肉、白术、淫羊藿等组成，肺岩宁翼方主要由党参、白术、茯苓、石见穿、蛇六谷、黄精、灵芝、生黄芪等组成。

正是吾师治疗肺癌，灵活掌握扶正祛邪方法，权重正邪关系，施以恰当的攻补，依据疾病发展的不同时期不同阶段治疗有所侧重，以严谨的辨证与用药思路为导向，以丰富的临床经验为积淀，方才取得卓越的临床疗效，有效地防治肿瘤复发与转移，延长患者的生存期，提高患者的生活质量。本例患者临床症状常常得以缓解，部分患者得以长期生存。

（辛晓丽）

二、消化道肿瘤医案

医案一　食管鳞癌，全身多发骨转移

马某，女，73岁。初诊日期：2020年3月15日。

主诉：食管鳞癌伴多处骨、淋巴结转移。

现病史：患者2019年12月26日行胃镜检查发现距门齿30cm新生物，37cm黏膜下隆起。同时胸部CT提示食管中段及下胸段增厚，左锁骨区淋巴结肿大，胃小弯侧淋巴结肿大。胃镜病理：鳞状细胞癌。2020年1月8日PET/CT：食管癌，多灶性，全身多发骨转移，左锁骨上、右侧膈角后、腹腔及腹膜后淋巴结转移，双肺慢性炎症，胆囊炎，目前左肩胛部放疗2次。

刻诊：患者坐轮椅推入诊间，吸氧状态，精神极差，肩背佝偻，呻吟不断，言语难以接续。诉：骨痛，左侧肩部腋下为重，流质饮食，大便日行。嗳气、呃逆，肠鸣矢气。口干多饮，怕热。咯吐痰涎。舌淡红，苔薄黄，脉细。

诊断：中医：噎膈（精气亏虚，痰气交阻，癌毒流窜证）。

　　　西医：食管鳞癌伴多处骨、淋巴结转移。

治则：益气养精，理气化痰，解毒散结。

处方：北沙参15g，生地黄15g，山茱萸15g，知母12g，黄柏9g，牡丹皮9g，石见穿30g，地龙15g，八月札15g，枸橘李15g，炙蜈蚣3g，制川草乌各12g，生黄芪30g，生甘草9g，鸡内金12g，炙龟板9g，炙鳖甲9g，人参片6g。14剂。

二诊（2020年3月29日）：上方服后精神状态明显好转。颈部局部放疗10次，末次3月25日结束。刻诊：入睡难，咽喉痛，全身疼痛减轻，稍觉口苦。大便3日一行。少许盗汗。舌红，苔黄厚腻，脉细。

处方：上方去川草乌，炙蜈蚣改2g，加玄参15g，川连6g，瓜蒌仁30g，瘪桃干15g。14剂。

三诊（2020年4月26日）：患者于2020年4月9日入院复查，血常规：WBC 7.17 $\times10^9$/L，RBC 4.56 $\times10^{12}$/L，Hb 105g/L，PLT 277 $\times10^9$/L。肝肾功能、血糖血脂均在正常范围。肿瘤标志物：NSE 17.0ng/ml，CA724 55.5U/ml，SCC 3.4ng/ml，铁蛋白 926.0ng/ml。超声检查：①腹部（–）；②甲状腺、淋巴结：左侧甲状腺结节，Ⅲ级，左侧锁骨上肿大淋巴结，余双侧颈部、右锁骨上、腋下、腹股沟未见肿大淋巴结；③颈动脉：双侧颈动脉ITM增厚，阻力增高；④心：主动脉瓣少量反流，SV值降低，左心室舒张功能降低。心电图：窦性心动过速。2020年4月15日行伊班膦酸钠骨保护治疗，并给予参芪扶正、华蟾素、鸦胆子解毒抗肿瘤治疗。刻诊：纳差，不欲饮食，流涎，漏食物（放疗引起）；潮热盗汗，手心热，脚怕冷，左颈肩部隐痛（放疗加中药后肿块消退），嗳气，难消化，大便畅，日行1次。舌淡红，苔略黄，脉细。治则：益气健脾，滋阴泻火，理气和中。

处方：太子参15g，白术12g，茯苓15g，八月札15g，枸橘李15g，苏梗15g，石见穿30g，藤梨根15g，蒲公英15g，地龙12g，生地黄15g，山萸肉12g，知母9g，牡丹皮9g，生黄芪30g，女贞子15g，制首乌15g，旋覆花9g，鸡内金12g，佛手9g，人参片6g。14剂。

按：食管癌为消化道常见恶性肿瘤之一，我国为该病的高发地区之一。早期食管癌患者因未出现明显的临床表现，使50%以上的患者出现症状时已出现远处转移及淋巴结转移，失去最佳的治疗时机。中晚期食管癌患者多表现为进行性吞咽困难、血行及淋巴结转移等临床症状，且中晚期食管癌患者因预后较差，综合治疗后5年生存率为20%左右。且无手术相关适应证，故放化疗为首选治疗手段之一，但放化疗虽能对患者癌变进行有效抑制，从而改善其预后，但该治疗方式引发的不良反应易影响患者生活质量及治疗效果，降低其治疗依从性。我国食管癌主要病理类型为鳞状细胞癌，发病部位常为食管中段，下段次之。大体分型包括隆起型、表浅型、凹陷（溃疡型），进展期还包括髓质型、蕈伞型等。常见病因一般认为与亚硝胺类化合物、长期吸烟饮酒及不良饮食习惯相关。食管癌的症状与疾病的进程有一定关系，早期可无明显症状，或在进食时有哽噎感、胸骨后异物感，中晚期则表现为进行性吞咽困难、持续性胸骨后疼痛或背痛、明显消瘦。食管癌诊断的主要手段为食管镜＋细胞学/组织学活检，为诊断的“金标准”。食管癌的西医治疗早期以手术根治为主，中晚期以手术和放化疗综合治疗手段为主，对于不能手术和不可手术及复发、远处转移的晚期患者，可采用根治性放化疗的综合治疗模式延长患者生存时间。需要注意的是，食管癌患者全程治疗中都需要关注营养支持治疗，因其营养治疗与生存期及疗效密切相关。

中医对食管癌的记载最早可追溯到《黄帝内经》，如《素问·阴阳别论》曰“三阳结谓之膈”，《素问·通评虚实论》曰“膈塞闭绝，上下不通，则暴忧之病也”，并指出本病病位在胃，如《灵枢·四时气》曰“食饮不下，膈塞不通，邪在胃脘”。《景岳全书·噎膈》曰“噎膈一证，必以忧愁思虑，积劳积郁，或酒色过度，损伤而成”，并指出“少年少见此证，而唯中衰耗伤者多有之”，对其病因进行了确切的描述。关于其病机历代医家多有论述，如《医学心悟·噎膈》指出“凡噎膈症，不出胃脘干槁四字”。《临证指南医案·噎膈反胃》提出“脘管窄隘”“噎膈之症，必有瘀血、顽痰、逆气，阻隔胃气”。依据噎膈的病机，其治疗原则为理气开郁，化痰消瘀，滋阴养血润燥，分清标本虚实而治。存得一分津液，留得一分胃气，初起以理气开郁，化痰消瘀治标，可少佐滋阴养血润燥之品；后期治疗重在扶正，以滋阴养血润燥，或益气温阳为法，少佐理气开郁，化痰消瘀之品。

徐教授认为，本病多因患者年事渐长，精气亏虚，复因顽痰、瘀血、逆气，阻隔胃气，日久癌毒积聚，附着于食管而生噎膈之证。随病情进展，癌毒流窜，则易生淋巴结、骨转移。徐老师临证半生，经验丰富，遇急危重症，临危不惧，胆大心细，是以每每妙手回春。该患者初诊之时已是食管癌Ⅳ期，多处骨转移，多处淋巴结转移，病情危重，家人用轮椅将其推入，吸氧状态，呻吟不断，患者及家人求生之渴求溢于言表。徐老师精心辨证，认为该患者证属精气亏虚、痰气交阻、癌毒流窜，但当下病情危急，气急喘脱，口干多饮而怕热，遂急予养阴清热、健脾补肾之知柏地黄汤为底，以黄芪、人参、北沙参益气养阴；佐以石见穿、枸橘李、炙龟板、炙鳖甲解毒散结；地龙、炙蜈蚣、制川草乌通络止痛；八月札、生甘草理气和中，鸡内金健脾助运。全方共奏益气养阴、健脾理气、解毒散结、通络止痛之功。患者2周后复诊，境况大为改观，痛减喘平，唯入睡难，咽痛便秘，稍觉口苦，少许盗汗。舌红，苔黄厚腻，脉细。徐老师辨证属中焦湿热，调方去川草乌，炙蜈蚣改2g，加川连6g，玄参15g，瓜蒌仁30g，瘪桃干15g清热燥湿，凉血通便，滋阴止汗。三诊患者自行步行而入，喜笑颜开，陪同家人皆感激涕零，泪洒当场。患者经放疗和中药治疗后，左颈肩部肿块消退，便秘缓解，大便畅，日行1次。但因放疗导致食管瘘，进食漏食物，并有纳差，流涎，潮热盗汗，舌淡红，苔略黄，脉细。徐老师调整治疗方案，予益气健脾，滋阴泻火，理气和中，佐以解毒散结为治，组方：太子参15g，白术12g，茯苓15g，八月札15g，枸橘李15g，苏梗15g，石见穿30g，藤梨根15g，蒲公英15g，地龙12g，生地黄15g，山萸肉12g，知母9g，牡丹皮9g，生黄芪30g，女贞子15g，制首乌15g，旋覆花9g，鸡内金12g，佛手9g，人参片6g。

该患者的治疗再次验证了徐教授益气养精理论治疗恶性肿瘤的疗效，体现了徐教授处理急危重症的经验与魄力，值得我辈永远学习。

（史海霞）

医案二　食管鳞癌

惠某，男，81岁。初诊日期：2023年3月12日。

主诉：食管鳞癌1月余。

现病史：2023年2月8日胃镜示食管距门齿20～35 cm，环圆状隆起易破溃出血。病理：大片状坏死、渗出及肉芽组织，疑真菌感染，另见破碎鳞状上皮异型增生，HP^+。2月22日增强CT：中下胸段食管壁增厚，MT可能；左锁骨上、右气管食管沟、纵隔及贲门旁多发淋巴结部分肿大；两肺多发微小结节；肝内多发低密度灶。目前放疗9次。

刻诊：吞咽困难，仅能进食少量流食，前日出现呕血一次，血块状，止血治疗，偶有恶心，大便日行成形，夜寐安。舌淡，苔浊腻，脉细。

诊断：中医：噎膈（痰瘀阻络证）。

　　　西医：食管鳞癌。

治则：降气化痰，活血化瘀。

处方：旋覆花12g，代赭石15g，党参12g，苍术9g，茯苓15g，八月札15g，地龙12g，黄连5g，苏梗15g，薏苡仁30g，石见穿30g，天龙6g，三七6g，杏仁 9g，芦根30g，枇杷叶9g，鸡内金12g，威灵仙15g，甘草6g。14剂，水煎服，每日1剂。

二诊（2023年4月9日）：放疗中，吞咽困难减轻，咳嗽、黏液分泌减少，胸闷，流质饮食，大便日行，成形，舌淡红，苔黄腻，脉细。

处方：上方去三七、芦根，改代赭石30g，威灵仙30g，天龙9g，加瓜蒌皮15g，鸦胆子9g，制南星30g，黄芩15g，枳实15g，制大黄6g。28剂，水煎服，每日1剂。

三诊（2023年9月10日）：4月14日放疗结束，吞咽困难仍有发作，进食流食，偶有呕吐黏液，大便日行成形，夜寐安，舌淡红，苔薄花剥，脉细。

处方：上方去党参、苍术、黄连、苏梗、石见穿、杏仁、枇杷叶、甘草、鸦胆子、黄芩、枳实、制大黄，改制南星15g，加太子参15g，炒白术12g，枸橘李12g，菝葜30g，北沙参15g，麦冬12g，生黄芪30g。14剂，水煎服，日1剂。

患者门诊随访，口干、胸闷消失，吞咽困难、呕吐黏液发作频率明显减少，生活能够自理，继续守方守法，酌情加用清热生津散结药物。

按：食管癌属于中医“噎膈”“关格”范畴，为中医内科“风、痨、臌、膈”四大顽症之一，《医宗必读》云“忧思悲恚则脾胃受伤，津液逐渐被耗尽，郁气则生痰，痰塞不通，气则上而不下，阻塞道路，难以饮食，噎塞所由成也”；《景岳全书·噎膈》云“过度酒色则伤阴，阴伤亦会造成精血苦凋，燥结病于下”，可知其病因归结于内伤饮食、情志不畅、年老精亏，引起脏腑功能失调，气血津液亏虚，气郁痰阻，毒瘀梗阻食管而发病，病位在食管，与脾胃肝肾关系密切。《伤寒论》第161条：“伤寒发汗，若吐，若下，解后，心下痞硬，噫气不除者，旋覆代赭汤主之。”仲景以旋覆代赭汤治疗肝气不和，脾胃虚弱，痰气上逆引起的呃逆痞证。现代研究发现，旋覆代赭汤能够抑制食管癌细胞的干性，徐老师擅长以该方化裁治疗食管癌气郁痰阻，脾虚湿蕴者。患者首诊以旋覆花、代赭石降气消痰，党参、苍术、茯苓、黄连、薏苡仁、鸡内金、甘草健脾和中；配合枇杷叶、八月札、苏梗以增降气之力；杏仁、芦根以增清肺化痰之功；石见穿、地龙、天龙、三七、威灵仙通络消癥散结。二诊患者放疗，见胸闷、黄腻苔，知痰热气阻仍剧，故加重清热化痰，上下分消，去三七、芦根，加大代赭石、威灵仙、天龙用量，加用瓜蒌皮、鸦胆子、制南星、黄芩、枳实、制大黄等药。三诊放疗结束，苔薄花剥，脉细提示津液亏损，上实下虚，以太子参易党参，炒白术易苍术，加用生黄芪、北沙参、麦冬加强益气生津之力，加大制南星之量，配合枸橘李、菝葜加强理气散结化痰之功。整个治疗过程从噎膈“阳气内结，阴血内枯”的病机入手，体现了“调养心脾以舒结气，填精益血以滋枯燥”（《临证指南医案·噎膈反胃》）的治疗理念，经调治患者吞咽困难、呕吐黏液发作频率明显减少，给予清热解毒、养阴生津诸药加减，随证治之，疗效确切。

（张琦君）

医案三　胃低分化腺癌术后

任某，男，58岁。初诊日期：2018年8月1日。

主诉：胃低分化腺癌术后10个月余。

现病史：患者于2017年10月23日行胃癌根治术，术后病理：低分化腺癌，浸润溃疡型。肿瘤大小：5cm×4cm×1.2cm。肿瘤组织侵犯至浆膜，脉管癌栓（+），神经束（+），淋巴（+），否认远处转移。Fish检测：HER-2（–）。2017年11月14日开始多西他赛方案化疗，共8次。末次化疗时间：2018年4月。后长期口服替吉奥治疗。2018年7月12日胸部X线提示两上肺外带多发结节，腹部超声：肝胆脾未见明显异常，胰腺显示不清。血清肿瘤标志物：CEA 8.84ng/ml。余AFP、CA199、CA50、CA125、CA724均在正常范围。

刻诊：乏力，双下肢尤甚，纳尚可，食后腹胀。大便日行1次，矢气频，小便尚调。夜寐安。舌质淡红，苔薄白，脉细弱。

诊断：中医：胃癌（精气亏虚，脾虚失运，痰气交阻证）。

西医：胃低分化腺癌术后，pT4aN3M0，ⅢB期。

治则：益气养精，健脾理气，解毒散结。

处方：太子参 15g，白术 12g，茯苓 15g，八月札 12g，金铃子 9g，藤梨根 30g，石见穿 15g，川连 6g，黄精 30g，七叶胆 15g，生黄芪 30g，当归 9g，川芎 15g，熟地黄 15g，鸡内金 12g，炒谷麦芽各 15g，北沙参 15g，女贞子 15g。14 剂。

二诊（2018 年 11 月 28 日）：间断化疗 16 次。乏力不适，纳可，便畅。舌质淡，苔白厚，脉细弱。

处方：党参 15g，白术 12g，茯苓 15g，八月札 12g，佛手 9g，木香 9g，川连 6g，石见穿 30g，菝葜 30g，藤梨根 30g，女贞子 15g，北沙参 15g，旱莲草 15g，生黄芪 30g，黄精 30g，鸡内金 12g，蒲公英 15g。14 剂。

三诊（2019 年 10 月 23 日）：胃低分化腺癌术后复诊，腰酸乏力，口干欲饮，纳可，便调，饮食不慎易腹泻。2019 年 10 月 11 日复查血清肿瘤标志物：CEA 6.0ng/ml，CY21-1 7.3 ng/ml，铁蛋白 714.8 ng/ml。舌质淡红，苔少，脉沉缓。

处方：党参 15g，白术 12g，茯苓 15g，佛手 12g，石见穿 30g，菝葜 30g，藤梨根 30g，柴胡 9g，升麻 12g，当归 9g，生黄芪 50g，黄精 30g，灵芝 15g，白扁豆 15g，鸡内金 12g，淫羊藿 15g，仙茅 9g，蒲公英 30g，大枣 5 枚，北沙参 30g，麦冬 12g，川断 30g。14 剂。

四诊（2020 年 7 月 29 日）：胃反酸减轻，晚饭后易反酸，自觉乏力，少口干。2020 年 1 月 23 日胃镜检查：食管、贲门及吻合口未见异常；残胃黏膜充血水肿，胆汁中重度反流。B 超：颈部淋巴结显示，锁骨上淋巴结未见异常肿大。肝区回声增粗，胆囊壁毛糙，胰腺、脾脏、双肾及肾上腺区未见异常。血清肿瘤标志物：AFP 2.87ng/ml，CEA 7ng/ml，CA50 13.46U/ml，CA199 22U/ml，CA125 8.55U/ml，CA724＜1.5U/ml。舌质淡红，苔少，脉细。

处方：太子参 15g，白术 12g，柴胡 9g，升麻 15g，当归 9g，陈皮 9g，石见穿 30g，菝葜 30g，藤梨根 30g，蒲公英 30g，佛手 9g，淫羊藿 30g，菟丝子 15g，生黄芪 50g，薜荔果 15g，川断 15g，黄精 30g，灵芝 15g，鸡内金 12g，生熟地黄各 15g，麦冬 15g。14 剂。

按：胃癌是起源于胃黏膜上皮的恶性肿瘤，好发年龄在 50 岁以上，由于饮食结构的改变、工作压力的增大及幽门螺杆菌感染等原因，使得胃癌呈现年轻化倾向。由于胃癌早期无明显症状，或出现上腹不适、嗳气等非特异性症状，常与胃炎、胃溃疡等胃慢性疾病症状相似，易被忽略，因此，胃癌一经发现，大多为中晚期。胃癌的预后与胃癌的病理分期、部位、组织类型、生物学行为及治疗措施有关。胃癌在中医学中属于“噎膈”“反胃”“癥瘕”“积聚”“伏梁”“心腹痞”“胃脘痛”的范畴。中医认为，胃癌是由于正气内虚，加之饮食不节、情志失调等原因引起的，以气滞、痰湿、瘀血蕴结于胃，胃失和降为基本病机。徐老师认为胃癌患者多存在精气不足、胃阴亏虚，脾虚气滞甚或胃气上逆的表现，如胃脘胀痛不舒、嗳气呃逆、纳差脘痞、乏力神疲，甚或伴呕吐、腹泻等症状。所以治疗遵法随证立、方从法出的诊疗思路，当益气养精、健脾理气、豁痰祛瘀、解毒散结。该患者为溃疡型低分化腺癌，恶性程度高，且伴有脉管癌栓，神经浸润及淋巴结转移，不得不长期口服化疗药，日久导致正气衰弱，故初诊见乏力，双下肢尤甚。胃癌术后胃容量骤减，故食后腹胀。舌脉为精气亏虚，脾虚气滞之象。徐老师本着有是证，用是方的宗旨，选用四君子加北沙参、八月札、川楝子益气养阴，健脾理气；黄芪、黄精、七叶胆益气养精；鸡内金、谷麦芽化食消胀，选用石见穿、藤梨根抑瘤解毒。全方配伍，以益气养精，健脾理气，软坚散结，解毒抑瘤。二诊患者乏力腹胀明显减轻，处方微调，继续坚持服用。三诊患者复查结果提示病情稳定，停用化疗药后坚持中药治疗，随访至今7年有余，病情稳定，生活自如。

（史海霞）

医案四　胃癌姑息术后

唐某，男，49岁。初诊日期：2017年4月21日。

主诉：胃贲门、胃底中分化腺癌姑息性切除术后1个月余。

现病史：患者因胃部占位于2017年3月2日于上海长海医院行胃姑息切除术。术后病理：胃贲门壁溃疡型肿块，大小6cm×6cm×1.6cm。神经侵犯(+)。胃小弯淋巴结(5/19)。胃贲门、胃底中分化腺癌（pT3N2Mx），累及食管。4月18日开始第一次化疗，方案：奥沙利铂200mg d1＋替吉奥40mg bid d1-14，Q3W。

刻诊：纳谷不馨，稍有恶心，时有胃嘈杂反酸。舌质淡红，苔略白，脉细。

诊断：中医：胃癌（精气亏虚，痰瘀毒聚，胃气上逆证）。

西医：胃贲门、胃底中分化腺癌姑息性切除术后pT4bN2M1，Ⅳ期。

治则：理气健脾，降逆止呕，益气养精。

处方：党参15g，白术12g，茯苓15g，木香9g，佛手12g，川连6g，煅瓦楞子15g，石见穿30g，菝葜30g，制半夏9g，生黄芪30g，黄精30g，灵芝15g，淫羊藿15g，川芎15g，大枣9g，鸡内金12g，炒谷麦芽各15g。14剂。

二诊（2017年6月30日）：胃癌全切术后，化疗第4次（2017年7月3日）。矢气频繁。舌质淡红，苔少，脉细。血常规（6月30日）：WBC 2.31×10^9/L。

处方：党参15g，白术12g，茯苓15g，八月札15g，木香9g，川连3g，金铃子9g，枳实15g，黄精30g，石见穿30g，骨碎补15g，淫羊藿15g，女贞子24g，生黄芪30g，川芎15g，桂枝9g，半夏9g，鸡内金12g，炒谷麦芽各15g。14剂。

双黄升白颗粒，每次2袋，每日2次。

三诊（2017年10月27日）：9月25日第8次化疗结束。2017年10月17日入院化疗。2017年10月17日血常规：WBC 2.97×10^9/L，N 0.9×10^9/L，RBC 3.45×10^{12}/L，PLT 91×10^9/L。肝肾功能：Cr 58μmol/L。肿瘤标志物：CA125 6.80U/ml，CA724 7.05U/ml，CEA 1.92ng/ml，CA199 13.35U/ml，尿粪常规（－）。2017年10月20日开始SOX方案化疗：奥沙利铂175mg 静滴 d1，替吉奥早40mg，晚60mg d1-14 Q3W。舌质淡红，苔少，脉细。

处方：党参15g，白术12g，茯苓15g，佛手12g，八月札15g，川楝子9g，丹参15g，石见穿30g，菝葜30g，天龙6g，黄精30g，生黄芪30g，淫羊藿15g，仙鹤草30g，鸡内金12g，炒谷麦芽各15g，女贞子15g。14剂。

四诊（2017年12月13日）：胃癌术后，化疗结束。诉畏寒，四肢麻木，少许头晕。舌淡红，苔薄黄腻，脉细。

处方：太子参12g，白术9g，茯苓15g，八月札15g，金铃子9g，石见穿30g，菝葜30g，藤梨根30g，天龙6g，川芎15g，桂枝9g，全蝎3g，生黄芪30g，淫羊藿15g，鸡内金 12g。14 剂。

双黄升白颗粒，每次 1 袋，每日 3 次。

五诊（2018 年 1 月 7 日）：手足麻木减轻，纳可，便调，眠安。舌淡红，苔白厚，脉细缓。2017 年 12 月 21 日入院复查评估。2017 年 12 月 22 日血常规：WBC 3.46×10^9/L，N 2.14×10^9/L，RBC 3.18×10^{12}/L，Hb 115g/L，PLT 82×10^9/L。肝肾功能：ALT 22U/L，AST 23U/L，Cr 51μmol/L。电解质：Na^+ 143mmol/L，K^+ 3.8mmol/L。肿瘤标志物：CA125 7.60U/ml，CA724 25.5U/ml，CEA 3ng/ml，CA199 10.0U/ml，尿粪常规（–）。肝脏 MR：胃癌术后改变，未见明显复发转移，请随访。肝脏、双肾多发囊肿，脾大。肺 CT 平扫：右中肺支气管扩张并少许感染，治疗后复查；胃癌术后改变，较前片（2017 年 9 月 16 日）相仿，双侧甲状腺多发结节。

处方：上方全蝎改 3g，加黄精 15g，女贞子 15g，骨碎补 15g。14 剂。

六诊（2018 年 2 月 28 日）：胃癌术后 1 年。口服替吉奥化疗。胃纳少，无恶心呕吐不适感，稍觉口干，时有手足麻木冷感。舌淡红，苔白厚，脉细缓。

处方：太子参 15g，白术 12g，茯苓 15g，八月札 15g，石见穿 30g，菝葜 30g，藤梨根 30g，天龙 6g，川芎 15g，桂枝 9g，全蝎 3g，生黄芪 30g，淫羊藿 15g，黄精 30g，北沙参 15g，鸡内金 12g，生甘草 9g。14 剂。

七诊（2018 年 5 月 2 日）：替吉奥已停用 1 个月。手足麻木好转，夜寐欠安。舌质淡红，苔少，脉细。

处方：太子参 15g，白术 12g，茯苓 15g，八月札 15g，石见穿 30g，菝葜 30g，藤梨根 30g，蒲公英 30g，川芎 15g，桂枝 9g，全蝎 3g，生黄芪 30g，知母 9g，珍珠母 30g，灯心草 6g，酸枣仁 18g，鸡内金 12g。14 剂。

八诊（2018 年 8 月 29 日）：手足麻木减轻，稍有烘热感，纳可，便调，眠安。舌质淡红，苔薄白，脉细。

处方：上方去全蝎，加山茱萸 15g。14 剂。

九诊（2018 年 12 月 5 日）：胃癌术后，口服替吉奥化疗。手足冷感，偶有烘热感，稍觉口干。纳可，便调，眠安。舌淡红，苔薄，脉细。复查全腹 MRI（–）。

处方：太子参 15g，白术 12g，茯苓 15g，八月札 15g，石见穿 30g，菝葜 30g，藤梨根 30g，蒲公英 30g，川芎 15g，桂枝 9g，生黄芪 30g，黄精 30g，淫羊藿 15g，北沙参 15g，珍珠母 30g，灯心草 6g，酸枣仁 18g，鸡内金 12g。14 剂。

十诊（2019 年 3 月 20 日）：一般情况可，时有乏力腰酸。舌淡红，苔薄，脉细。复查胃镜（–）。

处方：上方加川断 15g，枸杞子 15g。14 剂。

十一诊（2019 年 6 月 19 日）：胃癌术后复诊，pT4bN2M1 Ⅳ期。一般情况可，时有腰酸，嗳气，乏力。舌淡红，苔薄，脉细。

处方：太子参 15g，白术 12g，茯苓 15g，八月札 15g，佛手 9g，石见穿 30g，菝葜 30g，藤梨根 30g，蒲公英 30g，生黄芪 30g，黄精 30g，灵芝 15g，北沙参 15g，川断 30g，枸杞子 15g，山茱萸 15g，鸡内金 12g。14 剂。

十二诊（2019 年 9 月 4 日）：病情稳定，稍觉口干，腰酸。余无不适。舌淡红，苔薄，脉细。

处方：上方加天冬 12g。14 剂。

十三诊（2019 年 11 月 27 日）：胃癌术后。稍有腰酸，稍觉口干。舌淡红，苔薄，脉细。

处方：太子参 15g，白术 12g，茯苓 15g，八月札 15g，佛手 9g，石见穿 30g，菝葜 30g，藤梨根 30g，蒲公英 30g，生黄芪 30g，黄精 30g，灵芝 15g，北沙参 15g，川断 30g，枸杞子 15g，山茱萸 15g，薜荔果 15g，天冬 15g，鸡内金 12g。14 剂。

十四诊（2020 年 6 月 24 日）：（因疫情影响，半年未复诊）复查报告（2019 年 12 月 5 日）如下。血常规：WBC 3.28×10^9/L，N 1.66×10^9/L，RBC 3.49×10^{12}/L，Hb 141g/L，PLT 142×10^9/L。肝肾功能：ALT 22U/L，AST 23U/L，Cr 51μmol/L。电解质：Na^+ 143mmol/L，K^+ 3.8mmol/L。肿瘤标志物：CA125 6.1U/ml，CA153 12.5U/ml，CA50 5.16U/ml，CEA 1.36ng/ml，CA199 10.05U/ml，CY21-1 2.86ng/ml，尿粪常规（－）。上腹部增强 MR（2020 年 1 月 9 日）：胃术后改变；肝脾囊肿；双肾囊肿。刻诊：稍有腰酸，余无殊。舌淡红，苔薄，脉细。

处方：上方薜荔果改 30g。14 剂。

十五诊（2020 年 8 月 26 日）：胃癌姑息术后。pT4bN2M1 Ⅳ期。复查血常规：WBC 3.25×10^9/L，RBC 4.63×10^{12}/L，Hb 147g/L，PLT 159×10^9/L。纳可，便调，眠安，稍觉口苦，矢气多，稍有腰酸。舌淡红，苔薄，脉细。

处方：太子参 15g，白术 12g，茯苓 15g，八月札 15g，佛手 9g，石见穿 30g，菝葜 30g，藤梨根 30g，蒲公英 30g，生黄芪 30g，黄精 30g，灵芝 15g，川断 30g，枸杞子 15g，山茱萸 15g，薜荔果 30g，天冬 15g，川连 3g，女贞子 15g，鸡内金 12g。14 剂。

十六诊（2020 年 11 月 11 日）：胃癌姑息术后 4 年。口苦缓解，腰酸减轻，纳可，便调，眠安。舌淡红，苔薄，脉细。

处方：上方去川连。14 剂。

患者胃癌晚期，术后坚持中西医结合治疗，随访至今已 4 年，身安志平，生活自如。

按：胃癌是起源于胃黏膜上皮的恶性肿瘤，最常见的病理类型是腺癌。好发于 40～70 岁老年男性。早期胃癌术后 5 年生存率可达 90.9%～100%，但晚期胃癌仍然缺乏有效治疗手段，即使积极采取综合治疗，其 5 年生存率仍然不足 30%。胃癌的主要症状为腹痛，但早期常无明显症状，或仅出现上腹不适、嗳气等非特异性症状，常与胃炎、胃溃疡等胃慢性疾病症状相似，易被忽略，因此，胃癌一经发现，大多为中晚期。胃癌的预后与胃癌的病理分期、部位、组织类型、生物学行为及治疗措施有关。胃癌在中医学中属于“噎膈”“反胃”“癥瘕”“积聚”“伏梁”“心腹痞”“胃脘痛”的范畴。中医认为，胃癌是由于正气内虚，加之饮食不节、情志失调等原因引起的，以气滞、痰湿、瘀血蕴结于胃，胃失和降为基本病机。徐老师认为胃癌患者多存在精气不足、胃阴亏虚，脾虚气滞甚或胃气上逆的表现，如临床常见症状为胃脘胀痛不舒、嗳气呃逆、纳差脘痞、乏力神疲，甚或伴呕吐、腹泻等症状。所以治疗遵法随证立、方从法出的诊疗思路，当益气养精、健脾理气、豁痰解毒、温经通络。该患者为溃疡型中分化腺癌，发现时已经是晚期，只能行姑息性切除术，且术后化疗周期长，静脉化疗 16 次，继以口服替吉奥。日久导致正气衰弱，痰瘀毒聚。故初诊见纳谷不馨，稍有恶心，时有胃嘈杂反酸。手足麻木畏寒。胃癌术后长期化疗，副作用严重，故见恶心纳差；铂类化疗药易损伤周围神经，故手足麻木畏寒。舌脉为精气亏虚，脾虚气滞之象。徐老师本着有是证，用是方的宗旨，选用四君子合香连丸加佛手、瓦楞子健脾理气制酸；黄芪、黄精益气养精；鸡内金、谷麦芽化食消胀，选用石见穿、菝葜、灵芝抑瘤解毒。黄芪、大枣、川芎、淫羊藿益气温阳，活血通络，营养神经，以改善化疗药引起的周围神经损伤。全方配伍，以益气养精，健脾理气，温经通络，解毒抑瘤。坚持中西医结合治疗 1 年后，患者手足麻木畏寒减轻，胃纳改善，但量少，徐老师予辨证调方，用四君子加北沙参益气养阴，合并温经化瘀通络方加强治疗周围神经损伤。随诊 2 年后患者复查结果提示病情稳定，停用化疗药后坚持中药治疗，随访近 6 年，病情稳定，生活自如。

（史海霞）

医案五　原发性肝癌介入治疗后

夏某，女，57 岁。初诊日期：2011 年 8 月 13 日。

主诉：原发性肝癌介入治疗后。

现病史：因胃脘不适就诊，发现肝部多发占位，确诊为原发性肝癌，2011 年 7 月 21 日介入治疗后，胃胀恶心，口苦，大便秘结。舌尖红，苔薄，脉细。

诊断：中医：肝癌（肝气郁结，癌毒盘踞证）。

　　　西医：原发性肝癌。

治则：疏肝健脾，抑癌解毒。

处方：柴胡 12g，八月札 15g，枳壳 15g，木香 9g，黄连 6g，半枝莲 30g，岩柏 30g，白花蛇舌草 30g，黄柏 6g，桃仁 9g，枳壳 15g，槟榔 12g，生黄芪 30g，白扁豆 15g，鸡内金 12g，知母 9g，干蟾皮 6g。水煎服，每日 1 剂。

二诊（2012 年 10 月 11 日）：患者介入治疗后，乏力，消瘦，纳可，口干苦，大便干，小便较黄，睡眠尚可，多梦。WBC 3.41×10^9/L，RBC2.26×10^{12}/L，Hb83g/L，PLT90×10^9/L。B 超：肝内多发不规则肿块。舌质红，苔黄腻，脉弦细。

处方：柴胡 15g，八月札 15g，枳壳 15g，槟榔 18g，木香 9g，黄连 9g，半枝莲 30g，岩柏 30g，白花蛇舌草 30g，瓜蒌仁 30g，制大黄 9g，黄柏 9g，制苍术 9g，女贞子 15g，墨旱莲 30g，生黄芪 30g，鸡内金 12g，炒谷麦芽各 15g，丹参 30g。水煎服，每日 1 剂。

三诊（2018 年 1 月 30 日）：口干，乏力，进食多则胃胀，胃嘈杂不适，大便日行 1 次。舌尖略红，苔薄，脉细。

处方：生黄芪 30g，黄精 30g，半枝莲 30g，岩柏 30g，白花蛇舌草 30g，淫羊藿 15g，灵芝 15g，北沙参 30g，木香 9g，佛手 15g，炙鸡内金 12g，炒谷麦芽各 15g，酸枣仁 18g，川芎 15g，桂枝 9g。14 剂。

按：中医诊治疾病的核心内容是辨证论治，历代医家多强调辨证与辨病相结合。恶性肿瘤作为现代医学命名的疾病类型，徐老师认为辨证当与辨瘤相结合，同时融汇新知，达到既要体现辨证精当，又能抓住恶性肿瘤的独特之处，形成辨瘤与辨证相结合的模式。在辨瘤方面，首先是明确恶性肿瘤与其他疾病有所区别。恶性肿瘤的发生发展和预后与其他内科疾病均大不相同，具有病变乖戾，传变迅速，预后较差，严重威胁患者生命的特点。因此在辨瘤论治上要抓住其生物学行为特征来选择用药，针对性地选择目前研究有一定抗癌特异性的中药。此外，辨瘤也需要辨别恶性肿瘤的种类及类型，针对不同脏器、不同病理类型的肿瘤，中医临证方药也有所不同。该患者罹患肝癌多年，应用介入治疗使得疾病能够局部、有限期地得到控制，但是，随着介入次数的增多，患者的体质也越来越差，正气被戕伐，精气亏虚，正虚则邪盛，癌毒流窜，病情加重。病位在肝，故患者常见口干口苦，舌尖红，苔薄黄；肝郁犯胃则见胃胀嗳气、嘈杂反酸；腑气不通则见便秘。徐老师予肝岩舒方加减，疏肝理气，健脾和胃，益气养精，解毒散结。用药在扶正基础上选用对肝癌有特异性的岩柏、半枝莲、白花蛇舌草、干蟾皮以抗肿瘤，同时兼顾健脾理气，共奏扶正抗癌之效。患者积极治疗，随访 10 余年，至今健在。徐教授认为，对于中晚期恶性肿瘤患者的中医综合治疗，应首先确定患者的病变部位、病理诊断、分期、转移情况，再依据中医理论，结合患者的精神、症状表现、免疫和营养状态，归纳综合其病机特点，进行辨证分型施治，体现辨瘤与辨证相结合的思路。

（史海霞）

医案六　肝血管内皮癌术后复发伴肺转移

张某，男，49 岁。初诊日期：2019 年 5 月 12 日。

主诉：肝血管内皮癌术后复发伴肺转移。

现病史：患者于 2019 年 3 月 27 日行右肝后叶切除术＋根治性肝癌肝叶切除术。术后病理：肝上皮样血管内皮癌。术后予干扰素治疗。2020 年 4 月 30 日复查上腹部磁共振，肝脏数个复发病灶，4 月 5 日胸部 CT：两肺多发结节影。

刻诊：胸脘痞胀，反酸，灼热感，咳嗽痰多，纳可，大便日行，欠畅。偶有头晕，舌质淡红，苔少，脉细。

诊断：中医：肝癌（肝郁脾虚，肝火犯胃，精气不足，癌毒流窜）。

　　　西医：肝癌术后复发伴肺转移。

治则：疏肝健脾，理气化痰，解毒散结。

处方：柴胡 9g，八月札 15g，川楝子 9g，白芍 15g，半枝莲 30g，岩柏 30g，七叶一枝花 15g，白花蛇舌草 30g，杏仁 9g，芦根 30g，鱼腥草 30g，枇杷叶 12g，瓜蒌仁 30g，生黄芪 30g，七叶胆 30g，甘草 9g，牡丹皮 9g，炒山栀 9g，鸡内金 12g，枳壳 15g，生地黄 15g。14 剂。

二诊（2019 年 6 月 23 日）：2019 年 6 月 6 日复查腹部增强 CT 示肝癌术后，肝内多发复发灶（4 个），最大直径 2.6cm，较老片（2019 年 3 月 11 日）进展；肝及双肾小囊肿。胸部 CT：两肺多发小结节影，最大者 7mm，位于左肺下叶，与 2019 年 3 月 7 日片相仿。血生化：尿常规（2019 年 3 月 7 日）示隐血（+），镜下红细胞计数 85/μl；2019 年 6 月 6 日：尿隐血（++），红细胞计数 192/μl。刻诊：咳痰缓解，大便干结，2 日未行；病灶进展，尿黄，右上腹隐痛。目糊。舌淡红，苔薄，脉细。

处方：上方去杏仁、鱼腥草、芦根、枇杷叶，加桃仁 15g，枳实 15g，黄柏 9g，茜草 15g。14 剂。

三诊（2020 年 6 月 21 日）：2020 年 6 月 11 日复查腹部 MRI＋增强提示肝癌术后，多发复发灶，部分病灶较前（2020 年 3 月 4 日）缩小。肝及肾小囊肿。胸部 CT 提示肺结节同前相仿。目前干扰素治疗。喉中有痰，量多色白。稍有胃胀，纳差。大便干，三四天一行。牙龈易出血，夜眠尚安，稍觉胸闷，心烦急躁，肝区时隐痛。舌淡红，苔薄白，脉弦。

处方：党参12g，白术9g，茯苓12g，八月札15g，瓜蒌皮15g，川楝子9g，枳实15g，半枝莲30g，岩柏30g，白花蛇舌草30g，木香9g，七叶胆24g，灵芝15g，生黄芪30g，制大黄9g，鸡内金12g，白芍15g，甘草9g，芦根30g，白茅根30g，藿香9g。14剂。

按：肝上皮样血管内皮瘤（epithelioid hemangioendothelioma，EHE）是一种少见的肝血管肿瘤，预后不一，其临床病程介于血管瘤与血管内皮肉瘤之间。临床表现不典型，25%的患者无症状，其余表现以非特异性的上腹痛、肝脏肿大、乏力、腹水、黄疸为主，也有类似Budd–Chiari综合征的表现，EHE晚期可出现全身转移和肝功能衰竭。实验室检查AKP、r-GT升高，但肿瘤指标大多正常。EHE确诊依靠病理学检查，胞质内单核细胞血管腔和血管内皮标志物阳性为其两个特征性表现，因此，组织学及免疫组化在EHE诊断过程中起到决定性作用。临床EHE以多结节为主。EHE对化疗、放疗均不敏感，迄今认为唯一可以治愈的方法为肝移植。Mehrabi等对128例EHE患者行肝移植手术，其1年、5年的生存率分别为96%和54.5%。对不能或没有条件行肝移植的患者，手术治疗是首选治疗。药物治疗中，由于沙利度胺有抑制血管内皮的作用，故可适用于弥漫性转移性的EHE。

肝癌属于中医学“黄疸”“积聚”等范畴，其病因病机多因湿热邪毒，虫蛊、酒毒为害日久所致，气滞、血瘀、湿热、痰湿、热毒等结为有形之邪，酿生癌毒，癌毒与有形之邪结于肝脏，逐渐蓄积而发病。该患者初诊见胸脘痞胀，反酸，灼热感，咳嗽痰多，大便欠畅。偶有头晕，舌质淡红，苔少，脉细等症，徐老师认为证属肝郁脾虚，肝火犯胃，精气不足，癌毒流窜，治当疏肝健脾，清热和胃，理气化痰，解毒散结。组方选用加味逍遥散之意疏肝健脾，清热和胃，药选柴胡、白芍、牡丹皮、栀子、生地黄、甘草；病位在肝，肝气宜舒，当以疏肝理气，故选用八月札、枳壳、川楝子条达肝气；针对肝癌，选用半枝莲、岩柏、七叶一枝花、白花蛇舌草解毒抑瘤；黄芪、七叶胆益气养精，针对咳嗽痰多，徐老师常用杏仁、芦根、鱼腥草、枇杷叶化痰止咳。全方配伍，以疏肝健脾，清热和胃，益气养精，解毒抑瘤。二诊复查提示肝脏复发病灶，提示病情进展，患者咳痰缓解，但右上腹隐痛不适，尿黄便结，小便出血，遂调整用药，加用桃仁活血止痛，枳实、瓜蒌仁理气通便，黄柏、茜草清下焦湿热止血。因受疫情影响，时隔1年，患者复诊，提示经过持续中药治疗，复发病灶较前部分缩小，肺部结节同前相仿。患者自觉喉中有痰，量多色白。稍有胃胀，纳差。大便干，三四天一行。牙龈易出血，心烦急躁，肝区时隐痛。舌淡红，苔薄白，脉弦。证属肝郁脾虚，癌毒留聚，酿湿生痰，阻碍脾运。徐老师予肝岩舒方健脾理气，解毒散结，针对患者刻下症状，加用白芍、川楝子、木香疏肝除烦；枳实、制大黄泻热通便；芦根止咳化痰，白茅根清热利水对症处理；祛邪不忘固本，以黄芪、七叶胆、灵芝益气养精，鸡内金健脾化滞。患者随访4年余，带瘤生存，生活基本自如。

（史海霞）

医案七　肝右叶巨型肝癌

冯某，女，74岁。初诊日期：2018年9月27日。

现病史：患者2016年于当地县医院体检时确诊肝血管瘤，未行治疗。2018年5月3

日行CT检查：肝右叶占位。2018年5月9日于安徽医科大学第一附属医院检查示肝右叶巨型肝癌伴有门静脉右支癌栓，5月15日及7月17日行肝动脉化疗栓塞术。9月22日复查增强CT示肝癌介入术后，仍有存活灶。目前口服保肝药治疗中。

刻诊：右胁疼痛，大便次数多，不成形。消瘦、口干，头重，腰背关节疼痛，纳谷一般，寐可，小便黄。舌淡，苔薄，脉弦。

诊断：中医：肝岩（气阴两虚证）。

西医：肝癌，介入术后。

治则：益气养阴，健脾理气，解毒散结。

处方：太子参15g，白术12g，茯苓15g，八月札12g，川楝子9g，延胡索15g，莪术9g，半枝莲30g，岩柏30g，白花蛇舌草30g，七叶胆15g，灵芝15g，黄精15g，黄柏9g，生黄芪30g，白扁豆15g，鸡内金12g，北沙参15g，丹参15g。14剂，水煎服，每日1剂。

二诊（2019年3月17日）：患者介入治疗4次。刻诊：纳谷较前改善，便畅，眠可。舌质淡红，苔薄，脉缓。治拟健脾理气，扶正解毒。

处方：党参15g，白术12g，茯苓15g，八月札15g，金铃子9g，香附9g，半枝莲30g，岩柏30g，白花蛇舌草30g，干蟾皮6g，黄精15g，灵芝15g，生黄芪30g，黄柏9g，莪术15g，鸡内金12g，川芎15g。60剂，水煎服，每日1剂。

三诊（2020年1月5日）：患者肝癌介入治疗6次，末次时间：2019年10月23日。右侧胁肋不适感，眩晕发作1次。纳可，便畅，眠差，入睡困难，偶有心烦。舌质淡红，苔薄腻，脉弦。治拟健脾理气，解毒散结，益气养精。

处方：党参12g，白术12g，茯苓12g，八月札12g，半枝莲30g，岩柏30g，白花蛇舌草30g，干蟾皮6g，黄精30g，灵芝15g，七叶胆15g，生黄芪30g，木香9g，生甘草9g，鸡内金12g。60剂，水煎服，每日1剂。

按：肝癌多因湿热邪毒，虫蛊、酒毒为害日久所致，气滞、血瘀、湿热、痰湿、热毒等结为有形之邪，酿生癌毒，癌毒与有形之邪结于肝脏，逐渐蓄积而发病。徐老师认为肝癌患者多存在肝肾阴虚、脾虚气滞表现，如胁肋胀痛不舒、纳差脘痞、口干口苦、乏力神疲，甚或伴呕吐、腹泻等症状。所以治疗遵法随证立、方从法出的诊疗思路，当健脾理气、补肾疏肝、软坚散结。该患者因存活灶的遗留，不得不间断行介入化疗药栓塞手术治疗，日久导致正气衰弱，病情进展。初诊见右胁疼痛，纳差消瘦，口干等气阴两虚，肝肾不足之象。徐老师本着有是证，用是方的宗旨，选用四君子加北沙参益气养阴健脾；病位在肝，肝气宜舒，当治以疏肝理气，活血止痛，故选用八月札、香附、川楝子条达肝气，延胡索、莪术、丹参活血止痛；针对肝癌，选用半枝莲、岩柏、七叶胆、灵芝解毒抑瘤；黄芪、黄精、灵芝益气养精，全方配伍，以健脾理气，补肾养精，软坚散结，解毒抑瘤。二诊患者虽又经历了2次介入术，但总体病情平稳，体质情况较前好转，提示正气逐渐来复，遂在前方基础上加用干蟾皮以加强解毒抗瘤力量。三诊患者介入术期间逐渐延长，提示病灶进展可能减慢，诸症平稳，身体无明显不适，遂调方更加精炼，以四君子加八月札健脾理气，岩柏、半枝莲等抑瘤解毒，黄芪、黄精、灵芝益气养精，甘草缓急和中，鸡内金健脾化滞。患者随访至今，带瘤生存，生活基本自如。

（史海霞）

医案八 肝左叶肝细胞肝癌术后

许某，男，52岁。初诊日期：2019年3月20日。

患者因肝左叶恶性肿瘤、胆囊结石于2017年11月10日在上海市中山医院腹腔镜下行肝左叶部分切除术加胆囊切除术，术中肝左叶肿块大小为1.2cm×1.0cm×1.0cm，术后病理：肝左叶肝细胞肝癌，分化Ⅲ级，侵犯肝被膜。术后定期随访。2018年12月20日复查超声提示肝硬化，门静脉矢状段栓子，于2018年12月26日行左半肝切除＋肠粘连松解术，术中发现脉管内癌栓。病理结果：肿块大小2cm×2cm，肝细胞肝癌，Ⅲ级。2019年1月28日复查彩超：肝硬化，血清肿瘤标志物阴性。

刻诊：乏力，气短，声低，脘腹疼痛，手术部位疼痛尤甚，胸闷，晨起小便色黄，纳谷一般，大便日行一次，成形，时有头晕眼花，畏寒，口干多饮，口苦口臭，阵发性面红，盗汗。舌质淡红，苔薄少，脉弦。

诊断：中医：肝岩（精气两虚，气滞毒结证）。

西医：肝左叶恶性肿瘤。

治则：健脾养精，理气散结，解毒消岩。

处方：太子参15g，生白术12g，茯苓15g，八月札15g，川楝子9g，枳壳15g，木香9g，川连6g，半枝莲30g，岩柏30g，白花蛇舌草30g，北沙参30g，枸杞子15g，黄精30g，黄柏9g，生黄芪30g，绞股蓝15g，山药15g，炒鸡内金12g，知母9g，山茱萸15g，灵芝15g。28剂。

二诊（2019年4月24日）：患者手术部位疼痛，盗汗减轻，口干口苦，下肢乏力，尿黄。大便日行2次，口服瑞戈非尼后出现声音嘶哑。舌质淡红，苔少，脉弦细。

处方：上方绞股蓝加量至30g，加干蟾皮6g，川石斛15g。

三诊（2019年5月27日）：患者腹部时有疼痛，目干涩且目糊，乏力，胃纳欠佳，大便日行1次，偏稀，夜寐不安，多梦。舌质淡红，苔薄白，脉弦细。

处方：上方去枳壳、北沙参、山萸肉、干蟾皮、炒鸡内金，加制香附9g，淮小麦30g，炙甘草9g，大枣9g，川芎15g，灯心草6g，炒酸枣仁15g，白扁豆15g，炒谷麦芽各15g。

四诊（2019年7月3日）：患者寐艰，时有头晕。目糊，口干，肝区疼痛，晨起口苦，小便略黄，大便时稀，纳谷一般，腰背痛，双手麻木。舌质淡红，苔薄少，脉细。

处方：北沙参15g，当归15g，枸杞子15g，八月札15g，木香9g，川芎15g，桂枝9g，全蝎3g，半枝莲30g，岩柏30g，白花蛇舌草30g，黄精30g，灵芝15g，绞股蓝15g，生黄芪30g，山药15g，茯苓15g，生甘草9g，炒鸡内金12g，莪术15g，炒白术12g，垂盆草15g，黄柏9g。

五诊（2019年9月18日）：患者口干、眼干较前缓解，无怕冷，手足麻木感痊愈，头晕、乏力，大便时稀，纳谷一般，夜寐欠安。舌质暗红，苔少，脉细。

处方：北沙参15g，当归9g，枸杞子15g，八月札15g，木香9g，半枝莲30g，岩柏30g，白花蛇舌草30g，黄精30g，灵芝30g，绞股蓝30g，生黄芪50g，山药30g，茯苓15g，生甘草9g，炒鸡内金12g，生白术12g，生三七6g，干蟾皮6g。

六诊（2019年11月20日）：患者大便日行1次，便血、手术部位疼痛，双下肢疼痛，头晕。舌质淡红，苔白，脉细。

处方：太子参 15g，炒白术 12g，茯苓 15g，当归 9g，柴胡 9g，升麻 12g，半枝莲 30g，岩柏 30g，重楼 9g，黄精 30g，灵芝 15g，绞股蓝 15g，八月札 15g，制香附 9g，淫羊藿 15g，北沙参 30g，川连 6g，炒鸡内金 12g，生甘草 9g。

七诊（2020 年 1 月 15 日）：患者入睡困难，胃脘胀满，口干，大便稀，日行 1～3 次，矢气多，偶有便血，瑞戈非尼减量为 1 粒。舌质淡红，苔少，脉细。

处方：太子参 15g，炒白术 12g，茯苓 15g，半枝莲 30g，岩柏 30g，重楼 9g，黄精 30g，灵芝 15g，绞股蓝 15g，八月札 15g，制香附 9g，淫羊藿 9g，北沙参 30g，川连 6g，炒鸡内金 12g，生甘草 9g，川楝子 9g，白扁豆 15g，制首乌 15g。

八诊（2020 年 4 月 15 日）：患者胃脘胀痛，口干口苦，大便溏薄不调，夜寐差，易醒，怕冷，盗汗。舌质淡红，苔少，脉细。

处方：太子参 12g，炒白术 9g，茯苓 12g，川楝子 12g，佛手 15g，木香 9g，吴茱萸 6g，川连 6g，半枝莲 30g，岩柏 30g，白花蛇舌草 30g，黄精 30g，灵芝 15g，绞股蓝 15g，砂仁（后下）6g，豆蔻（后下）6g，淫羊藿 12g，生黄芪 30g，炒鸡内金 12g，北沙参 30g，白扁豆 15g，生甘草 9g。

随访至 2024 年 1 月 10 日共二十一诊，患者症情稳定。

按：患者从确诊肝癌到发现转移只有一年多时间，中间虽然经过手术、靶向治疗等常规治疗，但仍发现脉管癌栓，说明肿瘤恶性程度较高。手术损伤人体精气，故见乏力，气短，声低；气滞血瘀，不通则痛，故见脘腹疼痛。徐教授根据多年治疗肝癌经验，研制了治疗肝癌的有效方药：肝岩舒方。一诊运用肝岩舒方加减，太子参、白术、黄芪、黄精、灵芝等益气健脾，补益精气，八月札、川楝子疏肝理气，枳壳行气宽胸，理上焦之气，木香行气止痛，醒脾消食，理中焦之气，加强理气之功。北沙参、枸杞子、山萸肉、山药等滋补肝肾。知母、黄柏、黄连清利湿热。半枝莲清热利湿、消肿解毒，岩柏清热利尿、活血消肿，白花蛇舌草清热解毒、利湿通淋，绞股蓝清热解毒、益气健脾，诸药合用，共奏抗肿瘤之功。

二诊绞股蓝加量，加干蟾皮加强中药抗肿瘤作用，加石斛是加强养阴生津之功。

三诊加香附，与木香合用理气止痛，治疗腹部疼痛，灯心草、酸枣仁是徐教授临床喜用的治疗失眠的药对，合用甘麦大枣汤加强安眠作用。患者出现大便偏稀，故去北沙参、山萸肉等养阴药物，加白扁豆以健脾化湿止泻。因为干蟾皮长期服用可以出现胃脘不适副作用，患者出现胃纳欠佳，故去干蟾皮，加炒谷麦芽以消食健脾，改善患者胃纳功能。

四诊患者出现口干、目糊、口苦、小便黄等肝胆湿热伤阴症状，故加垂盆草以清利肝胆湿热；使用当归、莪术以养血活血止痛；桂枝、川芎、全蝎是徐教授临床治疗化疗药物、靶向药物出现的手足麻木副作用的有效“角药”，经过多年临床使用，发现此角药确能有效缓解患者手足麻木。

五诊患者手麻已经痊愈，故去桂枝、川芎、全蝎；灵芝、绞股蓝、山药、黄芪均加量，以加强补益精气力量；患者肝胆湿热症状不显，故去垂盆草、黄柏等清利湿热之品，以防久服碍胃；使用三七、干蟾皮以活血解毒、散结抗癌。

六诊以肝岩舒方为基础方，加当归、北沙参、柴胡、香附以柔肝疏肝，使用升麻、蚤休以加强清热解毒作用。

七诊加川楝子以疏肝泻热，缓解胃脘胀满；患者便血仍有，故减性温淫羊藿用量，去当归、柴胡、升麻；加白扁豆以健脾化湿，缓解腹泻；加何首乌补肝肾，乌须发，缓解患者口服瑞戈非尼后出现脱发副作用。

八诊仍以肝岩舒方为基本方，加佛手、木香、左金丸以清热和胃，治疗胃脘胀痛；加砂仁、白扁豆、白豆蔻以芳香化湿，健脾止泻。

（尚德师）

医案九 肝内胆管癌

胡某，男，70岁。初诊日期：2013年6月17日。

患者2013年5月影像学诊断为肝内胆管癌。2013年5月16日于中国人民解放军海军特色医学中心行伽马刀治疗。术后查腹部MRI增强：肝脏占位，伽马刀术后改变，病灶活性残留。

刻诊：腹部胀满，纳谷欠馨，大便少，尿稍黄。舌淡红，苔薄白，脉细。

诊断：中医：肝积（脾虚肝郁证）。

西医：肝内胆管癌，伽马刀术后。

治则：益气健脾，养精消积，疏肝清热。

方药：肝岩舒方加减。

处方：太子参12g，炒白术9g，八月札12g，半枝莲30g，岩柏30g，白花蛇舌草30g，绞股蓝24g，灵芝15g，生黄芪30g，淫羊藿12g，木香9g，黄连6g。14剂。

二诊（2013年8月22日）：患者目前口服替吉奥化疗，现症见胃脘胀满，口干少饮，纳谷欠馨，大便调，舌红苔少，脉略滑数。

处方：党参15g，炒白术12g，茯苓15g，柴胡9g，八月札15g，木香9g，半枝莲30g，岩柏30g，白花蛇舌草30g，黄连6g，川芎15g，香附9g，生黄芪30g，黄柏6g，川石斛15g，鸡内金12g，谷麦芽各15g，枳壳15g。14剂。

三诊（2013年12月4日）：2013年12月复查上腹部MRI增强：肝内多发实质占位结节可能，较前片缩小，肝硬化。现症见食后胃胀，纳谷欠馨，口苦便秘，夜寐欠安。舌红苔薄，脉细。

处方：太子参12g，生白术9g，八月札12g，半枝莲30g，岩柏30g，白花蛇舌草30g，绞股蓝24g，灵芝15g，生黄芪30g，淫羊藿12g，柴胡9g，丹参30g，桃仁9g，瓜蒌仁30g，合欢皮15g，木香9g，黄连6g，鸡内金12g。14剂。

四诊（2016年5月11日）：现症见潮热盗汗，口干口苦，肝区胀痛，食后胃脘稍胀，胃纳稍欠，便秘，夜寐较前改善。舌红苔薄，脉细。

处方：太子参15g，生白术12g，茯苓15g，八月札15g，青皮9g，川楝子9g，半枝莲30g，岩柏30g，干蟾皮9g，白蒺藜30g，白花蛇舌草30g，瓜蒌仁30g，桃仁15g，灵芝30g，绞股蓝15g，生黄芪30g，木香9g，黄连6g，北沙参15g，黄柏6g，知母9g，鸡内金12g，碧桃干15g。14剂。

五诊（2019年3月20日）：患者规律服用中药，影像学复查肝内病灶较前稳定。现症见入睡困难，时间短，依赖安眠药，胃纳可，二便调，乏力。舌淡红，苔薄白，脉细。

处方：太子参15g，生白术12g，茯苓15g，八月札15g，香附9g，半枝莲30g，岩柏

30g，白花蛇舌草 30g，蒲公英 30g，川芎 15g，绞股蓝 15g，灵芝 15g，黄精 30g，山萸肉 15g，淫羊藿 12g，生黄芪 30g，灯心草 6g，珍珠母 30g，酸枣仁 15g，鸡内金 12g，谷麦芽各 12g。14 剂。

六诊（2019 年 9 月 11 日）：现症见夜寐差，易醒，进食后胃胀，小便黄，大便利，口干欲饮。舌淡红，苔薄白，脉细。

处方：太子参 15g，生白术 12g，茯苓 15g，八月札 15g，香附 9g，半枝莲 30g，岩柏 30g，白花蛇舌草 30g，蒲公英 30g，干蟾皮 9g，丹参 15g，绞股蓝 15g，灵芝 15g，黄精 30g，山萸肉 15g，淫羊藿 12g，黄柏 9g，生黄芪 30g，生甘草 9g，鸡内金 12g，北沙参 15g。14 剂。

七诊（2020 年 10 月 21 日）：2020 年 10 月 19 日复查上腹部 MRI 增强示肝恶性肿瘤伽马刀术后，肝尾叶病灶基本坏死（2.8cm×4.7cm），右侧腹膜后肿大淋巴结（2.2cm×1.4cm）。血清肿瘤标志物：CEA 2.0ng/ml，AFP 3.0ng/ml，CA199 14.4U/ml。现症见口干，胃痛，纳可便调，胃胀口苦。舌淡，苔薄白腻，脉细。

处方：太子参 15g，炒白术 9g，八月札 12g，半枝莲 30g，岩柏 30g，白花蛇舌草 30g，绞股蓝 15g，灵芝 30g，生黄芪 30g，知母 9g，炙鳖甲 9g，鸡内金 12g，木香 9g，黄连 3g，北沙参 15g，谷麦芽各 12g。14 剂。

八诊（2024 年 5 月 8 日）：患者间断服用中药。2024 年 3 月胸部 CT 发现肺转移。2024 年 4 月 9 日肝 MRI 增强：肝恶性肿瘤治疗后，肝内多发存活灶，较前（2024 年 1 月 30 日）稍进展，门静脉右侧受累，继发性布加综合征可能，胰头多发转移，肝门及腹膜后多发转移，右侧肾上腺区及脾转移，腹水，双侧胸腔积液，两肺小结节，转移可能大。2024 年 4 月 22 日住院行右侧胸腔积液引流术。2024 年 5 月 2 日胸部 CT：两肺多发实性结节，考虑转移，右侧少量胸腔积液，左侧部分肋骨骨质密度减低，转移？补充诊断：肝内胆管癌，伽马刀术后，肝、脾、胰头、双肺、右肾上腺转移Ⅳ期。现症：乏力失眠，胃痛纳差，口干苦欲饮，畏寒尿黄，舌红苔白，脉细。

处方：太子参 12g，炒白术 9g，八月札 12g，半枝莲 30g，岩柏 30g，白花蛇舌草 30g，绞股蓝 24g，灵芝 15g，生黄芪 30g，淫羊藿 12g，木香 9g，黄连 3g，麦冬 15g，黄柏 9g，鸡内金 12g，酸枣仁 15g，珍珠母 30g，远志 12g。14 剂。

九诊（2024 年 6 月 26 日）：2024 年 6 月 19 日肝 MRI 增强示肝右叶、肝左外叶治疗后改变，较 2023 年 8 月 23 日略增大，肝脏多发性强化灶，转移可能，较前增多，门静脉下腔静脉栓子，转移可能；脾脏转移，两肺多发转移，多发骨转移。现症见乏力倦怠，纳谷不香，泛恶，胃隐痛嘈杂，腹胀，大便日行一次，不畅，畏寒肢冷，尿黄，口干少饮。舌质淡，苔黄腻，脉弦滑。治拟益气健脾养精，清热和中利胆，化瘀通络。

处方：太子参 15g，生白术 12g，茯苓 15g，木香 9g，黄连 6g，大腹皮 15g，枳壳 15g，猫人参 30g，淫羊藿 15g，黄柏 9g，生黄芪 30g，半枝莲 15g，岩柏 15g，黄精 30g，泽泻 30g，生蒲黄 9g，生甘草 9g，竹茹 9g。14 剂。

皮硝大黄粉 28 剂，外敷。

按：肝内胆管癌（intrahepatic cholangiocarcinoma，ICC），指起源于肝内胆管上皮细胞的恶性肿瘤，其发病率占原发性肝癌的 10%～15%，发病隐匿，进展较快。以往肝内胆管癌的诊治都并入肝细胞癌中，但因其发病机制、生物学行为、治疗方法及预后等与肝细胞癌差异较大，故临床指导意义不佳，治疗方案较少，预后极差。直至2010年，AJCC发布的第7版TNM分期系统才正式将肝内胆管癌从肝细胞癌中单列出来。我国的首部肝内胆管癌诊疗共识也直到2022年才正式发布。而徐振晔教授早在10多年前就对肝内胆管癌的诊治思想及方法有了独到见解。本案中肝内胆管癌患者自2013年起病在徐教授门诊就诊，运用中医药与伽马刀、化疗有机结合治疗，存活11年之久，实为可贵。

中医古籍并无“肝内胆管癌”之病名，然如《难经·五十六难》中曰：“肝之积，名曰肥气。”《灵枢·论疾诊尺》提到：“面色微黄，齿垢黄，爪甲上黄，黄疸也，安卧，小便黄赤。”据肝癌之症状特点，可将其归于“肝积”“肥气”“臌胀”“黄疸”等范畴。徐振晔教授认为，肝内胆管癌病之成多归于虚、毒、瘀致病，或因邪毒外袭，稽留日久，或因饮食内伤，脾运失常，酿生痰湿，或因情志不遂，郁久成滞，以上众因交集，终致有形实邪。肝积属本虚标实，肝郁脾虚乃本病之核心病机。徐教授谨察病情，观邪正阴阳以调之，以中医辨治结合伽马刀、化疗等治疗，使病邪得攻，正气得复，终达带瘤生存之效。初诊之时，患者脾胃不足，肝郁化热，邪毒偏盛。脾主运化，脾虚致胃纳不良、食欲不振；肝主疏泄，喜条达而恶抑郁，肝气郁滞故致气机不利、腹部胀满；舌苔脉象为佐证。故徐教授以肝岩舒方化裁，方中以生黄芪益气养血，灵芝补气益肾共为君药，太子参健脾生津，炒白术健脾理气，淫羊藿补肾壮阳，七叶胆清热补虚为臣药；佐以半枝莲、岩柏、白花蛇舌草清热解毒抗瘤，八月札软坚散结、疏肝和胃；全方共得益气健脾、养精消积、疏肝清热之功。二诊至四诊，患者联合口服化疗抗肿瘤，出现口干、潮热盗汗、口苦便秘，阴虚之证明显，故加用石斛、北沙参养阴生津，知母、黄柏、碧桃干清退虚热，后诊亦予炙鳖甲滋阴潜阳。考虑患者合并其他原发病及内科杂病，予丹参补气活血亦是肝硬化治疗之要药，白蒺藜平肝潜阳，控制血压，注重血糖防治，予黄连清中交热而慎用党参、甘草、大枣等升糖药物。五诊、六诊，患者夜寐欠安，徐教授辨证考虑阴虚火旺、心神不宁，故用酸枣仁养心安神，珍珠母、灯心草重镇安神。后续患者近10年中药维持治疗，复查病情稳定，已远超局部无法手术的肝内胆管癌患者中位总生存期及无进展生存期。至八诊、九诊时患者出现转移进展，辨证复杂，正虚、气滞、阴虚、热毒、水湿兼夹。然徐教授认为癌毒经久，邪气侵凌，正气消残，则任受补，以肝岩舒方益气养精、疏肝解毒散结，黄精益肾填精加强补虚之力，针对并发症，酌情选用大腹皮、枳壳理气消胀，猫人参、泽泻利水消肿，生蒲黄止血消瘀。徐教授治癌不拘泥内服，亦灵活运用中药外治，方以皮硝大黄粉外敷，大黄泻下逐瘀、泻火攻积，芒硝破血散结消肿，从而缓解肝内胆管癌引起的癌性胸腹水症状。

（王殷东　周卫东）

医案十　胆管腺癌术后

杜某，女，57岁。初诊日期：2012年6月15日。

患者7个月前因胁肋部疼痛，向右侧背部放射，就诊于山东省某三甲医院，腹部CT检查：胆总管占位并胆系扩张，考虑胆管肿瘤。遂于2011年11月17日行胆管肿瘤切除术+胆肠吻合术，术后病理：胆管中分化腺癌，浸透外膜，浸润神经束。术后化疗6次，末次化疗时间：2012年4月16日（吉西他滨+顺铂）。

刻诊：胁肋部不适，胀感明显，纳差，时口干，腰酸腿软，目糊，大便畅，睡眠可。舌质淡红，苔薄黄，脉弦细。

诊断：中医：胆管癌（精气亏虚，肝气郁结证）。

西医：胆管腺癌术后。

治则：益气养精，疏肝清热，解毒散结。

方药：肝岩舒方加减。

处方：黄芪 30g，太子参 15g，白术 12g，茯苓 15g，八月札 15g，枳壳 12g，半枝莲 30g，岩柏 30g，白花蛇舌草 30g，干蟾皮 6g，黄精 30g，淫羊藿 15g，七叶一枝花 9g，灵芝 15g，炒谷麦芽各 15g，鸡内金 12g，枸杞子 15g，绿萼梅 9g，七叶胆 15g。每日 1 剂，水煎，分 2 次服。

二诊（2012 年 12 月 5 日）：患者症情基本平稳，胁肋部胀痛感减轻，轻度怕冷，偶有口干，大便偏稀薄，纳可，眠安。复查腹部 B 超：胆囊切除术后，胆管肿瘤切除术后；肝脾胰未见明显占位；双肾及肾上腺未见明显占位。血清肿瘤标志物：CEA 2.06ng/ml，AFP 2.86ng/ml，CA50 8.03U/ml，CA153 16.92U/ml，CA199 97.8U/ml。舌质淡红，苔薄白微腻，脉弦细。

处方：上方去绿萼梅，加制首乌 15g，女贞子 15g，白扁豆 15g，怀山药 15g。每日 1 剂，水煎，分 2 次服。

双黄升白颗粒，每次 1 包，每日 3 次，餐后口服。

三诊（2014 年 12 月 10 日）：近期口干显著减轻，视物模糊，少心烦，纳可，眠安，二便调。舌质红，少苔，脉细数。复查 B 超，肝脾胰基本正常，肿瘤标志物：CEA 1.25ng/ml，AFP 2.37ng/ml，CA50 7.53U/ml，CA153 17.2U/ml，CA199 37.72U/ml。患者出现肝肾阴亏症状，治以滋水涵木，益气养精，扶正解毒。在二诊方的基础上，减八月札、枳壳、制首乌、女贞子，加山萸肉 15g，川石斛 15g，丹参 15g。每日 1 剂，水煎，分 2 次服。

患者守方治疗迄今，随访 10 年余，体力充沛，精神矍铄，生活自理，活动自如，目前仍在继续接受治疗及随访中。

按：由于胆囊独特的生理解剖特点，胆囊癌具有早期不易发现，一旦发生，病情发展迅速，直接侵犯肝脏，且常发生淋巴结及血道转移等特点，临床具有一定的难治性。20 世纪 70 年代，龙华医院朱培庭教授提出胆病从肝论治的理论，徐教授深以为然。因此，在胆囊癌的诊治中，徐教授往往在益气养精的基础上从肝论治。该患者首诊时，胃脘作胀，两胁作痛，为肝胃不和之征。中医认为肝属木，脾属土，肝气宜疏，脾运宜健，且有“见肝之病，知肝传脾，当先实脾”的指导原则，故本病治疗以理气健脾为根本，组方以四君子健脾益气；绿萼梅、枳壳理气疏肝；半枝莲、岩柏、干蟾皮、七叶一枝花、七叶胆、灵芝抑癌解毒；其中半枝莲、岩柏、七叶一枝花、七叶胆是徐教授常用于肝胆系统恶性肿瘤的组药；干蟾皮则具有广谱抗肿瘤作用，其主要有效成分华蟾素对人体多种肿瘤细胞均有不同程度的抑制和杀伤作用，用于肝癌尤效佳；黄芪、黄精、淫羊藿益气养精；鸡内金、炒谷麦芽和胃以助运化。二诊时患者刚结束一次化疗，出现骨髓抑制，故加用制首乌、女贞子及双黄升白颗粒滋补肝肾，养精生髓，纠正骨髓抑制。制首乌、女贞子是徐教授临证常用药对，对纠正贫血及改善放化疗引起的骨髓抑制有显著的疗效。随访两年后复诊时患者肝脾胰基本正常，肿瘤标志物基本正常，唯觉视物模糊，查体见舌红少苔、脉细数，提示仍有肝肾阴虚之象。遂调方加用山萸肉、川石斛补肾滋阴，同时根据“久病入血”的理论，加用丹参活血化瘀，改善循环。因药证合拍，患者坚持服用，故该患者随访至今，病情稳定，至今已近10年，生活自如。

（史海霞）

医案十一　胆囊腺癌术后淋巴结转移，肝转移，骨转移

许某，女，70岁。初诊日期：2023年11月11日。

患者于2021年因持续性右上腹疼痛、食欲不振、消瘦、皮肤发黄、尿液颜色加深等症状至当地医院行影像学检查，确诊为胆囊癌，遂至同济大学附属上海东方医院行“胆囊癌切除术”，术后病理提示中分化腺癌，分化Ⅱ～Ⅲ级，侵及浆膜下层，LN（7/9）（+），脉管（+），神经（+），切缘（–），Her-2（–），Ki-67（40%+）。术后行GS方案（吉西他滨+替吉奥）化疗。2022年5月25日查PET/CT提示多发淋巴结转移，肝转移，肝内外胆管扩张。遂于2022年6月起行白蛋白紫杉醇单药化疗，2022年11月起行腹膜淋巴结放疗。放疗期间患者出现胃肠道不适症状，2023年4月查胃镜提示急性糜烂性胃溃疡伴出血，2023年6月患者因上消化道出血至上海东方医院行“内镜下止血术”。患者因出现胸骨疼痛，于2023年10月16日查CT提示胸椎T1锥体及右侧附件异常信号，转移可能，遂于2023年10月起予地舒单抗骨保护治疗。2023年11月6日血常规报告提示Hb 87g/L。

刻诊：患者头晕头痛时作，乏力倦怠，腰膝酸软，关节游走性疼痛，慢性胃肠道出血，大便色黑，于外院诊断为“放射性肠炎”，纳差，腹胀，反酸烧心偶作，夜寐安。舌质暗，苔浊腻，脉细弦。

诊断：中医：积病（肾精不足，脾肾亏虚，邪毒内侵证）。

　　　西医：胆囊癌术后放、化疗后，淋巴结转移，肝转移，骨转移。

治则：补益肾精，健脾化痰，益气养血，清热解毒，活血祛瘀。

处方：党参12g，苍术9g，茯苓9g，陈皮9g，半夏9g，木香9g，川连5g，生薏苡仁30g，野葡萄藤30g，菝葜30g，岩柏30g，黄精30g，生黄芪30g，车前子30g，赤芍15g，牡丹皮9g，黄柏9g，生甘草9g，七叶胆24g，鸡内金12g，女贞子15。14剂，每日1剂，水煎服，早晚饭后服用。

二诊（2023年12月2日）：近期外院查血常规提示Hb 75g/L。患者药后乏力倦怠改善，仍有头晕，较前有所缓解，关节疼痛未作，黑便减少，时有恶风怕冷，胸骨疼痛时作，下肢水肿。舌淡暗，苔腻，脉弦细。证属：脾肾亏虚，气血不足，癌毒瘀结。治以健脾养精，养血活血，化瘀止痛。药合度，仍遵原方之意。

处方：上方去赤芍、牡丹皮、川连，改黄柏6g，七叶胆30g，女贞子30g，加骨碎补15g，生蒲黄15g。14剂，每日1剂，水煎服，早晚饭后服用。

三诊（2023年12月23日）：恶寒怕冷阵作，偏侧头晕，乏力倦怠进一步改善，骨痛未作，黑便次数明显减少，每日2～3次，小便正常，肝区时有疼痛，反酸时作，口服铝碳酸镁后可减轻，右下肢红肿，疼痛燥热，皮肤甲错，双足冷甚。舌质淡红，苔薄白稍腻，脉细略弦。证属：阴阳两虚，脾虚精亏，湿热瘀血互结。治以补益精气，温肾助阳，健脾化痰散结，清热化瘀，解毒散结。

处方：党参 15g，炒白术 12g，茯苓 15g，岩柏 30g，野葡萄藤 30g，菝葜 30g，黄精 30g，生黄芪 30g，七叶胆 30g，女贞子 30g，骨碎补 15g，生蒲黄 24g，牡丹皮 12g，车前子 30g，鸡内金 12g，熟地黄 15g，大枣 9g，淫羊藿 15g，生三七 6g，八月札 12g。14 剂，每日 1 剂，水煎服，早晚饭后服用。

按：患者初诊时，已届古稀之年，历经胆囊癌切除及多轮放化疗，正气大伤，邪毒内侵，病情复杂且危重。徐老师以深厚的中医理论功底和丰富的临床经验，准确判断病情，灵活施治，使患者在短期内症状得以缓解，生命质量得到提高。初诊时，患者头晕头痛、乏力倦怠、腰膝酸软等症状明显，为肾精不足、脾肾亏虚之表现。同时，关节游走性疼痛、胃肠道出血、大便色黑等，则为邪毒内侵、瘀血内阻之征。舌质暗苔浊腻、脉细弦，进一步印证了正虚邪实之病理基础。徐老师据此立法补益肾精、健脾化痰、益气养血、清热解毒、活血祛瘀，旨在扶正祛邪，攻补兼施。用药方面，徐老师注重药物的配伍与功效。党参、黄芪、黄精等益气养精之品与苍术、茯苓、陈皮、半夏等健脾化痰药同用，既顾护正气又化痰湿；野葡萄藤、菝葜、岩柏等清热解毒抗癌药与川连、黄柏等苦寒燥湿药相伍，既清热解毒又燥湿抗癌；赤芍、牡丹皮活血祛瘀与车前子利水渗湿同用更助化瘀之力；七叶胆、鸡内金等健脾消食化积药则有助于改善患者纳差腹胀等症状；女贞子补肾养阴以固本培元。全方共奏扶正祛邪之功。二诊时，患者乏力倦怠改善但仍有头晕怕冷等症状出现。徐老师根据病情变化及时调整治疗方案，在前方基础上赤芍、牡丹皮、黄柏减量以防伤阳，七叶胆、女贞子加量以增强补血养精之力，加骨碎补、生蒲黄以化瘀止痛。这些调整体现了徐老师治疗时始终关注患者正气与邪气的消长变化，以及药物之间的相互作用。三诊时患者恶寒怕冷阵作，偏侧头晕等症状提示阴阳两虚，瘀血内结之证，徐老师立法补益精气，温肾助阳为主，兼以健脾化痰散结，清热化瘀解毒。处方中增加了熟地黄、大枣等滋阴养血之品与淫羊藿温肾助阳相伍以调和阴阳，改善患者全身怕冷的症状；同时保留了牡丹皮、生蒲黄等凉血养阴药以防温阳伤阴之弊，且针对患者局部肢体红肿热痛的阳证；生三七、八月札配合行气活血亦有助于改善患者疼痛。这些调整再次体现了徐老师治疗时注重整体与局部结合的辨证施治原则。

总之，在整个治疗过程中，徐老师始终关注患者正气与邪气的消长变化，以及药物之间的相互作用，根据病情变化及时调整治疗方案，充分体现了中医治疗肿瘤时注重整体观念与辨证论治相结合，以及攻补兼施的原则，也展示了徐老师深厚的中医理论功底和丰富的临床经验，值得我们深入学习和借鉴。

（于璟璐）

医案十二　胆囊癌术后网膜转移，腹盆腔大量积液

俞某，男，64 岁。初诊日期：2022 年 2 月 27 日。

主诉：胆囊癌术后 4 年，网膜转移 3 周。

现病史：患者于 2018 年 10 月行胆囊癌根治术。2022 年 2 月 3 日 CT：胆囊癌术后，网膜转移，脂肪肝，腹盆腔大量积液。腹水病理：找到腺癌细胞。2022 年 2 月 11 日腹腔积液引流，顺铂 40mg 腹腔化疗，吉西他滨 1.6g d1＋信迪利单抗 0.2g d1。2022 年 2 月 18 日行 T2 化疗及腹腔化疗。

刻诊：神疲乏力，腹胀腹痛，动则加剧，反酸，纳差，大便日行，尿频，夜尿 5～6 次。舌暗红，苔少，脉细。

诊断：中医：积聚、水臌（阳虚水泛，湿热瘀毒阻络证）。

西医：胆囊癌术后网膜转移。

治则：温阳健脾，清热解毒，活血利水。

处方：生白术 30g，茯苓 15g，川椒目 15g，汉防己 30g，猫人参 45g，龙葵 30g，木香 9g，桂枝 6g，生黄芪 30g，车前子 30g，泽泻 30g，鸡内金 12g，厚朴 9g，八月札 12g，莪术 15g，红豆杉 3g。28 剂，水煎服，每日 1 剂。

二诊（2023 年 2 月 26 日）：2023 年 2 月 7 日复查提示胆囊病灶增大，恶性腹水，改予白蛋白紫杉醇联合替吉奥化疗，已化疗 2 个疗程，末次时间：2 月 14 日。刻诊：神疲乏力，自觉发热，口干欲饮，腹痛，纳差，化疗后恶心、反胃，大便日行 2～3 次，欠实，舌红，少苔，脉细。辨证：阴虚内热，气虚毒滞。治则：滋阴退热，益气解毒。

处方：生地黄 15g，山萸肉 9g，知母 9g，黄柏 9g，牡丹皮 9g，炒白术 12g，茯苓 15g，菝葜 30g，猫人参 30g，龙葵 30g，生黄芪 30g，太子参 15g，大腹皮 15g，木香 9g，黄连 3g，白扁豆 15g，鸡内金 12g，泽泻 30g，大枣 9g，苏梗 15g，石斛 15g。14 剂，水煎服，每日 1 剂。

三诊（2023 年 12 月 10 日）：复查 MRI 示肝大，肝占位，腹膜多发占位，腹膜后淋巴结肿大。超声：左侧中腹腔包裹性积液，较前减少。11 月 20 日起行 XELOX 化疗，纳差，恶心，呕吐，烧心，畏热，矢气频多，大便 2～3 次/日，便溏，尿黄，舌红，苔薄腻。

处方：党参 15g，苍术 9g，茯苓 15g，陈皮 9g，制半夏 9g，大腹皮 15g，白花蛇舌草 30g，菝葜 30g，野葡萄藤 30g，木香 9g，黄连 6g，黄柏 9g，知母 9g，绞股蓝 24g，猫人参 30g，生黄芪 30g，砂蔻仁各 6g，焦六曲 12g，鸡内金 12g，大枣 9g。14 剂，水煎服，日 1 剂。

按：胆囊癌的发生多责之肝失疏泄，脾失健运，气郁湿阻，酿生痰瘀，湿热瘀毒结聚，而成癥瘕积聚，久病及肾，肾失开阖，阳虚水泛，水湿不化，留结于腹，发生水臌、黄疸等危重变症。患者胆囊癌复发伴肝、腹膜转移，以腹胀腹痛及腹水为主要表现，辨证为湿热瘀毒阻络，阳虚水泛。初诊投以己椒苈黄丸加减，以桂枝、川椒目、汉防己温阳利水；生黄芪、生白术、茯苓健脾利湿，猫人参、龙葵、红豆杉清热解毒；木香、厚朴、八月札理气行水；莪术活血利水；车前子、泽泻利水化湿；鸡内金消食和胃。二诊时患者已中西医结合维持治疗 1 年，因病至末期，顽固难化，病灶出现进展，出现神疲乏力，发热口干，腹痛纳差等阴虚内热，气虚毒滞表现，调整处方，以知柏地黄丸加减，以生地黄、山萸肉、知母、黄柏、牡丹皮、石斛滋阴降火；生黄芪、太子参、炒白术、茯苓、白扁豆健脾益气；大腹皮、木香、黄连、苏梗、鸡内金、大枣理气和胃；菝葜、猫人参、龙葵、泽泻散结利水。三诊，患者腹水未增，病灶仍在进展，化疗后湿热中阻，恶心、呕吐、烧心、纳差等消化道副作用明显，以二陈汤加减，以党参、生黄芪、绞股蓝、苍术、茯苓、陈皮、制半夏、大腹皮、木香、砂蔻仁、焦六曲益气健脾，理气和胃，燥湿化痰；白花蛇舌草、菝葜、野葡萄藤、猫人参清热散结；黄连、黄柏、知母清中焦湿热及下焦虚热；鸡内金、大枣和胃。

纵观全程，徐老师施治胆囊癌有治肝、治脾、治肾的特点。“凡脾肾不足及虚弱失调之人，多有积聚之病”“诸湿肿满，皆属于脾”，胆病治脾，意在重塑中焦枢机，恢复脾胃升清降浊之功，使水湿渐化，瘀毒得以出路。“肝胆主木，最喜条达，不得疏通，胆胀乃成”，胆病治肝，意在调畅三焦气机，恢复肝胆疏泄之职，使气血和调，胆汁分泌能循常道，湿热瘀毒随气化而解。“肾者，胃之关也。肾司开阖，肾气从阳则开，阳太盛则关门大开，水直下而为消；肾气从阴则阖，阴太盛则关口常阖，水不通而为肿”，胆病治肾，意在平调阴阳，恢复肾者主水司气化开阖之能，使元阳温煦之力胜，气化蒸腾水湿可化，元阴滋养之力胜，精血濡养相火可平。诸药相合，重症缓图，不妄投利药，不图速效，以恢复脾胃运化、重塑肝胆疏泄、调和气血阴阳平衡为本，兼以清热化湿、活血散结，治疗始终以延长患者生存周期，提高患者生活质量为着眼点，而非为癌治癌。

（张琦君）

医案十三　胰腺癌根治术后

尤某，男，73岁。初诊日期：2022年8月9日。

患者于2021年9月2日体检行腹部CT：胰尾低密度灶伴胰尾萎缩。2021年9月13日行PET/CT：胰尾体部MT，大小为27.4mm×17.8mm。故于2021年9月14日行胰腺癌根治术，术后病理：胰腺低分化导管腺癌；大小为20mm×20mm；癌组织侵犯胰腺周围纤维脂肪组织，神经束见癌侵犯，切缘未见癌累及，淋巴结0/2阴性，免疫组化：CA199（+），CDX2（少量+），CEA（少量+），CK19（+），CK20（−），CK7（+），Her2（−），Ki-67（80%+），MLH1（+），MSH2（+），MSH6（+），PMS2（+），S-100P（+），SMAD4（−），基因检测：KRAS2外显子突变。术后于2021年10月18日至2022年4月9日行AG方案（白蛋白紫杉醇160mg+吉西他滨1.3g d1、d8、d15 Q3W）术后辅助化疗4次。2022年5月6日复查腹部CT：胰腺MT术后，术区少量包裹性积液。后开始口服替吉奥40mg bidd1-14 Q3W化疗至今。因化疗后患者乏力、肢体麻木明显，2022年8月1日查血常规：血红蛋白94g/L，遂至徐振晔教授门诊寻求中医药治疗。

刻诊：神疲乏力，肢体麻木明显，腰酸耳鸣，纳差，进食后腹胀，小便可，大便干结，排便困难，夜寐尚可。舌淡红，苔薄白，脉细弦。

诊断：中医：胰癌（脾肾不足，血虚不荣证）。

西医：胰腺恶性肿瘤术后，低分化导管癌，pT2N0M0 Ⅰb期。

治则：益气健脾，补肾填精，养血润燥，温经通络。

处方：党参15g，生白术12g，茯苓15g，八月札15g，枳实15g，半枝莲30g，岩柏30g，蛇六谷30g，白花蛇舌草30g，女贞子30g，黄精30g，绞股蓝15g，灵芝15g，黄芪15g，熟地黄30g，火麻仁30g，淫羊藿12g，鸡内金12g，川芎15g，桂枝9g，全蝎3g。

二诊（2022年9月15日）：患者替吉奥化疗中，乏力较前改善明显，手足末梢麻木仍有，腰酸耳鸣，胃纳可，进食量较前增多，食后无明显腹胀，小便可，大便偏干，数日一行，夜寐安。舌淡红，苔薄白，脉细弦。

处方：党参15g，生白术12g，茯苓15g，八月札15g，枳实15g，岩柏30g，蛇六谷30g，白花蛇舌草30g，女贞子30g，黄精30g，绞股蓝15g，灵芝30g，黄芪30g，熟地黄30g，火麻仁30g，鸡内金12g，川芎15g，桂枝9g，全蝎3g，肉苁蓉15g，淫羊藿15g，瓜蒌仁 30g，制大黄 9g，太子参 15g，桑寄生 15g，杜仲 15g，绞股蓝 9g，鸡血藤 30g，当归 12g。

三诊（2022 年 10 月 20 日）：患者 2022 年 10 月 9 日于中山医院行胸腹部 CT 示局灶性肺气肿伴肺大疱，两肺少许慢性炎症陈旧灶，两肺慢性炎性小结节，右位主动脉弓，冠脉病变，胰腺 MT 术后，肝胃间隙小淋巴结，右肾小囊肿，左侧肾上腺稍粗，较前相仿，盆腔未见异常。疗效评价：无复发转移。患者替吉奥化疗中，无明显乏力，肢体麻木及腰酸耳鸣改善明显，胃纳佳，偶有腹胀，小便可，大便二日一行，夜寐安。舌淡红，苔薄白，脉弦。复查血常规：血红蛋白 116g/L。

处方：党参 15g，生白术 12g，茯苓 15g，八月札 15g，枳实 15g，菝葜 30g，蛇六谷 30g，白花蛇舌草 30g，女贞子 30g，黄精 30g，灵芝 30g，熟地黄 30g，火麻仁 30g，鸡内金 12g，川芎 24g，桂枝 12g，全蝎 3g，肉苁蓉 15g，淫羊藿 15g，瓜蒌仁 30g，制大黄 9g，太子参 15g，桑寄生 15g，杜仲 15g，鸡血藤 30g，当归 12g，肉桂 9g，黄芪 48g。

按：患者胰腺恶性肿瘤，本属脾虚气滞，癌毒内结，加之手术、化疗等现代医学治疗手段进一步攻伐瘤体，耗伤正气，导致脾肾不足，气血两虚。脾虚失运，中焦气滞故见纳差、进食后腹胀明显；同时津液生化乏源，肠道水液不足则见患者大便干结，排便困难，又进一步加重患者腹胀症状；化疗攻伐太过，耗伤肾精、气血，致使患者乏力明显，腰酸耳鸣；血虚筋脉失养，故肢体麻木。因此徐振晔教授治疗以益气健脾，补肾填精，养血润燥，温经通络为主，配合抑癌解毒。初诊以党参、白术、茯苓、黄芪、鸡内金、绞股蓝益气健脾，化湿开胃，顾护患者后天之本；以淫羊藿、女贞子、黄精、熟地黄、灵芝益肾填精，以资先天。川芎、桂枝、全蝎用以通络祛风，专为肢体麻木而设。八月札、枳实理气通腑，配合火麻仁润肠通便。再以半枝莲、岩柏、蛇六谷、白花蛇舌草解毒抗癌，配合替吉奥攻散癌毒，在扶正的同时中西医并举力求最大程度地减轻肿瘤负荷。二诊患者脾胃运化功能明显较前改善，腹胀缓解，中焦气机畅达，故徐振晔教授加大黄芪剂量，配合当归益气养血，并增用肉苁蓉、桑寄生、杜仲等滋肾之品；肉苁蓉、女贞子在滋补肝肾的同时，配合瓜蒌仁、制大黄等，在前方八月札、火麻仁、枳实的基础上进一步加强了通便导滞功效。桑寄生、鸡血藤则在初诊桂枝、川芎、全蝎的基础上进一步加强了养血、祛风、通络的力度。至三诊患者复查血常规提示血红蛋白较前升高，乏力、麻木症状及进食、排便情况都明显改善，正气得以稳固夯实，故增菝葜进一步加强攻散邪毒之力。中医药配合替吉奥，起到了减毒增效的作用，在扶助正气的同时不碍杀伤瘤体，并减轻了瘤体对患者正气的损耗。

（杨　鹭）

医案十四　胰头中低分化导管腺癌术后复发

黄某，女，63 岁。初诊日期：2022 年 11 月 9 日。

患者 2021 年 11 月体检发现 CA199 升高，行 PET/CT：胰头钩突占位，MT 可能，胆管胰管扩张。至上海肿瘤医院查腹部 CT：胰腺钩突处 MT 可能，累及 SMV 可能，与 SMA 稍接触；腹腔干前上方处一枚淋巴结稍大，转移可能；肝门处一枚淋巴结稍大。后患者出现小便颜色加深，大便颜色变浅，后背酸痛，至上海肿瘤医院就诊，考虑患者胰头肿瘤继发阻塞性黄疸，于2021年11月25日在上海肿瘤医院行EUS-FNA，穿刺病理提示导管腺癌，并于2021年11月29日行ERCP胆道支架置入术。术后于2021年12月1日至2022年1月15日行白蛋白紫杉醇＋吉西他滨方案化疗6个疗程。2022年1月11日在上海肿瘤医院复查腹部CT：胰腺MT复查，钩突处占位较前略小，累及SMV可能，与SMA接触；腹腔干前上方及肝门部稍大淋巴结较前略小，疗效评价：SD。后于2022年2月11日在上海肿瘤医院行全麻下胰十二指肠切除术＋门静脉部分切除血管重建术，术中探查肿瘤位于胰头部，侵犯门静脉，胰腺与周围组织炎症粘连明显，伴胰周炎症水肿，以及多发肿大淋巴结。术后病理：胰头中低分化导管腺癌，2.5cm×2cm×1cm 胰腺周围组织侵犯（+），浸润至十二指肠黏膜层。脉管内癌栓（+），神经侵犯（+），胆总管切缘（–），胰腺切缘（–），淋巴结2/8见转移。免疫组化：EGFR（–），p53（–），HER2（0），E-Cad（+），MLH1（ESO5）（+），MSH2（+），0SH6（+），PMS2（+），SMAD4（+），Ki-67+CD8（+40%），Claudin18（–），CD3（+），pan-TRK（roche）（–），基因检测：KRAS错义突变，肿瘤突变负荷1.6muts/Mb（低）。术后于2022年3月30日开始继续行白蛋白紫杉醇+吉西他滨化疗4次，2022年5月16日行腹部CT：胰十二指肠切除术后，腹膜增厚浑浊同前。腹腔干周围软组织密实影范围较前增大，横膈前强化淋巴结同前。评估患者：病情进展。故2022年5月18日至7月19日行FOLFIRINOX方案治疗5次。因出现Ⅳ°骨髓抑制取消第6次化疗，治疗期间复查腹部CT：胰十二指肠切除术后，腹膜增厚浑浊同前。腹腔干周围软组织密实影范围较前略小。横膈前强化淋巴结较前缩小。2022年8月30日复查PET/CT：胰头癌术后化疗后，术区及肠系膜上动脉根部周围软组织致密影，FDG代谢增高，肿瘤所致可能。2022年9月20日至10月25日在上海肿瘤医院行瘤床＋淋巴结引流区放疗 DT50GY/25Fx，放疗后出现Ⅱ°骨髓抑制，白细胞低至 2.4×10^9/L，血红蛋白69g/L，患者无法耐受，故放疗至21Fx后暂停，2022年10月18日复查腹部CT：胰十二指肠术后，腹腔干周围复发影范围较前增大，肠系膜多发淋巴结，横膈前强化淋巴结较前缩小，腹壁稍水肿同前；近半个月来患者乏力、腹痛明显，至徐振晔教授门诊寻求中医药治疗。

刻诊：神疲乏力，眩晕耳鸣，中上腹胀满，腹痛明显，胃纳差，进食则腹胀腹痛加剧，近期体重下降明显，小便可，大便一日3次以上，质稀不成形，夜寐尚可。舌淡胖，苔白腻，脉弦滑。

诊断：中医：胰癌（脾虚痰湿，肾精不足，中焦气滞证）。

西医：胰腺恶性肿瘤术后，复发。

治则：健脾益肾，理气解郁，化湿和中。

处方：太子参15g，白术12g，茯苓15g，柴胡9g，青皮9g，木香9g，黄连6g，菝葜30g，野葡萄藤30g，蛇六谷30g，阳春砂6g，蔻仁6g，淫羊藿30g，黄芪48g，黄精30g，绞股蓝15g，白扁豆30g，赤石脂30g，鸡内金12g，大枣9g，参三七6g，女贞子30g，墨旱莲15g。

二诊（2022年12月12日）：患者乏力较前缓解，偶有眩晕，无明显耳鸣，进食后腹胀，腹痛减轻，胃纳可，小便可，大便日一行，质软呈条状，夜寐安。舌淡，苔白，脉弦。

处方：太子参15g，白术12g，茯苓15g，柴胡9g，青皮9g，木香9g，黄连6g，菝葜30g，野葡萄藤30g，蛇六谷30g，阳春砂6g，蔻仁6g，淫羊藿30g，黄芪48g，黄精30g，绞股蓝 15g，白扁豆 30g，鸡内金 12g，大枣 9g，参三七 6g，女贞子 30g，墨旱莲 15g，怀山药 30g，薏苡仁 30g。

按：患者胰腺恶性肿瘤出现阻塞性黄疸，病情凶险，历经支架置入、胰十二指肠切除及多次化疗、放疗后病情仍未得到有效控制，终因骨髓抑制而不得不终止治疗，求助于中医。初诊时患者正气已然严重受损，几近耗竭，脾胃功能极差，日益消瘦却无法进食，一日腹泻多次，伴有明显腹痛，生活质量低下。脾胃为后天之本、气血生化之源，亦赖先天肾精资助，故徐振晔教授初诊以健脾益肾为先，选太子参、白术、茯苓、黄芪、白扁豆、绞股蓝、大枣健脾，淫羊藿、黄精、二至丸益肾填精，先后天共济并补，以求速救患者正气；同时配合阳春砂、蔻仁、黄连、鸡内金燥湿和中，开胃助运。柴胡、青皮、木香、三七行气祛瘀止痛，力求缓解患者腹胀腹痛，减轻患者腹部不适以提高患者生活质量，促进患者进食意愿。再以赤石脂收涩止泻以避免患者体液过度流失。以蛇六谷、菝葜、野葡萄藤抑癌解毒，减轻患者肿瘤负荷；待二诊患者排便次数减少，大便成形后停用赤石脂以防收涩留邪，改以怀山药、薏苡仁配合茯苓、白术、太子参健脾渗湿，顾护患者胃肠功能，以求在提高患者生活质量的同时延长患者的生存期。

（杨 鹭）

医案十五 胰头癌肝转移

姚某，男，72 岁。初诊日期：2023 年 5 月 14 日。

主诉：胰头癌肝转移化疗后 1 年。

现病史：2022 年 6 月 14 日腹部 CT 示胰头 MT 伴低位胆道梗阻，肠系膜血管受侵，肝右叶转移灶，肝门及腹膜后淋巴结肿大。2022 年 6 月 17 日肝右叶活检：转移性腺癌。2022 年 6 月 20 日至 2023 年 1 月 5 日 AG 方案化疗。2022 年 7 月 18 日至 9 月 19 日替雷利珠单抗 PD-1 治疗 4 个疗程。2022 年 8 月 22 日 CT 评估：病灶缩小。2023 年 2 月 27 日尼妥珠单抗联合替吉奥维持治疗。2023 年 4 月 11 日 CT 评估胰头病灶较前稍增大，肝右叶病灶稍增大，少量腹水。2023 年 4 月 13 日因“黄疸”行胆道支架置入术。

刻诊：乏力，皮肤瘙痒，腹胀，肠鸣，矢气秽浊，大便溏结不调，偶有腹泻，纳差，夜寐欠安，Hb 80g/L。舌质淡红，苔稍黄，脉细。

诊断：中医：积聚（精气亏虚，湿热中阻，痰毒内结证）。

西医：胰头癌肝转移。

治则：益气养精，清热化湿，解毒散结。

处方：太子参 15g，炒白术 12g，茯苓 15g，木香 9g，黄连 6g，蛇六谷 30g，菝葜 30g，白花蛇舌草 30g，生薏苡仁 30g，黄柏 6g，淫羊藿 15g，黄精 30g，灵芝 15g，七叶胆 30g，白扁豆 30g，砂蔻仁各 6g，生黄芪 30g，鸡内金 12g，藿香 9g。14 剂，水煎服，每日 1 剂。

二诊（2023 年 6 月 25 日）：2023 年 6 月 9 日 MRI 示肝转移灶至少 2 枚，肠系膜上动脉及门静脉主干受侵伴栓子。Hb 97g/L。中脘胀闷，嘈杂，畏寒，胃纳可，大便黏。舌红略暗，苔薄白，脉细。

处方：上方去藿香、黄柏，改淫羊藿 24g，加女贞子 24g，苍术 9g，瓦楞子 15g，香附 9g，佛手 12g，陈皮 9g。14 剂，水煎服，每日 1 剂。

三诊（2023 年 9 月 10 日）：PET/CT 示胰体占位伴肝内多发 MT，胰周肠系膜及腹膜后多发转移淋巴结。2023 年 8 月 23～29 日胰头射波刀治疗。神疲乏力，腹胀痛，畏寒，纳可，大便 2 次/日，舌苔薄黄腻，脉弱。

处方：上方去苍术、佛手、黄连、生薏苡仁、砂蔻仁、藿香，改淫羊藿 15g，女贞子 30g，白扁豆 15g，加当归 9g，熟地黄 30g，大枣 9g。14 剂，水煎服，每日 1 剂。

患者坚持中西医结合治疗，目前仍在门诊随访。

按：胰腺是人体重要的消化道器官之一，其分泌的蛋白酶、脂肪酶、淀粉酶等消化酶参与食物的消化过程，可归属于中医“脾主运”的功能；而其分泌的胰岛素、胰高血糖素等激素参与组织细胞对葡萄糖的利用和转化，产生能量，调节人体血糖水平，可归于“脾主化”的功能；胰腺分泌的各种酶类和激素还具有调节肠道蠕动的作用，又类似中医“肝主疏泄”的功能。因而，在胰腺癌患者中，常可见到乏力、纳差、腹胀、腹痛、恶心、呕吐、泄泻等脾虚湿蕴，肝气郁结，气郁化火，湿热中阻的症状。胰腺癌起病隐匿，大多数患者在确诊时已处于疾病晚期，目前临床以化疗、免疫治疗等姑息性治疗为主，该类攻伐治疗，常过热或过寒，伤及元阴元阳，致阴阳失调，气血受损，对脾肾影响最大，出现明显的消化道反应、骨髓抑制等副作用。因此，徐老师治疗晚期胰腺癌化疗等姑息治疗患者时，首重调脾，重建仓廪，恢复脾胃对水谷的运化，正本清源，予三焦痰湿以出路，以四君子辈、香连丸、平胃散、藿香正气散、厚朴生姜半夏甘草人参汤、旋覆代赭汤、小柴胡汤等方实中土以安四方。其次，强调扶正以祛邪，实脾基础上补益肾精，两者相辅相成，正虚并重，虚实夹杂，过补滋腻碍胃，反有助邪之弊，故以健脾理气、清热除湿为重，待中焦运化渐复，水谷之源不绝时，逐步加强滋肾填精、补益气血之品，施以六味地黄辈、四物汤辈、二至丸、黄芪建中汤、酸枣仁汤等方加减培元固本，振奋元气，先后天相互驰援，驱除外虏方可源源不绝。最后，考虑到晚期胰腺癌患者往往无法手术，有形实邪阻滞气机，当泻腑以实脏，宣通三焦气机，“以通为用”，用木香、陈皮、枳实、香附、佛手、厚朴、大腹皮、槟榔、枸橘李、乌药等疏肝理气药物；白花蛇舌草、蛇六谷、菝葜、藤梨根、半枝莲等清热解毒药物相须为用抵抗肿瘤；重视保持腑气通畅，对便秘的患者常加用制大黄、枳实、厚朴、瓜蒌仁、火麻仁、肉苁蓉等通便药物保持腑行以逐邪，理气、散结、通腑全方位泻腑以治脏病。

该患者初诊胰腺癌肝转移、胆道梗阻，正气亏虚，痰毒内蕴，气机阻滞，既有乏力、纳差等脾肾亏虚，气血不足的表现，又见腹胀、肠鸣、皮痒、泄泻等湿热中阻、痰瘀内蕴的表现，故徐老师治疗，以太子参、炒白术、茯苓、生黄芪补气健脾；木香、黄连、生薏苡仁、砂蔻仁、白扁豆、藿香、鸡内金宣通气机，清中焦湿热，健脾助运；黄精、灵芝、淫羊藿、七叶胆、黄柏补肾养精；蛇六谷、菝葜、白花蛇舌草清热解毒。二诊患者胃纳渐复，中脘胀闷、嘈杂仍作，并见畏寒，知中焦气机未畅，脾肾阳气未复，故去藿香、黄柏；加大淫羊藿用量以助阳；加用香附、佛手、陈皮疏肝理气；苍术燥湿助运；瓦楞子理气制酸；女贞子滋阴生血。三诊患者正处胰头射波刀攻伐治疗后，气血更亏，神疲乏力，腹胀痛，畏寒，但经前方调养维系，纳可，便调，知脾胃运化尚可，故徐老师用药去苍术、佛手、黄连、生薏苡仁、砂蔻仁、藿香，减少白扁豆、淫羊藿用量，加大女贞子用量，配合当归、熟地黄、大枣加强滋阴养血之力。整个治疗过程能体现出徐老师治疗胰腺癌注重脾肾，兼以理气散结的特点，同时根据患者治疗的具体情况，调整健脾与补肾药物的用量，使气血得复，阴平阳秘，机体才有能力逐步抗邪，患者虽不断在调整抗肿瘤治疗方案，但其 Hb 未降反升，生存期得以延长即是佐证。

（张琦君）

医案十六　乙状结肠癌肝转移

裴某，男，71 岁。初诊日期：2020 年 12 月 16 日。

主诉：乙状结肠癌伴肝转移化疗中。

现病史：患者于 2020 年 8 月发现乙状结肠占位伴有肝转移，盆腔多发淋巴结转移。基因检测 KRAS、NRAS、BRAF 未见肯定突变。化疗 5 次，XELOX 方案（奥沙利铂＋卡培他滨），1 个疗程后改为西妥昔单抗＋吉西他滨＋奥沙利铂＋亚叶酸钙。末次化疗时间：2020 年 12 月 17 日。化疗前 CT：肝脏多发肿块，最大 50mm，肝门、腹膜后多发小淋巴结。化疗后复查：肿块大小 15mm。2020 年 12 月 14 日血常规：WBC 3.1×10^{9}/L，RBC 4.76×10^{12}/L，Hb 153g/L。肝肾功能、电解质正常。

刻诊：化疗时纳差，乏力，二便畅，夜寐尚安。皮肤多发散在红色皮疹。舌质暗，有瘀斑，苔白，脉沉细。

诊断：中医：肠癌（脾虚精亏证）。

　　　西医：乙状结肠癌伴肝转移化疗中。

治则：益气养精，抗瘤减毒。

处方：生黄芪 30g，制苍术 9g，川连 6g，黄精 30g，灵芝 15g，七叶胆 15g，川芎 15g，野菊花 9g，八月札 12g，鸡内金 12g，炒谷麦芽各 15g。7 剂。

双黄升白颗粒，每次 1 袋，每日 3 次。

二诊（2021 年 3 月 17 日）：2021 年 3 月 11 日 B 超提示肝内病灶 26.2mm×21.3mm，部分周边伴声晕。血清 CEA 45.14ng/ml。刻诊：双手指麻木，乏力，纳可，二便调，夜眠安。舌淡红，苔少，脉细。

处方：太子参 15g，白术 12g，茯苓 15g，八月札 12g，菝葜 30g，野葡萄藤 30g，白花蛇舌草 30g，石见穿 30g，七叶胆 24g，灵芝 15g，黄精 30g，生黄芪 30g，北沙参 15g，鸡内金 12g，炒谷麦芽各 15g。28 剂。

三诊（2021 年 4 月 14 日）（代诊）：2021 年 4 月 6 日超声提示肝内多发实性占位，大者 46mm×50mm，胆囊结石。CEA 145.3ng/ml，CA199 31.47μg/L。刻诊：纳差，乏力，矢气频，大便欠实。舌暗红，苔根微腻。

处方：党参 15g，白术 12g，茯苓 15g，八月札 12g，小青皮 9g，香附 9g，菝葜 30g，野葡萄藤 30g，白花蛇舌草 30g，七叶胆 24g，灵芝 15g，黄芪 30g，白扁豆 15g，黄精 30g，淫羊藿 12g，鸡内金 12g，炒谷麦芽各 15g。14 剂。

四诊（2021 年 5 月 9 日）：2021 年 4 月 29 日腹部磁共振提示肝脏多发转移病灶，较前增大增多，最大 66mm×58mm。肝门区、腹膜后多发稍大淋巴结。胸椎、腰骶椎、右侧髂骨转移。肾上腺增粗，随访。盆腔 CT 平扫＋增强：乙状结肠壁增厚，较前相仿，周围淋巴结部分较前略大。右侧髂骨局部骨质密度不均。2021 年 5 月 8 日血常规无殊；CA199 39.3μg/L，CA724 41.8ng/ml，CA50 29.89U/L，CEA 138ng/ml。刻诊：手脚冷。大便次数多（口服卡培他滨）。舌质淡红，苔少，脉细。

处方一：上方加骨碎补 15g，木香 9g，川芎 15g，桂枝 9g，淫羊藿改 15g。14 剂。

处方二：生黄芪 30g，苍术 9g，川连 6g，黄精 30g，灵芝 15g，七叶胆 15g，木香 9g，川芎 15g，桂枝 9g，生薏苡仁 30g，鸡内金 12g（化疗期间服用）。

按：该患者为晚期肠癌伴多发转移，病情危重。初诊，徐老师用药体现了其精气理论，以顾护正气为本，分阶段治疗癌症的学术思想，结合当前化疗阶段易戕伐正气的特点，给予抗瘤增效减毒方减轻化疗毒副作用，同时给予双黄升白颗粒防治骨髓抑制，升高白细胞。二诊患者疾病进展，化疗结束，患者正气大伤，病卧在床，女儿心急如焚，急急代诊。徐教授给予抗岩精方益气养精，健脾理气，解毒散结，并针对化疗药引起的腹泻，给予健脾止泻中药配合。三诊患者白细胞已经恢复正常，并精神转佳，胃纳渐增，可以下床活动。徐老师精气理论贯穿治疗全程，并结合患者不同治疗阶段，应用不同的经验方，中西医有机结合，力求提高患者生活质量，使其带病延年。

（史海霞）

医案十七　直肠癌术后，肝、胆转移术后

王某，男，72 岁。初诊日期：2019 年 11 月 17 日。

主诉：直肠癌术后，肝、胆转移术后。

现病史：患者于 2016 年行直肠癌手术治疗，2017 年复查见肝、胆转移，行手术切除。2018 年至今情况平稳。

刻诊：口干苦、口中异味重，时有头晕胸闷，大便日 2 次，怕冷，遇冷腹泻，纳可，眠安。舌淡，苔白腻，脉缓。

诊断：中医：肠积（阳虚湿阻证）。

　　　西医：直肠癌，肝、胆转移术后。

治则：益气健脾，补肾温阳，解毒抗癌。

处方：党参 15g，白术 12g，茯苓 15g，八月札 15g，木香 9g，川连 6g，蒲公英 30g，白花蛇舌草 30g，藤梨根 30g，野葡萄藤 30g，川芎 15g，桂枝 9g，淫羊藿 15g，补骨脂 15g，生黄芪 50g，北沙参 30g，白豆蔻 3g，白扁豆 30g，人参片 6g，煨诃子 15g，鸡内金 12g。14 剂，水煎服，每日 1 剂。

另：川芎 15g，桂枝 9g，红花 6g。14 剂，水煎泡脚，每日 1 剂。

二诊（2019 年 11 月 27 日）：口干苦，大便日 1～2 次，怕冷，遇冷易腹泻。舌淡胖，苔厚，脉细。胃底静脉曲张，甲状腺乳头状癌，未手术。

处方：上方改白豆蔻 6g，加干姜 6g。14 剂，水煎服，每日 1 剂。

另：川芎 15g，桂枝 9g，红花 6g，肉桂 6g。14 剂，水煎泡脚，每日 1 剂。

三诊（2020 年 1 月 5 日）：直肠癌术后复诊，甲状腺癌术后，易腹泻，仍有遇冷加重，时有腹痛。舌质淡，苔白，脉缓。

处方：党参 15g，白术 12g，茯苓 15g，八月札 15g，木香 9g，菝葜 30g，白花蛇舌草 30g，藤梨根 30g，野葡萄藤 30g，淫羊藿 15g，补骨脂 15g，生黄芪 50g，北沙参 30g，白扁豆 30g，人参片 6g，煨诃子 24g，鸡内金 12g，白豆蔻 6g，赤石脂 15，吴茱萸 15g，川

连3g。14剂，水煎服，每日1剂。

按：患者为老年男性，3年内因复发转移2次行手术治疗，大伤元气。脾肾为人体先后天之根，脾肾阳虚，运化布散精微之力大减，清阳不升，则生飧泄；肾阳亏虚，不能温煦周身，则怕冷，遇冷即泄；阳气虚衰不能运化水液，停滞为痰为饮，上蒙清窍则头晕头重，痰阻胸膈则胸闷不舒，湿滞中焦，郁久化热，津液不能上承，则口干口苦；舌淡，苔白腻，脉缓皆为阳虚湿阻之象。治拟大补元气，温阳化湿，温肾止泻。徐老师以大剂量生黄芪和人参片大补元气；以四君子合四神丸健脾温肾止泻；川芎、桂枝、淫羊藿行气活血、温通经脉、温肾助阳；在益气养精的基础上，徐老师选用对肠癌有特异选择性的抗肿瘤中药野葡萄藤、藤梨根、白花蛇舌草和蒲公英解毒散结，全方配伍，共奏益气养精，健脾温肾，解毒散结的作用，体现了徐教授辨病与辨症相结合，局部与整体相结合，法随证立，方从法出，有是证，用是方的临床诊疗思路。此外，还采用了川芎、桂枝、红花、肉桂水煎泡脚，以增强温补肾阳的作用，以改善患者畏寒怕冷的症状。随证调方，随访至今，患者病症平稳，无明显进展。

（史海霞）

医案十八　乙状结肠癌术后，肝转移

姚某，男，76岁。初诊日期：2021年9月19日。

患者4年前行乙状结肠癌根治术，术后行化疗治疗（具体用药不详），2年前发现肝右叶转移，在上海市某三甲医院行肝癌切除术。

刻诊：腰酸，乏力，畏热，纳谷一般，大便略干，一日一行，夜寐尚安。舌质淡红，苔薄滑，脉细。

诊断：中医：肠癌（精气亏虚，气滞血瘀，癌毒流窜证）。

　　　西医：乙状结肠恶性肿瘤，肝转移。

治则：健脾化湿，补益精气，行气活血，解毒散结。

处方：太子参12g，生白术15g，茯苓15g，黄精30g，生黄芪50g，灵芝15g，绞股蓝24g，八月札15g，菝葜30g，白花蛇舌草30g，石见穿30g，野葡萄藤30g，枳实15g，瓜蒌仁30g，当归12g，地龙12g，葛根30g，丹参24g，炒鸡内金12g，知母9g，怀牛膝15g。

二诊（2022年1月12日）：患者仍时有腹痛，怕冷，四肢尤甚，纳谷一般，二便正常，记忆力减退。舌质淡红，苔薄白，脉细。

处方：上方去知母、怀牛膝，加桂枝9g，淫羊藿15g，川芎15g。

三诊（2022年9月22日）：患者乏力，下肢尤甚，双目浮肿，纳可，大便干结，手足冷，潮热。舌质淡红，苔薄白，脉细。

处方：上方生黄芪改为60g、丹参改为30g，加知母9g，桑寄生30g，杜仲15g。

四诊（2023年6月21日）：患者口干，手足冷、麻木，大便干结难解。舌质淡红，苔薄白，脉细。

处方：上方去知母，加全蝎3g，淫羊藿改为9g。

五诊（2023年12月27日）：患者手足冷，无手足麻木，大便1～2日1行，时稀。

舌质淡胖暗红，苔白腻根黄，脉细。

处方：上方去绞股蓝、葛根、丹参、全蝎，改黄芪50g，川芎24g，桂枝12g，淫羊藿15g，杜仲30g，加三七6g。

按： 该患者为乙状结肠癌，术后复发转移，二次手术加后续化疗，导致体内精气亏虚，故腰酸，乏力。徐教授治疗肠癌患者以健脾益气，化湿清热，解毒散结为治疗原则，临床创制了治疗肠癌的有效方药：抗癌精方，方中四君子汤健脾化湿，黄精、黄芪、灵芝补益精气，八月札疏肝理气，菝葜利湿祛浊、解毒散瘀，野葡萄藤清热利湿、消肿解毒，石见穿清热散结、活血消肿，白花蛇舌草清热解毒、利湿通淋，绞股蓝清热解毒、益气健脾，共奏抗肿瘤作用。一诊加用枳实、瓜蒌仁、当归、地龙、葛根、丹参等加强益气活血作用，加怀牛膝补益肝肾，治疗腰酸乏力。二诊出现四肢逆冷，故加桂枝、川芎加强活血通络作用，加淫羊藿以补肾壮阳、祛除风湿、强壮筋骨。三诊以下肢乏力为主，徐老师将黄芪、丹参加量，以加重益气活血力量，并加用桑寄生、杜仲等补益肝肾中药，来改善患者下肢乏力。四诊出现手足麻木，徐老师使用桂枝、川芎、全蝎角药以活血通络，温通阳气，淫羊藿之所以减量，是因为患者出现口干，减少淫羊藿温补作用。五诊手足麻木改善，故去葛根、全蝎、丹参等活血通络之品，手足仍冷，故将桂枝、淫羊藿温阳通络之品加量。

本案体现了徐老师在使用清热解毒、抗癌散结中药的同时不忘扶助人体正气，在补益精气、健脾补肾、温阳祛湿的基础上，针对肿瘤细胞加用3～4味抗癌中药，时时不忘“正气存内，邪不可干”。在辨证基础上加用丹参、全蝎、川芎等活血化瘀中药，既可以有效缓解肢体麻木、疼痛等临床症状，又可以抑制肿瘤血管增生，达到抑癌抗癌之功。

（尚德师）

医案十九　直肠癌

张某，女，65岁。初诊日期：2019年2月13日。

主诉：发现直肠癌1个月。

现病史：患者1个月前因便血3个月就诊于上海肿瘤医院，肛门指检提示距离肛门7cm可触及肿块下缘。外院CF检查提示距肛门7～8cm可见一不规则巨大菜花样肿物。2019年1月22日肠镜检查提示直肠恶性肿瘤，肛门10cm处活检示浅表腺癌组织。1月23日胸部CT增强扫描未见明显异常，肝内低密度影。2019年1月27日直肠MR增强检查提示直肠上段恶性肿瘤。病变向肠壁外侵犯，直肠系膜内见多枚强化小淋巴结，直肠系膜筋膜未见明显侵犯，肠壁外血管疑有侵犯。伴周围淋巴结转移可能。诊断为进展期直肠癌。建议行新辅助放化疗。2月12日予卡培他滨片（希罗达）口服，2.5片，每日2次。患者拒绝化疗，遂求诊。

刻诊：患者类似急性病容，心烦气躁，语无伦次，焦虑紧张。肛门坠胀痛，大便次数多，3～5次/日，成形，伴见便血。纳可，消瘦，胃脘怕冷。舌质淡红，苔白，脉沉细。

诊断：中医：肠癌（脾肾阳虚，瘀毒互结证）。

　　　西医：进展期直肠癌伴周围淋巴结转移。

治则：益气温阳，健脾理气，清肠解毒。

处方：党参15g，白术12g，茯苓15g，八月札12g，枳实12g，大血藤15g，菝葜30g，白花蛇舌草 30g，淫羊藿 15g，生黄芪 30g，赤石脂 15g，木香 9g，白扁豆 15g，煨诃子 12g，鸡内金 12g。

二诊（2019 年 5 月 22 日）：2019 年 5 月 20 日直肠 MR 增强与 2019 年 1 月 26 日片对比，距肛门 10.5cm 处，直肠肿块较前稍退缩，约累及肠圈。病变向肠壁外侵犯，直肠系膜内见多枚强化小淋巴结，部分较前稍小。肠壁外血管疑有侵犯。T3aN2aM0。刻诊：时有腹痛泄泻，大便 6～7 次/日，口干。舌淡红，苔薄，脉细。

处方：党参 15g，白术 12g，茯苓 15g，八月札 9g，制香附 9g，木香 9g，菝葜 30g，白花蛇舌草 30g，藤梨根 30g，红藤 30g，黄精 30g，灵芝 15g，白扁豆 30g，赤石脂 30g，补骨脂 15g，生黄芪 50g，当归 9g，鸡内金 12g，北沙参 15g。14 剂。

三诊（2019 年 8 月 18 日）：7 月 22 日复查盆腔 MR，对比前片（2019 年 5 月 20 日）距肛门 10.5cm 处直肠肿块病灶表面较前光整。病变向肠壁外侵犯。直肠系膜内见多枚强化小淋巴结，部分较前缩小。遂于 7 月 25 日行腹腔镜下直肠前切除术＋预防性末端回肠造瘘术，术中见原发肿瘤，部位：腹膜返折处，形态：浸润型肿块，大小 6cm×5cm，浸润深度：浸润至浆膜外，其他：未发现淋巴结肿大及转移。术后病理：中-低分化腺癌伴坏死。浸润至固有肌层外纤维脂肪组织脉管内。侵犯邻近器官：病理学难以估计。癌栓（+），神经侵犯（+）。淋巴结均未见癌转移。分期：pT3N0MX。基因检测：NRAS2 外显子呈突变型。KRAS2、3、4 外显子；NRAS3、4 外显子；BRAF15 外显子均未见肯定突变。2019 年 7 月 25 日复查 CEA 11.8ng/ml。刻诊：稍有头晕，纳差乏力，大便畅。舌尖红，苔薄，脉细。

处方：党参 15g，白术 12g，茯苓 15g，制香附 9g，陈皮 9g，生薏苡仁 30g，野葡萄藤 30g，菝葜 30g，藤梨根 30g，红藤 15g，补骨脂 12g，生黄芪 30g，白扁豆 30g，黄精 30g，灵芝 15g，怀山药 15g，鸡内金 12g，焦六曲 9g，七叶胆 15g，生甘草 9g。

患者术后大便次数多情况有所改善，唯觉消化差，乏力纳差，时有头晕，调方继续随访。

按：肠癌属于中医“肠蕈”“脏毒”等范畴。《素问·五脏别论》记载：“……六腑者，传化物而不藏，故实而不能满。”《外科正宗》云：“夫脏毒者，醇酒厚味，勤劳辛苦，蕴毒流注肛门，结成肿块。”恶性肿瘤多为本虚标实证，肠癌亦然。脾肾两虚，精气亏虚为其本，湿热、瘀毒为其标。六腑主传化水谷，当以通为用。大肠癌的发病多因饮食不节，过食肥甘厚味致湿热蕴蒸；或恣食生冷制品，中阳被遏，寒湿滞肠，均可致脾失健运，清阳不升，湿热瘀毒蕴结，下迫大肠，肠腑脉络受损，毒聚成痈而成大肠癌。肠癌病位在大肠，与肝、脾、肾密切相关。病机为气机升降失司，热毒瘀阻肠道。徐老师临证辨证精当，善于抓住主要矛盾，有的放矢，用药效如桴鼓。

该患者初诊时面容憔悴，心烦急躁，语无伦次。身体症见肛门坠胀痛，大便次数多，3～5 次/日，成形，伴见便血。纳差消瘦，胃脘怕冷。西医诊断为进展期直肠癌，无法手术，须先行新辅助放化疗。患者因惧怕化疗，拒绝化疗，求诊于中医。徐老师辨证后采用亲切、合理的语言帮助患者分析病情本质，告知具体治疗方案，帮助其树立信心，给予心理安慰及中药口服，患者脾气虚中气下陷，故见肛门坠胀，肿瘤压迫而见肛门痛；气虚推动无力及肿瘤阻塞，故见大便次数多而不畅；纳差消瘦怕冷为脾肾阳虚之证。方选四君子汤加生黄芪健脾益气升阳，患者虽大便次数多但大便成形，提示为肠道壅塞不通，故徐老师用枳实清肠导滞，寓“通因通用”之意；八月札、木香理气止痛；白扁豆健脾化湿，煨诃子用治肠风泻血，淫羊藿温补肾阳，鸡内金健脾化积；合用红藤、菝葜、白花蛇舌草走六腑而通肠道，解毒抑瘤。诸药合用，共奏健脾温阳，清肠解毒之功。二诊大便出血止，大便次数略减并开始放疗。三诊时因放疗副作用出现热毒伤阴，症见大便次数明显增多质稀，伴腹胀矢气，并见口干、畏寒等阴阳两虚之证，遂予顾护正气为主，减去抗肿瘤中药，加川连、吴茱萸、香附理气消胀；并加北沙参益气养阴。7 月 22 日复查直肠 MR：对比前片（2019 年 5 月 17 日）距肛门 10.5cm 处直肠肿块病灶表面较前光整。病变向肠壁外侵犯。直肠系膜内见多枚强化小淋巴结，部分较前缩小。T3aN0。患者遂于 7 月 25 日进行了手术切除，之后继续中药治疗。此案例有力地证实了中医药不仅可以改善放化疗引起的副作用，而且可以联合放疗抑制甚至逆转肿瘤生长，患者中药联合放疗治疗 4 个月后，肿瘤分期转变为 T3aN0，为患者创造了手术条件，顺利进行了手术切除肿瘤，意义重大。

（史海霞）

医案二十　直肠癌术后，化疗后外周神经损伤

姚某，男，68 岁。初诊日期：2019 年 12 月 18 日。

主诉：直肠癌术后 8 月余，化疗后外周神经损伤及皮肤毒副反应。

现病史：患者于 2019 年 4 月肠镜准备中行 CT 检查提示直肠肿块。4 月 8 日于公利医院行直肠肿瘤切除术，术后病理：低分化腺癌。pT4bN2M0，Ⅲc 期。后因感染于 5 月 14 日行腹腔镜检查，镜下可见骶前感染，行骨创清瘤术。6 月 20 日起先后行奥沙利铂＋卡培他滨化疗 8 个疗程。末次化疗时间：2019 年 11 月 15 日，其间有轻度骨髓抑制。目前口服卡培他滨。

刻诊：纳差，乏力，口淡乏味，夜寐差，需药物助眠，时有心慌，动则喘促，肛周及睾丸隐痛，小便频，夜尿多，欠畅，尿黄。舌淡，苔白，脉细。

诊断：中医：肠蕈（脾肾两虚证）。

　　　西医：直肠癌术后，化疗后外周神经损伤。

治则：健脾益肾，化湿解毒。

处方：党参 15g，苍术 9g，茯苓 15g，八月札 12g，乌药 9g，野葡萄藤 30g，白花蛇舌草 30g，红藤 15g，生薏苡仁 30g，黄柏 9g，生黄芪 30g，黄精 30g，灵芝 15g，菟丝子 15g，酸枣仁 15g，珍珠母 30g，鸡内金 12g，炒谷麦芽各 15g，炙甘草 9g。14 剂。

二诊（2020 年 1 月 8 日）：诉手脚麻木，手足皮肤干燥皲裂。脚痛不可触地，手足皮肤色素沉着。胃纳转佳。小便频，夜尿 3～4 次，气味重。人造肛门。阴囊痛，眠差耳鸣，舌淡红，苔薄白，脉细。

处方：党参 12g，苍术 9g，茯苓 15g，八月札 12g，乌药 9g，石见穿 30g，白花蛇舌草 30g，野葡萄藤 30g，藤梨根 30g，菟丝子 15g，生黄芪 30g，黄精 30g，灵芝 15g，七叶胆 15g，黄柏 9g，金樱子 30g，川芎 15g，桂枝 9g，全蝎 3g，鸡内金 12g，生薏苡仁 30g。14 剂。

三诊（2020 年 1 月 15 日）：诉脚痛明显减轻，麻木减轻。小便频，尿黄，余症如前。舌淡红，苔略黄，脉细。

处方：上方黄柏改 12g，加芡实 15g。14 剂。

按： 肠癌中晚期患者术后均需要进行化疗，化疗药物引起的神经毒性是肿瘤治疗中常见的不良反应，包括周围神经病、耳毒性（听力障碍和耳鸣）、前庭病和脑病，其中周围神经病和耳毒性最为常见。不同药物对感觉的损伤程度不同，严重时会影响肢体功能，其中以铂类化疗药最为普遍，奥沙利铂的此类副作用较大。这些神经毒性严重影响了患者的生理功能及生活质量。目前尚无防治神经毒性的有效药物。大多数患者都会随时间改善，但通常不能完全恢复。该患者初诊时刚结束化疗 1 个月，有轻度骨髓抑制，中医辨证为脾肾阳虚，故见纳差乏力，口淡乏味。小便频，夜尿多，夜寐差，时有心慌，动则喘促。同时又下焦湿热，故小便黄，气味重，肛周及睾丸隐痛，欠畅。舌淡苔中心白，脉细为气虚之象。徐老师治疗以四君子益气健脾；黄精、灵芝、菟丝子补肾养精；二妙丸清利下焦湿热；同时对症使用肠道系统特异性抗肿瘤中药野葡萄藤、白花蛇舌草、大血藤；针对患者焦虑失眠选用珍珠母、酸枣仁平肝潜阳，宁心安神以助眠。患者二诊时诉胃纳转佳，但出现手脚麻木，手足皮肤干燥皲裂。脚痛不可触地，手足皮肤色素沉着等症状，此为化疗后的外周神经损伤症状，考虑化疗日久导致气虚血瘀寒凝所致，遂加用川芎 15g，桂枝 9g，全蝎 3g 以益气温阳，通络化瘀止痛。川芎辛温香燥，走而不守，既能行散，上行可达巅顶；又入血分，下行可达血海。功效行气活血，祛风止痛。其活血祛瘀作用广泛，适宜瘀血阻滞各种病症；祛风止痛，效用甚佳，可治头风头痛、风湿痹痛等症。昔人谓川芎为血中之气药，殆言其寓辛散、解郁、通达、止痛等功能。现代药理研究表明川芎主要有效化学成分为川芎嗪、阿魏酸和挥发油中的藁本内酯，前二者可扩张血管，改善循环，而藁本内酯为解痉的主要成分，共同作用则行气活血，解痉止痛。桂枝辛甘温，具有散寒止痛，助阳化气的功效，温经通脉，“通则不痛”；全蝎味辛而甘，性温有毒，为温经通络、破血逐瘀之峻剂，具有息风镇痉，通络止痛，攻毒散结之功效，可用于肝风内动，痉挛抽搐，小儿惊风，中风口㖞，半身不遂，破伤风，风湿顽痹，偏正头痛，疮疡，瘰疬等症。三药均走血分，川芎兼能行气，帅血以行，共奏行气活血，温经通络，化瘀止痛之功效。患者三诊诉足底痛明显减轻，效不更方，故守前法继续治疗，以观后效。

（史海霞）

三、乳腺癌医案

医案一　左侧乳腺癌术后骨转移

王某，女，49岁。初诊日期：2018年9月13日。

主诉：左侧乳腺癌术后13年，发现骨转移半年。

现病史：患者2005年行左乳手术切除，病理：浸润性导管癌。ER、PR弱阳性。术后行放化疗，并予三苯氧胺治疗4年。2010年12月行子宫附件切除术。2018年2月出现左肩酸痛，活动不利，骨扫描示左胸锁关节、胸骨转移。2018年8月胸部CT：左乳术后改变，右肺上叶新发磨玻璃结节。2018年8月PET/CT：左侧乳腺癌术后改变，胸骨转移，累及相邻左侧胸壁。左侧腋下、前上纵隔淋巴结肿大，右肺小结节。

刻诊：咳嗽胸痛，口干欲饮，潮热烘热，盗汗，怕冷，乏力便溏。舌质暗，苔白腻，脉细。

诊断：中医：乳岩（精气亏虚，阴虚血瘀证）。

西医：乳腺癌术后骨转移（侵犯左侧胸壁），伴腋下、前上纵隔淋巴结肿大。

治则：益气健脾，滋阴泻火，化瘀通络。

处方：太子参15g，白术12g，茯苓15g，制香附9g，石见穿30g，蛇六谷30g，蒲公英30g，炙蜈蚣3g，制川草乌各9g，生地黄15g，山萸肉12g，知母9g，黄柏9g，七叶胆15g，生黄芪30g，白扁豆15g，鸡内金12g，炒谷麦芽各15g，北沙参15g。28剂。

双黄升白颗粒，1包，一日3次。

二诊（2019年2月7日）：口服靶向药瑞波替尼；骨痛对症用药唑来膦酸，内分泌治疗用来曲唑。症见头晕，心慌，乏力，便秘、痔疮出血。伴泌尿系统感染，小便频急，不净，白细胞低。口干，时有烘热，夜眠欠安。胃滞胀。治则：益气健脾，理气化湿和中，清热泻火。

处方：党参15g，苍术9g，茯苓15g，川楝子9g，制香附9g，枳壳12g，石见穿30g，白花蛇舌草30g，蒲公英30g，生薏苡仁30g，黄柏6g，川牛膝9g，生黄芪30g，知母9g，鸡内金12g，炒谷麦芽各15g，酸枣仁15g。28剂。

双黄升白颗粒，1包，一日3次。

三诊（2019年3月31日）：服药后痔疮出血止，头晕缓解。肩膀酸痛缓解。大便日行，纳可，眠安，时有烘热出汗，晨起为甚。偶有胃胀，口干多饮，心烦急躁。无骨痛，唑来膦酸使用中。双颧红，舌暗红，苔薄腻，脉细。

处方：太子参15g，炒白术12g，白茯苓15g，八月札15g，川楝子9g，制香附9g，枳壳15g，石见穿30g，白花蛇舌草30g，蛇六谷30g，知母12g，牡丹皮9g，黄柏9g，生黄芪30g，鸡内金12g，生薏苡仁30g，麦冬12g，佛手12g，白芍15g，甘草9g。28剂。

四诊（2019 年 4 月 28 日）：潮热盗汗。

处方：上方去甘草、蛇六谷、麦冬、枳壳，加生地黄 15g，地骨皮 9g，当归 9g，淫羊藿 9g，仙茅 9g。42 剂。

按： 该患者为中年女性，乳腺癌术后已 10 余年，患者曾于 2010 年 12 月行子宫附件切除术。2018 年因左肩酸痛发现胸骨转移，伴见腋下、前上纵隔淋巴结肿大，右肺上叶磨玻璃结节。患者初诊见咳嗽胸痛，口干欲饮，潮热烘热，盗汗，怕冷，乏力便溏。舌质暗苔白腻。病久入血，病久入肾，因胸骨转移，累及胸壁，故见胸痛咳嗽；肝肾阴虚为本，加之曾口服内分泌药物治疗，病程日久，伤及肾阴，虚火上扰而见口干欲饮、潮热盗汗；脾虚失运，气血化生乏源，阳气不能卫外，故见怕冷，脾虚湿困而见乏力便溏；舌脉亦为气虚血瘀湿滞之象。故治拟益气健脾、滋阴泻火、化瘀通络。方用乳岩宁方加减，取知柏地黄汤之意，以生地黄、北沙参补肾滋阴，知母、黄柏清虚热，因骨转移疼痛，加用炙蜈蚣、川草乌通络止痛。二诊患者开始靶向治疗，出现头晕乏力、心慌、便秘等不适症状，考虑靶向药副作用，并出现泌尿系统感染。治以益气健脾，理气化湿和中，清热泻火。药合度，三诊诸症平，纳可眠安，头晕及骨痛缓解，唯肝肾阴虚症不解，烘热心烦，口干多饮，继以补肾养精，滋阴清热之法调治。

（史海霞）

医案二 三阴性乳腺癌

周某，女，43 岁。初诊日期：2020 年 6 月 7 日。

主诉：左乳三阴性乳腺癌术后 1 年。

现病史：患者于 2019 年 8 月体检发现左乳肿块，行切除术和前哨淋巴结活检术，术后病理：髓样特征的浸润性癌，淋巴结（–），ER（–）PR（–），Ki-67 80%，术后化疗 AC-T4 疗程，Q21d，紫杉醇脂质体 12 次，Q7d，末次时间：2020 年 2 月 26 日，2020 年 5 月 26 日胸部 CT、血常规、肝功能正常，尿酸 472μmol/L。

刻诊：闭经，夜眠时间短，约 4h，牙痛无定处，偶有头部刺痛，纳可，便调，阵发性烘热。舌淡红，有齿痕，苔薄，脉细。

诊断：中医：乳岩（肝肾虚损证）。

　　　西医：乳腺癌。

治则：滋补肝肾，清热解毒。

方药：乳岩宁方加味。

处方：生地黄 15g，知母 12g，山萸肉 15g，八月札 12g，石见穿 30g，蛇六谷 30g，蜂房 9g，生黄芪 30g，七叶胆 15g，鸡内金 12g，川芎 15g，葛根 30g，酸枣仁 15g，玄参 15g，茯神 15g。

二诊（2020 年 7 月 19 日）：睡眠改善，潮热缓解，咽痒伴阻塞感，咳嗽，喉间有痰，不易咳出，大便畅，舌红，苔薄，脉细。

处方：上方去玄参，加辛夷 6g，板蓝根 15g，合欢花 9g，淫羊藿 12g，麦冬 15g。

三诊（2021 年 3 月 21 日）：患者烘热不明显，夜眠安，偶有怕冷。舌红，少苔，脉细。

处方：乳岩宁方去黄柏，加淫羊藿 15g，鸡内金 12g，麦冬 12g，木香 9g。

按：三阴性乳腺癌是指癌组织免疫组织化学检查结果为雌激素受体（ER）、孕激素受体（PR）和原癌基因 Her-2 均为阴性的乳腺癌。这类乳腺癌占所有乳腺癌病理类型的10.0%～20.8%，因其对常用的内分泌治疗和靶向治疗不敏感，预后较其他类型差。目前西医对此类患者手术之后尚无有效治疗。中医辨证治疗，在缓解病痛、预防复发、提高生活质量方面有一定疗效。该患者症见烘热潮热反复发作，睡眠欠佳，舌质红，少苔，脉细，均属肝肾阴虚、虚火上炎而见骨蒸潮热。“女子以肝为先天”，肝肾同源，女子多易情志不舒，肝郁日久，化火伤阴，久必及肾，而致肾阴亏虚，见腰膝酸软；阴虚有热而津液不足，故见口渴、咽痒。方用徐老师经验方乳岩宁方化裁，乳岩宁方由知母、黄柏、山茱萸、山药、熟地黄、香附、八月札、石见穿、白花蛇舌草、蛇六谷、黄芪组成，全方以知柏地黄汤为基础，滋肾养肝清虚热，香附、八月札疏肝理气，石见穿、白花蛇舌草、蛇六谷抗瘤解毒，黄芪益气扶正，全方肝肾同治、益气养阴、解毒抗瘤；以扶正为主，祛邪为辅，攻补兼施，共奏滋补肝肾、解毒散结之效。患者症状明显好转，效不更方，继续随访，以观后效。

（史海霞）

医案三　右侧乳腺癌多发淋巴结转移，骨转移，肝转移

陆某，女，32岁。初诊日期：2022年8月1日。

2020年9月患者哺乳期自行发现右乳结节，2020年9月23日至上海肿瘤医院行PET/CT示：右乳多灶性MT伴同侧腋窝淋巴结转移，双侧锁骨上、左侧腋窝小淋巴结，部分FDG代谢轻度增高，转移待排；肝左叶内转移可能，多发骨转移（右乳多发占位，大者1.9cm×1.8cm，SUVmax 15.0；右侧腋窝多发稍大淋巴结，大者约2.4cm×1.0cm，SUVmax 8.7；左侧锁骨上稍大淋巴结，1.2cm×0.7cm，SUVmax 2.8；肝左内叶稍低密度灶，大者直径1.0cm，SUVmax 4.5；T3、T6、L4右侧附件、L5、左侧髂骨局部骨质密度减低，SUVmax 7.9，其余全身所见骨骼弥漫性放射性摄取增高，SUVmax 5.5）；2020年9月25日在上海肿瘤医院行穿刺活检，病理：右乳浸润性癌，ER（90%+），PR（80%+），HER2（1+），Ki-67（约40%+），左锁骨上淋巴结穿刺见少量淋巴细胞，未见肿瘤细胞；右腋下淋巴结穿刺见癌细胞，倾向腺癌。2020年9月29日开始行哌柏西利+OFS+AI治疗6次；2021年1月15日乳腺磁共振：右乳多发结节影同前，右侧下多发肿大淋巴结同前；2021年2月20日腹部磁共振：肝脏多发转移，部分较前增大，部分腰椎转移范围较前增大。故2021年3月3日改行ABX+GEM［紫杉醇（白蛋白结合型）200mg d1、d8+吉西他滨1.7g d1、d8］方案化疗6次；2021年4月9日复查腹部磁共振：肝脏多发转移部分较前缩小，部分腰椎转移范围同前；乳腺磁共振：右侧乳腺癌治疗后，病灶较前范围缩小，右侧腋窝稍大淋巴结较前缩小。疗效评价：PR；但患者化疗后出现Ⅰ°肝功能损伤及骨髓抑制；末次化疗时间：2021年6月24日。2021年7月开始卡培他滨1.5g bid po Q3W化疗。至2022年3月15日复查乳腺磁共振提示右乳病变范围较前稍增大，右乳头凹陷，BI-RADS：6；两腋下强化小淋巴结、右腋下淋巴结较前略见增大；胸部CT：胸廓多发骨转移较前范围扩大；腹部磁共振：肝内散在小结节较前增大，考虑转移，部分椎体骨转移可能，附见双侧胸腔少量积液；考虑患者病情进展，故2022年3月23日起行OFS（戈舍

瑞林）+氟维司群+阿贝西利治疗至今。末次复查（2022 年 7 月 22 日）：乳腺磁共振示右乳病变范围较前缩小；右乳头凹陷；BI-RADS：6；两侧腋下较前相仿；腹部磁共振示肝脏散在转移较前略缩小，不均质脂肪肝较前明显；多发椎体骨转移可能，部分范围较前缩小。患者为求进一步中西医结合治疗至徐振晔教授处就诊。

刻诊：乏力明显，后背部及双下肢畏寒，胃纳可，舌体麻木，齿龈口腔多发溃疡，疼痛明显，夜间耳鸣盗汗，大便 1 日 3～4 次，质稀不成形，小便频数，入睡困难。舌淡胖，苔白，脉沉弦。

诊断：中医：乳腺癌（脾肾阳虚，寒毒凝滞证）。

西医：乳腺恶性肿瘤。

治则：温脾益肾，解毒通脉。

处方：党参 15g，白术 12g，茯苓 15g，佛手 9g，石见穿 30g，蛇六谷 30g，黄芪 30g，白扁豆 30g，酸枣仁 15g，炙甘草 9g，淮小麦 30g，大枣 9g，鸡内金 12g，阳春砂 6g，豆蔻 6g，川芎 12g，桂枝 9g，女贞子 15g，熟地黄 30g，知母 12g。

二诊（2022 年 9 月 15 日）：患者乏力仍有，口腔溃疡较前减少，全身疼痛，痛无定处，腰腿部畏寒较前缓解，但酸胀明显，双足肢端麻木，夜间耳鸣盗汗，心慌易惊，大便 1 日 2～3 次，质稀不成形，小便频，夜寐可。舌淡胖，苔白，脉弦。

处方：太子参 15g，白术 12g，茯苓 15g，八月札 12g，石见穿 30g，蛇六谷 30g，白花蛇舌草 30g，黄芪 30g，白扁豆 30g，酸枣仁 15g，炙甘草 9g，淮小麦 15g，大枣 9g，知母 12g，女贞子 15g，川芎 15g，桂枝 9g，鸡内金 12g，佛手 9g，熟地黄 30g，山茱萸 15g，锁阳 12g，淫羊藿 15g。

三诊（2022 年 12 月 5 日）：患者乏力改善明显，偶发口腔溃疡，全身疼痛控制可，腰腿稍有酸胀，盗汗耳鸣稍缓，大便 1 日 2 次，质散成形，小便可，偶有心悸心慌，夜寐安。

处方：太子参 15g，白术 12g，茯苓 15g，八月札 12g，石见穿 30g，蛇六谷 30g，白花蛇舌草 30g，黄芪 30g，白扁豆 30g，酸枣仁 15g，淮小麦 15g，大枣 9g，知母 12g，女贞子 15g，川芎 15g，桂枝 9g，鸡内金 12g，佛手 9g，熟地黄 30g，山茱萸 15g，锁阳 12g，黄连 6g，山药 15g，阳春砂 6g，豆蔻 6g，陈皮 9g，苍术 9g。

按：该例乳腺癌患者虽发病年龄较轻，但确诊时已多发淋巴结转移、骨转移，病属晚期，正虚邪恋，再加之多次化疗、内分泌治疗、靶向治疗后出现肝功能损伤、骨髓抑制、腹泻、黏膜炎等不良反应，出现寒热、虚实错杂的临床证候，也提示患者正气几近耗竭，难以继续承受现代医学的抗肿瘤治疗手段。因此徐振晔教授治疗以扶正为先，立足于脾肾两脏，两者分主后天、先天，为人身之本，健脾选党参、白术、茯苓、黄芪、白扁豆、大枣，益肾则选女贞子、熟地黄、山茱萸、锁阳、淫羊藿，如此先后天共济互生，使患者正气得以留存，方能继续承受现代医学的攻伐治疗。同时针对乳腺癌内分泌联合靶向治疗的不良反应根据临床经验选择相应药物，如阳春砂、豆蔻等配合益气健脾治疗阿贝西利导致的腹泻；知母等配合补肾填精治疗内分泌药物导致的类更年期症状；体现中西医结合治疗肿瘤中，中医减毒增效，提高患者生活质量，增加患者对现代医学治疗耐受程度的独特优势。

（吴时礼）

医案四　三阴性乳腺癌，中医治疗 10 余年

徐某，女，44 岁。初诊日期：2013 年 8 月 14 日。

主诉：左侧乳腺癌术后半年，神疲乏力半个月。

现病史：2013 年 2 月 14 日行左侧乳腺癌切除术，病理：浸润性导管癌，三阴性，腋下淋巴结 8/24+，术后行放化疗，末次化疗时间：2013 年 7 月。2013 年 8 月复查乳腺 B 超、胸部 CT 等未见复发转移征象。

刻诊：神疲乏力，怕冷稍有，纳便调，夜寐欠安。舌淡红，苔薄白，脉细。

诊断：中医：乳岩（肝脾两虚证）。

　　　西医：左乳浸润性导管癌术后，三阴性。

治则：益气健脾疏肝，解毒散结。

处方：党参 15g，白术 12g，茯苓 15g，柴胡 9g，制香附 9g，石见穿 30g，蛇六谷 30g，白花蛇舌草 30g，山慈菇 15g，丹参 30g，淫羊藿 15g，仙茅 12g，黄芪 30g，桂枝 9g，川断 24g，陈皮 9g，酸枣仁 15g，鸡内金 12g，炒谷麦芽各 15g。28 剂。

二诊（2016 年 9 月 24 日）：口干欲饮，夜寐欠安，舌淡红苔少，脉细。

处方：太子参 15g，白术 12g，茯苓 15g，制香附 9g，石见穿 30g，蛇六谷 30g，白花蛇舌草 30g，山慈菇 12g，川芎 15g，淫羊藿 15g，生黄芪 30g，山萸肉 15g，川断 30g，杜仲 30g，灵芝 15g，酸枣仁 24g，合欢皮 15g，夜交藤 30g，生地黄 15g，鸡内金 12g，木香 9g，焦山楂 15g。

三诊（2020 年 10 月 24 日）：四肢冷，左腹隐痛，纳一般，二便调，夜寐安。舌质淡红，苔薄白，脉细。

处方：党参 15g，白术 12g，茯苓 15g，八月札 12g，制香附 9g，川芎 15g，桂枝 9g，石见穿 30g，蛇六谷 30g，白花蛇舌草 30g，黄精 30g，灵芝 15g，生黄芪 30g，淫羊藿 15g，木香 9g，白扁豆 15g，鸡内金 12g。

四诊（2024 年 1 月 27 日）：2023 年 12 月 28 日复查头颅 CT 示右枕叶低密度影，胸部 CT：左肺上叶慢性炎症，右肺上叶微小结节。B 超：双颈部小淋巴结。刻诊：精神状态良好，口不干，四肢冷，胃纳可，大便干结，夜寐欠安。舌淡红苔少，脉细。

处方：党参 15g，白术 12g，茯苓 15g，八月札 12g，川芎 15g，桂枝 9g，石见穿 30g，蛇六谷 30g，白花蛇舌草 30g，黄精 30g，灵芝 15g，生黄芪 30g，鸡内金 12g。

按：徐教授指出乳岩虽病在乳，却又不止于乳房，与肝、脾、肾、冲任关系密切。七情郁结，饮食所伤，肾气不足及冲任失调，以致肝脾受损，脏腑失和，气机阻滞，瘀血内停，阻于乳络，日久而成乳癖乳岩。其中情志因素对乳腺癌的发病尤为关键，正如《外科正宗》所云“忧郁伤肝，思虑伤脾，积想在心，所愿不得志者，致经络痞涩，聚结成核”。该患者为三阴性乳腺癌，腋下淋巴结转移，预后不佳，徐教授治疗以疏肝健脾为主，辅以解毒散结，方中党参、白术、茯苓、生黄芪益气健脾，柴胡、香附、陈皮、八月札疏肝理气，仙茅、淫羊藿温肾助阳，石见穿、蛇六谷、白花蛇舌草、山慈菇软坚散结、清热解毒，丹参活血化瘀，四末觉冷，加桂枝、川芎温经通阳，活血通络，患者坚持中药治疗 10 年有余，过程中秉承疏肝健脾，清热解毒之法，随访至 2024 年 1 月患者症情稳定，未见复发转移征象。

（苏　婉）

医案五 三阴性乳腺癌术后

王某，女，65岁。初诊日期：2021年3月15日。

主诉：左侧乳腺癌术后1年余，乏力1个月。

现病史：2020年2月15日行左侧乳腺癌切除术，病理：浸润性导管癌，三阴性，术后行放化疗。2021年2月复查提示症情稳定，未见复发转移征象。

刻诊：神疲乏力，口干，纳便调，夜寐欠安。舌淡红苔薄白，脉细。

诊断：中医：乳岩（脾虚精亏证）。

西医：左侧乳腺浸润性导管癌术后，三阴性。

治则：益气健脾养精，解毒散结。

处方：太子参15g，白术12g，茯苓15g，八月札12g，石见穿30g，蛇六谷30g，白花蛇舌草30g，生黄芪30g，黄精30g，灵芝15g，山萸肉15g，淮小麦15g，炙甘草9g，大枣9g，生地黄15g，山药15g，酸枣仁15g，麦冬12g，鸡内金12g。14剂。

患者服药后乏力、口干均得到改善，守前法长期门诊口服中药。

二诊（2022年7月28日）：2022年5月PET/CT提示骨转移，行白蛋白紫杉醇化疗。刻诊：咳嗽咳痰，乏力稍有，纳便可，夜寐不安，舌淡红苔薄白，脉细。

处方：太子参15g，白术12g，茯苓15g，八月札12g，石见穿30g，生黄芪30g，黄精30g，灵芝15g，山萸肉15g，淮小麦15g，炙甘草9g，大枣9g，山药30g，酸枣仁15g，杏仁9g，芦根15g，枇杷叶9g，鸡内金12g。

三诊（2022年12月8日）：患者化疗中，周身游走性疼痛，纳便可，夜寐不安。舌质淡红，苔薄白，脉细。

处方：太子参15g，白术12g，茯苓15g，八月札12g，石见穿30g，生黄芪30g，黄精30g，灵芝15g，山萸肉15g，淮小麦15g，炙甘草9g，大枣9g，山药30g，酸枣仁15g，枳实15g，灯心草6g，川芎15g，鸡内金12g。

四诊（2023年7月13日）：胃胀时有，大便时溏，夜寐渐安。舌淡红苔薄白，脉细。

处方：太子参15g，白术12g，茯苓15g，八月札12g，石见穿30g，蛇六谷30g，白花蛇舌草30g，生黄芪30g，黄精30g，灵芝15g，白扁豆15g，鸡内金12g。

五诊（2024年3月21日）：2024年1月复查症情稳定。刻诊：乏力稍有，胃纳可，二便调，夜寐安。舌淡红苔薄白，脉细。

处方：太子参15g，白术12g，茯苓15g，八月札12g，石见穿30g，蛇六谷30g，白花蛇舌草30g，生黄芪30g，黄精30g，灵芝15g，白扁豆15g，绞股蓝30g，鸡内金12g。

按：三阴性乳腺癌（TNBC）是一种特殊的乳腺癌亚型，其特点为雌激素受体、孕激素受体和人类表皮生长因子受体2均为阴性。TNBC占所有乳腺癌病例的10%～20%，具有发病年龄早、侵袭性强及早期易复发等特点。三阴性乳腺癌在中医学中被归类于“乳岩”范畴。徐教授认为肝郁脾虚是三阴性乳腺癌发生发展的关键，病位在乳房，与肝脾关系密切，其主要病理因素为痰、瘀、湿，与癌毒相互兼夹。患者初诊时为乳腺癌术后，放化疗后，正气亏虚，治疗以益气健脾疏肝为主，辅以解毒散结。方中太子参益气健脾生津，白术味苦、甘，入脾、胃经，具有燥湿健脾、益气固表之功效；茯苓味甘、淡，具有健脾利水渗湿、宁心安神之功效，黄芪味甘，性温，归脾、肺经，张元素的《珍珠囊》形容黄芪为甘温纯阳之药，在功效方面描述为“其用有五：补诸虚不足，一也；益元气，二也；壮脾胃，三也”。苓术芪合用益气健脾功效卓著；白花蛇舌草、石见穿、蛇六谷均有清热解毒之功效，八月札疏肝解郁，调和气血；黄精、灵芝、山萸肉滋阴养血，调和阴阳；淮小麦、炙甘草、大枣等养心安神，改善睡眠。纵观全方，着眼于肝脾二脏，疏泄郁滞肝气，健运脾胃气血，调畅全身气机。气机畅通，则气血调和，瘀毒得除，癌邪自消，诸药合用，祛邪扶正兼顾，总奏抗癌之功。之后根据患者病情随症加减，夜寐欠安，加淮小麦、炙甘草、大枣、酸枣仁养心安神，腹泻便溏者加白扁豆、山药健脾化湿等，患者三阴性乳腺癌晚期，守此治法 3 年有余，生活如常，症情稳定。

（苏　婉）

四、妇科肿瘤医案

医案一　卵巢癌术后

丁某，女，63岁。初诊日期：2019年11月10日。

主诉：卵巢癌术后半年。

现病史：卵巢癌Ⅲc期术后半年，术后病理：高级别浆液性癌，予以卡铂+紫杉醇化疗6次，末次化疗时间：2019年10月17日。

刻诊：怕冷，手足麻木明显，手术刀口部位隐痛，眠差易醒，纳可，大便日2次，尚成形。舌质淡，苔薄白，脉缓。

诊断：中医：妇科癌病（精气亏虚，癌毒积聚证）。

　　　西医：卵巢癌Ⅲc期术后。

治则：益气养精，补益肝肾，解毒散结。

处方：生地黄15g，熟地黄15g，麦冬15g，枸杞子15g，山萸肉9g，柴胡9g，制香附9g，土茯苓15g，白英15g，川芎15g，桂枝9g，全蝎3g，淫羊藿9g，仙茅9g，当归9g，酸枣仁15g，知母9g，生黄芪30g，黄精30g，灵芝15g，鸡内金12g，杜仲15g。21剂，水煎服，每日1剂。

二诊（2019年12月1日）：诉怕冷、手足麻木好转，刀口痛仍有，右侧腰酸明显，偶有视物模糊。纳可，便畅，睡眠较前好转，但仍易醒。舌质淡红，苔薄白，脉缓。

处方：上方去知母，改土茯苓30g，白英30g，杜仲30g，山萸肉30g，加木香9g，红豆杉3g，生甘草9g。21剂，水煎服，每日1剂。

三诊（2020年12月22日）：怕冷、肢麻明显好转，右侧腰酸明显，纳可，食后便意明显，大便3次/日，纳可，眠安。舌质淡红，苔薄白，脉缓。近日复查腹部CT：右肾盂轻度扩张积水，左肾囊肿。盆腔CT：未见确切复发征象，血常规、肝肾功能正常。

处方：生地黄15g，熟地黄15g，麦冬9g，枸杞子15g，山茱萸30g，柴胡9g，香附9g，土茯苓30g，白英30g，川芎15g，桂枝9g，全蝎3g，淫羊藿15g，仙茅9g，酸枣仁15g，生黄芪30g，灵芝15g，杜仲30g，木香9g，红豆杉3g，怀山药15g，生甘草9g，鸡内金12g。21剂，水煎服，每日1剂。

按：本病例为妇科癌病，女子以肝肾为先天，肝气宜舒，肝血宜养，肾精宜藏；肝藏血，肾藏精，精充血足，才能发挥正常的生理功能。中老年女性经过了经带胎产，多数会存在肝肾不足的生理特点，精血亏虚，日久阴损及阳，导致肝脾肾俱虚，脾为人体后天之本，主运化水谷、布散精微，营养周身。故脾虚一起，运化受阻，则气滞、痰浊、血瘀积聚，流注下焦则易发为癥瘕。该患者初诊为卵巢癌术后，并化疗6次。经过了手术及化疗，对机体正气无异于雪上加霜，气血更虚，遂见怕冷便溏，眠差易醒，气血不足，手术伤口愈合不良，故见刀口隐痛；长疗程化疗，其毒副作用导致寒凝血瘀阻滞脉络，则手足麻木。舌脉亦为精气亏虚之象。徐老师治疗妇科癌症，充分考虑到女子生理病理特点，常据辨证以调补肝肾为要务，临证擅用经方，针对中老年女性精血不足的特点，常选用知柏地黄汤、二仙汤、甘麦大枣汤、酸枣仁汤等经方加减，往往取效立竿见影。该患者初诊刚结束化疗不久，以正气虚损为主，故徐老师以生熟地黄、麦冬、枸杞子、山萸肉、黄精滋补肝肾，仙茅、淫羊藿、杜仲益肾填精温阳；黄芪、当归、灵芝益气养血补肾；肝气宜舒，选柴胡、香附疏肝理气；而川芎、桂枝、全蝎为徐教授总结研制的治疗化疗药引起外周神经损伤的小验方，川芎行气活血，桂枝温阳行散走表，全蝎化瘀通络，通则不痛，三药共奏温经化瘀，通络止痛之功效。因患者夜寐不安，加酸枣仁配合灵芝养心安神助眠；针对患者当前状况，小量选用土茯苓、白英抑瘤解毒，预防复发。全方配伍，共奏益气养精，滋补肝肾，疏肝理气，养心安神之功效。二诊患者诸症减轻，正气来复，徐老师遂加强抑瘤解毒之力，加用红豆杉，并加大土茯苓、白英用量；患者腰酸明显，为肝肾阴亏之证，遂改杜仲、山萸肉为 30g，加大补肾生髓之力。三诊患者手足麻木明显减轻，其余诸症亦明显好转，复查显示病情稳定，未见复发。唯大便次数略多，效不更方，继续原治疗思路，加山药健脾止泻，随证调理。患者仅用药 2 个月，疗效显著，再次验证了徐老师治疗恶性肿瘤益气养精理论的正确性和实用性，有力证实了当今中医药治疗肿瘤扶正解毒、带瘤生存思路的正确性，值得推广。

（史海霞）

医案二　卵巢癌术后腹膜转移，乳腺癌术后

金某，女，62 岁。初诊日期：2019 年 10 月 16 日。

主诉：卵巢癌术后近 1 年，发现腹膜转移 5 个月。

现病史：患者于 2018 年 11 月 11 日因腹胀至妇婴医院就诊发现盆腔占位，11 月 14 日行子宫附件切除术，术后病理：子宫内膜癌，浆液性，浸润浅肌层。2018 年 12 月 13 日肿瘤医院病理会诊意见：（双侧）输卵管伞端、管腔内、（双侧）卵巢表面及间质中见高级别浆液性癌，广泛累及（大网膜、右骶韧带、腹膜多点活检处）及子宫浆膜层；子宫内膜及浅肌层见癌累及；送检淋巴结均未见癌累及；宫颈慢性炎。术后化疗 6 个疗程（紫杉醇＋卡铂）。2019 年 5 月复查，CA125、HE4 升高，上腰部、下腹部、盆腔 CT：肝包膜、胸膜及部分腹膜多发结节，不规则增厚，转移可能。后行白蛋白结合紫杉醇＋贝伐珠单抗进行化疗，化疗期间有Ⅲ°骨髓抑制，给予对症处理后好转。

刻诊：下腹痛胀，右侧卧位不适，乏力头晕，纳差，尿血（+），怕冷，夜寐差，大便日 2～3 次，欠实，手足麻木不适，时有腰酸背痛，稍有口干。2019 年 10 月 14 日肿瘤标志物检查：CA125 60.8U/ml、HE4 382pmol/L、ROMA 91.74%。舌淡暗，苔白，脉细。

既往史：乳腺癌术后 10 年，2 型糖尿病病史。

诊断：中医：妇科癌病（气阴两虚证）。

　　　西医：卵巢癌术后，腹膜转移。

治则：益气养阴，补益肝肾，软坚散结。

处方：柴胡 9g，八月札 12g，枳壳 15g，大腹皮 15g，莪术 15g，桃仁 15g，土茯苓 30g，

白英 30g，红豆杉 3g，当归 9g，女贞子 15g，制首乌 15g，生地黄 15g，熟地黄 15g，淫羊藿 9g，仙茅 9g，知母 9g，酸枣仁 15g，生黄芪 50g，鸡内金 12g，炒谷麦芽各 15g。14 剂，水煎服，每日 1 剂。

双黄升白颗粒，1 袋，一日 3 次。

二诊（2019 年 11 月 10 日）：诉肝区、右侧腰部疼痛仍有，少腹痛胀不适，大便不畅，两日一行，眠差易醒，难以入睡，纳可，舌质淡，苔薄白，脉缓。

处方：柴胡 9g，八月札 12g，大腹皮 15g，地鳖虫 30g，莪术 30g，白英 30g，红豆杉 6g，七叶一枝花 9g，生地黄 15g，熟地黄 15g，山萸肉 15g，淫羊藿 15g，仙茅 12g，巴戟天 15g，知母 9g，酸枣仁 15g，炙甘草 9g，淮小麦 30g，大枣 5g，鸡内金 12g，瓜蒌仁 30g，生黄芪 50g。21 剂，水煎服，每日 1 剂。

三诊（2019 年 12 月 1 日）：患者腹痛稍减，腹胀，大便日行 1 次，矢气少，胃稍不适，纳差，眠差，难入睡。舌淡暗，苔白，脉细。

处方：上方改大腹皮 30g，加川楝子 9g，枳壳 24g。14 剂，水煎服，每日 1 剂。

四诊（2019 年 12 月 15 日）：诉少腹胀，胃胀明显减轻，纳可，大便畅，夜眠易醒，醒后难再入睡，晨起疲劳。舌质淡，苔白，脉缓。

处方：上方去知母，加升麻 12g。14 剂。

五诊（2020 年 1 月 8 日）：诉大便次数多，3～5 次/日，不成形，纳差，口苦，夜间口干少饮，小便黄。稍有反胃，矢气多，夜眠易醒。舌淡，苔浊腻，脉细。2020 年 1 月 8 日腹部超声提示肝区回声增粗，胆囊壁毛糙。腹水（+），腹腔内见最大前后径为 76mm 的无回声区，可见肠管浮动。肝前区可见 5mm 无回声区，肝肾间隙见 12mm 无回声区，脾肾间隙见 27mm 无回声区。腹腔气体干扰，腹主动脉旁显示不清。双侧肾上腺区未见明显异常，胰腺脾脏双肾未见明显异常。治则：清热燥湿，健脾利水，温阳利水，解毒利水。方药：二妙丸合己椒苈黄丸合二仙汤加减。

处方：制苍术 9g，茯苓 15g，川椒目 15g，桂枝 9g，防己 18g，大腹皮 15g，猫人参 45g，白英 30g，红豆杉 6g，淫羊藿 15g，仙茅 12g，巴戟天 15g，泽泻 30g，黄柏 9g，生黄芪 50g，生白术 30g，莪术 30g，鸡内金 12g，木香 9g，川连 6g，生甘草 9g。14 剂。

按：腹腔或盆腔内恶性肿瘤容易发生腹腔及腹膜转移。一旦发生腹腔或腹膜转移，则容易产生腹水。同时疾病进展快，控制较难。该患者术后病理初诊为子宫内膜癌，后经专家会诊，认为癌细胞来源为卵巢。既往 10 年前曾有乳腺癌手术史。虽术后化疗 6 个疗程，半年后还是发生了腹腔腹膜转移，给予白蛋白紫杉醇化疗联合免疫治疗，进一步戕伐正气，导致脾肾阳虚，精气不足，故初诊时见少腹胀痛，乏力纳差眠差，腰酸背痛怕冷等脾肾阳虚之证，徐老师治以大剂量生黄芪（50g）补益正气，二仙汤温补肾阳，当归、女贞子、制首乌、生熟地黄滋补肝肾以生血；同时考虑到妇科疾病不离肝肾，患者因肿瘤占位及腹水出现腹胀腹痛，予柴胡、八月札、枳壳疏肝理气；莪术、桃仁、土茯苓、白英、红豆杉软坚散结，解毒抗瘤，酸枣仁宁心安神助眠，鸡内金、炒谷麦芽和胃健脾。二诊患者腹痛减轻，三诊胃胀减轻，因腹水持续存在，腹胀不减，舌苔浊腻，口干口苦，尿黄为中下焦湿热阻滞，遂调整治疗方案，以二妙丸分利湿热，已椒苈黄丸加猫人参清热解毒利水，黄芪、茯苓、泽泻取泽泻汤之意健脾利水，联合二仙汤温肾阳，补肾精，泻肾火，调理冲任，抗肿瘤组药解毒抑瘤。诸方共用，体现了徐教授思虑周全，多途径利水制饮，健脾益肾，解毒抗瘤的治疗思路。

（史海霞）

医案三　卵巢透明细胞癌术后

范某，女，51岁。初诊日期：2022年7月10日。

主诉：右卵巢透明细胞癌术后半年。

现病史：患者2022年1月27日外院行“经全腹子宫＋双附件＋大网膜＋阑尾切除＋盆腔淋巴结根治术”，术后病理：右卵巢透明细胞癌，盆腔淋巴结转移（4/4），盆腔冲洗液查见少量腺癌细胞。术后白蛋白结合型紫杉醇150mg d1、200mg d2联合卡铂500mg d2化疗5个疗程，拟进行第六疗程化疗。

刻诊：神疲乏力，化疗期间周身酸痛，化疗后手足麻木，口苦，反酸，胃纳、夜寐、二便尚可。舌质暗红有瘀斑，苔黄腻，脉细弦。

诊断：中医：妇科癌病（脾肾亏虚，中焦湿热，痰瘀互结证）。

西医：右卵巢透明细胞癌。

治则：益气养精，理气化湿，清热散结，活血通络。

处方：太子参15g，生黄芪30g，苍术9g，茯苓15g，柴胡9g，陈皮9g，制半夏9g，生薏苡仁30g，黄连3g，瓦楞子30g，黄柏6g，黄精30g，土茯苓30g，蜀羊泉30g，红豆杉3g，川芎15g，桂枝9g，全蝎3g，炙鸡内金12g。14剂，水煎服，每日1剂。

化疗期间上方去土茯苓、蜀羊泉、红豆杉、全蝎。7剂，水煎服，每日1剂。

二诊（2023年1月8日）：目前靶向联合免疫治疗，头晕，潮热盗汗，下腹痛。舌暗有瘀斑，苔稍腻，脉细。

处方：上方去太子参、全蝎、柴胡，改川芎24g，黄连5g，黄柏9g，加知母9g，灵芝15g，绞股蓝30g，桑寄生15g，龙葵30g，蛇六谷30g，枳实15g，木香9g，藿香9g。28剂，水煎服，每日1剂。

三诊（2023年1月29日）：2023年1月12日增强MRI示盆腔术后，肝脏多发转移灶，腹腔、腹膜后、盆腔内两侧髂血管旁及腹股沟多发淋巴结；盆腔内偏右侧病灶侵犯，右侧输尿管至右肾积水，直肠管壁欠均匀增厚。2023年1月19日PET/CT：卵巢癌术后化疗后，腹膜转移，双侧锁骨区、膈角后、腹膜后、肠系膜根部及髂血管旁多发淋巴结转移，右肾及右输尿管积水。左上肢麻木，腰酸，下腹坠胀隐痛，纳可，便调，寐安。舌淡稍暗，苔少腻，脉细。

处方：上方去陈皮、半夏、灵芝、藿香、黄连、绞股蓝、蛇六谷、红豆杉，改川芎15g，桑寄生30g，加党参15g，透骨草30g，当归9g，软柴胡9g，升麻12g，制香附9g，炙甘草9g。28剂，水煎服，每日1剂。

患者服药2个月后复诊诉精神明显好转，腰酸痛减轻，胃脘稍胀，坚持门诊随访病灶稳定。

按：患者卵巢癌术后伴有盆腔淋巴结转移及腹腔多处播散转移灶，采取化疗联合靶向免疫治疗，损及中焦脾胃，湿热内阻，胃气上逆，而见纳差乏力、口苦反酸、大便不爽、舌红苔薄腻等表现，徐老师初诊以补中益气汤加减配合苍术、二陈、生薏苡仁、黄连、瓦楞子、炙鸡内金诸药益气健脾、燥湿化浊、理气和胃；黄精补肾填精；黄柏、土茯苓、白英、红豆杉清下焦湿热以散结；川芎、桂枝、全蝎温阳活血，通络消癥。二诊患者头晕，潮热盗汗，腹痛舌有瘀斑，苔稍腻，知中焦湿阻仍在，下焦阴虚化热，兼有久病入络，徐老师在上方基础上去太子参、全蝎、柴胡，加用枳实、木香、藿香理气导滞，醒脾化湿；增加川芎用量活血通络；黄连、黄柏加量配合知母清中下焦之热；灵芝、绞股蓝、桑寄生补益肝肾阴血；龙葵、蛇六谷增强解毒散结之功。三诊患者胃纳改善，唯左上肢麻木、腰酸、下腹坠胀隐痛，徐老师则酌情加用柴胡、升麻、香附升阳解郁；党参、当归补气生血；桑寄生、透骨草补肝肾强筋骨。

卵巢位居腹部下焦，湿邪易趋下部，湿聚可为痰，故卵巢癌多痰湿；妇女有经带胎产之损，调摄不慎多见瘀滞胞宫胞络，痰湿瘀血久蕴可化热伤津，皆为癌毒产生的温床。卵巢癌属腑病，徐老师主张“通以治腑”，治痰湿者，健脾化湿在中焦者为其一；痰湿郁化火，蒸腾肾水，久病及肾，补肾祛湿而化痰在下焦者为其二；久病入络，气滞血瘀，脉络不通，理气活血三焦并治为其三；清热解毒抗肿瘤为其四，益气健脾、补肾填精为治本之法，理气活血、清热解毒为治标之法，标本兼顾，一虚一实，一补一泻，相参为用，补可为通，泻亦为通。纵观全局，徐老师始终健脾理气化湿，补益肝肾精血为核心，调和脾胃，重建中焦平衡以复水谷之化，以绝痰湿之源；补益肝肾，清泻下焦虚热以助精血之化，泻相火而生少火，中下焦同治，使攻邪而无伤正之虞。

（张琦君）

医案四　卵巢癌术后，复发术后

邹某，女，65岁。初诊日期：2008年6月22日。

主诉：卵巢癌复发术后7年余，伴乏力1个月。

现病史：2000年5月左侧卵巢癌切除术，术后病理示卵巢癌，术后行化疗6个疗程（具体用药：DDP＋E-ADM）。2001年6月复查盆腔MRI提示复发，再行手术治疗，术后行化疗6个疗程（具体用药：DDP＋E-ADM）。后定期复查，病情稳定，直至2006年7月复查MRI示左侧盆壁及盆腔腹膜外间隙转移，伴骶骨部分骨质破坏；查骨扫描示骨转移，故于2006年8月起行放疗，2006年10月26日起行化疗8个疗程（具体用药：DDP＋ THP），末次化疗时间：2007年8月。近期复查：2008年4月复查盆腔CT示子宫术后缺如，左侧盆壁转移可能。近1个月，患者自觉乏力明显，为求进一步中医药治疗，至门诊就诊。

刻诊：乏力，尾骶部疼痛，胃纳差，大便干结，小便调，夜寐尚安。舌淡红苔白，脉细。

诊断：中医：癥瘕（脾肾亏虚，癌毒内聚证）。

　　　西医：卵巢癌术后，盆腔转移，骨转移。

治则：健脾益肾，解毒散结。

处方：党参15g，白术9g，茯苓15g，八月札15g，陈皮12g，苍术9g，生黄芪40g，黄精30g，淫羊藿15g，川牛膝15g，川断30g，骨碎补15g，当归12g，熟地黄15g，莪术15g，水蛭5g，蛇莓15g，土茯苓30g，鸡血藤15g，制大黄15g，鸡内金12g，炒谷麦芽各30g。连服14剂。

二诊（2008 年 7 月 6 日）：乏力明显缓解，尾骶部疼痛少作，胃纳尚可，二便尚调，夜寐尚安。舌淡，苔白腻，脉细。辨证治则同前。

处方：上方加炙土鳖虫 9g，连服 14 剂。

此后以上方化裁，症情稳定。

按：卵巢癌是女性生殖系统最常见的恶性肿瘤之一，死亡率居高不下，总体预后差，5 年生存率约为 30%。卵巢癌的首选治疗为手术治疗，但是其隐匿性高，往往发现时已是晚期，无法行手术治疗。术后及无手术指征的卵巢癌患者需行化疗、靶向治疗及内分泌治疗等以延缓复发转移。卵巢癌的复发率高，许多患者在手术及化疗后仍会出现复发。长期反复化疗使患者对化疗的耐受性变差，易出现各种化疗毒副反应，严重影响其生活质量。

临床上，中医治疗晚期卵巢癌在防止复发转移、延长生存周期、减轻化疗毒副反应、提高生活质量等方面具有独特优势。徐老师强调卵巢癌治疗中应重视顾护正气，扶正以祛邪，临床疗效可观。

徐老师在临床诊治卵巢癌患者中，尤其重视健脾益气，补肾益精。肾为先天之本，脾为后天之本。“肾主骨，骨生髓”“肾藏精，精化血”“损其肾者，益其精”，徐老师治疗卵巢癌肾精亏虚证，常用生黄芪大补元气，黄精滋阴填精，女贞子滋阴养血，骨碎补强髓坚骨，以及淫羊藿、龟甲、鳖甲、鹿角胶等血肉有情之品填精益髓，从而提高肿瘤患者对于化疗的耐受性。脾胃为气血生化之源，卵巢癌患者往往素体正虚，尤其放化疗易伤脾胃，脾失健运，则出现恶心、呕吐、纳差等症。“脾乃阴土、胃乃阳土”，脾以升为主、胃以降为顺，徐老师临床常用平胃散加减，以达到辛开苦降，调畅气机，健脾开运，滋其气血生化之源的效果。

恶性肿瘤乃慢性虚病，久病、久虚必瘀，久瘀入络，晚期卵巢癌骨转移患者常表现为疼痛、麻木等，临床诊治中需活用祛瘀通络之药。徐老师认为骨转移乃癌毒入骨，擅用全蝎、地龙、蜈蚣等虫类药，以“食血之虫，飞者走络中气分，走者走络中之血分。可谓无微不入，无坚不破”。《本草便读》云：“凡藤类之属，皆可通经入络。”徐老师常用藤类药物有忍冬藤、鸡血藤等通络祛瘀以解癌毒。

此案例中患者为晚期卵巢癌，多次手术化疗后，肾气已衰，脾胃渐亏，瘤毒长期侵袭，化疗毒副作用，以致脾肾两亏，精气虚损。徐老师以四君子汤补后天之气，健脾助运；黄芪、黄精、灵芝、淫羊藿等益先天之气，补肾益精；蛇莓、土茯苓、水蛭、制土鳖虫等祛邪毒，破瘀通络；兼症对症处之，从而达到满意的疗效。

（胡紫洁）

医案五　阴道鳞癌多发淋巴结转移

胡某，女，59 岁。初诊日期：2022 年 6 月 12 日。

主诉：阴道鳞癌多发淋巴结转移 1 个月。

现病史：2022 年 5 月出现阴道出血，阴道镜：阴道残端浸润癌可能。2022 年 6 月 6 日病理：阴道壁组织鳞癌。2022 年 6 月 2 日 PET/CT：阴道残端右侧肿块，MT 可能；左侧锁骨上、腹腔、腹膜后转移可能；纵隔及两肺门淋巴结肿大。2022 年 6 月 9 日化疗 1 次。

刻诊：乏力，胸痛，头晕，下腹痛，胃纳可，便调，寐安。舌红，苔薄白，脉细。

既往史：2009年行子宫全切术。2018年阴道镜提示阴道残端上皮内瘤病，3级。

诊断：中医：妇科癌病（肝肾阴虚证）。

西医：阴道鳞癌。

治则：疏肝理气，滋阴补肾，清热解毒。

处方：柴胡9g，枳壳12g，八月札12g，香附9g，乌药9g，当归9g，女贞子15g，土茯苓30g，白英30g，红豆杉3g，生熟地黄各15g，山萸肉12g，木香9g，鸡内金12g，莪术15g，黄精30g，灵芝15g，瓜蒌皮15g。14剂，水煎服，每日1剂。

化疗期间，上方去土茯苓、红豆杉、白英。7剂，水煎服，每日1剂。

二诊（2022年11月13日）：9月底化疗结束，胸痛，纳呆，口淡无味，贫血，手足麻木感，颜面部皮肤晦暗，舌红苔少，脉细。辨证：气血不足，久病入络，瘀毒阻滞。治则：补益气血，活血通络，解毒散结。

处方：党参15g，炒白术15g，茯苓15g，陈皮9g，制半夏9g，土茯苓30g，白英30g，蛇六谷30g，龙葵15g，川芎15g，桂枝9g，全蝎3g，女贞子30g，熟地黄15g，大枣9g，生黄芪30g，黄精30g，灵芝15g，菟丝子15g，麦冬12g，绞股蓝30g。28剂，水煎服，每日1剂。

三诊（2023年2月12日）：乏力、贫血改善，胸痛，头晕，手足麻木，纳谷不香。舌淡红，苔浊腻，脉细。

处方：上方去炒白术、陈皮、制半夏、全蝎、熟地黄、灵芝、菟丝子、麦冬、绞股蓝，改女贞子15g，川芎24g，加苍术9g，藿香9g，鸡内金12g，龙葵30g，当归9g，蜈蚣3g。28剂，水煎服，每日1剂。

患者门诊随访，乏力、头晕、胸痛等症改善，继续守方守法，根据湿浊、血虚等情况酌情加减施治，病灶稳定。

按：“妇人痃癖癥瘕，大抵因饮食起居七情失宜，亏损脏腑，气血乖违，阴络受伤，循行失度所致”（《女科证治准绳》），女性因特殊的生理心理特点，“有余于气，不足于血”（《灵枢·五音五味》），容易出现情绪郁结，气病及血，阴血亏虚，湿热瘀毒侵犯下焦，结聚胞宫形成痃癖癥瘕等妇科恶性肿瘤。故徐老师治疗妇科恶性肿瘤，重视气血、阴阳并调，多从肝脾肾着手，常用四逆散、四君子汤、知柏地黄丸、金匮肾气丸、二至丸等疏肝理气、健脾化湿、补益肝肾之剂。患者初诊，见乏力头晕，胸痛腹痛等气血不足，脾肾精亏，湿热瘀毒阻滞下焦的表现，故徐老师以柴胡、枳壳、八月札、香附、木香、乌药舒畅气机；当归、女贞子、生熟地黄、山萸肉、黄精、灵芝肝肾同治，补益精血；土茯苓、白英、红豆杉、莪术、鸡内金散结消癥；瓜蒌皮宽胸化痰。化疗期间，减去土茯苓、红豆杉、白英等抗肿瘤药物以扶正气。二诊化疗结束，以纳呆，口淡无味，贫血，手足麻木感，颜面部皮肤晦暗，胸痛等气血不足，瘀毒阻滞为主要表现，故在前方基础上，加用党参、炒白术、茯苓、陈皮、制半夏、生黄芪、绞股蓝、大枣等二陈汤加味在补益肝肾精血基础上，加强健脾益气之力，使气血生化有源；并加用川芎、桂枝、全蝎、菟丝子助阳化气、温通经络。三诊患者乏力、贫血改善，以胸痛、头晕、手足麻木、纳谷不香等症为著，仍守方守法进行加减调整，酌情使用燥湿健脾、养血活血之品使气血渐复，肿块得消。

（张琦君）

五、其他癌病医案

医案一　牙龈癌术后

曾某，男，67岁。初诊日期：2019年6月13日。

主诉：左下牙龈癌术后8月余。

现病史：患者于2018年7月出现左下牙龈肿痛，活检示鳞癌。2018年10月行“左下牙龈颌颈联合根治术”，病理：左下牙龈鳞癌Ⅰ～Ⅱ级，侵犯肌肉，见淋巴结转移，pT3N2M0。2018年11月9日始行化疗，方案：紫杉醇脂质体240mg d1＋奈达帕50mg d1-3，末次时间：2019年1月9日，同步放疗30次。未行基因检测。末次复查（2019年5月14日）：病理活检示坏死及少量纤维成分，被覆少量上皮，未见肯定恶性依据。

刻诊：左颌下及左面颊部肿胀，左下颌麻木，胃痛腹胀，腹部怕冷，胃纳不佳，夜寐尚可，大小便尚调。舌淡，苔白，脉细。

诊断：中医：牙疳（气阴两虚证）。

西医：牙龈癌，淋巴结转移，pT3N2M0。

治则：益气养阴，解毒散结。

处方：太子参15g，白术9g，茯苓15g，石上柏30g，蛇莓30g，山豆根9g，枳壳15g，八月札15g，佛手9g，大腹皮15g，木香9g，香附9g，北沙参15g，生黄芪30g，生甘草9g，鸡内金12g，炒谷麦芽各15g。14剂，水煎服，每日1剂。

二诊（2019年8月18日）：左下牙龈癌术后，左颌下及左面颊部肿胀较前好转，胃痛腹胀缓解，口干不欲饮，左下肢怕冷，舌淡，苔白，脉细。

处方：太子参15g，白术12g，茯苓15g，石上柏30g，山豆根9g，天葵子30g，重楼9g，桂枝9g，川芎15g，生黄芪30g，八月札15g，知母9g，七叶胆15g，生甘草15g，鸡内金12g，泽泻15g，薏苡仁30g。28剂，水煎服，每日1剂。

三诊（2019年9月15日）：患者诉口干，口唇麻木，胃胀，矢气多，舌淡，苔白，脉细。

处方：上方去知母、泽泻，加佛手15g，炒谷麦芽各15g，僵蚕9g。28剂，水煎服，每日1剂。

按：牙龈癌属于中医“牙疳”“牙菌”范畴。《扁鹊心书》记载：“胃脉络齿荣牙床，胃热则牙缝出血，犀角化毒丸主之。肾虚则牙齿动摇，胃虚则牙床溃烂。”该患者由于年老体弱，肾精亏损，气阴两虚，日久脾肾阳虚，气滞血瘀寒凝，毒聚于牙龈，形成肿块。术后水液代谢不畅，津停气阻、血脉阻滞，故局部肿胀麻木不适。寒凝气滞，则腹胀脘腹冷痛。舌淡，苔白，脉细，亦为气阴两虚之象。予以四君子汤加生黄芪、北沙参益气健脾，养阴生津；川芎活血化瘀，行气活血，通络止痛；石上柏、蛇莓、山豆根清热利湿解毒，软坚散结；枳壳、香附疏肝理气，八月札、佛手、大腹皮、木香理气消胀，缓解胃痛腹胀，生甘草缓急止痛；鸡内金、谷麦芽健脾和胃。诸药配伍，共奏益气养阴、疏肝理气、和胃消胀、解毒散结之效。药合病机，二诊患者脘腹胀痛缓解，下颌肿胀亦减轻；然患者年长，脾肾阳虚非一时之药可愈，仍有下肢畏寒怕冷，遂加桂枝温阳，患者状况好转，加用天葵子、重楼加强散结抑瘤之力；另予泽泻、薏苡仁继续利水消肿。三诊患者仍有口唇麻木，遂加用僵蚕祛风定惊，化痰散结，改善面神经麻痹。

（史海霞）

医案二　中西医结合分阶段治疗右锁骨尤因肉瘤

严某，女，71岁。初诊日期：2019年6月5日。

主诉：确诊右侧腋窝尤因肉瘤1个月。

现病史：患者于2019年3月出现右上肢麻木疼痛，未予重视，5月出现右侧腋前肿块。5月PET/CT检查：右侧腋窝肿块，右侧锁骨上肿大淋巴结，右侧腋窝多发肿大淋巴结，FDG代谢异常增高，结合病史考虑，恶性病变可能大。5月30日在外院行右侧腋前肿块切取活检术，术后病理：右锁骨圆细胞恶性肿瘤，符合原始神经外胚层肿瘤PENT/Ewing肉瘤，侵犯周围肌肉、神经等软组织。6月10日肿瘤医院病理会诊咨询意见：右锁骨尤因肉瘤。免疫组化CD999（+++），Ki-67（50%），NKX2.2（++），Syn（–）。患者身高160cm，体重70kg，BSA 1.8m^2。2019年6月20日开始VAC/IE化疗。诉化疗后右上肢肿胀加重，呋塞米对症处理。化疗后第4天发热，体温37.9℃，当时白细胞10.72×10^9/L（未使用升白针）。

既往史：高血压、糖尿病、腔隙性脑梗死、期前收缩病史，膝关节置换术病史。

过敏史：磺胺类药物过敏；化疗使用多柔比星脂质体5min出现过敏反应。

刻诊：右肩痛，右上肢失用2月余。口干欲饮，口苦。胃纳一般，夜眠差，大便黏，1～2次/日，便意频，大便不畅，偶有胃痛，矢气多。一般情况可，右肩部可见明显隆起占位，瘢痕处见菜花样占位约2cm。舌红，苔黄，脉弦滑。

诊断：中医：右锁骨尤因肉瘤（肺胃阴虚证）。

　　　西医：右锁骨尤因肉瘤。

治则：清热解毒，化痰软坚，通络止痛，益气托毒。

处方：生黄芪30g，当归9g，地龙12g，天葵子30g，蛇六谷30g，山慈菇15g，制南星15g，川芎15g，炙蜈蚣2条，制川草乌各12g，白术12g，茯苓15g，木香9g，川连6g，枳实12g，白扁豆15g，北沙参30g，鸡内金12g，炒谷麦芽各15g。14剂。

二诊（2019年6月26日）：近期化疗1次（2019年6月20日）。少许恶心，大便干结难出，肿块痛。舌红，苔薄白，脉细。

处方：上方去南星、川芎、白扁豆，改天葵子15g，蛇六谷15g，山慈菇12g。加生甘草9g。14剂。

双黄升白颗粒，1袋，一日3次。

三诊（2019年7月24日）：诉口干减轻，大便黏，不爽，每日2次。胃隐痛，右上肢冷，活动受限，乏力，舌淡，少苔，脉细。末次化疗时间：7月16日，血常规：WBC 1.02

$\times 10^9$/L，Hb 97g/L。复查胸背部增强MRI：右侧腋下肿块，大者大小约11.9cm×8.4cm。呈T1WI低信号，T2WI高信号，信号欠均，边界不清，形态不规则，增强扫描呈明显不均匀强化，其内见坏死。肿块向上生长至颈根部。右肱骨近端见斑片异常信号影，呈T1WI低信号，T2WI等信号，扫描呈明显强化。影像学诊断：右腋下巨大肿块，伴坏死，周边肱骨及局部皮下侵犯、肿大淋巴结，可符合尤因肉瘤表现。

处方：生黄芪50g，当归9g，地龙12g，炙蜈蚣2条，天葵子15g，蛇六谷15g，北沙参30g，川石斛15g，枳实15g，八月札15g，木香9g，川连6g，生甘草9g，女贞子15g，制首乌15g，桂枝9g，鸡内金12g。14剂。

双黄升白颗粒，2袋，一日2次。

四诊（2019年8月14日）：自觉服药后状况好转。目前已化疗3次。白细胞自述恢复正常，右手冷感，肩部疼痛，右耳鸣，大便1～2次/日。舌红，苔薄黄，脉细。

处方：上方桂枝改15g，加川芎15g。14剂。

双黄升白颗粒，2袋，一日2次。

五诊（2019年9月4日）：8月16日复查胸部增强CT示右腋窝肿块治疗后。右腋窝肿块，大小50mm×67mm。右锁骨区、右腋窝多发肿大淋巴结，均较前缩小。两肺多发结节较前缩小，右下肺斑片影较前略增多增大，部分胸椎致密影同前。刻诊：第4次化疗结束（2019年9月3日）。化疗后Ⅲ°骨髓抑制。吞咽疼痛，稍觉恶心，大便1～2次/日。舌红，苔根略厚，脉细。

处方：生黄芪30g，苍术9g，川连6g，黄精30g，灵芝15g，七叶胆15g，生薏苡仁30g，鸡内金12g，炒谷麦芽各15g，川芎15g，桂枝9g，生甘草9g。14剂。

双黄升白颗粒，2袋，一日2次。

按：骨尤因肉瘤（Ewing sarcoma，ES）是小圆形细胞的低分化的恶性肿瘤。占所有原发性骨肿瘤的6%～8%。该疾病恶性程度高，病程短，转移快，采用单纯的手术、放疗、单药化疗，效果均不很理想，绝大多数患者在2年内死亡，5年生存率不超过10%。疼痛和肿胀是最常见的早期症状，其次是神经根及脊髓等神经功能损伤，部分患者伴低热，血清高密度脂蛋白胆固醇和红细胞沉降率明显升高，有时伴有白细胞计数增多和贫血。病变可产生较大的软组织肿块。诊断有赖于活检。中医没有相对应的疾病名，经查阅文献，其症状类似中医痈疽之类，《证治准绳·疡医》记载缺盆疽："或问：一人年六十，肩前陷中生疽，寒热大作，饮食少进，肩背拘急，小水不利，胸腹膨胀何如？曰：是名缺盆，又名锁骨疽。属足阳明胃经、手少阳三焦经。"《灵枢》云："发于腋下赤坚者，名曰米疽。治之以砭石。"《证治准绳·疡医》记载夹肢痈"或问：肩膊下隙内，生疽何如？曰：是名夹肢痈。属手少阴心经、手厥阴心包络，风热所致。宜服内托黄芪柴胡汤"。据其临床表现，符合痈疡"红、肿、热、痛"的辨证要点，故其病机大概为脾肾精气亏虚，外邪乘虚入于肌肉筋膜，日久郁结为痰浊瘀血结聚，发为肿块。该患者初诊见右肩痛，右上肢失用。热盛燔灼津液不能上承，故见口苦口干欲饮。舌红，苔黄，脉弦滑为痰热之象。患者当前以邪毒积聚为标证，徐老师以天葵子、蛇六谷、山慈菇、制南星清热解毒，化痰软坚；川芎、地龙、炙蜈蚣、制川草乌通络止痛；生黄芪益气托毒；白术、茯苓、木香、枳实健脾理气；全方配伍，以求清热解毒，化痰软坚散结，通络止痛之功。二诊患者诸症略减，因化疗出现恶心便秘等副作用，故治疗以顾护正气为本，解毒散结抑瘤之品减半使用。三诊患者出现化疗后骨髓抑制，白细胞降低，血红蛋白减低，遂予大剂量黄芪及女贞子、制首乌补气养血生髓，配合徐教授治疗骨髓抑制的经验方双黄升白颗粒，为化疗保驾护航。四诊患者白细胞恢复正常，得以继续化疗，徐老师予解毒增效方协助，使患者避免了化疗副作用之痛苦，复查肿瘤明显缩小。类似如此中西医结合并举治疗恶性肿瘤的案例在徐教授这里比比皆是，充分体现了徐教授益气养精、扶正解毒、分阶段治疗恶性肿瘤理论的正确性与实用性，值得推广。

（史海霞）

医案三　腹腔恶性肿瘤

张某，男，76岁。初诊日期：2016年8月17日。

患者于2016年7月29日行腹腔镜检查：肝表面、肝镰状韧带、壁层腹膜、大网膜、小肠表面及系膜多发结节，0.5～2cm大小，部分大网膜融合成片状。少量腹水。病理：黏液性腺瘤。西医予口服替吉奥治疗。

刻诊：口干欲饮，纳食一般，乏力，腹部隐痛，大便基本正常。眼睛轻度视物模糊，略有畏寒，稍感口苦，舌质淡红，苔黄，脉细。

诊断：中医：癥瘕（脾虚气滞证）。

　　　西医：腹腔恶性肿瘤。

治则：益气健脾，消肿散结。

处方：太子参15g，生白术15g，茯苓15g，白扁豆15g，生黄芪30g，北沙参30g，枸杞子15g，淫羊藿9g，八月札12g，木香9g，川连6g，石见穿30g，菝葜30g，猫人参30g，半枝莲30g，桃仁15g，桂枝6g，鸡内金12g，炒谷麦芽各15g。14剂。

二诊（2016年12月14日）：头晕减轻，腹腔少量积水，耳鸣不已，时有腹胀，大便每日1～2次，稍欠实。眼睛视物略模糊，纳食可，怕冷畏寒，舌质淡红，苔略黄，脉细。

处方：上方改淫羊藿15g，川连3g，加川石斛15g，大腹皮15g，生薏苡仁45g。14剂。

三诊（2017年2月28日）：耳鸣稍减轻，腹部疼痛减轻。复查B超：腹腔少量积液。纳可，大便每日1～2次，时欠实。怕冷减轻，偶头晕，可能与血压升高有关。舌质淡红，苔少，脉细。

处方：上方去川连、桂枝、谷麦芽，改白扁豆30g，加香附9g，川芎15g，白蒺藜18g。14剂。

后以此方小幅度加减持续服药。

四诊（2017年8月2日）：患者仍有眼花，大便日行2～3次，小便黄，脚冷，夜间口干饮水。舌质淡红，苔黄腻，脉细。复查血液肿瘤标志物：CEA 19.57ng/ml，CA199 60.46U/L。肠镜（–）。6月3日单位体检B超：少量腹水（40mm）。

处方：太子参15g，生白术12g，茯苓15g，八月札12g，木香9g，川芎15g，桂枝9g，菝葜30g，半枝莲30g，野葡萄藤30g，猫人参30g，白花蛇舌草30g，大腹皮30g，淫羊藿15g，生黄芪40g，枸杞子15g，北沙参30g，白扁豆30g，炙甘草12g，黄柏9g，黄精30g。14剂。

五诊（2018 年 1 月 24 日）：右胁痛，时走窜，纳差腹胀，大便 1～2 次。舌红有裂纹，苔黄，脉弦。

处方：太子参 15g，白术 12g，茯苓 15g，木香 9g，八月札 15g，香附 9g，川芎 30g，桂枝 9g，石见穿 30g，菝葜 30g，野葡萄藤 30g，蛇六谷 30g，炙蜈蚣 2g，白芍 24g，甘草 9g，淫羊藿 15g，仙茅 12g，生黄芪 50g，川连 3g，北沙参 15g，枸杞子 15g，白扁豆 30g，炙鸡内金 12g，炒谷麦芽各 15g。14 剂。

后以此方小幅度加减持续服药。

六诊（2022 年 3 月 8 日）：B 超示肝右叶混合回声 42mm×27mm，边界欠缺，平卧位肠间隙见前后径 30mm 无回声区，少量腹水，肝内脂肪浸润。乏力改善，胃口改善，腹胀，手足冷，下肢水肿，大便日 2 次，夜尿 2～3 次，口干，舌淡红，苔薄白，脉细。

处方：太子参 15g，茯苓 15g，炒白术 12g，白扁豆 15g，黄芪 30g，灵芝 15g，黄精 30g，川石斛 15g，淫羊藿 15g，菟丝子 30g，大腹皮 15g，猫人参 30g，车前子 30g，红豆杉 3g，川芎 15g，岩柏 30g，八月札 12g，桂枝 9g，香附 9g，芡实 15g，鸡内金 12g。14 剂。

后以此方小幅度加减持续服药。

七诊（2023 年 6 月 28 日）：CEA 93.8ng/ml，CA50 116U/ml，CA242 91.2U/ml。腹水少量，大便调，畏寒怕冷，时腹胀。舌质淡红，苔少，脉细。

处方：太子参 30g，炒白术 12g，茯苓 15g，大腹皮 15g，八月札 15g，红豆杉 6g，岩柏 30g，猫人参 30g，白花蛇舌草 30g，黄精 30g，绞股蓝 30g，灵芝 15g，淫羊藿 30g，桂枝 9g，女贞子 15g，黄芪 30g，鸡内金 12g，泽泻 24g，木香 9g，川芎 15g，陈皮 9g。14 剂。

按：腹腔恶性肿瘤属于中医的“积聚”“臌胀”一类疾病。积证具有积块明显，固定不移，痛有定处，多属血分；聚证则无积块，腹中气时聚时散，痛无定处，多属气分；臌胀以腹大胀满，皮急如鼓，脉络显露为特征。以上病证及癌肿，皆有本虚标实的特点，标实在气滞、血瘀、湿盛、毒聚，本虚有气虚、阳虚与阴虚，当攻补兼施。《景岳全书·积聚》所说：“治积之要，在知攻补之宜，而攻补之宜。当于孰缓孰急中辨之。”徐老师提出，治疗肿瘤的总治则为“扶正祛邪”，而在肿瘤疾病进程中，扶正、祛邪的平衡需准确把握。

病情初起，扶正为要。在患者刚发现患病之时，需先尽快恢复患者体力及免疫力，一方面体力恢复，可尽早配合手术或放化疗；另一方面，激发自身力量抗邪，也与西医治疗相辅相成。首诊，以“扶正祛邪”的治癌总则，观其正虚在脾肾气虚，邪盛在湿热瘀滞。患者因纳差、腹痛、乏力，辨为脾气虚证，以参苓白术散加黄芪补脾益气、健脾化湿。患者还出现寒热夹杂的表现，畏寒，但口苦苔黄、口干欲饮，考虑脾肾阳虚，食积不能运化而生热、化疗药物作用而生热，以淫羊藿温肾壮阳、枸杞子补益肝肾，八月札、木香、黄连理气清热化湿，北沙参养阴生津。患者腹部肿瘤、少量腹水，“祛邪”以石见穿、菝葜、半枝莲清热利湿、活血散结。猫人参清热消肿，常用于恶性腹水。癌肿形成，不外乎气滞、痰凝、血瘀、毒聚，患者肿瘤晚期，癌肿日久，需活血通络，以桃仁、桂枝温经活血。方中清热、活血药物较多，肿瘤患者需长时间服药，且已有纳差症状，加鸡内金、炒谷麦芽健运脾胃、消食化积。二诊患者耳鸣、视物模糊、畏寒，考虑肝肾精亏，加量淫羊藿温肾化阳，腹水，加用大腹皮、生薏苡仁利水消肿，利水谨防伤阴，且舌苔黄，予石斛养阴生津，黄连清热化湿。三诊患者头晕，予香附、白蒺藜疏肝平肝，川芎理气活血，长时间腹水、便溏，加量白扁豆健脾。

病情中期，顾护正气，奋起抗邪。患者已经过 1 年的中药调理，此时患者正气较盛，故四诊、五诊时加用大量清热解毒、化痰散结之品，以抵抗肿瘤。本阶段较治疗初期阶段，明显加用抗肿瘤药物药味数量及药量，石见穿、菝葜、野葡萄藤、蛇六谷、白花蛇舌草，清热解毒、消肿散结，又加入炙蜈蚣，通络止痛、攻毒散结。抗邪的同时，顾护正气，黄芪、黄精用量也有所增加。右胁痛，时走窜，舌红有裂纹，考虑病位在肝，在重用抗肿瘤药基础上，加用大剂量的芍药甘草汤柔养肝阴。

病程后期，正邪兼顾，补肾益精，活血通络。病程后期，患者正气耗伤较重，故不再适合攻伐太过；但肿瘤遍及全身，也需一定量的祛邪药物，且久病入络，此时在清热散结的基础上，常加用活血通络之品。患者始终乏力、腹胀腹水、手足冷，病位在脾肾，病性为气虚。主方为参苓白术散，较最初方剂，现增加灵芝、黄精、菟丝子等补肾养精之品，从健脾向补肾侧重，以补充癌肿损伤的正气阴精。在祛邪之品中，增加川芎、红豆杉等活血化瘀之品。扶正抗癌力量均衡，正邪兼顾。至此病程后期，患者出现诸多并发症，需对症治疗，如腹水、双下肢水肿，以泽泻、川椒目温阳利水消肿。

（王凯文）

医案四　脑胶质瘤术后放化疗后复发

陈某，女，40 岁。初诊日期：2022 年 12 月 4 日。

主诉：脑胶质瘤术后放化疗后复发 10 月余。

现病史：患者于 2020 年 6 月因“右眼视力下降”查头颅 CT、MRI 提示左侧顶枕脑肿瘤。2020 年 6 月 18 日手术，病理：（左枕）胶质母细胞瘤，WHO 4 级。2020 年 7 月 19 日至 9 月 30 日放疗 DT：GOGY/30Fx，同步替莫唑胺 120mg qd 及电场治疗。后续替莫唑胺 300mg qd 及电场治疗。2021 年 4 月疑似进展，2021 年 5 月 11 日至 10 月 8 日顺铂联合替莫唑胺 6 个疗程，后续替莫唑胺维持。2022 年 2 月头颅 MRI、PET/CT：额顶新发病灶。顺铂联合替莫唑胺化疗 1 个疗程，后续替莫唑胺化疗，复查头颅 MRI：双额顶复发病灶较前略增大。癫痫发作 2 次。2022 年 11 月 15 日贝伐珠单抗治疗 1 个疗程。

刻诊：癫痫小发作 1 次，右半身麻木，口㖞，步态不稳，感冒后咳嗽，纳差，便调，夜寐欠安。舌淡红，苔薄白，脉细。

诊断：中医：内科癌病（精气亏虚，风痰上扰证）。

　　　西医：脑胶质瘤。

治则：补气生髓，息风通络。

处方一：生黄芪 30g，苍术 9g，黄连 6g，黄精 30g，灵芝 15g，绞股蓝 15g，陈皮 9g，鸡内金 12g。7 剂，水煎服，每日 1 剂（化疗期间）。

处方二：党参 15g，炒白术 12g，茯苓 15g，天葵子 30g，蛇六谷 30g，天龙 9g，制南星 15g，川芎 15g，桂枝 9g，生黄芪 50g，当归 12g，地龙 12g，全蝎 3g，淫羊藿 12g，骨碎补 15g，木馒头 15g，桑寄生 15g，鸡内金 12g，怀牛膝 15g，白芍 30g，炙甘草 9g，僵蚕 12g，杏仁 9g，芦根 30g，枇杷叶 12g。14 剂，水煎服，每日 1 剂（平素）。

二诊（2023 年 2 月 5 日）：目前替莫唑胺联合贝伐珠单抗 Q3W，容易感冒，无咳嗽，头晕改善，癫痫未发作，仍有乏力，畏寒，夜寐欠安，胃纳差，化疗时恶心呕吐，舌略红，苔薄腻，脉细。

处方一：上方加木香 9g，女贞子 15g。7 剂，水煎服，每日 1 剂。

处方二：上方去党参、地龙、全蝎、骨碎补、木馒头、桑寄生、白芍、炙甘草、僵蚕、杏仁、芦根、枇杷叶，改天龙 6g，制南星 9g，淫羊藿 15g，加太子参 15g，仙茅 12g，黄精 30g，陈皮 9g，女贞子 15g，枸杞子 15g，藿香 6g，灵芝 15g。14 剂，水煎服，每日 1 剂。

三诊（2023 年 3 月 5 日）：头晕，夜间咳嗽，咳痰色白黏，乏力，畏寒改善，胃纳不香，大便干结，夜寐欠安。

处方：平素方改女贞子 30g，加杏仁 9g，芦根 30g，枇杷叶 12g，瓜蒌仁 30g，枳实 15g。28 剂，水煎服，每日 1 剂。

患者坚持中西医结合治疗，门诊随访。

按：徐老师认为，脑胶质瘤起病隐匿，具有“虚”“瘀”“滞”的特点，以正气亏虚，瘀血痰毒阻滞脑络为核心病机，风、痰、湿、瘀、毒上犯脑髓，气滞痰阻，血瘀毒蕴，日久虚实互结，导致病情缠绵难愈，采用补肾通络，益气化瘀，抑癌解毒法治疗，“虚”者补肾健脾，益气养精；“瘀”者补气助阳，兼以活血；“滞”者搜剔通络，息风豁痰，临床疗效良好。患者首诊精气亏虚，脑髓失养，风痰上扰，清阳不升、浊阴不降而见癫痫发作，右半身麻木，口㖞，步态不稳等症，故以四君子汤合补阳还五汤加减益气健脾，补气通阳，药如党参、炒白术、茯苓、炙甘草、生黄芪、当归、川芎、地龙、桂枝、淫羊藿等药；配伍天葵子、蛇六谷、木馒头、天龙、制南星、全蝎、僵蚕消痰散结；骨碎补、桑寄生、怀牛膝、白芍补益肝肾，滋阴息风；杏仁、芦根、枇杷叶肃肺止咳；鸡内金消食和胃。因患者仍处于替莫唑胺维持治疗中，采用分阶段治疗，化疗期间予抗瘤增效减毒方（生黄芪、苍术、黄连、黄精、灵芝、绞股蓝）加陈皮、鸡内金益气养精，清化中焦，理气化湿。二诊患者替莫唑胺联合贝伐珠单抗治疗，体质虚弱，气血不足，阳虚络阻，仍有乏力，头晕，畏寒，纳差，化疗时恶心呕吐等症。化疗期间加木香理气，女贞子养血。平素方去地龙、全蝎、木馒头、僵蚕、骨碎补、桑寄生、白芍、炙甘草、杏仁、芦根、枇杷叶，减天龙、制南星用量，缓则治本，减少攻伐药物比例；上部风痰瘀毒实邪不能速去，下部元阴元阳不足则当急固，增加淫羊藿用量并加用仙茅以“二仙”增温阳通络之效，以太子参易党参，加用黄精、灵芝、女贞子、枸杞子以助生精养血之功，陈皮、藿香理气醒脾助运化。三诊患者化疗结束，症情缓解，则随证加减施治止咳化痰，润燥通便。纵观徐老师辨治该患者全程，宿疾当以缓攻，重在补脾肾，养精气，培元固本同时不忘活血化瘀，息风豁痰，解毒散结，使人体正气振奋，邪无所附，脏腑安而经络通，不求速效，缓缓图之，兼顾人体正气的同时搜剔深伏之毒邪，收效明显。

（张琦君）

医案五　鼻咽低分化鳞癌

陈某，男，45 岁。初诊日期：2018 年 10 月 16 日。

主诉：鼻衄反复3个月。

现病史：患者于2018年7月初开始无明显诱因下突然鼻腔大出血，经纱布填塞后暂时控制。此后鼻衄反复发作，同时伴有鼻塞。8月于当地医院五官科检查发现右侧上软腭部耳咽管附近有结节状物存在，黏膜溃疡明显。经病理诊断：低分化鳞癌。EB病毒VCA-IgA抗体滴度：1∶80（+）。确诊为鼻咽癌。8月中旬起行放疗。出院后仍有少量鼻衄，遂来我院门诊就诊。10月14日血常规：白细胞2.8×10^9/L，血小板60×10^9/L。

刻诊：患者诉鼻腔仍有少量出血，口干不欲饮，进食咽部有梗阻感，吞咽困难。舌质红，苔灰腻少津，舌体胖大，脉弦细。

诊断：中医：积病（气阴两虚证）。

西医：鼻咽癌放疗后。

治则：益气养阴，清热解毒，凉血止血。

处方：太子参30g，生地黄15g，天冬12g，麦冬12g，鲜石斛18g，白花蛇舌草30g，七叶一枝花15g，山豆根9g，骨碎补15g，辛夷9g。14剂，水煎服，每日1剂。

二诊（2019年11月1日）：服用上方14剂后，患者鼻衄已止。近3天自觉胸闷心悸伴有眩晕头痛阵发，神疲乏力，干咳咯痰不畅。舌质红，苔薄白，脉沉细。辨证：心气渐衰，热毒炽盛，肺阴灼伤。治则：益气养阴，清热解毒，养心安神。

处方：南北沙参各15g，丹参30g，朱茯苓15g，鱼腥草15g，鲜石斛18g，党参30g，麦冬12g，五味子9g，蜂房9g，川芎9g。14剂。

三诊（2020年11月16日）：服上方14剂后，诸症已解，唯头痛、鼻衄间歇发作。舌质红，苔薄白，脉弦。辨证：气阴两虚，肝阳上亢，络脉不通。治则：益气养阴，平肝潜阳，活血通络。

处方：太子参30g，黄芪15g，当归12g，白芍12g，天麦冬各15g，北沙参15g，山豆根9g，蜂房9g，白花蛇舌草30g，蔓荆子9g，全蝎3g，野菊花12g。14剂。

按：该患者为鼻咽癌放疗后，放疗为热毒之邪，患者真阴被劫，虚阳上扰，热伤血络，故出现鼻衄，阴血既伤，心脑失去充养则头痛、胸痹、心悸等症发。鼻咽为肺气出入之清窍，该患者邪毒上攻，浊不降则清不升，况气阴两伤，正其本，俾邪热之势得戢，血亦不致妄行。治疗拟用益气养阴、清热解毒、平肝潜阳、活血止血等法则。尽管病情复杂，“病千变，药亦千变”，终能发挥中医辨证施治特色，达到缓解病情目的。

（史海霞）

医案六　前列腺癌多发转移

袁某，男，61岁。初诊日期：2020年10月30日。

主诉：前列腺癌多发转移。

现病史：2020年8月PET/CT示前列腺外周侧低密度影，FDG代谢增高，双期相。考虑前列腺癌，FDG代谢升高。①左侧盆腔巨大团块状软组织影，FDG代谢增高，考虑MT，转移性。②右侧盆腔淋巴结肿大，考虑转移性。③右侧颌下肿大淋巴结，考虑转移性。2020年9月行前列腺穿刺确诊前列腺癌。血清PSA 3000ng/ml。目前内分泌治疗中。

刻诊：骶骨疼痛。纳谷可，大便调，畏寒怕冷，手脚冷。舌质淡红，苔少，脉细。

诊断：中医：癥瘕（气阴两虚，癌毒流窜证）。

西医：前列腺癌多发转移（盆腔、淋巴结、骨）。

治则：益气养精，温肾止痛，解毒散结。

处方：熟地黄 15g，山萸肉 15g，乌药 9g，土茯苓 30g，龙葵 30g，蛇莓 30g，川芎 15g，桂枝 12g，淫羊藿 15g，骨碎补 15g，生黄芪 30g，炙鳖甲 12g，黄精 30g，七叶胆 15g，鸡内金 12g。14 剂。

二诊（2020 年 11 月 18 日）：家属代诉怕冷缓解，纳谷欠馨。二便尚调，夜寐尚安。稍有怕热，烘热出汗，拟化疗。舌淡红，苔少。

处方：生黄芪 30g，制苍术 9g，川连 6g，黄精 30g，灵芝 15g，七叶胆 15g，陈皮 9g，薏苡仁 30g，鸡内金 12g，炒谷麦芽各 15g，生甘草 9g，土茯苓 15g，白英 15g。14 剂。

双黄升白颗粒，1 袋，一日 3 次。

三诊（2020 年 12 月 2 日）：诉烘热出汗，余症缓解。舌质淡红，苔少，脉细。此次化疗结束。

处方：上方去川连、制苍术，土茯苓改 30g，白英改 30g，加白术 12g，茯苓 15g，红豆杉 3g，知母 9g。14 剂。

四诊（2020 年 12 月 16 日）：骨痛缓解，阵发烘热出汗，无分昼夜。舌淡红，苔薄白，脉细。

处方：上方加瘪桃干 30g，浮小麦 30g，蛇莓 30g。14 剂。

五诊（2021 年 1 月 13 日）：阵发烘热出汗，纳可，便调，舌质淡红，苔少，脉细。口服内分泌治疗中。

处方：生地黄 15g，山茱萸 15g，知母 12g，黄柏 9g，牡丹皮 9g，八月札 12g，土茯苓 30g，白英 30g，蛇莓 30g，红豆杉 3g，瘪桃干 30g，浮小麦 30g，麻黄根 15g，煅牡蛎 30g，生黄芪 30g，鸡内金 12g，七叶胆 24g。14 剂。

按：前列腺癌（prostate cancer，PC）是男性常见的恶性肿瘤，临床上主要通过内分泌治疗加化疗，虽短期有效，但一旦去势抵抗后，其治疗效果不明显，且对患者副作用大，严重降低其生存质量，平均生存周期为 2～3 年。对中晚期患者或去势抵抗的患者，中药治疗已成为主要治疗手段，对改善临床症状、减轻痛苦、提高生活质量、延长生存期等方面有显著作用。同样，在去势抵抗阶段，中医药治疗对减少内分泌治疗的并发症和延长内分泌治疗的时间等有积极作用。徐教授认为，肿瘤的发生主要是由外部原因和内部因素共同作用所致的。内因为精气亏虚，“气虚则成岩”；外因多责之长期饮食、情志失调等原因。中医药对肿瘤的治疗主要从扶正固本，培补正气、化瘀解毒，祛痰散结、攻补兼施，虚实兼顾等方面入手。徐教授总结出的精气内虚，癌毒留聚甚至癌毒流窜在临床治疗中具有一定的指导意义。针对前列腺癌患者，徐老师常用知柏地黄汤加味获效。徐教授认为，前列腺癌属于生殖内分泌系统癌症，责之于肝肾功能失调。肾主藏精，主骨，生髓。肾中精气不仅能促进机体的生长、发育和繁殖，而且还能参与血液的生成，提高机体的抗病能力。男子随肾气充盛而天癸至（促进性成熟并维持生殖功能的物质），则精气溢泄，具备了生殖能力。男性精室的开合、精液的藏泄，与肝肾的功能有关。“主闭藏者，肾也，司疏泄者，肝也”（《格致余论·阳有余阴不足论》）。肝之疏泄与肾之闭藏协调平衡，则精室开合适度，精液排泄有节，使男子的性与生殖功能正常。反之则令人体阴阳失衡，罹患疾病。而前列腺癌患者术后及内分泌治疗后又常见阴虚潮热、阵发性烘热汗出及心烦失眠等阴虚内热症状。

徐教授基于前列腺癌和肝肾的关系，创建了知柏地黄汤加味来治疗该类疾患。知柏地黄汤出自明代《景岳全书》，称为滋阴八味丸，在六味地黄丸滋补肝肾的基础上加知母、黄柏清虚热，滋阴降火。用于治疗肝肾阴虚，虚火上炎之骨蒸潮热，盗汗颧红，咽干口燥，舌质红，脉细数等症。对生殖内分泌系统恶性肿瘤，徐老师据临证经验选用白英、土茯苓、蛇莓为抗瘤基础药组，针对该患者多发转移，加用红豆杉增强解毒抗瘤之力。针对骨转移引起的疼痛，徐老师选用其经验方骨痛灵方淫羊藿、骨碎补配伍川芎、桂枝补肾温阳、通络止痛。二诊患者疼痛怕冷均有所减轻，拟继续化疗，徐老师根据分阶段治疗理论，调方为抗瘤减毒方配合双黄升白颗粒以保证化疗顺利进行，减轻化疗之毒副作用。待化疗结束，再加强抗肿瘤中药的剂量，同时针对阴虚潮热出汗的症状，加强滋阴止汗专药瘪桃干、浮小麦、麻黄根、煅牡蛎等以收涩止汗。患者经治疗症状减轻，随访至今，生活尚正常。

（史海霞）

医案七 左肾癌术后

梁某，女，58岁。初诊日期：2020年1月15日。

主诉：左肾癌术后半年。

现病史：患者2019年6月体检，发现左肾占位，6月27日于仁济医院行左肾切除术，术后病理：透明细胞癌，Ⅲ级。术后定期检查。12月19日复查胸部CT：左肺上叶可见磨玻璃结节，直径8mm。

刻诊：左前胸疼痛不适，胸骨后、右胁下时有疼痛，胃纳一般，烘热出汗，口干，腰酸目糊，夜寐一般。二便基本正常。舌淡少苔，脉细。

诊断：中医：肾癌（肾精亏虚，癌毒内蕴证）。

西医：左肾癌术后。

治则：滋水涵木，解毒散结。

处方：生地黄15g，北沙参15g，山萸肉15g，枸杞子15g，石见穿30g，白英30g，龙葵30g，蒲公英30g，七叶胆24g，生黄芪30g，八月札15g，枳壳15g，木香9g，鸡内金12g，炒谷麦芽各15g，知母9g，川断30g。14剂。

二诊（2020年4月8日）：头昏头晕，血压低，90～100/52～60mmHg。腰酸，少腹胀。舌淡红，少苔，脉细。

处方：上方生黄芪改50g，加柴胡9g，升麻12g，当归9g。14剂。

三诊（2020年4月22日）：上方服后血压106～110/60～65mmHg。效佳。头昏头晕明显减轻。胃胀，嗳气。夜间胸口发热，自觉有气上冲。阵发烘热。大便基本正常，舌淡红，少苔，脉细。

处方：上方去枳壳、木香，加牡丹皮9g，川楝子9g。14剂。

按：该患者为肾癌术后伴有肺结节和低血压。徐教授在中西医结合治疗恶性肿瘤的同时，对患者并存的内科病症或合并症通常也是手到擒来。患者二诊诉头晕头昏，经检测血压 90～100/52～60mmHg。伴有腰酸，少腹胀。舌淡红，少苔，脉细等气虚下陷等表现。徐老师遂予补中益气汤加减，应用大剂量生黄芪 50g，加柴胡 9g，升麻 12g，当归 9g。以补中益气汤益气升提，升阳举陷，改善患者脑供血，以期升高血压，缓解低血压引起的头晕头昏症状。三诊患者血压升至 106～110/60～65mmHg，效佳，头昏头晕明显减轻。徐老师深厚的内科功底彰显无余，值得我辈终身学习。

（史海霞）

医案八　甲状腺癌术后，肺转移，大量胸腔积液

梅某，女，64 岁。初诊日期：2015 年 10 月 18 日。

主诉：甲状腺癌术后 20 年，乏力气急 1 周。

现病史：患者于 1995 年行双侧甲状腺切除术，术后病理示乳头状癌，淋巴结无转移。2011 年查胸部 CT 提示两肺转移瘤，遂于上海市第六人民医院行 ^{131}I 治疗 1 次，肺内病灶未见明显变化。2015 年 8 月患者自觉胸闷气急，活动后明显，伴有乏力加重，查胸部 CT 提示两肺转移瘤，右侧大量胸腔积液，胸膜转移。B 超示右侧大量胸腔积液。于外院行呋塞米、螺内酯利尿排水治疗后未见明显好转。9 月行胸腔穿刺引流术，先后共引流出暗红色血性胸腔积液 1600ml。近 1 周患者乏力气急，至徐教授门诊就诊。

刻诊：乏力，胸闷气急，咳嗽咳痰时有，痰色白质稀薄，量中等，心悸时有，胃脘嘈杂，胃纳可，二便调，夜寐尚可。舌质淡，苔薄白，脉细。

诊断：中医：石瘿病，兼见悬饮（气血两虚，邪犯胸肺证）。

西医：双侧甲状腺乳头状癌术后，肺、胸膜转移，恶性胸腔积液。

治则：益气温阳利水，化痰散结解毒。

处方：党参 15g，生白术 15g，茯苓 15g，杏仁 9g，芦根 30g，枇杷叶 12g，天葵子 30g，蛇莓 30g，猫人参 30g，葶苈子 30g，龙葵 15g，生黄芪 30g，淫羊藿 15g，黄精 30g，川连 6g，陈皮 9g，女贞子 15g，旱莲草 15g，鸡内金 12g，炒谷麦芽各 15g。

医嘱：避风寒、慎起居、调饮食、畅情志。

二诊（2015 年 11 月 20 日）：连服 1 个月，症状改善，未再出现中到大量胸腔积液。患者每 2 个月左右来院诊治，继服原方加减治疗。均保持稳定状态，胸腔积液未明显增多。

按：甲状腺癌属于内分泌系统肿瘤的一种，也是头颈部常见的恶性肿瘤。目前甲状腺癌的治疗主要是以手术、放疗配合 ^{131}I 治疗，而对于所有甲状腺全切的甲状腺癌患者则应该终身行甲状腺素内分泌治疗，这对预防复发和治疗晚期甲状腺癌有一定作用。中医学上将甲状腺肿瘤归于“瘿瘤”范畴，临床表现除了正气不足外，毒热未尽，毒热伤阴之象显著。同时，由于因病伤正，后天受损，脾胃亏虚，水湿内停，终致阴阳失调，上热下寒之变局。《外科正宗·瘿瘤论》：“夫人生瘿瘤之症，非阴阳正气结肿，乃五脏瘀血、浊气、痰滞而成。”《济生方·瘿瘤证治》：“夫瘿瘤者，多因喜怒不节，忧思过度，而成斯疾焉。大抵人之气血，循环一身，常欲无滞留之患，调摄失宜，气凝血滞，为瘿为瘤。”

本例患者为甲状腺乳头状癌术后，16 年后出现肺转移，20 年后出现胸膜转移，大量胸腔积液。可见患者虽已切除原发病灶，但癌毒炽盛，日久损耗气血，正气亏虚。此时患者多出现咳嗽、胸闷等症状。而本例患者出现了肺部及胸膜的转移。徐振晔教授认为石瘿

病标为瘀血与痰湿凝结，本在脾肾阳气不足。肾为先天之本，脾为后天之本。肾阳的温煦蒸化，是脾主水液的基础，即所谓“火能生土”；在脾气运化的协助下，在肾气肾阳的气化作用下，肾主水而司开合，主持全身水液的平衡，即所谓“土能制水”。患病时，脾阳虚弱，则无力运化，水湿停滞不前，经久不愈，可发展至肾阳虚损。而肾阳虚弱，气化失司，水湿内蕴，也可影响脾的水液运化，致湿滞而为病，化而为痰，痰湿凝结阻滞血行，血行不畅，则瘀血内生。肝脾相互协同，同维持血液的正常运行。当瘀血内生，血行不畅时，可致肝郁而为病。

近年来，徐老师在立法组方选药上，将益气养阴清热解毒、健脾利湿等法融为一体，上下交通，阴阳相济，体现了中医刚柔相济的特色。在运用中医药治疗肺转移癌性胸腔积液方面取得了一定的进展。相对于全身治疗和腔内治疗，中医药有毒副作用小，可提高生活质量，延长生存期，改善症状的优点，特别适用于一些不适应化疗的老弱患者。本方由悬饮宁方加减组成，悬饮宁方主要由生白术、茯苓、桂枝、葶苈子、川椒目、猫人参、龙葵7味中药组成，功能泻肺逐水，温化寒饮；此外，方中以党参、白术、茯苓、生黄芪补气健脾，利水渗湿；杏仁、芦根、枇杷叶润肺止咳，清热生津；天葵子、蛇莓清热解毒抗癌；淫羊藿益精气、强筋骨、补肾壮阳，黄精补气养阴，健脾润肺益肾，两者合用阴中求阳，阳中求阴；陈皮、川连理气健脾、行气调中；二至丸（女贞子、旱莲草）滋补肝肾；鸡内金、谷麦芽健胃消食。诸药合用，起到益气温阳利水，化痰散结解毒之功，有效控制了胸腔积液的再生。

（蔡玥娇）

医案九　胃非霍奇金淋巴瘤

翁某，女，43岁。初诊日期：2018年9月10日。

患者于2018年1月15日因久而屡发上腹部疼痛，当地医院胃镜检查提示“胃窦大弯处肿瘤”，病理报告考虑为弥漫性大B细胞淋巴瘤。1月26日PET/CT检查报告：①胃窦部壁弥漫性轻度增厚，考虑低代谢淋巴瘤改变；②右肾实质小结节，低代谢，倾向肿瘤性。1月29日免疫球蛋白Ig基因重排定性分析，均未检测到克隆性重排。2月13日检测显示B淋巴瘤克隆基因重排为阳性。5月9日当地医院PET/CT检查报告；①胃窦壁略厚，未见明确高代谢肿瘤活性；②右肾实质小结节，略低代谢，与1月26日检查结果相似。5月13日起行R-CHOP方案化疗。9月5日胃镜检查报告示慢性浅表性萎缩性胃炎，Hp（+）。9月10日来院就诊，以求中医治疗。

刻诊：面色晦暗，乏力神倦，畏寒，手脚凉，舌质淡红，苔黄腻，脉细。BP 140/110mmHg。

诊断：中医：胃癌（脾虚痰浊证）。

西医：胃非霍奇金淋巴瘤。

治则：健脾益气，化痰散结。

处方：党参15g，白术12g，茯苓15g，八月札15g，川楝子9g，佛手15g，木香9g，川连6g，瓦楞子15g，蒲公英30g，野葡萄藤30g，天葵子30g，蛇六谷30g，川芎15g，淫羊藿15g，生黄芪30g，黄精30g，珍珠母30g，酸枣仁24g，灯心草6g，鸡内金12g，天麻12g，钩藤18g。共28剂，每日1剂，水煎服。

二诊（2018 年 11 月 24 日）：患者 2018 年 11 月 1 日再行利妥昔单抗化疗，自觉心悸心慌，右上腹触痛，畏寒，纳谷尚馨，考虑辨证为气阴两虚，痰浊夹热。

处方：党参 12g，白术 9g，茯苓 15g，木香 9g，川连 6g，佛手 9g，制香附 9g，天葵子 30g，蛇六谷 30g，蛇莓 30g，淫羊藿 15g，桑寄生 15g，川芎 15g，生黄芪 40g，夜交藤 30g，女贞子 15g，炙鸡内金 12g，葛根 30g，竹茹 6g。共 28 剂，每日 1 剂，水煎服。

三诊（2019 年 1 月 26 日）：患者自诉皮肤痒，纳谷可，大便 2～3 次/日，胃脘隐痛，苔少浊腻色淡。

处方：党参 15g，白术 12g，茯苓 15g，木香 9g，佛手 15g，制香附 9g，荜澄茄 15g，天葵子 30g，蛇六谷 30g，蛇莓 30g，野葡萄藤 30g，淫羊藿 15g，仙茅 9g，生黄芪 40g，知母 9g，当归 9g，夜交藤 12g，川连 5g，炙甘草 9g，淮小麦 30g，大枣 9g。共 28 剂，每日 1 剂，水煎服。

其后上方加减治疗，症情稳定。

四诊（2020 年 11 月 28 日）：患者言少，面色无华，行走乏力，畏风怕冷，胃脘隐痛，大便干结。

处方：党参 15g，白术 12g，茯苓 15g，杏仁 9g，白芥子 15g，苏子 12g，枇杷叶 12g，天葵子 30g，蛇六谷 30g，蛇莓 30g，野葡萄藤 30g，木香 9g，川芎 15g，桂枝 9g，淫羊藿 15g，仙茅 12g，生黄芪 30g，夏枯草 15g，鸡内金 12g，陈皮 9g，黄精 30g。共 28 剂，每日 1 剂，水煎服。

五诊（2021 年 2 月 27 日）：患者胃脘隐痛，胸背呈麻木性疼痛，怕冷，腰膝酸软，且呈下坠感，舌质淡红。

处方：党参 15g，白术 12g，茯苓 15g，杏仁 9g，苏子 15g，芦根 30g，紫苏梗 30g，天葵子 15g，蛇六谷 30g，蛇莓 30g，夏枯草 15g，生牡蛎 30g，木香 9g，川芎 15g，桂枝 9g，生黄芪 30g，淫羊藿 15g，灯心草 6g，炙甘草 9g，淮小麦 30g，大枣 9g，鸡内金 12g。共 28 剂，每日 1 剂，水煎服。

药后怕冷缓解，持续服药。

六诊（2022 年 11 月 14 日）：患者胸部 CT 检查报告示右上肺磨玻璃结节 4mm。刻诊：散在红疹，小腹痛，上腹胀痛，小便黄，汗多，腰酸。

处方：党参 15g，白术 12g，茯苓 15g，陈皮 9g，半夏 9g，生薏苡仁 30g，香附 9g，木香 9g，川连 5g，紫苏梗 15g，生黄芪 30g，佛手 9g，天葵子 30g，蛇六谷 30g，黄柏 9g，七叶胆 15g，酸枣仁 15g，鸡内金 12g，黄精 30g，淫羊藿 15g，杜仲 24g。共 14 剂，每日 1 剂，水煎服。

七诊（2023 年 4 月 8 日）：患者小腹下坠感，胃中烧灼感，大便 2～3 次/日，舌淡暗苔薄，怕冷畏风。

处方：太子参 15g，炒白术 12g，茯苓 15g，八月札 12g，佛手 12g，木香 9g，枳壳 12g，野葡萄藤 30g，蛇六谷 30g，天葵子 30g，蛇莓 30g，柴胡 9g，天麻 12g，生黄芪 30g，黄精 30g，川芎 15g，鸡内金 12g，淫羊藿 15g，桑寄生 15g，杜仲 15g，川连 3g。共 28 剂，每日 1 剂，水煎服。

八诊（2023 年 5 月 23 日）：患者腹痛时有发作，乏力，口苦，舌红苔薄白腻。

处方：太子参 15g，炒白术 12g，茯苓 15g，八月札 12g，木香 9g，川连 3g，天葵子

30g，蛇六谷 30g，蛇莓 30g，野葡萄藤 30g，珍珠母 30g，炙甘草 9g，淮小麦 15g，大枣 9g，酸枣仁 15g，生黄芪 30g，鸡内金 12g，知母 9g，天麻 9g，钩藤 15g，泽泻 30g。共 14 剂，每日 1 剂，水煎服。

九诊（2024 年 6 月 15 日）：患者自诉心悸，嗳气，上腹胀，手抖。

处方：太子参 15g，炒白术 12g，茯苓 15g，八月札 12g，木香 9g，川连 3g，天葵子 30g，蛇六谷 30g，蛇莓 30g，野葡萄藤 30g，珍珠母 30g，炙甘草 9g，淮小麦 15g，大枣 9g，酸枣仁 15g，生黄芪 30g，鸡内金 12g，知母 9g，麦冬 15g，香附 9g，白蒺藜 30g。共 14 剂，每日 1 剂，水煎服。

按：胃非霍奇金淋巴瘤是淋巴瘤在淋巴结外发生的常见部位，缺乏特异性的临床表现。临床通常表现为反复发作的胃部不适，上腹部疼痛（胀痛或隐痛等），容易误诊或被忽略而不予重视。及时做必要的检查，做到早发现、早诊断、早治疗尤为重要。

清代著名医家叶天士所著《临证指南医案》曰：“胃痛久而屡发，必有痰凝聚瘀。”众多学者认为气滞痰凝与淋巴瘤有高度的相关性。所以在治则上强调健脾益气，化痰散结，扶正祛邪。徐老师临证常以党参、白术、茯苓、黄芪、黄精等益气健脾，辅以陈皮、木香、当归等行气活血、破瘀散结，夏枯草、生牡蛎解毒散结、化痰软坚，柴胡、香附等药具有疏肝行气解郁之功效，诸药配合使用功效更佳。其中生黄芪可谓“托毒生肌”之妙药，可达到炮制药未能达到的疗效，用其托毒解毒、祛瘀化痰、益气收敛的功效。患者自诉不易入睡，头晕等不适，故对症采用珍珠母和酸枣仁养心安神，宁心生津。

中医治疗胃非霍奇金淋巴瘤的基本原则是扶正祛邪，改善人体内环境，使其不利于肿瘤生长，从而治疗肿瘤，延长生存期。患者目前生存期已经超过 6 年。

（徐琪玥　顾　贤）

薪火传承

一、学术经验总结

1. 徐振晔，刘嘉湘，韩明权，等. 中医阴阳平衡法治疗癌症：附 112 例生存 1 年以上中晚期和晚期癌症患者疗效分析. 上海中医药杂志，1992，26（3）：10-12.

2. 王中奇，徐振晔. 益气养精法治疗中晚期肺癌的探讨. 上海中医药大学学报，2002，16（4）：30-31.

3. 邓海滨，王中奇. 徐振晔辨治肺癌经验. 四川中医，2002，20（6）：1-2.

4. 徐振晔. 循证医学与肺癌治疗. 中西医结合学报，2003，1（2）：151-154.

5. 肖晓敏，郭红飞. 徐振晔益气养精法治疗肺癌经验. 江西中医药，2003，34（6）：9-10.

6. 邓海滨. 徐振晔善用补阳还五汤加减治疗肺癌脑转移经验. 中医杂志，2003，44（8）：577-579.

7. 李广浩，王立芳，严桂英. 徐振晔老师论治肺癌心法撷萃. 新中医，2003，35（10）：13-15.

8. 严桂英. 徐振晔教授治疗肿瘤用药经验举隅. 中医药学刊，2005，23（9）：1559-1560.

9. 徐振晔，郑展. 中医药分阶段防治恶性肿瘤术后复发转移优化方案探讨. 中西医结合学报，2007，5（1）：5-10.

10. 郑展. 徐振晔治疗肺癌骨转移经验. 中医杂志，2007，48（1）：24-25.

11. 徐振晔，郑展. 试论中医阴阳平衡法治疗恶性肿瘤. 上海中医药杂志，2007，41（4）：37-39.

12. 王菊勇，徐振晔. 徐振晔治疗肺癌的经验. 辽宁中医杂志，2007，34（9）：1202-1203.

13. 徐振晔. 益气养精为主分阶段治疗晚期非小细胞肺癌的探索. 上海中医药大学学报，2010，24（4）：1-4.

14. 严桂英. 徐振晔以气血论治晚期恶性肿瘤. 江西中医药，2010，41（4）：24-25.

15. 严桂英，徐振晔. 徐振晔“以通为用”治疗晚期恶性肿瘤经验. 上海中医药杂志，2010，44（6）：16-18.

16. 苏婉，徐振晔. 徐振晔辨治肺癌经验. 中医杂志，2010，51（7）：596-597.

17. 丁燕，徐振晔. 徐振晔治疗癌症用药经验. 中医文献杂志，2010，28（6）：43-44.

18. 王中奇，邓海滨，徐振晔. 徐振晔教授中医治疗肺癌学术思想探讨. 中医药通报，2010，9（6）：21-23.

19. 吴秋霞，徐振晔. 徐振晔治疗肺癌恶性胸水经验. 四川中医，2011，29（4）：1-2.

20. 王中奇，徐振晔. 肺癌从肾论治. 四川中医，2011，29（6）：28-30.

21. 张铭，徐振晔. 徐振晔辨治老年肺癌经验. 中国中医药信息杂志，2011，18（10）：86-87.

22. 徐川. 从邪正相争角度论徐振晔教授治疗肺癌临床经验. 甘肃医药，2012，31（1）：

59-61.

23. 龚亚斌，徐振晔. 徐振晔教授治疗晚期非小细胞肺癌经验. 世界中西医结合杂志，2012，7（1）：12-14.

24. 王爽，徐振晔. 徐振晔治疗肝癌经验. 北京中医药，2012，31（4）：282-283.

25. 俞雷，侯安继. 随徐振晔教授辨治恶性肿瘤体会. 中国民族民间医药，2013，22（5）：148.

26. 高红芳，侯安继. 徐振晔教授重舌诊治疗晚期肺癌经验. 中国民族民间医药，2013，22（5）：145-146.

27. 韩丹，徐振晔，周卫东. 徐振晔教授治疗小细胞肺癌经验. 中国医药指南，2013，11（8）：615-616.

28. 赵晓珍. 徐振晔辨治肺癌用药经验. 上海中医药杂志，2015，49（3）：1-2.

29. 龚亚斌，折哲，郑桥，等. 中医药分阶段治疗肺癌的思路. 世界中西医结合杂志，2015，10（3）：409-412.

30. 苏婉，许家佗，屠立平，等. 207 例肺癌患者舌象在不同临床因素中分布规律研究. 中华中医药学刊，2015，33（11）：2703-2706.

31. 罗琴琴，杨继芳，李敏，等. 徐振晔治疗恶性肿瘤骨转移经验探析. 山东中医杂志，2017，36（2）：148-150.

32. 张琦君，史海霞，徐振晔. 徐振晔基于“以通为用”论治妇科恶性肿瘤经验总结. 中医药通报，2023，22（7）：14-17，29.

33. 金贵玉，王立芳，马玥，等. 徐振晔运用古方辨治肺癌经验. 上海中医药杂志，2017，51（4）：30-32.

34. 徐振晔，祝利民. 恶性肿瘤中医药研究与转化医学结合途径的若干思考//中国中西医结合学会肿瘤专业委员会. 第十五届全国中西医结合肿瘤学术大会学习材料. 北京，2017：49-55，3.

35. 吴时礼，徐振晔，邓海滨. 徐振晔运用益气养精抑癌解毒法治疗肺癌经验. 上海中医药杂志，2019，53（2）：23-25.

36. 殷书敏，徐振晔，邓海滨，等. 中医药重塑肿瘤微环境的作用机制与优势. 上海中医药大学学报，2019，33（5）：1-7.

37. 史海霞，盖云，邓海滨，等. 徐振晔辨治中晚期恶性肿瘤临证撷要. 江苏中医药，2020，52（1）：31-34.

38. 于璟璐，王立芳，邓海滨，等. 徐振晔治疗脑瘤经验. 中国中医药信息杂志，2020，27（4）：111-113.

39. 饶志璟，邓海滨，徐振晔. 基于中医阴阳理论谈肿瘤治疗增效. 现代中西医结合杂志，2020，29（6）：667-670.

40. 张力，胡玥. 徐振晔教授治疗肺癌用药经验拾萃. 环球中医药，2020，13（3）：477-479.

41. 潘志强，王立芳，徐振晔. 徐振晔诊治肺癌核心学术思想及用药经验探析. 新中医，2020，52（10）：199-203.

42. 盖云，史海霞，徐振晔. 程序性死亡受体-1 抑制剂致晚期重症肿瘤患者不良事件 2 例及中医药干预经验报道. 上海中医药杂志，2020，54（10）：20-23.

43. 饶志璟，邓海滨，张琦君，等. 徐振晔教授分阶段中西医结合治疗肝癌验案举隅. 现代中西医结合杂志，2020，29（30）：3358-3361.

44. 张云龙，饶志璟，钦敏茹，等. 徐振晔辨治乳腺癌骨转移经验撷菁. 中医肿瘤学杂志，2020，2（5）：58-62.

45. 余锟，徐振晔. 徐振晔治疗肺癌经验介绍. 新中医，2020，52（23）：196-197.

46. 张琦君，邓海滨，车勇，等. 徐振晔运用桂枝汤化裁辨治恶性肿瘤兼症举隅. 中医文献杂志，2020，38（6）：61-63，68.

47. 祝利民，史海霞，徐振晔. 徐振晔教授中医药辨证论治大肠癌的临床数据挖掘. 世界科学技术-中医药现代化，2021，23（6）：1773-1783.

48. 王薇，王立芳，马玥，等. 徐振晔治疗基因无突变晚期非小细胞肺癌的经验. 上海中医药杂志，2023，57（1）：46-49.

49. 许海柱，徐振晔，陈佩晶. 基于数据挖掘探析徐振晔教授治疗肺癌脾肾两虚证的用药规律. 世界科学技术-中医药现代化，2023，25（4）：1217-1223.

50. 徐琪玥，徐振晔，顾贤. 基于徐振晔教授“脾虚精亏”理论治疗肠癌术后腹泻临床诊治思维. 世界科学技术-中医药现代化，2023，25（4）：1211-1216.

51. 饶志璟，王中奇，邓海滨，等. 徐振晔教授经方辨治恶性肿瘤验案撷英. 世界科学技术-中医药现代化，2023，25（4）：1205-1210.

52. 许海柱，邓海滨，陈佩晶，等. 徐振晔从脾肾论治肺癌经验. 上海中医药杂志，2024，58（6）：53-56，81.

二、临床研究

1. 徐振晔,崔清华. 针灸与中药治疗德国头痛患者105例临床报道. 上海中医药杂志,1996,30(9):2-3.

2. 徐振晔，朱晏伟，周卫东，等. 双黄升白冲剂对化疗引起骨髓抑制的临床研究及小鼠骨髓超微结构的观察. 中国中西医结合杂志，2001，21(5)：328-331.

3. 徐振晔，朱晏伟，周卫东，等. 悬饮宁治疗癌性积液的临床与实验研究. 上海中医药杂志，2001，35(8)：11-13.

4. 张晖，王中奇，徐振晔，等. 双黄升白冲剂治疗肺癌化疗骨髓抑制82例分析. 中医药学刊，2003，21(7)：1162-1163.

5. 徐振晔，王中奇，朱晏伟，等. 肺岩宁对晚期非小细胞肺癌生长转移和血清VEGF的影响. 上海中医药大学学报，2003，17(3)：18-22.

6. 徐振晔，朱晏伟，周卫东，等. 双黄升白冲剂与粒-巨噬细胞集落刺激因子治疗肺癌化疗骨髓抑制44例临床研究. 中医杂志，2003，44(12)：919-921.

7. 张晖，徐振晔，王中奇，等. 肺岩宁方对晚期非小细胞肺癌血清TSGF和免疫功能的影响. 辽宁中医杂志，2004，31(6)：518-519.

8. 周卫东，徐振晔，王中奇，等. 抗瘤增效方对NSCLC化疗患者免疫功能及血清VEGF、CYFRA21-1的影响. 上海中医药杂志，2005，39(3)：6-8.

9. 王中奇，徐振晔，周卫东，等. 中西医结合规范化治疗非小细胞肺癌的临床研究. 中医药通报，2006，5(3)：39-43.

10. 张铭，徐振晔，姜唯洁. 肺岩宁方对晚期非小细胞肺癌患者血清调节性T细胞$CD_4^+CD_{25}^+$的影响. 辽宁中医杂志，2006，33(8)：916-917.

11. 徐振晔，金长娟，沈德义，等. 中医药分阶段结合化疗治疗晚期非小细胞肺癌的临床研究. 中国中西医结合杂志，2007，27(10)：874-878.

12. 吴继，徐振晔，王中奇，等. 中药肺岩宁方治疗晚期非小细胞肺癌疗效观察：对血清CEA CYFRA21-1及免疫功能的影响. 辽宁中医杂志，2008，35(11)：1707-1708.

13. 吴继，徐振晔，王中奇，等. 抗瘤增效方治疗晚期非小细胞肺癌的临床研究. 中国中西医结合杂志，2010，30(2)：137-140.

14. 王中奇，邓海滨，张铭，等. 中药分阶段结合化疗治疗晚期肺腺癌临床研究. 上海中医药杂志，2010，44(3)：7-11.

15. 王立芳，徐振晔，金长娟，等. 中医药分阶段结合化疗治疗晚期肺腺癌临床研究. 上海中医药杂志，2010，44(6)：41-44.

16. 王中奇，徐振晔，邓海滨，等. 中医药结合化疗防治非小细胞肺癌术后复发转移的临床研究. 上海中医药杂志，2011，45（5）：36-39.

17. 严桂英，徐振晔，邓海滨，等. 抗瘤增效方联合化疗对中晚期非小细胞肺癌患者肿瘤标志物影响的随机对照研究. 中西医结合学报，2011，9（5）：525-530.

18. 邓海滨，徐振晔，王中奇，等. 抗瘤增效方对非小细胞肺癌化疗患者的近期疗效及其对免疫功能的影响. 中医杂志，2011，52（10）：848-851，874.

19. 祝利民，张晖，周浩，等. 抗瘤增效方减轻晚期非小细胞肺癌化疗不良反应的时效研究. 上海交通大学学报（医学版），2011，31（6）：797-801.

20. 康小红，王立芳，王中奇，等. 肺岩宁方延缓 TKIs 靶向治疗晚期肺腺癌耐药的临床观察. 新中医，2012，44（9）：52-54.

21. 项怡，张铭，徐振晔. 益气养精法治疗老年晚期非小细胞肺癌临床疗效的随机对照研究. 新中医，2012，44（10）：84-86.

22. 张铭，项怡，徐振晔. 益气养精法结合化疗治疗中晚期老年非小细胞肺癌的临床疗效观察及生存期影响因素分析. 上海中医药杂志，2013，47（1）：35-38.

23. 王中奇，邓海滨，吴继，等. 双黄升白颗粒治疗肺癌化疗后骨髓抑制的临床研究. 上海中医药杂志，2013，47（6）：35-37.

24. 邓海滨，王中奇，吴继，等. 抗瘤增效方结合化疗治疗中晚期非小细胞肺癌 97 例. 上海中医药杂志，2014，48（4）：32-35.

25. 鲁叶云，徐振晔，王中奇，等. 骨痛灵方联合西药治疗恶性肿瘤骨转移疼痛 34 例临床观察. 中医杂志，2015，56（5）：405-408.

26. 王立芳，吕英，鲁叶云，等. 骨痛灵方对肺癌骨转移疼痛影响的临床观察. 上海中医药杂志，2016，50（5）：35-38，41.

27. 王立芳，项怡，徐振晔，等. 双黄升白颗粒预防肺腺癌化疗后白细胞减少症临床观察. 新中医，2016，48（6）：194-196.

28. 邓海滨，王中奇，赵晓珍，等. 肺岩宁颗粒治疗精气两亏型中晚期非小细胞肺癌的临床随机安慰剂对照研究. 上海中医药杂志，2016，50（6）：40-43.

29. 鲁叶云，徐振晔，邓海滨，等. 温经化瘀通络方改善奥沙利铂化疗所致周围神经毒性的临床研究. 中华肿瘤防治杂志，2019，26（S1）：149-150.

30. 王立芳，蔡玥娇，周航，等. 肺岩宁颗粒治疗精气两亏型中晚期肺腺癌的临床研究. 上海中医药杂志，2018，52（4）：49-52.

31. 严桂英. 益气养精法对改善老年非小细胞肺癌患者介入治疗后癌因性疲乏的疗效研究. 实用癌症杂志，2018，33（4）：588-591.

32. 罗琴琴，徐振晔，薛莎. 骨痛灵方联合唑来膦酸治疗支气管肺癌骨转移伴中重度疼痛 37 例临床观察. 中医杂志，2018，59（21）：1853-1857.

33. 苏婉，王中奇，邓海滨，等. 抗瘤减毒方联合参芪扶正注射液改善中晚期非小细胞肺癌患者癌因性疲乏的疗效观察. 上海中医药杂志，2019，53（5）：53-56，75.

34. 刘畅，赵晓珍，王中奇，等. 肺岩宁方联合抗瘤增效方对中晚期肺腺癌患者化疗后癌因性疲乏、免疫功能及肿瘤标志物影响的临床研究. 上海中医药杂志，2019，53（6）：49-53.

35. 苏婉，徐振晔. 活血温阳通痹法治疗化疗致周围神经毒性临床观察. 上海中医药大学学报，2019，33（4）：39-42.

36. 严桂英. 益气养精法对老年肺癌患者肿瘤标志物、生存期影响研究. 中国卫生标准管理，2020，11（8）：95-98.

37. 祝利民，张琦君，郭玲建，等. 乳岩宁方对绝经后乳腺癌内分泌治疗患者生活质量及免疫功能的影响. 世界科学技术-中医药现代化，2020，22（12）：4352-4359.

38. 蔡玥娇，邓海滨，徐振晔，等. 基于真实世界观察抗瘤减毒方联合化疗对非小细胞肺癌患者近期疗效及生活质量的影响. 河北中医，2021，43（9）：1509-1513，1536.

39. 蔡玥娇，邓海滨，周航，等. 抗瘤减毒方对非小细胞肺癌化疗患者近期疗效及血清VEGF 水平的影响. 上海中医药杂志，2022，56（2）：34-37.

40. 史海霞，饶志璟，祝利民，等. 益气温阳通脉方对化疗致周围神经病变患者的临床疗效. 上海中医药大学学报，2022，36（2）：13-19.

41. 郑展，徐振晔，陆琪俊，等. 肺岩宁颗粒治疗男性精气两亏型中晚期肺鳞癌的临床研究. 上海中医药杂志，2022，56（6）：42-45.

42. 鲁叶云，吴礼梅，丰云，等. 悬饮宁治疗肺癌恶性胸腔积液临床观察研究. 贵州医药，2023，47（4）：510-512.

43. 鲁叶云，周柳柳，熊映棋，等. 骨痛灵方改善晚期非小细胞肺癌骨转移患者临床观察. 辽宁中医杂志，2023，50（9）：80-83.

44. 沈璟，严桂英，邓海滨，等. 双黄升白颗粒防治精气亏虚型肺癌化疗后骨髓抑制疗效的临床观察. 基层中医药，2024，3（7）：25-29.

三、实验研究

1. 徐振晔，鞠艳芳. 双黄升白方防治化疗骨髓抑制实验研究. 上海中医药大学学报，1999，13（2）：43-45.

2. 徐振晔，刘建文，周美云. 悬饮宁方对 SPC-A-1 细胞浸润及 S_{180} 腹水瘤小鼠腹膜病理形态的影响. 中西医结合学报，2005，3（4）：282-285.

3. 沈云辉，陈长勋，徐振晔. 双黄升白颗粒剂对小鼠白细胞减少症的影响. 中国中药杂志，2005，30（16）：1275-1279.

4. 沈云辉，陈长勋，徐振晔. 双黄升白颗粒剂对白细胞减少症模型小鼠造血细胞作用的研究. 中国中药杂志，2006，31（9）：754-759.

5. 王中奇，徐振晔，邓海滨，等. 肺岩宁方抗 C57 小鼠 Lewis 肿瘤血管生成的实验研究. 上海中医药杂志，2006，40（7）：66-67.

6. 沈云辉，陈长勋，徐振晔. 双黄升白颗粒剂升高白细胞作用机制的研究. 中成药，2007，29（4）：501-504.

7. 赵晓珍，徐振晔，吴中华. 肺岩宁方调节上皮-间质细胞转化因子 Twist、Snail、Sip 1 及 E-cadherin 的研究. 肿瘤，2008，28（1）：29-31，73.

8. 张铭，董昀，徐振晔，等. 肺岩宁方对 A549 裸鼠移植瘤 VEGF 与 HIF-1α 表达的影响. 上海中医药杂志，2008，42（5）：83-85.

9. 张铭，徐振晔，白冰，等. 肺岩宁方下调裸鼠人肺腺癌细胞移植瘤中磷酸化 Akt 和缺氧诱导因子 1α 蛋白表达. 中西医结合学报，2008，6（6）：616-620.

10. 赵晓珍，徐振晔，吴中华. 肺岩宁方对转移性肺癌小鼠上皮标志因子表达的影响. 中医杂志，2008，49（9）：833-835.

11. 赵晓珍，徐振晔，吴中华. 肺岩宁方对 EMT 间质细胞标志因子 Vimentin、Fibronectin 和 N-cadherin 表达的影响. 上海中医药大学学报，2008，22（6）：47-49.

12. 邓海滨，徐振晔，王中奇. 肺岩宁方干预 Lewis 肺癌小鼠移植瘤 VEGF 及其受体 Flt-1、KDR 蛋白表达的实验研究. 上海中医药大学学报，2009，23（1）：42-45.

13. 王立芳，徐振晔，金长娟，等. 双黄升白颗粒对 Lewis 肺癌荷瘤鼠细胞周期双重调控的研究. 上海中医药杂志，2009，43（2）：56-59.

14. 吴继，白冰，徐振晔，等. 肺岩宁方对 Lewis 肺癌小鼠趋化因子 CXCL12 及其受体 CXCR4 表达的影响. 中西医结合学报，2009，7（2）：125-129.

15. 王菊勇，金叶，徐振晔，等. 肺岩宁方对肿瘤坏死因子 α 诱导的人肺癌细胞系核转录因子 κB 基因表达的影响. 中西医结合学报，2009，7（3）：249-254.

16. 邓海滨，王中奇，徐振晔. 肺岩宁方对人脐静脉内皮细胞增殖、迁移及管腔形成的影响. 中西医结合学报，2009，7（3）：255-260.

17. 王立芳，徐振晔，金长娟，等. 双黄升白颗粒对化疗所致骨髓抑制 Lewis 肺癌荷瘤小鼠细胞周期的双重调控作用及其机制. 中西医结合学报，2009，7（5）：453-457.

18. 王菊勇,金叶,徐振晔,等. 肺岩宁冲剂对肺癌细胞移植瘤组织基因差异表达的影响. 肿瘤防治研究，2009，36（6）：470-474.

19. 王菊勇，郑展，徐振晔，等. 肺岩宁方对人肺癌细胞系增殖及肿瘤坏死因子 α 诱导的白细胞介素 6 和白细胞介素 8 产物的影响. 中西医结合学报，2009，7（8）：741-745.

20. 王菊勇. 中药肺岩宁方调控 NFκB 基因信号通路的实验研究.上海：上海中医药大学附属龙华医院，2009-09-18.

21. 郑展，王菊勇，徐振晔. 肺岩宁颗粒干预细胞周期 G_1/S 检测点调控信号抗 Lewis 肺癌细胞增殖的研究. 中国中西医结合杂志，2009，29（11）：1018-1022.

22. 赵晓珍，徐振晔，王中奇，等. 整合素连接激酶在 C57 小鼠 Lewis 肺癌中的表达及肺岩宁方对其的调控作用. 上海中医药杂志，2010，44（7）：63-66.

23. 王菊勇，郑展，王青，等. 肺岩宁冲剂抗肺癌机制的初步探讨. 肿瘤防治研究，2011，38（1）：5-8.

24. 王中奇,邓海滨,张丽曼,等. 肺岩宁方及其拆方对Lewis小鼠肿瘤肺转移与VEGF/KDR表达关系的影响. 上海中医药大学学报，2011，25（2）：65-68，87.

25. 张铭，徐振晔，王中奇，等. 肺岩宁方及其不同组分对小鼠 Lewis 肺癌移植瘤 VEGF、bFGF 表达及血管生成的影响. 中国中医基础医学杂志，2011，17（3）：332-334.

26. 赵晓珍,徐振晔,王中奇,等. 肺岩宁方对人高转移 95-D 肺癌细胞侵袭能力及对 twist、snail 及 Sip1 表达的影响. 辽宁中医杂志，2011，38（4）：779-781.

27. 祝利民，徐振晔，王中奇. 肺岩宁及其拆方对小鼠 Lewis 肺癌端粒酶活性的影响. 上海中医药大学学报，2011，25（3）：85-88.

28. 赵晓珍，吴中华，徐振晔，等. 肺岩宁对人高转移 95-D 肺癌细胞上皮-间质细胞标志因子表达的影响. 中国肺癌杂志，2011，14（6）：467-471.

29. 顾贤，王立芳，朱凌宇，等. 双黄升白颗粒对化疗所致骨髓抑制荷瘤小鼠细胞增殖的调控. 江西中医学院学报，2011，23（4）：57-60.

30. 王中奇，邓海滨，吴继，等. 肺岩宁方组分对小鼠肿瘤血管生成与 MMP-2、MMP-9 关系的研究. 中国中西医结合杂志，2011，31（9）：1229-1233.

31. 郑展，王菊勇，王青，等. 肺岩宁颗粒对 Lewis 肺癌细胞周期 G1/S 检测点信号通路中 MDM2-P53 生物轴的影响. 上海中医药大学学报，2011，25（5）：70-74.

32. 顾贤，徐振晔，王立芳，等. 双黄升白颗粒双向调控细胞周期 CyclinD-CDK4/6 信号途径的进一步研究. 辽宁中医药大学学报，2011，13（12）：32-35.

33. 王中奇，邓海滨，张丽曼，等. 中药肺岩宁方及其拆方对小鼠 Lewis 肿瘤生长、肺转移和微血管密度的影响. 中华中医药杂志，2012，27（2）：477-480.

34. 郑展，王菊勇，王青，等. 肺岩宁对 Lewis 肺癌荷瘤小鼠瘤组织中核小体构象调控因子 H3-K56、Rtt109、Asf1 及 E2F1 表达的影响. 中西医结合学报，2012，10（4）：448-453.

35. 郭净，王菊勇，郑展，等. 肺岩宁方对肺癌小鼠 $CD4^+CD25^+$调节性 T 细胞比例及 Foxp3 表达的影响. 中西医结合学报，2012，10（5）：584-590.

36. 王菊勇，郭净，董昌盛，等. 肺岩宁方在人肺癌细胞系对肿瘤坏死因子α诱导的 iNOS 和 COX-2 表达的影响. 中西医结合学报，2012，10（6）：695-700.

37. 王爽，徐振晔，王立芳. 双黄升白颗粒对 A549 肺癌荷瘤裸鼠化疗期间细胞周期调控的研究. 辽宁中医杂志，2012，39（9）：1870-1873.

38. 王爽，王立芳，徐振晔，等. 肺岩宁方对肺癌干细胞 Wnt 信号通路的影响. 上海中医药大学学报，2012，26（6）：77-82.

39. 康小红，龚亚斌，王立芳，等. 蟾毒灵逆转肺腺癌 H1975 细胞对吉非替尼耐药的体内实验研究. 肿瘤，2013，33（4）：304-308.

40. 康小红，龚亚斌，王立芳，等. 蟾毒灵联合吉非替尼对肺癌细胞 H1975 的影响及机制研究. 中国中西医结合杂志，2013，33（8）：1081-1085.

41. 赵晓珍，徐振晔，周立娟，等. 肺岩宁方对 ILK 基因沉默后转染人肺癌 A549 细胞相关基因表达的影响. 上海中医药大学学报，2014，28（1）：51-55.

42. 康小红，王立芳，王中奇，等. 肺岩宁方联合吉非替尼抑制肺癌裸鼠移植瘤细胞 H1975 生长及其作用机制. 肿瘤防治研究，2014，41（1）：1-4.

43. 赵晓珍，徐振晔，周立娟，等. 肺岩宁对整合素连接激酶沉默后人肺癌 A549 细胞生物学活性的影响. 上海中医药杂志，2014，48（6）：86-91.

44. 祝利民. 蟾毒灵抗肿瘤作用的实验研究进展. 中华中医药学刊，2014，32（9）：2246-2248.

45. 王鹤潼，王立芳，徐振晔，等. 双黄升白颗粒对小鼠化疗骨髓抑制期骨髓 EGFR 信号通路的调控作用. 上海中医药杂志，2014，48（10）：93-98.

46. 祝利民，沈克平，张慧卿，等. 蟾毒灵白蛋白纳米粒对结肠癌干细胞端粒酶活性的影响. 上海交通大学学报（医学版），2014，34（12）：1727-1730，1742.

47. 高嵩，王鹤潼，王立芳，等. 黄精多糖提取纯化工艺研究. 上海中医药大学学报，2015，29（3）：86-90.

48. 王立芳，徐振晔，司海龙，等. 芪精多糖片治疗化疗骨髓抑制的药效评价及调控 Notch 表达的研究. 中国现代中药，2015，17（10）：1037-1040，1043.

49. 王立芳，徐振晔，司海龙，等. 双黄升白颗粒对化疗所致骨髓抑制 Lewis 肺癌荷瘤鼠 Notch 信号通路的双重调控作用. 上海中医药大学学报，2015，29（6）：45-49.

50. 司海龙，王立芳，徐振晔，等. 肺岩宁颗粒对 Lewis 肺癌小鼠肿瘤相关巨噬细胞及肿瘤转移的影响. 上海中医药大学学报，2016，30（3）：47-52.

51. 罗琴琴，王立芳，徐振晔，等. 骨痛灵方对肺癌骨癌痛模型小鼠的疼痛行为学以及脊髓 MCP-1 和 NGF 的影响. 上海中医药杂志，2017，51（2）：81-84.

52. 王立芳，徐振晔，司海龙，等. 双黄升白颗粒对荷瘤鼠化疗骨髓抑制期 Wnt 信号通路的调控作用. 中国中西医结合杂志，2017，37（2）：204-208.

53. 张程程，季青，杨越，等. 肺岩宁方调控 TGF-β 介导的骨转移相关 PTHrP/RANKL 信号通路抗肺癌侵袭转移. 中国实验方剂学杂志，2018，24（3）：132-136.

54. 司海龙，王立芳，邓海滨，等. 肺岩宁颗粒调节肿瘤相关巨噬细胞对 Lewis 肺癌细胞迁移能力影响的研究. 吉林中医药，2017，37（11）：1143-1147.

55. 王立芳，金贵玉，罗琴琴，等. 骨痛灵方调控骨转移模型小鼠脊髓 MAPK 信号通路的研究. 上海中医药杂志，2018，52（3）：68-71，76.

56. 张程程，季青，杨越，等. 肺岩宁方通过 RANK-RANKL 途径调节肺癌骨转移中破骨细胞活化机制的研究. 陕西中医，2018，39（4）：411-414，418.

57. 郑展，马玥，王青，等. 顺铂诱导肺癌 A549 细胞保护性自噬及肺岩宁对自噬蛋白 Atg5、Atg7 的影响. 上海中医药杂志，2018，52（4）：77-80.

58. 王惠玲，司海龙，王立芳，等. 肺岩宁颗粒对 Lewis 肺癌小鼠肿瘤生长及肿瘤相关巨噬细胞的影响. 世界临床药物，2018，39（5）：318-323.

59. 司海龙，王惠玲，王立芳，等. 肺岩宁颗粒对肿瘤相关巨噬细胞及 Lewis 肺癌细胞侵袭能力的影响. 河南中医，2018，38（6）：853-858.

60. 郑展，马玥，王青，等. 肺岩宁下调肺癌侧群细胞含量及其选择性抑癌机制. 肿瘤，2018，38（8）：742-749.

61. 白月琴，吴中华，刘畅，等. 肺岩宁联合吉非替尼对人非小细胞肺癌 H1975 细胞生物学行为的影响. 中华中医药杂志，2018，33（11）：5204-5207.

62. 罗琴琴，徐振晔，薛莎. 基于 Blimp1/Bcl6 通路探讨骨痛灵联合唑来膦酸治疗肺癌骨转移的实验研究. 上海中医药杂志，2018，52（12）：84-89.

63. 康小红，王颖，崔艳慧，等. 肺岩宁方调控 MALAT1 抑制 A549 肺癌细胞侵袭的机制研究. 上海中医药杂志，2019，53（3）：77-82.

64. 卢文峰，张铭，董昀，等. 益气养精方对肺癌细胞 Apelin/APJ 信号通路的影响. 中国医药，2019，14（5）：698-702.

65. 汪宇涵，张铭，崔清，等. 益气养精方对人肺癌 A549 细胞糖酵解通路中 HIF-1α 和 PFKFB3 蛋白的调节作用. 中华中医药学刊，2019，37（9）：2155-2158，2315.

66. 卢文峰，杨茜雯，董昀，等. 乏氧环境下益气养精方对肺癌细胞 apelin 分子表达的影响. 世界科学技术-中医药现代化，2019，21（11）：2532-2539.

67. 罗琴琴，徐振晔，邓海滨. 骨痛灵方对肺癌骨转移疼痛模型小鼠 RANKL/OPG 的影响. 世界中西医结合杂志，2020，15（6）：1067-1071，1083.

68. 张琦君，邓海滨，车勇，等. 肺岩宁方对 Lewis 荷瘤小鼠肿瘤相关性巨噬细胞极化的调控作用研究. 中医药导报，2021，27（4）：1-4，19.

69. 郭玲建，祝利民. 基于网络药理学预测抗癌精方干预结直肠癌的作用及实验验证. 世界科学技术-中医药现代化，2021，23（8）：2688-2698.

70. 张琦君，殷书敏，车勇，等. 肺岩宁方对 Lewis 肺癌小鼠肿瘤浸润性髓样细胞的调控作用研究. 中医药学报，2021，49（12）：34-40.

71. 马玥，王立芳，郑展，等. 肺岩宁方联合顺铂对肺癌 A549 细胞生物学行为的影响. 中华中医药杂志，2022，37（6）：3452-3456.

72. 方旭鹏，方丹，邓海滨，等. 肺岩宁方联合吉非替尼对肺腺癌 H1975 细胞体外增殖的影响. 上海中医药杂志，2022，56（8）：79-83.

73. 夏尽力，蔡玥娇，吴新鸿，等. 肺岩宁方调控 EMT 逆转非小细胞肺癌顺铂耐药. 中国实验方剂学杂志，2023，29（4）：43-51.

74. 张亚辉，蔡玥娇，邓海滨，等. 肺岩宁下调转录因子 Snail 表达抑制人肺腺癌 A549 细胞 EMT 发生及侵袭转移. 世界科学技术-中医药现代化，2023，25（4）：1239-1249.

75. 马玥，徐振晔，王立芳，等. 肺岩宁方介导 Atg5 对肺癌 A549 细胞自噬调控抗肺癌侵袭转移的实验研究. 世界科学技术-中医药现代化，2023，25（4）：1230-1238.

76. 方旭鹏，徐振晔，王中奇，等. 基于复杂网络分析肺癌术后优势人群有效核心处方的发现及实验验证. 世界科学技术-中医药现代化，2023，25（4）：1224-1229.

77. 王薇，徐振晔，邓海滨，等. 缺氧条件下肺岩宁方抑制 TC2N 的表达对肺癌细胞培养基诱导的 HUVEC 细胞增殖、迁移侵袭和管腔形成的影响. 世界科学技术-中医药现代化，2023，25（4）：1250-1258.

78. 王殷东，龚亚斌，孙璐，等. 基于网络药理学预测肝岩舒方抗肝癌有效成分及机制. 中医肿瘤学杂志，2023，5（6）：87-100.

四、SCI论文

1. Su W，Xu Z Y，Wang Z Q，et al. Objectified study on tongue images of patients with lung cancer of different syndromes. Chin J Integr Med，2011，17（4）：272-276.

2. Gu X, Xu Z Y, Zhu L Y, et al. Dual control of Shuanghuang Shengbai granule on upstream and downstream signal modulators of CyclinD-CDK4/6 signaling pathway of cell cycle in Lewis-bearing mice with cyclophosphamide-induced myelosuppression. Onco Targets Ther，2013，6：199-209.

3. Zhao X Z，Xu Z Y，Wang Z Q，et al. RNA silencing of integrin-linked kinase increases the sensitivity of the A549 lung cancer cell line to cisplatin and promotes its apoptosis. Mol Med Rep，2015，12（1）：960-966.

4. Luo Q Q，Xu Z Y，Wang L F，et al. Progress in the research on the mechanism of bone metastasis in lung cancer. Mol Clin Oncol，2016，5（2）：227-235.

5. Wang L F, Xu Z Y, Wang Z Q, et al. Clinical observation of Shuanghuang Shengbai Granule（ ）on prevention and treatment of myelosuppression caused by chemotherapy in cancer patients. Chin J Integr Med，2017，23（2）：105-109.

6. Kang X H，Zhang J H，Zhang Q Q，et al. Degradation of mcl-1 through GSK-3 β activation regulates apoptosis induced by bufalin in non-small cell lung cancer H1975 cells. Cell Physiol Biochem，2017，41（5）：2067-2076.

7. Gong Y B，Xu Z Y，Jin C J，et al. Treatment of advanced non-small-cell lung cancer with qi-nourishing essence-replenishing Chinese herbal medicine combined with chemotherapy. Biol Proced Online，2018，20：9.

8. Yang J，Li H J，Deng H B，et al. Association of one-carbon metabolism-related vitamins（folate，B6，B12），homocysteine and methionine with the risk of lung cancer：systematic review and meta-analysis. Front Oncol，2018，8：493.

9. Cao F，Gong Y B，Kang X H，et al. Degradation of MCL-1 by bufalin reverses acquired resistance to osimertinib in EGFR-mutant lung cancer. Toxicol Appl Pharmacol，2019，379：114662.

10. Yu J L，Deng H B，Xu Z Y. Targeting macrophage priming by polyphyllin VII triggers anti-tumor immunity *via* STING-governed cytotoxic T-cell infiltration in lung cancer. Sci Rep，2020，10（1）：21360.

11. Zhang C C，Xu L S，Deng G Y，et al. Exosomal HOTAIR promotes proliferation，migration and invasion of lung cancer by sponging miR-203. Sci China Life Sci，2020，63（8）：1265-1268.

12. Gu X，Zhu L Y，Xu Z Y，et al. Astragaloside IV and saponins of rhizoma polygonati cure cyclophosphamide-induced myelosuppression in lung adenocarcinoma *via* down-regulating miR-142-3p. Front Oncol，2021，11：630921.

13. Wu X H，Xia J L，Wang Z Q，et al. Feiyanning downregulating CXCLs/CXCR2 axis to suppress

TANs infiltration in the prevention of lung cancer metastasis. J Ethnopharmacol, 2022, 295: 115277.

14. Zheng Z, Ma Y, Wang L F, et al. Chinese herbal medicine Feiyanning cooperates with cisplatin to enhance cytotoxicity to non-small-cell lung cancer by inhibiting protective autophagy. J Ethnopharmacol, 2021, 276: 114196.

15. Zhu L M, Shi H X, Sugimoto M, et al. Feiyanning formula induces apoptosis of lung adenocarcinoma cells by activating the mitochondrial pathway. Front Oncol, 2021, 11: 690878.

16. Yang J, Hao R, Zhang Y L, et al. Construction of circRNA-miRNA-mRNA network and identification of novel potential biomarkers for non-small cell lung cancer. Cancer Cell Int, 2021, 21 (1): 611.

17. Zhang C C, Qin J R, Yang L, et al. Exosomal miR-328 originated from pulmonary adenocarcinoma cells enhances osteoclastogenesis *via* downregulating Nrp-2 expression. Cell Death Discov, 2022, 8 (1): 405.

18. Xin X L, Wang G D, Han R, et al. Mechanism underlying the effect of Liujunzi decoction on advanced-stage non-small cell lung cancer in patients after first-line chemotherapy. J Tradit Chin Med, 2022, 42 (1): 108-115.

19. Sang S L, Sun C B, Ding R Z, et al. Feiyanning formula modulates the molecular mechanism of osimertinib resistance in lung cancer by regulating the Wnt/β-catenin pathway. Front Pharmacol, 2022, 13: 1019451.

20. Wang Y H, Wang Q T, Wu X T, et al. Yiqi Yangjing recipe stimulates apoptosis while suppressing the energy metabolism *via* under-expression of *PFKFB3* in A549 cells. J Thorac Dis, 2023, 15 (9): 4885-4895.

21. Liu D, Dong C S, Wang F Y, et al. Active post-transcriptional regulation and ACLY-mediated acetyl-CoA synthesis as a pivotal target of Shuang-Huang-Sheng-Bai formula for lung adenocarcinoma treatment. Phytomedicine, 2023, 113: 154732.

22. Liu K L, Fu X J, Wang Z Q, et al. Integrating network pharmacology prediction and experimental investigation to verify ginkgetin anti-invasion and metastasis of human lung adenocarcinoma cells *via* the Akt/GSK-3β/Snail and Wnt/β-catenin pathway. Front Pharmacol, 2023, 14: 1135601.

23. Yang J, Liu K L, Yang L, et al. Identification and validation of a novel cuproptosis-related stemness signature to predict prognosis and immune landscape in lung adenocarcinoma by integrating single-cell and bulk RNA-sequencing. Front Immunol, 2023, 14: 1174762.

24. Zhang C C, Qin J R, Zhao X X, et al. A commentary on 'Impact of lymphadenectomy extent on immunotherapy efficacy in postresectional recurred non-small cell lung cancer: a multi-institutional retrospective cohort study'. Int J Surg, 2024, 110 (7): 4437-4438.

25. Yang J, Wang Z Q, Deng H B. A commentary on 'Comparative investigation of neoadjuvant immunotherapy versus adjuvant immunotherapy in perioperative patients with cancer: a global-scale, cross-sectional, large-sample informatics study'. Int J Surg, 2024, 110 (9): 6007-6008.

26. Zhang J, Xu Z Y. Comment on Wang et al. (2024) 'The efficacy of progressive muscle relaxation training on cancer-related fatigue and quality of life in patients with cancer: a systematic review and meta-analysis of randomized controlled studies'. Int J Nurs Stud, 2024, 154: 104759.

27. Yu J L, Gong Y B, Xu Z Y, et al. Prognostic and therapeutic insights into colorectal carcinoma through immunogenic cell death gene profiling. PeerJ, 2024, 12: e17629.